Hagen und Adelheid Weiss

Ultraschall-Atlas

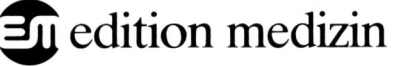
edition medizin

Hagen und Adelheid Weiss

Ultraschall-Atlas

Internistische Ultraschalldiagnostik
mit schnellen B-Bild-Geräten

mit einem Geleitwort von
Heinz H. Hennemann

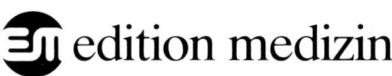 edition medizin

Weinheim · Deerfield Beach, Florida · Basel

Priv.-Doz. Dr. Hagen Weiss
Komm. Klinikdirektor
II. Medizinische Klinik
Klinikum der Stadt Mannheim
Theodor-Kutzer-Ufer
D-6800 Mannheim

Dr. med. Adelheid Weiss
Oberärztin der III. Medizinischen Klinik
Klinikum der Stadt Mannheim
Wetzlarer Winkel
D-6800 Mannheim

Verlagsredaktion: Silvia Osteen und Dr. Ulrich Herzfeld
Herstellerische Betreuung: Heidi Lenz

Dieses Buch enthält 652 Abbildungen

CIP-Kurztitelaufnahme der Deutschen Bibliothek
Weiss, Hagen: Ultraschall-Atlas: internist. Ultraschalldiagnostik mit schnellen B-Bild-Geräten /
Hagen u. Adelheid Weiss. – Weinheim; Deerfield Beach, Florida; Basel: Edition Medizin, 1983. –
 ISBN 3-527-15068-4
NE: Weiss, Adelheid:

Satz und Druck: Zechnersche Buchdruckerei, D-6720 Speyer
Bindung: Klambt-Druck GmbH, D-6720 Speyer
Printed in the Federal Republic of Germany

Unseren Kindern
Eva, Anna und Ursula
in Liebe gewidmet

Danksagung

Wir danken allen, die uns bei der Entstehung dieses Atlanten unterstützt haben:

Den Kollegen des Internistischen Arbeitskreises der Deutschen Gesellschaft für Ultraschall in der Medizin (DEGUM) für Anregungen und Informationen.

Unseren Klinikleitern Herrn Prof. Dr. H. H. Hennemann und Herrn Chefarzt Dr. V. Becker für die wohlwollende Unterstützung unserer Arbeit.

Herrn Prof. Dr. M. Georgi, Institut für Radiologie Mannheim für die tatkräftige Unterstüzung bei der Wahl des Verlages.

Der edition medizin im Verlag Chemie für die gute Zusammenarbeit.

Der Arbeitsgruppe Ultraschall in Mannheim, insbesondere Herrn Dr. W. Keller für die kollegiale Unterstützung.

Unsere Freunde bitten wir um Entschuldigung für ein Jahr der Ungastlichkeit und von unseren Kindern hoffen wir, daß sie uns die vielen Wochenenden und Abende verzeihen, die wir mit diesem Buche statt mit ihnen verbracht haben.

Geleitwort

Die Sonographie hat sich zu einem fachübergreifenden diagnostischen Verfahren entwickelt, das aus Praxis und Klinik nicht mehr hinwegzudenken ist. Sie genießt nicht nur den Vorteil, relativ leicht handhabbar zu sein, sondern besonders auch den, ein nicht-invasives Untersuchungsverfahren darzustellen. Aber gerade bei einer so relativ einfach anzuwendenden diagnostischen Technik ist die Gefahr groß, daß sie unkritisch eingesetzt wird und der Untersucher Fehlinterpretationen erliegt. Die Sicherheit der Beurteilung ergibt sich nur aus der eingehenden Beschäftigung mit der Methode und durch große Erfahrung. Ein Mangel an Erfahrung führt nicht selten zu unklaren Befunden und damit zu fehlerhaften diagnostischen Schlüssen. Hier Abhilfe zu schaffen, ist das Ziel dieses Buches: Es vermittelt nicht nur Grundlagenkenntnisse für die sonographische Untersuchung, sondern gibt für jede sonographisch erfaßbare Veränderung einen bildhaften Beleg, in den sich der Leser anhand der beigefügten Skizze und eines kurzen, knapp gehaltenen Textes schnell hineinsehen (und -denken) kann. Der Atlas dient somit nicht nur denen, die sich in der Klinik mit der Sonographie beschäftigen, sondern auch den in eigener Praxis tätigen Kollegen, die sich der Ultraschalldiagnostik in zunehmendem Maße bedienen. Gerade sie werden dankbar sein, wenn sie sich nach dem Erwerb eines Sonographiegerätes noch einmal gründlich belesen oder in Zweifelsfällen nachschlagen können.

Die Autoren haben im Rahmen der Mannheimer sonographischen Fortbildungskurse und in vielen Vorträgen das Geschick bewiesen, ihre Kenntnisse einem großen Hörerkreis zu vermitteln. Auf dem Boden dieser Erfahrung legen sie nun mit diesem Atlas ein grundlegendes Werk vor, aus dem jeder erkennen kann, welchen Wert die Sonographie in der modernen Diagnostik besitzt. Da das Buch nicht nur den aktuellen Stand eines modernen Untersuchungsverfahrens wiedergibt, sondern auch das wissenschaftliche Fundament und die Grenzen desselben aufzeigt, ist ihm eine weite Verbreitung und Anwendung in Praxis und Klinik zu wünschen.

Mannheim, im November 1982   H. H. Hennemann

Vorwort

Die Verbesserung der Bildqualität und eine unkomplizierte Handhabung der Geräte haben in den letzten Jahren zu einer raschen Verbreitung der Ultraschall-Diagnostik in allen Gebieten der Medizin geführt. Die technischen Fortschritte sind so tiefgreifend, daß Geräte, die noch vor drei oder vier Jahren aus damaliger Sicht optimale Bilder lieferten, dem heutigen Anfänger nicht mehr bekannt sind und die mit ihnen gewonnenen Bilder dem erfahrenen Ultraschall-Diagnostiker veraltet erscheinen. Die heute gebräuchlichen Geräte liefern mehr Informationen. Die bekannten Beurteilungskriterien wurden dadurch ergänzt.

Seit über einem Jahr haben sich keine wesentlichen technischen Neuerungen mehr ergeben, die Leistungsfähigkeit der Geräte ist bekannt. Jetzt gilt es, das diagnostische Spektrum dieser patientenfreundlichen, unbelastenden Methode allen Anwendern bekannt zu machen. Der Ausbildungsbedarf kann von den Kliniken nicht gedeckt werden. Oftmals ist dort selbst die Ultraschalldiagnostik erst seit kurzer Zeit im Einsatz. Ausbildungskurse und Lehrbücher vermitteln Grundlagen, Untersuchungstechniken und Beurteilungskriterien, aber viele Ärzte müssen ihre weiteren Erfahrungen ohne die Hilfe eines Ausbilders machen.

Hier sehen wir die Aufgabe dieses Atlanten: Er soll ein Nachschlagewerk sein, das die tägliche sonographische Arbeit begleitet und im diagnostischen Zweifelsfall als Entscheidungshilfe benutzt werden kann. Auf dem Boden unserer Erfahrungen mit zehn sonographischen Ausbildungskursen und vielen Fortbildungsveranstaltungen haben wir uns bemüht, aus dem Bildmaterial, das sich in den letzten sieben Jahren in mehr als fünfzigtausend sonographischen Untersuchungen ergeben hat, für das jeweilige Krankheitsbild typische und einprägsame Bilder auszuwählen, um sie dem Ultraschall-Diagnostiker über den flüchtigen Eindruck eines Kurses hinaus zur Verfügung zu stellen. Dabei haben wir Wert darauf gelegt, nur solche Abbildungen zu verwenden, die mit neuesten Parallel- und Sector-Scannern entstanden sind, um dem Anwender den Vergleich mit dem eigenen Gerät zu erleichtern.

Das Buch ist in organspezifische Kapitel unterteilt, wobei neben den Organen des Oberbauchs auch denjenigen Organen Kapitel gewidmet sind, die mit Small-part-Scannern, das heißt mit höherfrequenten Schallköpfen untersucht werden müssen (Schilddrüse, Mamma, Gefäße). Einer Photographie des typischen sonographischen Befundes ist jeweils eine erklärende Skizze und ein knapper Textteil beigefügt, der leicht lesbar ist und neben der Beschreibung des Bildinhaltes die allgemeinen sonographischen Charakteristika des Krankheitsbildes enthält. Mit über sechshundert Abbildungen werden illustriert: Schilddrüse, Halsorgane, Mamma, Thoraxorgane (einschließlich Herz), Leber, Gallenblase, Pankreas, Milz, Lymphknoten, große Bauchgefäße, Nieren, Harnblase, Prostata, Hoden sowie das innere weibliche Genitale.

Wir hoffen, daß dieser Atlas zur Erleichterung und Verbesserung der täglichen sonographischen Diagnostik beiträgt zum Wohle der Patienten.

Mannheim, im November 1982   H. und A. Weiss

Inhalt

Grundlagen der Ultraschalldiagnostik

Was für die medizinische Diagnostik generell gelten sollte, für die Sonographie ist es offensichtlich: Sie lebt von der Reflexion.

An Grenzflächen zwischen Medien verschiedener Impedanz werden Ultraschallwellen verschieden stark reflektiert. Auf den Bildschirmen der zweidimensionalen B-Bild-Geräte wird der Ort der Reflexion als weißer Punkt abgebildet, der um so kräftiger ist, je kräftiger die Reflexion erfolgt. Wird eine Körperebene von Ultraschallwellen abgetastet, entsteht aus solchen Bildpunkten ein mosaikartig aufgebauter Ausschnitt der eingestellten Körperregion auf dem Bildschirm.

Die inneren Organe können in ihrer Größe exakt dreidimensional vermessen werden. Das Parenchym der inneren Organe ergibt typische Reflexionsmuster. Aufgrund von Erfahrungswerten lassen sich im Vergleich zum Normalen veränderte Parenchymmuster definieren. Umschriebene Veränderungen sind erkennbar und in ihrem Reflexverhalten zu deuten.

Totale Reflexion erfolgt an Steinen, Knochen oder sonstigen kalkhaltigen Gebilden und an Luft: hinter dem hell aufleuchtenden Reflex, der von der Oberfläche des Prozesses ausgeht, ist ein akustisches Loch erkennbar: der Schallschatten.

In den letzten Jahren ist eine Reihe auch deutschsprachiger ausgezeichneter Lehrbücher erschienen, die auf die physikalischen und technischen Grundlagen der Sonographie eingehen. (siehe: „Lehrbücher der Ultraschalldiagnostik" am Ende dieses Kapitels). Im Rahmen eines Atlanten muß auf die Darstellung der Grundlagen und der vielfältigen Möglichkeiten echographischer Abbildungstechniken verzichtet werden.

Zum besseren Verständnis der gezeigten sonographischen Abbildungen seien jedoch kurz die Eigenschaften der verwendeten Geräte und die eigene Untersuchungstechnik demonstriert. Die dargestellten sonographischen Phänomene und ihre diagnostische Auswertung werden in den folgenden Kapiteln im Rahmen der jeweiligen typischen Befunde besprochen.

Wahl des Gerätes

Die Abbildungen in diesem Atlanten sind während der Untersuchungen mit sog. Real-time-Geräten verschiedener Hersteller entstanden. Bevorzugt wurden Parallel-scan-Geräte benutzt.

Für den Anfänger in der Methode stellt sich die Frage, welches Gerät er sich anschaffen soll. Immer wieder wird uns diese Frage von Kollegen gestellt, ohne daß wir sie allgemeingültig beantworten können. Untersuchungsfrequenz, Untersuchungsspektrum und finanzielle Möglichkeiten spielen dabei eine entscheidene Rolle. Auch wir können nur unsere eigenen Erfahrungen wiedergeben.

Leider bieten die Angaben der Firmen, wie sie unten zur technischen Kennzeichnung der Geräte genannt werden, für den praktischen Anwender kaum eine Hilfe: es gibt große Unterschiede zwischen den Geräten von Firma zu Firma und von Gerät zu Gerät der gleichen Firma.

Ein Beispiel hierfür zeigt Tafel I: Am selben Tag wurde dieselbe Person mit 14 verschiedenen Geräten untersucht. Die Geräte waren uns anläßlich eines Ultraschallausbildungskurses von verschiedenen Firmen freundlicherweise zur Verfügung gestellt worden. Vorher hatten wir die Bitte geäußert, die Geräte optimal einzustellen und die zur Verfügung gestellten Kameras auf die Geräte zu justieren. Wo das nicht der Fall war, hatten wir versucht, die Kameraeinstellung zu optimieren.

Um eine Diskriminierung zu vermeiden, haben wir sehr schlechte Abbildungen aus der Kollage herausgelassen. Der Leser kann selbst entscheiden, welches der Bilder ihm die meisten Informationen bietet.

Wer die Gelegenheit nicht hat, verschiedene Geräte nebeneinander zu testen, sollte sich an bestimmte anatomische Fixpunkte halten, möglichst im eigenen Körper, dessen sonographische Anatomie dem Untersucher mit der Zeit, nachdem eine Reihe von Geräten getestet wurde, vertraut ist.

Zur Darstellung und Prüfung der Parenchym-Differenzierung bietet sich die Leber mit ihren feinen Binnenstrukturen und Gefäßen an. Die Auflösung sollte anhand eines kleinen Testobjektes im Wasserbad überprüft werden (wir hatten jahrelang einen kleinen Gallenstein mit genau 3 mm Durchmesser bereitliegen, an dem wir die Geräte testeten). Man kann jedoch die Auflösungsqualität eines Gerätes auch anhand der Darstellbarkeit der intra- und extrahepatischen Gallenwege, des Truncus coeliacus, der Nierenpyramiden und des Ductus pancreaticus überprüfen. Wenn man bei einer Versuchsperson diese zarten Organteile darstellen kann, kann es sich nicht um ein schlechtes Gerät handeln.

Gerade für den gynäkologischen Bereich werden heute Billiggeräte angeboten, die jedoch diese Auflösungsqualität oft nicht bieten. Vorsicht ist geboten, erst kaufen, wenn man sich überzeugt hat!

Überzeugt auch von der Qualität der Dokumentation. Auch das zeigt Tafel I: es ist offensichtlich wesentlich schwieriger für einen Gerätevertreter, die von der Firma vorgesehene Polaroidkamera auf das Gerät zu justieren, als es für die Firma ist, ein passables Ultraschallgerät herzustellen.

Oft wird dem Anwender eine Kamera überlassen und er kann dann selbst sehen, wie er mit Gerät und Kamera zurechtkommt. Der Käufer sollte auf jeden Fall auf einer Einstellung des Gerätes durch die Firma bestehen. Diese Einstellung sollte er zunächst für die Routineuntersuchungen beibehalten. Der Tiefenausgleich und die Verstärkung werden nur geändert, wenn es extreme anatomische Situationen erfordern. Nach der Untersuchung werden die Regelknöpfe auf die Grundeinstellung zurückgestellt.

Auch die optimale Einstellung der Polaroidkamera auf den jeweiligen Untersuchungsmonitor ist Aufgabe der Herstellerfirma. Der Käufer sollte darauf achten, daß der von ihm erhobene Befund zufriedenstellend wiedergegeben wird.

Es kann nicht Aufgabe des Untersuchenden sein, das Ultraschallgerät technisch zu warten, er muß mit diesem Gerät Diagnosen stellen. Das Wohl des Patienten und der Ruf als Arzt und sonographischer Diagnostiker hängen von der Qualität des Gerätes ab (und natürlich der eigenen)! Vorsicht bei technischen Neuerungen, diese kosten viel Geld und sind oft nur Spielereien. Nur der diagnostische Informationszuwachs zählt, nicht die Gefälligkeit oder die Brillanz der Abbildung: ob ein Gallenstein digital oder analog abbildbar ist, ist völlig gleichgültig. Die Hauptsache ist, er wird gefunden.

Geräte

Die Abbildungen dieses Atlanten sind während der täglichen Untersuchungen mit den folgenden Geräten entstanden. (Die technischen Daten wurden von den jeweiligen Firmen angegeben.):

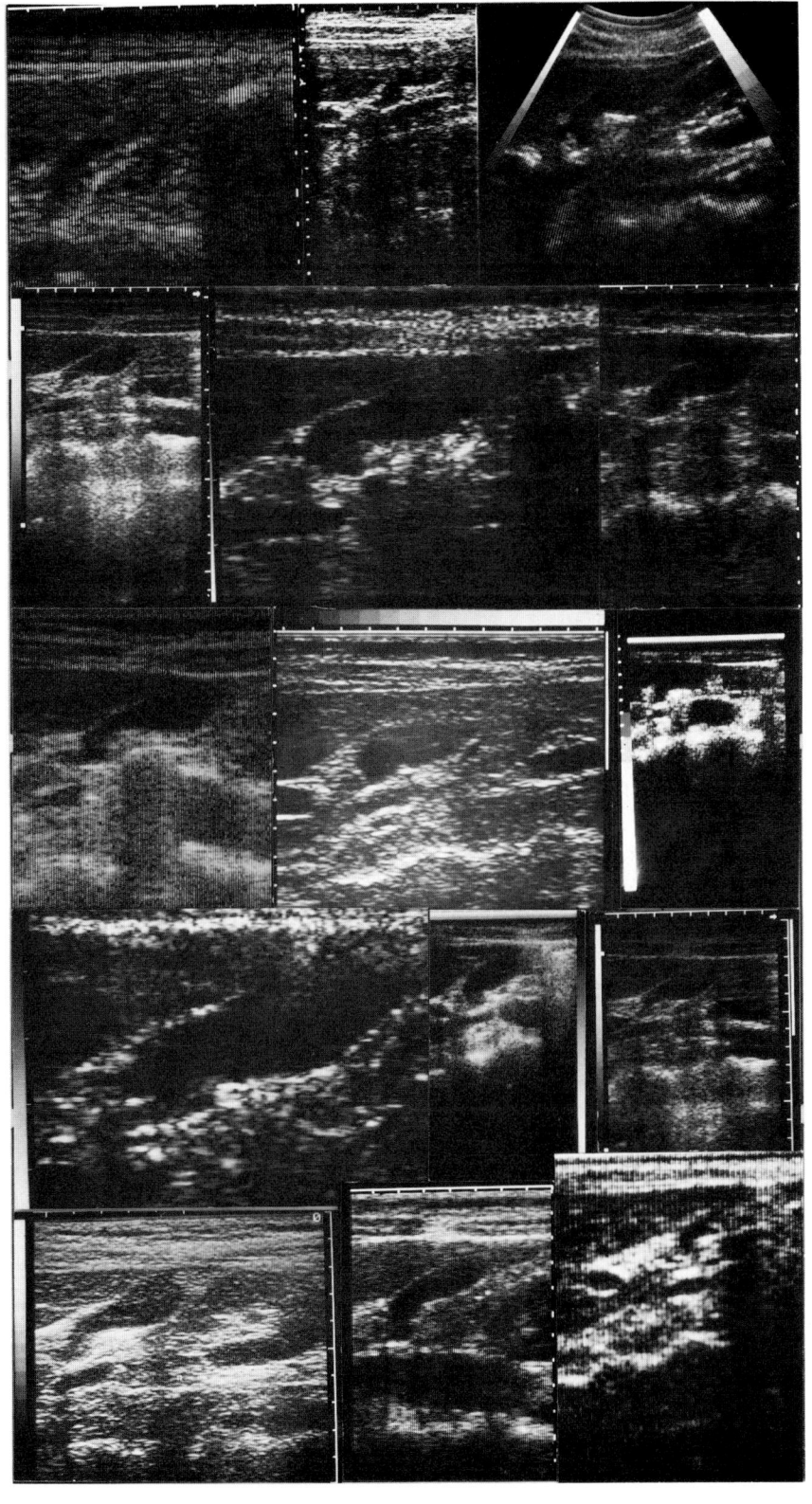

1. **Sonolayer L SAL 20, Fa. Toshiba**
   Elektronischer Linearscanner mit elektronischer Fokussierung und Feinwinkelab-lenkung, 112 Scan-Linien, 16 Graustufen, 2,4-MHz-Sonde mit Mitteldistanzfokus, 64 Einzelelementen, einer Bildbreite von 8 cm und einem Auflösungsvermögen von lateral 3 mm und axial 1,5 mm. 1-cm-Markierung durch Punktreihe am rechten Bildrand.

2. **Sonoline 8000, Fa. Siemens**
   Realtime-Computerscanner mit Multi-Element-Array, 426 Einzelelementen und 64 Graustufen, 3,5-MHz-Schallkopf, (Bildbreite 98 mm, Auflösung axial 0,4 mm, late-ral 1,5 mm) oder 5-MHz-Schallkopf (Bildbreite 68,5 mm, Auflösung axial 0,3 mm, lateral 1 mm). Die max. Ultraschallintensität beträgt 0,4 mW/cm^2 für den 3,5- und für den 5-MHz-Schallkopf. 1-cm-Markierung durch waagrechte Striche am linken Bildrand.

3. **Sonolayer SAL 30 A, Fa. Toshiba**
   Elektronischer Linearscanner mit logarithmischer Verstärkung, 16 Graustufen, 2,4-MHz-Schallkopf mit 85 mm Bildbreite, Mitteldistanzfokus, Lateralauflösung 2,8 mm, axial 1,1 mm. 1-cm-Markierung durch waagrechte Striche am rechten Bild-rand.

4. **RA I, Sector-Scan-Gerät, Fa. Siemens**
   Automatische Bilderfassung und digitale Bildverarbeitung unter Computersteue-rung, 64 Graustufen, 3,5-MHz-Schallkopf mit einem Bildfeld von 4 cm an der Ober-fläche und 24 cm in der Bildtiefe und einer Eindringtiefe von 20 cm, 2 mW/cm^2 In-tensität, laterale Bildauflösung 2 mm, axial 1,1 mm; sowie 7-MHz-Small-parts-Ap-plikator (Auflösung axial 0,4 mm, lateral 0,9 mm).

5. **Sono-Diagnost R Multi-Element-Gerät, Fa. Philipps**
   Geometrisch und elektronisch fokussierter Schallkopf, 64 Kristalle, 2,25-MHz-Schallkopf mit axialer Auflösung von 2 mm und lateraler Auflösung von 2 mm, 16 cm Bildbreite, 16 Graustufen.

   Einzelne Bilder sind mit Geräten der Firmen Kontron (Super-Scan 50), Hellige (SSD 256) und Kretz-Technik (Combison 100) entstanden, die uns vorübergehend freundlicherweise von diesen Firmen zur Verfügung gestellt wurden.

   Einige seltene Befunde sind mit dem Gerät 735 SM (Fa. Siemens) und dem Stan-dardgerät Vidoson 635 ST aufgenommen worden, das mehrere Jahre unsere sonogra-phische Diagnostik ermöglichte, das uns half, unsere sonographischen Grundlagen zu erarbeiten und mit dem wir über 20 000 Untersuchungen durchgeführt haben, bis es moderneren und besser auflösenden Geräten Platz machte.

   Nicht immer stehen Bilder seltener Befunde mit modernsten Geräten zur Verfügung. In einzelnen Fällen haben wir deshalb auf Abbildungen mit älteren Gerätetypen zu-rückgreifen müssen, um den typischen Befund zu demonstrieren (z. B. Hyperplasie des Zuckerkandl-Organs). Auch dabei stellt man fest, daß die Bilder mit diesen Geräten nicht unbedingt schlechter sein müssen, als die neuerer Geräte. Die grundsätzlichen Probleme der Ultraschalldiagnostik bleiben trotz der Verbesserung des Auflösungsver-mögens und der Konturenschärfe bestehen: die Unmöglichkeit der Darstellung von Organen, die hinter Knochen oder Luft verborgen liegen.

Ausbildung in der Ultraschalldiagnostik

Die Zeit der Autodidakten ist vorbei! Jede, auch kleinere Klinik, verfügt heute über eine ultraschalldiagnostische Abteilung oder einen Arzt, der in der Methode mehr oder weniger ausgebildet ist. Dieser wird die Methode an seine Mitarbeiter weitergeben. Eine minimale Untersuchungszahl von 500 eigenen Untersuchungen oder eine halbjährige Tätigkeit in der Ultraschalldiagnostik ist als Grundlage einer einigermaßen ergiebigen diagnostischen Tätigkeit zu fordern.

Für den länger niedergelassenen, mit der Sonographie beginnenden Kollegen, hat die „Deutsche Gesellschaft für Ultraschall in der Medizin" ein Minimalprogramm entwickelt, das aus 2 Kursen à 5 Tagen und einer dazwischenliegenden eigenen praktischen Tätigkeit besteht. Der erste Kursteil dient der Einführung in das Thema, der zweite sollte die eigenen praktischen Erfahrungen ergänzen, abrunden und den diagnostischen Horizont des Anwenders erweitern.

Es sind dies effektiv Minimalprogramme. Niemand wird nach 14 Tagen Kurs und 100 eigenen Untersuchungen glauben, in der Methode erfahren zu sein. Aber es ist ein Anfang und wir glauben, daß wir durch ein Nachschlagewerk in Form eines Atlanten einen Beitrag zur Erleichterung der praktischen Tätigkeit leisten können.

Ärzte sind Eidetiker. Texte müssen kurz sein, damit sie gelesen werden. Bilder zu sehen, sind wir gewohnt. Insofern hoffen wir, daß ein Atlas eher gelesen wird als ein Lehrbuch und daß unsere Erfahrungen eine möglichst weite Verbreitung finden.

Dokumentation

Schriftliche Dokumentation

Jeder Untersuchungsablauf wird schriftlich und bildlich dokumentiert.

Die **schriftliche Dokumentation** umfaßt eine ausführliche Beschreibung aller untersuchten Organe. Die Nicht-Darstellbarkeit einzelner Organe, z. B. durch Luftüberlagerung, wird ausdrücklich erwähnt. Die Befundbeschreibung orientiert sich dabei streng an der von RETTENMAIER geschaffenen und von der Deutschen Gesellschaft für Ultraschall in der Medizin als Ultraschallnomenklatur empfohlenen Terminologie.

Pauschale Äußerungen wie „grob orientierend o. B." oder aus der Röntgenologie oder anderen bildgebenden Verfahren entlehnte Begriffe wie: „in Projektion auf …", „Verschattungsfigur", „Aufhellung" etc. sollten dringend vermieden werden, um eine Terminologieverwirrung und einen Verlust der Präzision der sonographischen Aussage zu vermeiden.

Abschließend wird der deskriptive Teil durch die Beurteilung zusammengefaßt, die knapp die Fragestellung beantwortet und darüber hinausgehende sonographische Auffälligkeiten in Form von Diagnosen oder differentialdiagnostischen Möglichkeiten enthält.

Bildliche Dokumentation

Polaroid

Von jedem untersuchten Organ sollte in einer typischen Schnittebene eine Fotodokumentation erstellt werden, um einen späteren Vergleich zu ermöglichen. Pathologische Befunde müssen mindestens in 2 Ebenen dargestellt werden.

Die z. Z. häufigste Abbildungsform ist die **Polaroidfotografie.** Das Bild ist innerhalb 1 min fertig, die Qualität des Bildes kann sofort beurteilt werden, die Aufnahme falls nötig wiederholt werden. Neuerdings wird von den Geräteherstellern die Möglichkeit angeboten, eingefrorene Monitorbilder (Freeze) in 4 oder 6 Einzelbilder zu unterteilen. Dadurch werden die Kosten für die Polaroidbilder erheblich gesenkt. Allerdings werden die Einzelbilder dadurch natürlich sehr klein und weniger gut beurteilbar.

Kleinbild

Eine konstante Einstellung von Gerät und Kamera vorausgesetzt, erlaubt die Kleinbilddokumentation, eine im Vergleich zur Polaroidfotografie bessere Bildqualität. Für denselben Preis können wesentlich mehr Abbildungen hergestellt werden. Der große Nachteil ist darin zu sehen, daß das fertige Bild oft erst nach Tagen (je nach Untersuchungsfrequenz und Labormöglichkeiten) zur Beurteilung zur Verfügung steht, wenn die Untersuchung natürlich längst abgeschlossen ist. Wird die Kameraeinstellung nicht konstant eingehalten, können ganze Filmserien wertlos werden.

Weitere fotografische Dokumentationsmöglichkeiten sind mit Multiformatkameras z. B. auf Röntgenfilmen möglich. Diese Methode bietet sich besonders dann an, wenn eine Entwicklungsmöglichkeit für Röntgenfilme bereits zur Verfügung steht.

Videoband

Diese Dokumentationsmöglichkeit eignet sich besonders für die Real-time-Diagnostik, da sie das bewegte Bild einfängt und man den kompletten Untersuchungsablauf dokumentieren kann. Dadurch hat diese Methode nicht nur einen hohen Dokumentations-, sondern vor allem einen ausgezeichneten Fortbildungswert.

Film

Diese von uns anfänglich aus Fortbildungsgründen bevorzugte Dokumentationsform (Super 8, hoch-lichtempfindlicher Film) ist durch die Video-Technik völlig zurückgedrängt worden.

Untersuchungsablauf

Als Kontaktgel wird von uns ein von JOHANNIGMANN rezeptiertes Hydrogel auf Carbopolbasis verwendet.

1a. Die Untersuchung beginnt mit der Einstellung des Applikators in Höhe der Bauchaorta im **Längsschnitt,** wobei Leber, Aorta und große Bauchgefäße zur Darstellung kommen.

1b. Dann wird der Applikator nach rechts parallel über den Oberbauch geführt, wobei nacheinander Pankreaskopf, Pforte, V. cava und Gallenblase abgebildet werden.

2a. Erreicht der Applikator in dieser Längsrichtung die Niere, wird er leicht in die Längsachse der Niere gedreht. Damit wird die gesamte Niere dargestellt.

2b. Danach wird der Applikator wiederum von der Mittellinie parallel nach links lateral verschoben, bis er dort die Niere und die Milz erreicht hat. Beide Organe werden zunächst im Längsschnitt und dann im **interkostalen Schrägschnitt** zur Dokumentation der Gesamtausdehnung der Niere dargestellt.

3a. Sowohl die rechte als auch die linke Niere werden im **Querschnitt** untersucht, wobei die Atembewegung hilfreich die gesamte Niere am Applikator vorbei bewegt.

3b. Danach wird die Längsschnittuntersuchung entlang der Aorta und der V. cava nach kaudal fortgesetzt, bis die Harnblase erreicht ist. In diesem Längsschnitt wird die Harnblase mit der Prostata oder dem Uterus beurteilt.

4a. Es folgen **Querschnitte** zunächst durch den Oberbauch, wobei der Applikator vom Xyphoid bis wiederum zur Symphyse langsam von oben nach unten bewegt wird und dabei je nach Erfordernis gekippt wird. In dieser Abbildung ist die Darstellung des Pankreas dokumentiert. Der Bauch wird herausgestreckt, der Applikator wird transhepatisch mit leichter kaudal geneigter Schallausbreitungsrichtung durch die Leber hindurch auf das Pankreas gerichtet, das in dieser Einstellung in ganzer Länge dargestellt werden kann.

4b. **Subkostaler Schrägschnitt:** Auch hier erfolgt die Untersuchung in tiefer Inspiration, der Bauch wird herausgestreckt, der Applikator unterhalb des Rippenbogens nach kranial gewendet. Dadurch werden die kranialen und dorsalen Anteile des rechten Leberlappens dargestellt. Während der Atembewegung gleitet die gesamte Leber durch das Gesichtsfeld.

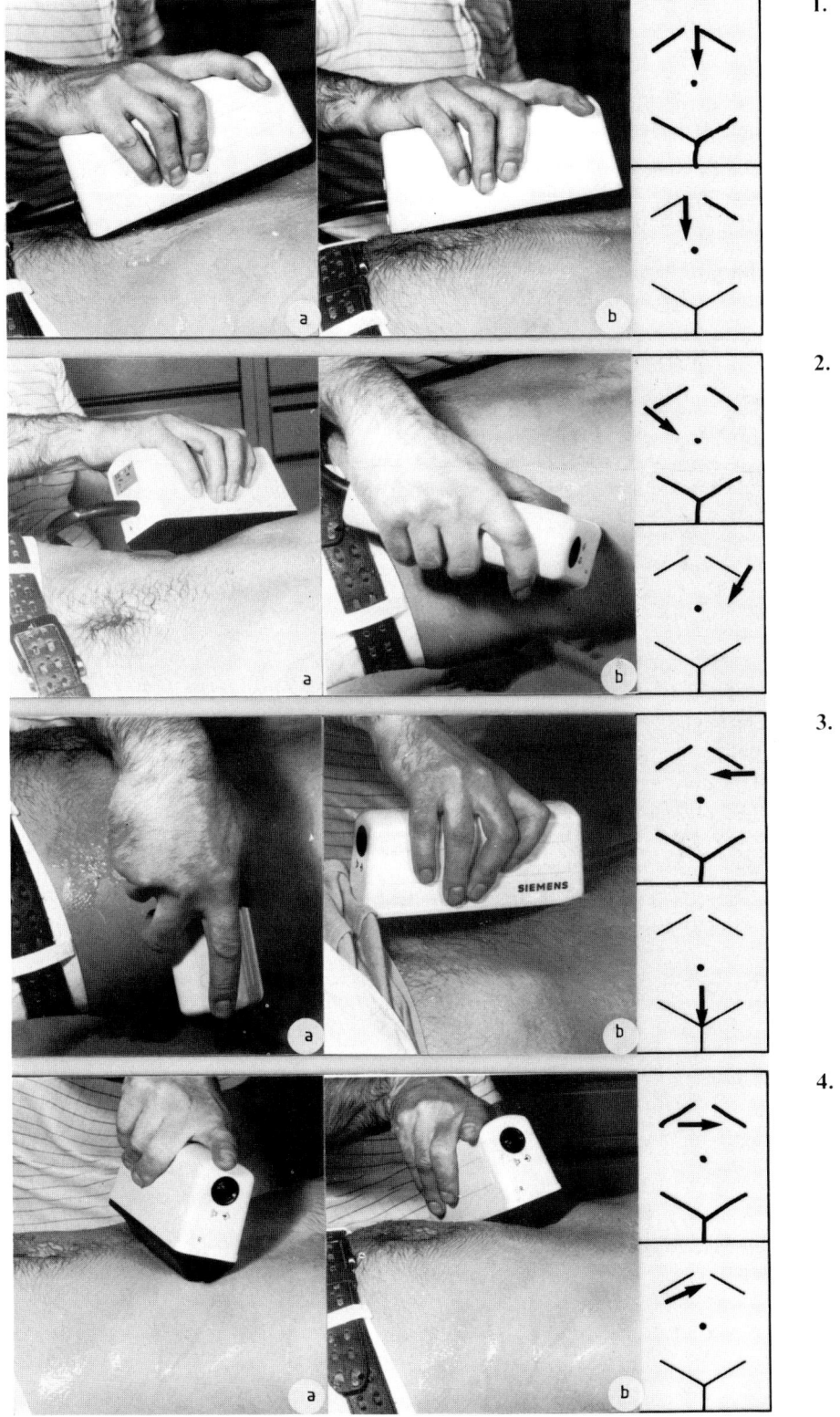

1.

2.

3.

4.

5a. **Stark kranial gewendeter subkostaler Schrägschnitt:** Diese Schnittebene erlaubt eine Beurteilung der infradiaphragmal gelegenen Leberabschnitte, insbesondere bei tiefer Inspiration. Dabei wird der Applikator während der Untersuchung leicht gedreht, so daß alle kranialen Leberabschnitte untersucht werden können. Lediglich die unmittelbar dem Sinus phrenicocostalis anliegenden ventralen Leberabschnitte können mit dem Parallelscanner nicht dargestellt werden.

5b. **Darstellung der Harnblase, der Prostata oder des inneren weiblichen Genitales im Querschnitt:** Unmittelbar suprapubisch wird der Applikator quer aufgesetzt. Durch Auf- und Abbewegung des Schallfeldes nach kranial und kaudal gelingt es, die gesamte Harnblase und den größten Teil der Prostata bzw. des Uterus und der Adnexen darzustellen.

6. **Nierendarstellung von dorsal**

6a. Im Querschnitt wird die Niere von oben nach unten abgesucht.

6b. Im Längsschnitt bei leicht gedrehtem Applikator ist die ganze Niere von dorsal darstellbar.
Die Darstellung der Nieren von dorsal ist nur ausnahmsweise nötig, wenn die linke Niere von ventral oder lateral nicht dargestellt werden kann oder wenn eine Niere von dorsal punktiert werden soll.

7. **Herzdarstellung**

7a. Dies ist die übliche Einstellung zur Abbildung des Herzens in der **Längsachse.** Der Patient hat den Oberkörper etwas nach links gedreht; er sitzt um ca. 45° aufgerichtet, die optimale Einsehbarkeit wird bei max. Exspiration erreicht, wenn das Herz der Thoraxwand anliegt. Dann gelingt die Darstellung des rechten und linken Ventrikels, des linken Vorhofs, der Aorten- und Mitralklappen.

7b. **Querschnitt zur Darstellung der Mitralklappe und Aortenklappe:** Durch leichte Pendelbewegung des Applikators interkostal in dieser Haltung, etwa im 5. ICR, gelingt es, Aorten- und Mitralklappe im Querschnitt darzustellen. Der sog. Vierkammerblick ist bei asthenischen Patienten oder bei Kindern infraxyphoidal in dieser Schnittführung bei max. Exspiration möglich.

8a. **Schilddrüsendarstellung mit 5-MHz-Schallkopf:** Es wird zunächst ein **Querschnitt** durch beide Schilddrüsenlappen gelegt, wobei der Applikator von kranial langsam nach kaudal bewegt wird. Die normale Schilddrüse ist innerhalb des 6 cm breiten Bildes eines 5-MHZ-Schallkopfes mit Wasservorlaufstrecke darstellbar.

8b. **Längsschnitte durch die Schilddrüse:** Der Kopf ist hierbei zur Gegenseite gewendet. Der jeweilig dargestellte Schilddrüsenlappen wird von lateral nach medial abgesucht. Dabei sind große Halsgefäße und Schilddrüse in ihrer nachbarschaftlichen Beziehung darstellbar.

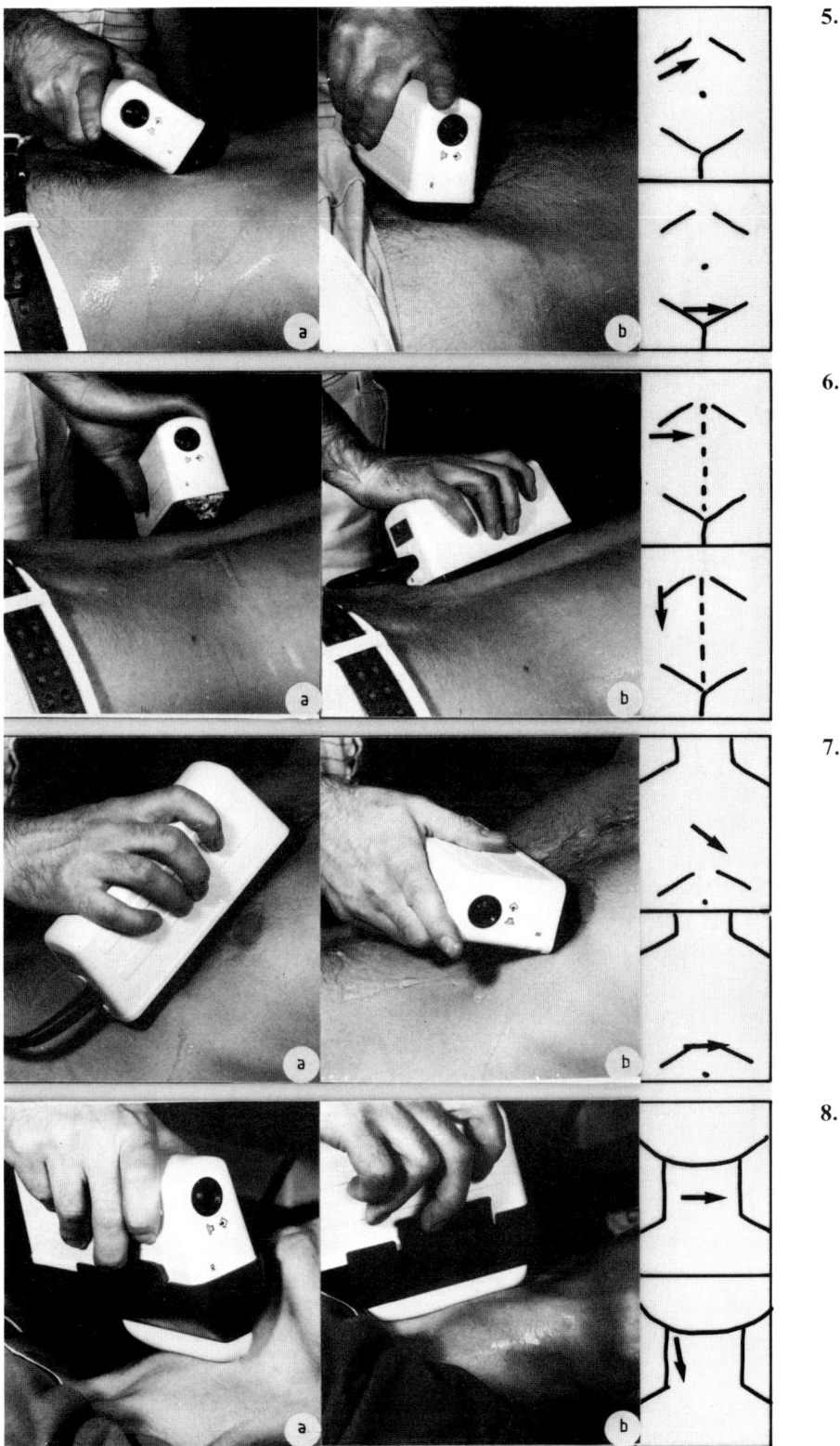

5.

6.

7.

8.

Artefakte und falsche Geräteeinstellung

9a. **Reverberationen (Wiederholungsechos):** Laufen Ultraschallwellen zwischen zwei stark reflektierenden Grenzflächen mehrfach hin und her, so kommt es zu schmalen Artefaktlinien, die zueinander und zur Applikatoroberfläche parallel verlaufen.

9b. **Streuechos, Schichtdickenphänomen und Abtropfphänomen:** Durch Erhöhung der Empfindlichkeitsschwelle der Geräte treten in reflexlosen Gebilden scheinbar zarte Echos auf **(Streuechos oder Rauschen).** Das **Schichtdickenphänomen** entsteht dadurch, daß das Schallkeulenbündel schräg auf eine Grenzfläche zwischen reflexkräftigem und reflexlosem Material trifft. Der Rechner des Gerätes bildet einen Mittelwert, der optisch wiedergegeben wird: eine reflexarme Schmierzone an der Hinterwand, z. B. der Gallenblase. Ein **Abtropfphänomen** entsteht, wenn Schallwellen tangential zur Wand einer Zyste auftreffen und an dieser z. T. gebrochen, z. T. gestreut werden. Durch Energieverlust entsteht Schallschatten.

10a. **Kompressionsphänomen und Pseudotumor hinter Rippen:** Durch erhöhte Schalleitungsgeschwindigkeit im Knochen kommt es zu einer scheinbaren Verschmälerung der Rippen. Die dahinterliegenden Organanteile „rücken näher" und erscheinen gebuckelt. Wird eine Rippe schräg angeschnitten, kann es zu einer ausgedehnten Überlagerung der dahinterliegenden Organe durch einen unscharf begrenzten Schatten kommen, der dann wie ein reflexarmer Tumor wirken kann. Beide Fehlinterpretationen sind jedoch durch Atembewegung leicht zu vermeiden.

10b. **Unscharfes Bild:** Die exakte Justierung der Kamera sollte vor jeder Untersuchung überprüft werden (Entfernung, Blenden- und Verschlußzahl). Bei Benutzung von Kleinbildkameras wird der Fehler sonst erst entdeckt, wenn der Film entwickelt und der festgehaltene Befund nicht mehr reproduzierbar ist.

11a. **Zu niedrige Gesamtverstärkung mit kompensierter Eingangsverstärkung:** Das Bild ist insgesamt zu schwarz, die ventralen Anteile der Leber sind eben noch erkennbar.

11b. **Zu geringe Gesamtverstärkung – kompensatorisch verstärkter Tiefenausgleich:** Die Aorta und die A. mesenterica superior sind eben vor der Wirbelsäule erkennbar, die darüber liegende Leber jedoch zu schwarz.

11c. **Gesamtverstärkung zu hoch – Tiefenausgleich kompensatorisch zurückgedreht:** Das gesamte Bild ist zu hell, die Aorta jedoch eben noch erkennbar.

11d. **Gesamtverstärkung zu stark – Nahfelddämpfung erhöht:** Das gesamte Bild ist wiederum zu hell, die dorsalen Leberanteile sind einigermaßen beurteilbar.

12a. **Nahfeld übersteuert:** Die ventralen Leberanteile sind zu hell abgebildet, die dorsalen Anteile differenzierbar.

12b. **Fernfeld übersteuert:** Das Nahfeld erlaubt eine gute Beurteilung der Leber und des Pankreas, die dahinter liegenden Gefäße sind jedoch zu hell abgebildet.

12c. **Gesamtverstärkung richtig – Nahfeld zu hell:** Hier sind die dorsalen Anteile regelrecht eingestellt, die ventralen Leberanteile, insbesondere die Bauchdecke, sind jedoch viel zu hell.

12d. **Regelrechtes Nahfeld – zu helles Fernfeld – Gesamtverstärkung zu niedrig:** Bei zu niedrig eingestellter Gesamtverstärkung wurden Fern- und Nahfeldregler kompensatorisch aufgedreht, das Nahfeld ist beurteilbar, das Fernfeld jedoch zu hell. Eine Überprüfung der exakten Geräteeinstellung vor Untersuchungsbeginn erleichtert die Diagnostik und vermindert den Anteil unverwertbarer Bilddokumentationen.

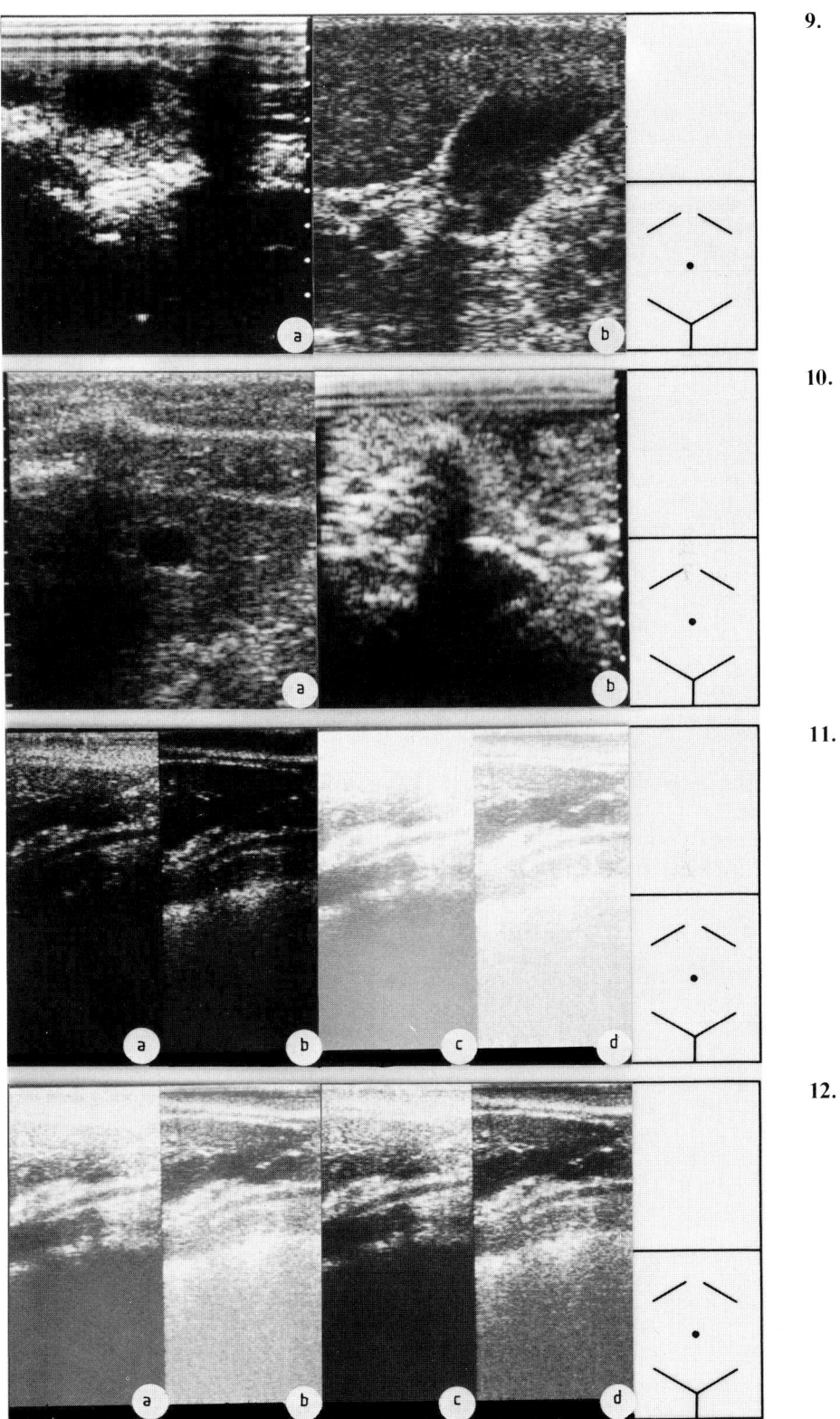

9.

10.

11.

12.

Literatur

1. Goldstein A (1981) Range ambiguities in real-time ultrasound. J Clin Ultrasound 9: 83–90
2. Goldstein A, Madrazo BL (1981) Slice-thickness artifacts in gray-scale ultrasound. J Clin Ultrasound 9: 365–375
3. Johannigmann J, Erhard E, Zahn V (1974) Ein neues Ultraschall-Kontakt-Gel. Geburtshilfe Frauenheilkd 34: 124
4. Robinson DE, Wilson LS, Kossoff G (1981) Shadowing and enhancement in ultrasonic echograms by reflection and refraction. J Clin Ultrasound 9: 181–188

Allgemeine Literatur

Die physikalischen und technischen Grundlagen, die Anwendungsmöglichkeiten und Ergebnisse der abdominellen Ultraschalldiagnostik sind in den letzten Jahren in mehreren Lehrbüchern dargelegt worden. Die wichtigsten dieser Lehrbücher sind in der Folge in alphabetischer Reihenfolge aufgeführt. Dabei wurde ein besonderer Wert auf die möglichst vollständige Erwähnung der deutschsprachigen Lehrbücher gelegt. Soweit es Inhalt und Form dieses Atlanten verlangte, wurde auf den in diesen Lehrbüchern angebotenen Wissenstand zurückgegriffen.

Eine exakte Kenntnis der Anatomie ist als Grundlage für die Deutung der Ultraschallbefunde unerläßlich. Auch der Erfahrene wird deshalb in Zweifelsfällen seinen Befund überprüfen wollen. Häufig wird er Gelegenheit haben, dies im Operationssaal zu tun. Gelegentlich wird es ihm nicht erspart bleiben, mit dem erhobenen Befund im Sektionssaal konfrontiert zu werden. Einfacher, und fast ebenso wertvoll, ist das wiederholte Studium anatomischer Atlanten, deren wichtigsten in der Folge ebenfalls angegeben sind, den Sonographiebüchern vorangestellt.

Spezielle weiterführende Literaturhinweise sind den einzelnen Kapiteln zugeordnet.

Nomenklatur und Erklärung der in den Abbildungen verwendeten Abkürzungen

Die in den Abbildungen benutzten Bezeichnungen folgen im wesentlichen der Pariser Nomenklatur von 1955. Die großen Organe wurden mit den im medizinischen Sprachgebrauch üblichen Bezeichnungen benannt.

Dort wo in den Strichzeichnungen Abkürzungen aus Platzgründen erforderlich waren, wurden nach Möglichkeit die Empfehlung der maßgeblichen Literatur berücksichtigt [1–4].

a.	anterior
A.	Arterie
Aa.	Arteriae
Abs	Abszeß
A. car. com.	Arteria carotis communis
A. car. ext.	Arteria carotis externa
A. car. int.	Arteria carotis interna
A. car. s.	Arteria carotis sinistra
A. coel.	Arteria coeliaca = Truncus coeliacus
A. fem.	Arteria femoralis communis
A. fem. ext.	Arteria femoralis externa
A. fem. int.	Arteria femoralis interna
A. gast.	Arteria gastroduodenalis
A. hep.	Arteria hepatica
A. hep. com.	Arteria hepatica communis
A. hep. prop.	Arteria hepatica propria

A. il.	Arteria iliaca
A. lien.	Arteria lienalis
A. mes. inf.	Arteria mesenterica inferior
A. mes. sup.	Arteria mesenterica superior
Ao.	Aorta
A. pul.	Arteria pulmonalis
A. ren. d.	Arteria renalis dextra
A. ren. s.	Arteria renalis sinistra
Asc	Aszites
BW	Bauchwand
calc	Kalk, Verkalkung
caud.	kaudal
C. r.	Columnae renales
Co	Confluens splenoportalis
cran.	cranial
Cy	Cyste
d	dexter
D.	Ductus
D. chol.	Ductus choledochus
D. cyst.	Ductus cysticus
D. hep.	Ductus hepaticus
Diaphr	Diaphragma
Duod	Duodenum
D. wirs.	Ductus Wirsungianus (pancreaticus)
Ev	Extravasat
GB	Gallenblase
GW	Gallenwege
Häm	Hämatom
HB	Harnblase
L	Leber
liqu.	Flüssigkeit
Lk	Lymphknoten (-Tumor)
Lob.	Lobus
Lob. oder L. caudatus	Lobus caudatus
Lob. oder L. quadr.	Lobus quadratus
L. sin.	Lobus sinister
Ma	Magen
Mam	Mamma
Met	Metastase
Mi	Milz
Mm	Musculi
Mmlle	Mamille
M. erector trunci	Musculus erector trunci
M. pectoralis maj.	Musculus pectoralis major
M. Ps.	Musculus Psoas
N	Niere
NBKS	Nierenbeckenkelchsystem
Nekr	Nekrose
NH	Nebenhoden
NN	Nebenniere
Oes	Ösophagus
Pankr	Pankreas
Par	Parenchym
Prost	Prostata
Py	Pyelonreflex

Pyr	Pyramis renalis
R.	Ramus
s	sinister
SS	Schallschatten
St	Stein
SV	Schallverstärkung
SVL	Schallverlust
TN	Transplantatniere
Tr	Trachea
Tu	Tumor
U	Ureter
UB	Uferbefestigung
UK	Ureterkatheter
Utra	Urethra
V.	Vena
V. c.	Vena cava
V. fem.	Vena femoralis
V. hep.	Vena hepatica
V. il.	Vena iliaca
V. jug.	Vena jugularis
V. lien.	Vena lienalis
V. mes. inf.	Vena mesenterica inferior
V. mes. sup.	Vena mesenterica superior
V. p.	Vena portae
Vv. ren.	Venae renales
Ventr	Ventrikel
WS	Wirbelsäule

Literatur

Anatomische Grundlagen

Sobotta J, Becher H (1962) Atlas der Anatomie des Menschen, Teile I–III. Urban & Schwarzenberg, München Berlin

Pernkopf E (1979) Atlas der topographischen und angewandten Anatomie des Menschen. Urban & Schwarzenberg, München Berlin

Gambarelli J, Guérinel G, Chevrot L, Mattèi M (1977) Ganzkörper-Computertomographie, ein anatomischer Atlas von Serienschnitten durch den menschlichen Körper. Springer, Berlin Heidelberg New York

Oppenheimer E (ed) (1957) Ciba collection of medical illustrations. Prepared by Frank H Netter. Ciba

Lehrbücher der Ultraschalldiagnostik

1. Bartels H (1981) Uro-Sonographie. Ein Leitfaden für die praktische Anwendung. Springer, Berlin Heidelberg New York
2. Engelhart GJ, Blauenstein UW (1972) Ultraschall-Diagnostik am Oberbauch. Normale Anatomie im Sono-Tomogramm – Klinische Anwendung. Schattauer, Stuttgart New York
3. Frommhold H, Koischwitz D (1982) Sonographie des Abdomens. Thieme, Stuttgart New York
4. Gladisch R (1981) Praxis der abdominellen Ultraschall-Diagnostik. Schattauer, Stuttgart New York
5. Holländer HJ (1975) Die Ultraschall-Diagnostik in der Schwangerschaft. Urban & Schwarzenberg, München Berlin Wien
6. Kremer H (1982) Sonographische Diagnostik innerer Erkrankungen. Eine praktische Einführung. Urban & Schwarzenberg, München Baltimore
7. Lutz H (1978) Ultraschall-Diagnostik (B-Scan) in der Inneren Medizin. Springer, Berlin Heidelberg New York
8. Lutz H, Meudt R (1981) Ultraschall-Fibel. Springer, Berlin Heidelberg New York
9. Rettenmaier G (1977) Lebersonographie. Quantitative Auswertung bei diffusen Leberkrankheiten. Thieme, Stuttgart
10. Roca Martinez FJ, Linhart P (1982) Sonographie des Abdomens. Schattauer, Stuttgart New York
11. Schneekloth G, Frank T, Albers G (1979) Ultraschalltomographie abdomineller Organe und der Schilddrüse im Grey-Scale-Bild. Enke, Stuttgart
12. Schneekloth G, Götz AJ (1980) Ultrasonographie des Abdomens. Audiovisueller Einführungskurs. Enke, Stuttgart
13. Vlieger M de, Holmes JH, Kratochwil A, Kazner E, Kraus R, Kossoff G, Poujol J, Strandness DE (1978) Handbook of clinical ultrasound. John Wiley & Sons, New York Chichester Brisbane Toronto
14. Weill F, Becker JC, Heriot G, Kraehenbuhl JR, Walter JP (1973) Atlas clinique de radiographie ultrasonore. Masson, Paris
15. Weill FS (1981) Ultraschall-Diagnostik in der Gastroenterologie. Springer, Berlin Heidelberg New York
16. Weill FS, Bihr E, Rohmer P, Zeltner F (1981) Renal sonography. Springer, Berlin Heidelberg New York
17. Weiss H (1980) Ultraschalldiagnostik innerer Organe einschließlich der gezielten Feinnadelbiopsie. Habilitationsschrift

Übersichten und Kongreßberichte

1. Böck J, Ossoinig K (Hrsg) (1971) Ultrasono-graphia medica. 1. Ultraschallkongreß über Ultraschalldiagnostik in der Medizin und SIDUO III. Verlag der Wiener Medizinischen Akademie, Wien
2. Hinselmann M, Anliker M, Meudt R (Hrsg) (1980) Ultraschall-Diagnostik in der Medizin: Dreiländertreffen Davos. Thieme, Stuttgart New York
3. Kenneth J, Taylor W (1979) Diagnostic ultrasound in gastrointestinal disease. Churchill Livingstone, New York Edinburgh London

4. Kratochwil A, Reinold E (Hrsg) (1978) Ultraschall-Diagnostik. Gemeinsame Tagung der deutschsprachigen Gesellschaften für medizinische Ultraschall-Diagnostik Dezember 1977, Wien. Thieme, Stuttgart
5. Kratochwil A, Reinold E (Hrsg) (1982) Ultraschall-Diagnostik. Thieme, Stuttgart New York
6. Matthes K, Rech W (Hrsg) (1949) Der Ultraschall in der Medizin. Kongreßbericht der Erlanger Ultraschall-Tagung 1949. Hirzel, Zürich
7. Rettenmaier G, Loch E-G, Hausmann M, Trier HG (1981) Ultraschalldiagnostik in der Medizin. Dreiländertreffen Böblingen 1980. Thieme, Stuttgart

Zeitschriften

Ultraschall in der Medizin (seit 1980, erscheint 4mal jährl.). Thieme, Stuttgart New York

Journal of Clinical Ultrasound (seit 1978, erscheint 6mal jährl.). J Wiley & Sons, New York

Ultrasound in Medicine and Biology (seit 1974, erscheint 6mal jährl.). Pergamon, Oxford

Ultrasonics (seit 1963, erscheint 6mal jährl.). Science and Technology Press, Guildford London

Literatur zur Nomenklatur

1. Faller A (1978) Die Fachwörter der Anatomie, Histologie und Embryologie. – Ableitung und Aussprache, 29. Aufl. Bergmann, München
2. Heister R (1980) Lexikon medizinisch-wissenschaftlicher Abkürzungen (LMWA). Schattauer, Stuttgart New York
3. Sandoz AG Lexikon medizinischer Abkürzungen, 5. Aufl. Sandoz Ag, Nürnberg
4. Sobotta J, Becher H (1962) Atlas der Anatomie des Menschen. 3. Teil: Blutkreislauf, Herz, periphere Nerven und Blutgefäße, Lymphgefäße, Zentralnervensystem, Sinnesorgane, Haut. Urban & Schwarzenberg, München Berlin

Erläuterungen des Aufbaus und der Systematik dieses Atlanten

Aus Gründen der Übersichtlichkeit sind alle Bild- und Textseiten in der gleichen Weise aufgebaut.

Jedem Organkapitel ist eine Einleitung vorangestellt, die alles Wesentliche über Indikationen, Aussagekraft, Grenzen, Normalmaße, Vorbereitung, Lagerung, Untersuchungsablauf enthält. Innerhalb des Bildteils wird jeder Abbildung des dargestellten Befundes eine Skizze zur Seite gestellt, die den Bildinhalt erklärt. Am rechten Bildrand zeigt eine Positionsskizze die Applikatorstellung zum Zeitpunkt der Fotodokumentation. Der Pfeil entspricht der Stellung des Applikators, die Pfeilspitze jeweils dem rechten Bildrand.

Der Maßstab des fotographischen Bildes ist entweder im Bild selbst enthalten oder auf der Skizze aufgetragen. Der Punkt- bzw. Strichabstand entspricht jeweils 1 cm. Bei den wenigen Abbildungen mit den Geräten Vidoson 635 ST und 735 SM, die an dem typischen netzförmigen Bildraster zu erkennen sind, entspricht eine Rasterbreite 2 cm.

Jedem Bild ist auf der linken Buchseite ein Textteil gegenübergestellt. Die Bildüberschrift gibt die Diagnose an, danach folgt eine Beschreibung des Bildinhalts, eine Wiedergabe der klinischen Daten und anschließend zusammenfassend die typischen Kriterien des Krankheitsbildes. Im Wesen dieses Buches, das primär als Nachschlagewerk dienen soll, liegt es, daß alle wesentlichen Kriterien eines Befundes in dem jeweiligen Textteil enthalten sind. Liest man die Texte fortlaufend, kann es dadurch zu Wiederholungen kommen. Angaben über die Treffsicherheit der Sonographie in der Erfassung einzelner Krankheitsbilder entsprechen entweder eigenen Untersuchungsergebnissen oder sind aus der Literatur übernommen, wobei Begriffe wie Sensitivität und Spezifität nur dort berücksichtigt werden konnten, wo sie in den herangezogenen Literaturstellen ausdrücklich erwähnt sind.

Jedem Kapitel folgt ein Verzeichnis der wichtigsten, als Informationsquelle benutzten, Literatur. Dieser Anhang bietet die Möglichkeit der Vertiefung. Aufgrund des absichtlich begrenzten Textteils kann der direkte Literaturbezug im Text nur ausnahmsweise erfolgen.

Feinnadelbiopsie

Diagnostisch: Gewinnung zytologischen Materials zur artdiagnostischen Unterscheidung umschriebener Prozesse. Gewinnung bakteriologischen Materials bei umschriebenen Eiteransammlungen.
Ultraschallgezielte Instillation eines Kontrastmittels zur Beurteilung der Wandbeschaffenheit zystischer Hohlräume und Hohlsysteme.

Therapeutisch: Ultraschallgezielte Punktion und Entlastung bei Flüssigkeitsansammlungen im Körper (Pleuraergüsse, Perikardergüsse, Zysten, gekammerter Aszites, Abszesse).
Ultraschallgezielte, antegrade Nephrostomie (diagnostisch und therapeutisch). Transhepatische, ultraschallgezielte Cholangiographie (TuC). Transhepatische, ultraschallgezielte Pankreatikographie (TuP). Ultraschallgezielte Zystostomie.

Aussagekraft: Wir führten bei 47023 Ultraschalluntersuchungen des Abdomens und des Brustraums 1082 ultraschallgezielte Feinnadelbiopsien durch (2,3%). Die Treffsicherheit der Methode lag etwas unterschiedlich von Organ zu Organ bei 80–85%.

Grenzen: Ein negatives Punktionsergebnis läßt einen Tumor nicht ausschließen.

Ursachen unzutreffender zytologischer Aussagen:
1. **Fehlpunktionen:** zu kleiner Prozeß, Atembewegung, Hindernisse im Punktionsweg mit abgleitender Nadel
2. **Zytologisch unergiebiges Material:** fehlerhafte Punktionstechnik, Punktion von Detritus oder Blut, Punktion aus gesunden oder entzündlich veränderten Randgebieten des Tumors
3. **Falsch-positive oder falsch-negative zytologische Ergebnisse:** hochdifferenzierte Karzinome, rasch proliferierendes Drüsengewebe, spärliches Material, Unerfahrenheit des Untersuchers

Tips und besondere Hinweise: Zur Punktion größerer Raumforderungen wird von uns die ultraschallgezielte Punktion eingesetzt. Sie ist rasch und nicht traumatisierend durchführbar (s. Abb 13–16). Zur Punktion kleiner oder stark beweglicher Prozesse empfiehlt sich die Benutzung eines durchbohrten Schallkopfes (s. Abb. 17–20). Das Ziel kann damit mit Sicherheit angesteuert werden. Die Möglichkeit einer Fehlpunktion entfällt. Der Nachteil dieser Methode ist, daß sie umständlicher ist und länger dauert, als der kurze Punktionsvorgang „aus der freien Hand" nach vorheriger sonographischer Markierung. Für jede Feinnadelbiopsie gilt: je dünner die Punktionsnadel, je kürzer der Punktionsweg und je schneller der Punktionsvorgang, um so weniger Nebenwirkungen sind zu befürchten.

Komplikationen: Nach inzwischen über 1500 Feinnadelbiopsien haben wir bisher keine ernsthafte Komplikation erlebt. Dies entspricht den Angaben der Literatur. Gelegentlich können kleinere Hämatome auftreten.

Tumorzellausschwemmung und Verschleppung im Stichkanal: diese oft beschworene Komplikation der Methode tritt nach eigenen Versuchsergebnissen in einem so geringen Maße auf, daß die Erzeugung von Metastasen durch die Feinnadelbiopsie unwahrscheinlich erscheint. Diesen eigenen Ergebnissen, die an entnommenen Tumornieren gewonnen wurden, entsprechen Mitteilungen aus der Literatur. Da diese Komplikationen jedoch letztlich im Einzelfall nie auszuschließen sind, sollte auch diese Methode nur bei klinisch eindeutiger Indikation eingesetzt werden.

Kontraindikationen: Gerinnungsstörungen.
Inkooperativer Patient.
Schlechte Darstellbarkeit des Prozesses.
Mangelnde Erfahrung des Untersuchers.

Ultraschallgezielte Feinnadelbiopsie ohne Zielschallkopf

13a. **Instrumentarium:** Fettstift und Watteträger zur Markierung des Prozesses auf der Bauchdecke. Lokalanästhetikum, Lokaldesinfizienz, 2 handelsübliche Spritzen mit Lueransatz à 10 ml, 1 Nadel Größe 17 für die Hautanästhesie, 1 Nadel Größe 1 mit einer Länge von 7 cm und einem äußeren Durchmesser von 0,9 mm für die eigentliche Punktion, sterile Handschuhe, Objektträger, sterile Reagenzgläser zur Aufnahme von Flüssigkeit.

13b. **Markieren des Prozesses auf der Hautoberfläche:** der zu punktierende Prozeß wird sonographisch aufgesucht, durch Zwischenschieben eines Watteträgers wird der Punktionsort markiert.

14a. **Pankreaspseudozyste und Punktionsmarkierung:** hier wird an dem Beispiel einer Pankreaspseudozyste gezeigt, wie der Schallschatten des Watteträgers auf die Zyste fällt. Die Punktiontiefe kann auf dem Bildschirm abgemessen werden. In diesem Fall liegt die optimale Punktiontiefe bei 3,5–4 cm.

14b. Der Applikator wurde um 90° gedreht, der Punktionsort wiederum markiert. Es ist ein Fadenkreuz entstanden.

15a. In der Mitte des Fadenkreuzes wird die Lokalanästhesie durchgeführt.

15b. Nach Desinfektion der Punktionsstelle und Abdeckung (die Flecken im Abdecktuch rühren von dem noch feuchten Oberflächendesinfizienz her) wird die Punktionsnadel rasch zum Ziel vorgeschoben. Dabei wird aspiriert. In diesem Fall einer Pankreaspseudozyste wird eine hämorrhagische Flüssigkeit gewonnen.

16a. Ist der zu punktierende Prozeß atemabhängig beweglich, hat sich die Verwendung eines Plastikzwischenstücks bewährt (sog. Heidelberger Zwischenstück). Dadurch wird die Nadel nicht von Hand gehalten, ist atemabhängig beweglich und führt nicht zu Verletzungen.

16b. Handelt es sich um soliden Inhalt, wird die Nadel ebenfalls bis zum Ziel vorgeschoben. Es wird dort kräftig aspiriert, die Nadel mehrfach hin- und hergeschoben, dann wird der Stempel der Spritze losgelassen, Nadel und Spritze werden entfernt. Der Nadelinhalt wird auf Objektträger ausgespritzt und in der abgebildeten Weise ausgestrichen. Die Präparate werden mit Merckofix fixiert und nach Pappenheim oder Papanicolaou gefärbt.

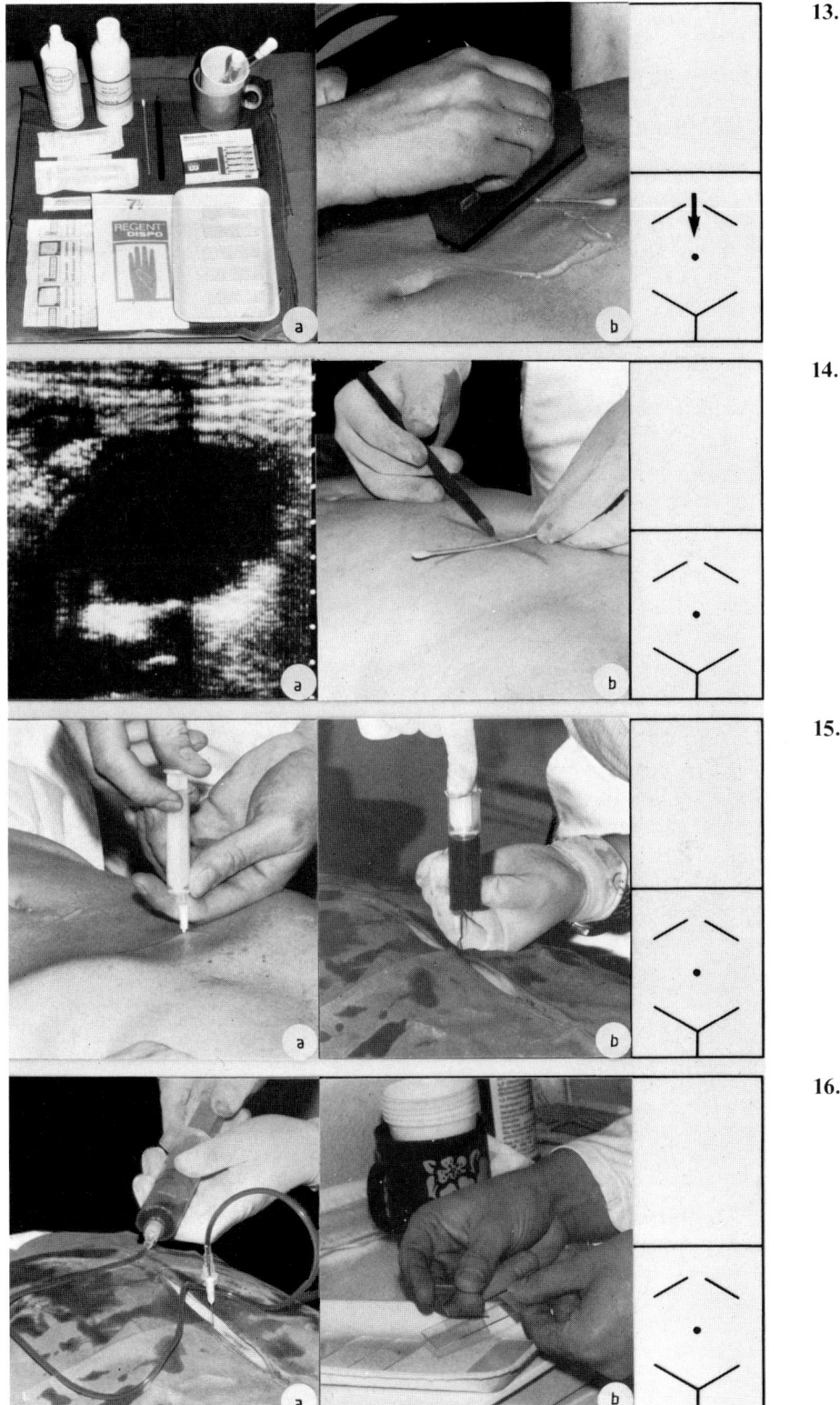

13.

14.

15.

16.

Ultraschallgezielte Feinnadelbiopsie mit Zielschallkopf

17a. **Markierung des Punktionsortes:** In gewohnter Weise wird mit dem Punktionsschallkopf der zu punktierende Prozeß aufgesucht. Der Punktionsort wird mit einem Holzstäbchen auf der Bauchdecke markiert.

17b. **Lokalanästhesie**

18. **Vorbereitung des Applikators**

18a. In einen sterilen Plastiksack wird das übliche Gleitmittel eingefüllt.

18b. Danach wird der Applikator in den sterilen Sack eingegeben.

19. **Vorbereitung der Punktion**

19a. Der außen steril verpackte Applikator ist von Gleitmittel umgeben. Von außen wird der ebenfalls sterile Punktionskeil in die vorgefertigte Nische des Applikators eingedrückt.

19b. Der steril verpackte Applikator wird auf die desinfizierte Hautoberfläche aufgesetzt. Der Punktionsort wird erneut eingestellt, die Punktionsnadel durch die Bauchdecke vorgeschoben.

20. **Punktionsvorgang**

20a. Die Nadel ist bis zum Zielort vorgeschoben worden, der Mandrin wurde entfernt, jetzt wird die übliche Luerspritze aufgesetzt, es wird aspiriert. Wird solides Material gewonnen, wird mehrfach hin- und herbewegt und dann der Kolben der Spritze losgelassen.

20b. Die Nadelspritze ist innerhalb des Punktionskanals als breiter Reflex zu erkennen, die richtige Position der Spitze innerhalb soliden oder flüssigen Materials damit exakt lokalisierbar.

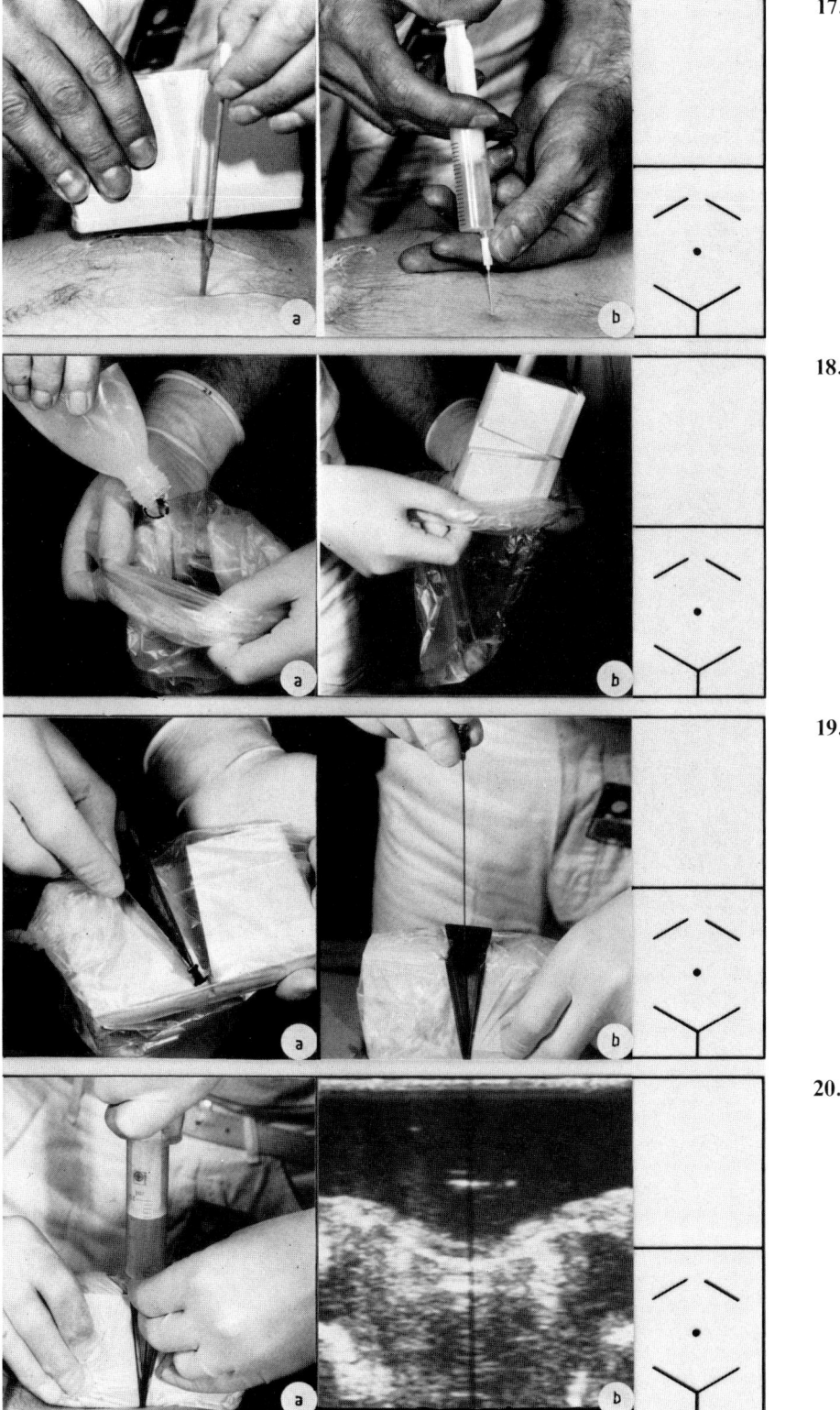

17.

18.

19.

20.

Literatur

1. Abramson DJ (1976) Delayed mastectomy after outpatient breast biopsy. Am J Surg 132: 596–597
2. Adler O, Rosenberger A (1980) Computed tomography in guiding of fine needle aspiration biopsy of the lung and mediastinum. Fortschr Roentgenstr 133: 135–137
3. Alfthan O, Koivuniemi A (1969) Percutaneous cytological aspiration biopsy in the diagnosis of renal tumours. Ann Chir Gynaecol 58: 304–308
4. Allen TW, Honeckman CC (1974) Subcutaneous metastasis following needle biopsy of the pleura. J Am Osteop Assoc 73: 522–525
5. Altstaedt F, Hoffmeister A, Manegold BC, Weiss H (1978) Ultrasonically guided percutaneous fine-needle-biopsy, ERCP and pancreatic secretion cytology in diagnosing carcinoma of the pancreas. III European congress on ultrasonics in medicine, Bologna 1–5 Oct 1978
6. Bartels H (1976) Indikation und Technik der ultraschallgezielten Nierenzystenpunktion. Helv Chir Acta 43: 341–343
7. Belinson J, Lynn JM, Papillo JL, Lee K, Korson R (1981) Fine-needle aspiration cytology in the management of gynecologic cancer. Am J Obstett Gynecol 139: 148–153
8. Benassayag E (1977) L'apport du cyto-diagnostic par ponction percutanée des tumeurs rénales. J Urol Nephrol 83: 235–237
9. Berg JW, Robbins GF (1962) A late look at the safety of aspiration biopsy. Cancer 15: 826–827
10. Bernstein J (1973) The classification of renal cysts. Nephron 11: 91–100
11. Beyer D, Fiedler V (1977) Ist die Nierenzystenpunktion eine brauchbare Methode zur Differentialdiagnostik gefäßarmer raumfordernder Nierenprozesse? Urologe A16: 339–345
12. Birnholz JC (1973) Sonic differentiation of cysts and homogeneous solid masses. Radiology 108: 699–702
13. Bodner E, Lederer B (1976) Die Feinnadel-Biopsie, ein treffsicheres und risikoloses Verfahren zur intraoperativen Abklärung von Pankreas-Tumoren. Zentralbl Chir 101: 1353–1358
14. Bolton WK, Tully RJ, Lewis EJ, Ranninger K (1974) Localization of the kidney for percutaneous biopsy. Ann Intern Med 81: 159–164
15. Boquoi E, Kreuzer G (1977) Die Stellung der Feinnadelbiopsie im Rahmen der modernen Mamma-Diagnostik. Arch Geschwulstforsch 47: 616–623
16. Bowden L (1954) The fallibility of pancreatic biopsy. Ann Surg 139: 403–408
17. Brannan W, Miller W, Crisler M (1962) Coexistence of renal neoplasms and renal cysts. South Med J 55: 749–752
18. Bruitt JC, Hilby AW, Kaiser RF (1958) Malignant cells in peripheral blood. N Engl J Med 259: 1161–1164
19. Bush WH, Burnett LL, Gibbons RP (1977) Needle tract seeding of renal cell carcinoma. 129: 725–727
20. Cardozo P, Lopes (1980) The significance of fine needle aspiration cytology for the diagnosis and treatment of malignant lymphomas. Folia Haematol (Leipzig) 107: 601–620
21. Carrera GF, Mascatello VJ, Holm HH, Berger M, Smith EH (1979) Ultrasonically guided percutaneous biopsy of gastric lesions. Wisconsin Med J 78: 28–29
22. Clark OH, Gooding GAW, Ljung BM (1981) Locating a parathyroid adenoma by ultrasonography and aspiration biopsy cytology. West J Med 135: 154–158
23. Clayman RV, Williams RD, Fraley EE (1979) Current concepts in cancer. The pursuit of the renal mass. N Engl J Med 300: 72–74
24. Clouse MF, Gregg JA, McDonald DG, Legg MA (1977) Percutaneous fine needle aspiration biopsy of pancreatic carcinoma. Gastrointest Radiol 2: 67–69
25. Cole WH, Roberts SS, Webb RS, Strehl FW, Oates GD (1965) Dissemination of cancer with spezial emphasis on vascular spread and implanation. Ann Surg 161: 753–770
26. Dekker A, Lloyd JC (1979) Fine-needle aspiration biopsy in ampullary and pancreatic carcinoma. Arch Surg 114: 592–596
27. Dettmar H (1976) Die Solitärzyste der Niere. Therapiewoche 26: 2177–2182
28. Devine CJ, Buttarazzi PJ, Devine PC, Fivcash JG, Poutasse EF (1968) Aspiration or exploration to confirm diagnoses of renal masses. Jama 204: 758–762
29. DeWeerd JH (1962) Percutaneous aspiration of selected expanding renal lesions. J Urol 87: 303–308
30. Doust BD, Maklad NF (1973) Control of renal cyst puncture by transverse ultrasonic B scanning. Radiology 109: 679–681

31. Doust VL, Doust BD, Redman HC (1973) Evaluation of ultrasonic B-mode scanning in the diagnosis of renal masses. Radiology 117: 112–117
32. Dull WL (1980) Needle aspiration biopsy in suspected pulmonary carcinoma. Respiration 39: 291–294
33. Durante E (1979) La biopsia percutanea del pancreas guidata dagli ultrasuoni. Radiol Med (Torino) 65: 933–934
34. Edholm P, Fernström J, Lindblom K, Seldinger SI (1962) Roentgen television in practice with special regard to puncture examinations. Acta Radiol [Suppl] 212: 22–39
35. Emmert JL, Levine SR, Woolner LB (1963) Coexistence of renal cyst and tumour: incidence in 1007 cases. Br J Urol 35: 403–409
36. Engell HC (1959) Cancer cells in the blood. Ann Surg 149: 457–461
37. Engell HC (1955) Cancer cells in the circulating blood. Acta Chir Scand Suppl 201: 9–70
38. Engzell HC, Esposti PL, Rubio C, Sigurdson Å, Zajicek J (1971) Investigation on tumor spread in connection with aspiration biopsy. Acta Radiol 10: 385–398
39. Ferrucci JT, Wittenberg J, Margolies MN, Carey RW (1979) Malignant seeding of the tract after thin-needle aspiration biopsy. Radiology 130: 345–346
40. Fiegler W, Friedrich M, Sörensen R (1975) Der Wert der Sonographie in der Diagnostik renaler raumfordernder Prozesse. Fortschr Roentgenstr 122: 99–103
41. Fisher ER, Turnbull RB (1955) The cytologic demonstration and significance of tumor cells in the mesenteric venous blood in patients with colorectal carcinoma. Surg Gynecol Obstet 100: 102–108
42. Fisher ER, Fisher B (1959) Experimental studies of factors influencing hepatic metastases. Cancer 12: 926–928
43. Fisher B, Fisher ER (1959) Experimental evidence in support of the dormant tumor cell. Science 130: 918–919
44. Forsgren L, Orell S (1973) Aspiration cytology in carcinoma of the pancreas. Surgery 73: 38–42
45. Franseen CC (1941) Aspiration biopsy with a description of a new type of needle. N Engl J Med 224: 1054–1058
46. Franzén S, Giertz G, Zajicek J (1960) Cytological diagnosis of prostatic tumors by transrectal aspiration biopsy: a preliminary report. Br J Urol 32: 193–196
47. Frederiksen P, Thommesen P, Skjolborg H (1976) Fine needle aspiration biopsy of the pancreas. Scand J Gastroenterol 11: 785–791
48. Freeny PC, Kidd R, Ball TJ (1980) ERCP-guided percutaneous fine-needle pancreatic biopsy. West J Med 132: 283–284
49. Freise G, Schlüter W (1965) Probeexzision und Probepunktion beim Bronchialkarzinom. MMW 19: 947–952
50. Freise G, Larios R, Takeno Y (1967) Cell dissemination and implantation of neoplasms through biopsy and excision of malignant tumors. Dis Chest 52: 485–489
51. Gibson TE (1954) Interrelationship of renal cysts and tumors: report of three cases. J Urol 71: 241–252
52. Gill WB, Thomsen S (1973) Retrograde brushing: a new technique for obtaining histologic and cytologic material from urethral, renal pelvic and renal caliceal lesions. J Urol 109: 573–578
53. Grabstald H (1954) Catheterization of renal cyst for diagnostic and therapeutic purposes. J Urol 71: 28–31
54. Greig EDW, Edin CM, Gray ACH (1904) Note of the lymphatic glands in sleeping sickness. Lancet 1: 1570
55. Grønvall J, Grønvall S, Hegedüs V (1977) Ultrasound-guided drainage of fluid-containing masses using angiographic catheterization techniques. AJR 129: 997–1002
56. Grundmann E (1979) Keine Metastasenförderung durch Biopsien. Dtsch Aerztebl 76: 699–702
57. Goldberg BB, Ostrum BJ, Isard HJ (1968) Nephrosonography: ultrasound differentiation of renal masses. Radiology 90: 1113–1118
58. Goldberg BB, Pollack HM (1972) Ultrasonic aspiration transducer. Radiology 102: 187–189
59. Goldberg BB, Pollack HM (1973) Ultrasonically guided renal cyst aspiration. J Urol 109: 5–7
60. Goldberg BB, Pollack HM, Kellermann E (1975) Ultrasonic localization for renal biopsy. Radiology 115: 167–170
61. Goldman ML, Naib ZM, Galambos JT, Rude JC III, Oen KT, Bradley EL III, Salam A, Gonzales AC (1977) Preoperative diagnosis of pancreatic carcinoma by percutaneous aspiration biopsy. Dig Dis 22: 1076–1082

62. Goldstein HM, Carlyle DR, Nelson RS (1976) Treatment of symptomatic hepatic cyst by percutaneous instilation of pantopaque. AJR 127: 850–853
63. Goldstein HM, Zornoza J, Wallace S, Anderson JH, Bre RL, Samuels BI, Lukeman J (1977)
Percutaneous fine needle aspiration biopsy of pancreatic and other abdominal masses. Radiology 123: 319–322
64. Goldstein HM, Zornoza J (1978) Percutaneous transperitoneal aspiration biopsy of pancreatic masses. Dig Dis 23: 840–843
65. Gummel H, Wildner GP (1958) Die Beziehung der biologischen Wertigkeit maligner Ge-
schwülste zur Überlebenszeit der Geschwulstträger. Chirurg 29: 14–18
66. Haaga JR, Alfidi RJ (1976) Precise biopsy localization by computed tomography. Radiology
118: 603–607
67. Hafström L, Hugander A, Jönsson P-E, Lindberg L-G (1980) Fine-needle aspiration cytodiagnosis of recurrent malignant melanoma. J Surg Oncol 15: 229–234
68. Hancke S, Holm HH, Koch F (1975) Ultrasonically guided percutaneous fine needle biopsy
of the pancreas. Surg Gynecol Obstet 140: 361–364
69. Hamperl H (1929) Über die verimpfende Wirkung von Gehirnpunktionen. Wien Klin Wochenschr 42: 432–436
70. Hancke S, Pedersen JF (1976) Percutaneous puncture of pancreatic cysts guided by ultrasound. Surg Gynecol Obstet 142: 551–552
71. Harris RD, Goergen TG, Talner LB (1975) The bloody renal cyst aspirate: a diagnostic dilem-
ma. J Urol 114: 832–835
72. Hately W, Whitaker RH (1973) How accurate is diagnostic ultrasound in renal disease? Br J
Urol 45: 468–473
73. Hegemann G (1967) Metastasenprobleme in der Chirurgie. Wien Med Wochenschr 117: 175–
188
74. Hellwig CA (1932) Biopsy in tumors. Arch Pathol 13: 607–653
75. Hepler AB (1930) Solitary cyst of the kidney; report of 7 cases and observations of pathoge-
nesis of these cysts. Surg Gynecol Obstet 50: 668–687
76. Hoffmeister AW (1978) Sonographie mit Feinnadel-Biopsie beim Pankreas-Karzinom. Diagn
Intensivther 3: 102–105
77. Hofmann D, Mast H, Holländer H-J (1967) Die Bedeutung der Plazentalokalisation mittels
Ultraschall für die Amniozentese. Geburtshilfe Frauenheilkd 27: 1 199–1 209
78. Holmes JH, Howry DH, Posakony GJ, Cushman CR (1954) The ultrasonic visualization of
soft tissue structures in the human body. Trans Am Clin Clinpathol Assoc 66: 208–225
79. Holm HH, Kristensen JK, Rasmussen SN, Northeved A, Barlebo H (1972) Ultrasound as a
guide in percutaneous puncture technique. Ultrasonics 10: 83–86
80. Holm HH, Pedersen JF, Kristensen JK, Rasmussen SN, Hancke S, Jensen F (1975) Ultrasonically guided percutaneous puncture. Radiol Clin North Am 13: 493–503
81. Holm HH, Gammelgaard J (1981) Ultrasonically guided precise needle placement in the prostate and the seminal vesicles. J Urol 125: 385–387
82. Ihse I, Toregard BM, Åkerman M (1979) Intraoperative fine needle aspiration cytology in
pancreatic lesions. Ann Surg 190: 732–734
83. Jenkins GA (1965) Final report: regression of pulmonary metastasis following nephrectomie
for hypernephroma: thirteen year follow up. J Urol 94: 99–100
84. Jonasson O, Long L, Roberts S, McGrew E, McDonald JH (1961) Cancer cells in the circulating blood during operative management of genitourinary tumors. J Urol 85: 1–12
85. Kaiser TF, Hodson JM, Seibel RE, Albee RD, Farrow FC, McMahon JF (1967) Evaluation of
asymptomatic renal masses by selective renal angiography and percutaneous needle puncture: J Urol 98: 436–443
86. Lindblom K (1952) Diagnostic kidney puncture in cysts and tumors. AJR 68: 209–215
87. Lindgren PG (1980) Ultrasonically guided punctures. Radiology 137: 235–237
88. Long L, Jonasson O, Roberts S, McGrath R, McGrew E, Cole WH (1960) Cancer cells in
blood. AMA Arch Surg 80: 910–919
89. Lowsley OS, Curtis MS (1945) The surgical aspects of cystic disease of the kidney. JAMA
127: 1 112–1 119
90. Lundquist A (1970) Fine-needle aspiration biopsy for cytodiagnosis of malignant tumor in
the liver. Acta Med Scand 188: 465–470
91. Lustermans FAT (1976) Ultrasonography in renal disease. Neth J Med 19: 85–98
92. Lutz H, Weidenhiller S, Rettenmaier G (1973) Ultraschallgezielte Feinnadelbiopsie der Leber. Schweiz Med Wochenschr 103: 1 030–1 033

93. Lutz H (1978) Ultraschalldiagnostik (B-Scan) in der Inneren Medizin. Springer, Berlin Heidelberg New York
94. Madden RE, Malmgren RA (1962) Quantitative studies on circulating cancer cells in the mouse. Cancer Res 22: 62–66
95. McLean J, Sugiura K (1937) Does aspiration biopsy of tumors cause distant metastasis? J Lab Clin Med 22: 1254–1257
96. Kirtland HB (1951) A safe method of pancreatic biopsy. Am J Surg 81: 451–457
97. Kline TS, Neal HS (1973) Needle biopsy, a pilot study. JAMA 224: 1143–1146
98. Kline TS, Goldstein F, Neal HS (1974) Pancreatic carcinoma, pancreatitis and needle aspiration biopsy. Arch Surg 109: 578–579
99. Krokowski E (1978) Was leistet die Prostatakrebsvorsorge? Therapiewoche 28: 9893–9908
100. Krokowski E (1978) Programmiert die Tumortherapie auch ihren Mißerfolg? Strahlentherapie 154: 147–160
101. Labadie M, Descos L, Berger F (1980) La ponction cytologique du pancréas étude préliminaire. Arch Anat Cytol Pathol 28: 175–179
102. Lang EK (1966) The differential diagnoses of renal cysts and tumors. Radiology 87: 883–888
103. Lang EK (1971) Coexistence of cyst and tumor in the same kidney. Radiology 101: 7–16
104. Lang EK (1977) Renal cyst puncture and aspiration: a survey of complications. AJR 128: 723–727
105. Lauby VW, Burnett WE, Rosemond GP, Tyson RR (1965) Value and risk of biopsy of pulmonary lesions by needle aspiration. J Thorac Cardiovasc Surg 49: 159–172
106. Levine SR, Emmett JL, Woolner LB (1964) Cyst and tumor occurring in the same kidney. J Urol 91: 8–9
107. Lightwood R, Reber HA, Way LW (1976) The risk and accuracy of pancreatic biopsy. Am J Surg 132: 189–194
108. Malmgren RA, Prutt JC, Del Vecchio PR, Potter JF (1958) A method for cytologic detection of tumor cells in whole blood. J Nat Cancer Inst 20: 1203–1213
109. Mathé C (1949) Cystic disease of the kidney: diagnosis and treatment. J Urol 61: 319–326
110. Menghini G (1957) Un effettivo progresso nella tecnica della puntura biopsia del fegato. Studie ricerche in epatologia, Roma
111. Moore GE, Sandberg A, Schubarg JR (1957) Clinical and experimental observations of the occurence and fate of tumor cells in the blood stream. Ann Surg 146: 580–587
112. Mück R, Rettenmaier G (1980) Die sonographisch gezielte Feinnadel-Punktion. In: Hinselmann M, Anliker M, Meudt R (Hrsg) Ultraschalldiagnostik in der Medizin. Thieme, Stuttgart New York, S 47–48
113. Norquist LA, Schweid AI (1971) Preparation of cytologic smears from solid tumors. Acta Cytol 15: 343–346
114. Nosher JL, Plafker J (1980) Fine needle aspiration of the liver with ultrasound guidance. Radiology 136: 177–180
115. Ohto M, Karasawa E, Tsuchiya Y, Kimura K, Saisho H, Ono T, Okuda K (1980) Ultrasonically guided percutaneous contrast medium injection and aspiration biopsy using a real-time puncture transducer. Radiology 136: 171–176
116. Otto R, Deyhle P, Pedio L (1981) Die sonographisch kontrollierte Feinnadelaspiration bei Pankreastumoren unter permanenter Sichtkontrolle. In: Rettenmaier G, Loch E-G, Hausmann M, Trier HG (Hrsg) Ultraschall-Diagnostik in der Medizin. Thieme, Stuttgart New York
117. Pearman RO (1966) Percutaneous needle puncture and aspiration of renal cysts: a diagnostic and therapeutic procedure. J Urol 96: 139–145
118. Pedersen JF, Hancke S, Kristensen JK (1973) Renal carbuncle: antibiotic therapy governed by ultrasonically guided aspiration. J Urol 109: 777–778
119. Pederson JF (1977) Percutaneous puncture guided by ultrasonic multitransducer scanning. J Clin Ultrasound 5: 175–177
120. Peyton WT (1940) Danger in the use of local infiltration anaesthesia in operation upon malignant tumors. Ann Surg 111: 453–458
121. Pierse H, Clagett OT, McDonald JR, Gage RP (1956) Biopsy of the breast followed by delayed radical mastectomy. Surg Gynecol Obstet 103: 559–564
122. Pollack HM, Goldberg BB, Bogash M (1974) Changing concepts in the diagnosis and management of renal cysts. J Urol 111: 326–329
123. Pollack HM, Goldberg BB (1976) Percutaneous needle endoscopy of renal cysts. Radiology 118: 723–724

124. Pool EH, Dunlop GR (1934) Cancer cells in the blood-stream. Am J Cancer 21: 99–102
125. Ramkissoon RA, Chamberlain NO, Baker EL, Jennings ER (1964) Diagnostic significance of urinary lactic acid dehydrogenase. J Urol 91: 603–605
126. Raskin MM, Roen SA, Serafini AN (1974) Renal cyst puncture: combined fluoroscopic and ultrasonic technique. Radiology 113: 425–427
127. Raskin MM, Poole DO, Roen SA, Viamonte M (1975) Percutaneous management of renal cysts: results of a four-year study. Radiology 115: 551–553
128. Rasmussen SN, Holm HH, Kristensen JK, Barlebo H (1972) Ultrasonically guided liver biopsy. Br Med J 2: 500–502
129. Rehm RA, Taylor WN, Taylor JN (1961) Renal cyst associated with carcinoma. J Urol 86: 307–309
130. Rettenmaier G (1976) Sonographischer Oberbauchstatus. Internist 17: 549–564
131. Robbins GF, Brothers JH III, Eberhart WF, Quan S (1954) Is aspiration biopsy of breast cancer dangerous to the patient? Cancer 4: 774–778
132. Roberts S, Watne A, McGrath R, McGrew E, Cole WH (1958) Isolation of cancer cells from blood. AMA Arch Surg 76: 334–346
133. Roberts S, Jonasson O, Long L, McGrey E-A, McGrath R, Cole WH (1962) Relationship of cancer in the circulating blood to operation. Cancer 15: 332–340
134. Ross MM, Halpern M, Morrow JW (1973) Evaluation of triple contrast cyst aspiration in the management of renal masses. J Urol 110: 490–493
135. Rothenberger K, Schmidt G (1976) Zur Diagnostik maligner Nierentumoren. Med Klin 71: 333–337
136. Saitoh M, Watanabe H, Ohe H, Tanaka S, Itakura Y, Date S (1979) Ultrasonic real-time guidance for percutaneous puncture. J Clin Ultrasound 7: 269–272
137. Schmähl D, Krischke W (1963) Krebsentstehung und Krebswachstum. Internist 4: 71–76
138. v. Schreeb V, Arner O, Skovsted G, Wikstad N (1967) Renal adenocarcinoma: is there a risk of spreading tumor cells in diagnostic puncture? Scand J Urol Nephrol 1: 270–276
139. Schultz NJ, Sanders RJ (1963) Evaluation of pancreatic biopsy. Ann Surg 158: 1053–1057
140. Schwerk WB, Dürr HK (1981) Ultrasound gray-scale pattern and guided aspiration puncture of abdominal abscesses. J Clin Ultrasound 9: 389–396
141. Schwerk WB (1981) Ultrasonically guided percutaneous and analysis of aspirated material of cystic pancreatic lesions. Digestion 21: 184–192
142. Seitz KH, Rettenmaier G (1977) Sonographische Nierendiagnostik. Diagnostik 10: 707–711
143. Sherlock P, Kim JS, Koss LG (1967) Cytologic diagnosis of cancer from aspirated material obtained at liver biopsy. Am J Dig Dis 12: 396–402
144. Sherwood T, Stevenson JJ (1971) The management of renal masses. Clin Radiol 22: 180–187
145. Sherwood T (1975) Renal masses and ultrasound. Br Med J 4: 682–683
146. Shorey BA (1975) Aspiration biopsy of carcinoma of the pancreas. Gut 16: 645–647
147. Sinclair DJ, Ritchie GW (1971) Renal carcinoma diagnosed by cyst puncture: a case of mistaken identity. Br J Radiol 44: 885–887
148. Sinner WN, Zajicek J (1976) Implantation metastasis after percutaneous transthoracic needle aspiration biopsy. Acta Radiol [Diagn] (Stockh) 17: 473–480
149. Sinner WN (1980) Risk factor in percutaneous transthoracic needle biopsy. Fortschr Roentgenstr 132: 363–368
150. Smith EH, Bennett AH (1975) The usefulness of ultrasound in the evaluation of renal masses in adults. J Urol 113: 525–529
151. Smith EH, Bartrum RJ, Chang YC, D'Orsi CJ, Lokich J, Abbruzzese A, Dantono J (1975) Percutaneous aspiration biopsy of the pancreas under ultrasonic guidance. N Engl J Med 292: 825–828
152. Smith FP, Macdonald JS, Schein PS, Ornitz RD (1980) Cutaneous seeding of pancreatic cancer by skinny-needle aspiration biopsy. Arch Intern Med 140: 855
153. Snapper J (1951) Diskussionsbemerkung. Rev Gastroenterol 18: 649–650
154. Söderström N (1966) Fine-needle aspiration biopsy. Almqvist & Wiksell, Stockholm Uppsala
155. Sommerfelt SC (1951) Malignt hepatommed implantasjonsmetastase etter leverpunksjon. Word Med 46: 1492–1494
156. Southam CM, Brunschwig A (1961) Quantitative studies of autotransplantation of human cancer. Cancer 14: 971–978

157. Spjut H, Hendrix VJ, Ramirez GA, Roper CL (1958) Carcinoma cells in pleural cavity washings. Cancer 11: 1222–1225
158. Spjut HJ, Mateo LE (1965) Recurrent and metastatic carcinoma in surgically treated carcinoma of lung. Cancer 18: 1462–1466
159. Stevenson JJ, Sherwood T (1971) Conservative management of renal masses. Br J Urol 43: 646–647
160. Stewart BH, Pasalis JK (1973) Aspiration and cytology in the evaluation of renal mass lesions. Cleve Clin 43: 1–6
161. Swart B (1966) Anwendungsbereich und Leistung der röntgendiagnostischen percutanen Nierenpunktion. Radiologe 6: 183–188
162. Taylor KJW, Brand MH (1979) Ultrasonic biopsy in the management of patients with pancreatic cancer. J Clin Gastroenterol 1: 267–272
163. Triller J, Zaunbauer W, Fuchs WA, Grétillat PA (1978) Die ultraschallgezielte perkutane Feinnadelaspirationspunktion beim Pankreas-Karzinom. Fortschr Roentgenstr 129: 695–699
164. Tyzzer EE (1913) Factors in the production and growth of tumor. J Med Res 28: 309–332
165. Tylén U, Arnesjö B, Lindberg LG, Lunderquist A, Åkerman M (1976) Percutaneous biopsy of carcinoma of the pancreas guided by angiography. Surg Gynecol Obstet 142: 737–739
166. Vestby GW (1967) Percutaneous needle-puncture of renal cysts. Invest Roentgenol 2: 449–462
167. Vestby GW (1971) Perkutane Behandlung von Nierenzysten. Die Tripelkontrast oder Pantopaque Methode. Acta Radiol Diagn (Stockh) 11: 529:544
168. Wahlquist L, Grumstedt B (1966) The therapeutic effect of percutaneous puncture of simple renal cyst. Acta Chir Scand 132: 340–347
169. Walsh A (1951) Solitary cyst of the kidney and its relationsship to renal tumour. Br J Urol 23: 377–379
170. Walfish PG, Hazani E, Strawbridge HTG (1977) A prospective study of combined ultrasonography and needle aspiration biopsy in the assessment of the hypofunctioning thyroid nodule. Surgery 82: 474–482
171. Weichselbaum A, Greenish RW (1883) Das Adenom der Niere. Wien Med Jahrb 1883: 213–248
172. Weidenhiller S, Lutz H, Petzold R (1975) Ultraschallgezielte Feinnadelpunktion von Abdominal- und Retroperitonealtumoren. Med Klin 70: 973–976
173. Weiss H, Weiss A, Hoffmeister A (1978) Sicherheit zytologischer Untersuchungen bei Ultraschallgezielter Feinnadel-Biopsie des Pankreas. In: Kratochwil A, Reinold E (Hrsg) Ultraschalldiagnostik. Thieme, Stuttgart
174. Weiss H, Weiss A, Sommer W, Rethel R (1980) Der Wert der ultraschallgezielten Feinnadel-Biopsie für die Diagnostik umschriebener Nierenprozesse. In: Hinselmann M, Anliker A, Meudt R (Hrsg) Ultraschall-Diagnostik in der Medizin. Thieme, Stuttgart New York
175. Weiss H (1980) Die Ultraschall-Diagnostik innerer Organe einschließlich der gezielten Feinnadel-Biopsie. Überprüfung der Wertigkeit anhand eigener Untersuchungsergebnisse. Habilitationsschrift
176. Whitmore ER (1936) Hypernephroid tumors of the kidney. South Med J 29: 1051–1062
177. Willems J-S, Löwhagen T (1980) Aspiration biopsy cytology of the pancreas. Schweiz Med Wochenschr 110: 845–848
178. Wolff G, Schwarz H, Bohn K-J (1964) Über das Wachstum von benignen Lungengeschwülsten und Lungenmetastasen. Med Klin 59: 1817–1823
179. Yamanaka T, Kimura K (1979) Differential diagnosis of pancreatic mass lesion with percutaneous fine-needle aspiration biopsy under ultrasonic guidance. Dig Dis Sci 24: 694–699
180. Yandow DR, Matallana RH (1980) Gas contrast guided needle biopsy of the head of the pancreas. Radiology 137: 543–544
181. Yeh HC (1981) Percutaneous fine needle aspiration biopsy of intra-abdominal lesions with ultrasound guidance. Am J Gastroenterol 75: 148–152
182. Zajicek J (1979) Kidney and renal pelvis. Monogr Clin Cytol 7: 1–37
183. Zelman S (1957) Implantation metastasis after needle biopsy of liver tumor. JAMA 165: 682
184. Zornoza J, Jonsson K, Wallace S, Lukeman JM (1977) Fine needle aspiration biopsy of retroperitoneal lymph nodes and abdominal masses: an updated report. Radiology 125: 87–88

Schilddrüse und Halsorgane

Indikationen: Exakte Bestimmung der Schilddrüsengröße (Länge, Breite, Tiefe, Volumen), als Grundlage der Therapie und der Berechnung der Radiojoddosis.
Untersuchung vor Punktion und Operation.
Verlaufsbeobachtung der Schilddrüse unter Therapie und Kontrolle nach Operation.
Erfassung von Anomalien (Hemiaplasie).
Identifikation umschriebener Schilddrüsenveränderungen.
Differentialdiagnostische Unterscheidung von reflexarmen und reflexreichen Knoten einerseits und zystischen Veränderungen andererseits. Differenzierung palpabler Knoten und szintigraphisch kalter Knoten. Abgrenzung extrathyreoidaler Raumforderungen. Verdacht auf Thyreoiditis.
Exakte Bestimmung des Punktionsortes vor Feinnadelbiopsie.

Aussagekraft: Eine Größenbestimmung beider Schilddrüsenlappen und des Isthmus ist in jedem Fall möglich. Umschriebene Veränderungen der Schilddrüse können mit 5-MHz-Schallköpfen ab einer Größe von 0,3 cm erfaßt werden. Ab 0,5 cm gelingt eine Differenzierung in reflexarm oder reflexlos, d. h. in solide oder zystisch in über 90% der Fälle. Bei zwei Drittel aller szintigraphisch kalten Knoten ist dadurch die Diagnose einer Zyste möglich. Eine wahrscheinliche Voraussage des Gewebscharakters umschriebener solider Schilddrüsenprozesse ist möglich.

Grenzen: Eine exakte histologische Diagnostik ist nicht möglich. Retrosternale Anteile sind nur begrenzt darstellbar. Eine Funktionsdiagnostik ist sonographisch nicht durchführbar.

Untersuchungstechnik: Der Patient wird in Rückenlage mit leicht rekliniertem Kopf untersucht, dabei wird die Schilddrüse mit hochfrequenten Schallköpfen zunächst im Querschnitt von oben nach unten, dann im Längsschnitt, von lateral nach medial untersucht, wobei im Längsschnitt zweckmäßigerweise der Kopf leicht zur Gegenseite gewendet wird. Neben der Größenbestimmung wird die Beziehung zu den umliegenden Muskeln und insbesondere zu den Halsgefäßen bestimmt, wobei die Füllung der V. jugularis in Exspiration und Inspiration und gegebenenfalls während des Valsalva-Preßversuchs beobachtet wird. Die Karotis wird durch ihre Pulsation leicht differenzierbar.

Normalmaße je eines Schilddrüsenlappens: Länge: $4,95 \pm 1,95$ cm, Breite $3,65 \pm 1,45$ cm, Dicke $2,1 \pm 0,8$ cm. Das Reflexmuster ist gleichmäßig und dicht, die Kontur glatt.

Wichtige Hinweise und Tips: Die Benutzung einer Wasservorlaufstrecke erweist sich zur Darstellung der hautnahen Anteile und zur besseren Ankoppelung der Applikatoren als hilfreich.

Zur Dokumentation werden sinnvollerweise Standardeinstellungen gewählt (z. B. in Höhe des Isthmus, des Schildknorpels, im Längsschnitt entlang der V. jugularis oder in Bezug zur Fossa jugularis).

21. **Normale linke Schilddrüse im Querschnitt:** Lateral der Trachea mit ihrem typischen Schallschatten erkennt man die dreieckförmige Schilddrüse, ventral begrenzt durch die Mm. sternohyoideus und hyoideus sowie den M. sternocleidomastoideus, diese wiederum bedeckt von dem Platysma und der Haut. Dorsal liegen die Halsmuskeln, lateral die A. carotis sinistra. Der Schilddrüsenlappen ist reflexkräftig, gleichmäßig strukturiert und glattbegrenzt. Er weist mit 1,5 cm Dicke und 2 cm Breite Normalmaße auf.

Nach eigenen Untersuchungen sind die Normalmaße eines Schilddrüsenlappens bei Jugendlichen und Erwachsenen: Länge: $4,95 \pm 1,95$ cm, Breite: $3,65 \pm 1,45$ cm, Dicke: $2,1 \pm 0,8$ cm.

Echomuster: feingranuliert, gleichmäßig.

22. **Normaler linker Schilddrüsenlappen im Längsschnitt:** Wiederum dorsal der Halsmuskulatur erkennt man das ovale, glattbegrenzte, reflexkräftige, gleichmäßig gemusterte Gebilde ventral der, im Randbezirk angeschnittenen, A. carotis sinistra vor der Wirbelsäule. Bei jugendlichen Personen kann die Drüse sehr langgestreckt, dafür aber flach und schmal sein.

23. **Normales Schilddrüsenübersichtsbild im Querschnitt:** Vor den Muskeln und der Wirbelsäule erkennt man neben dem Schallschatten der Trachea die beiden symmetrisch angeordneten Schilddrüsenlappen. Der Ösophagus ist hinter dem Schallschatten verborgen. Die Schilddrüsenlappen sind glattbegrenzt, dreieckförmig bis oval, reflexkräftig, gleichmäßig gemustert und lateral begrenzt von den Gefäßen A. carotis und V. jugularis. Ein zarter Isthmus von wenigen Millimetern Durchmesser verbindet die beiden Lappen am unteren Ende der Schilddrüse.

24. **Thyreoiditis:** Die Schilddrüse ist schmerzhaft angeschwollen. Sonographisch ist das Organ reflexarm, es wirkt nahezu schwarz. Beide Lappen u. der Isthmus der Schilddrüse sind deutlich vergrößert. Die verschiedenen Formen der Thyreoiditis (De Quervain, Hashimoto, Riedel) unterscheiden sich sonographisch im akuten Stadium nicht.

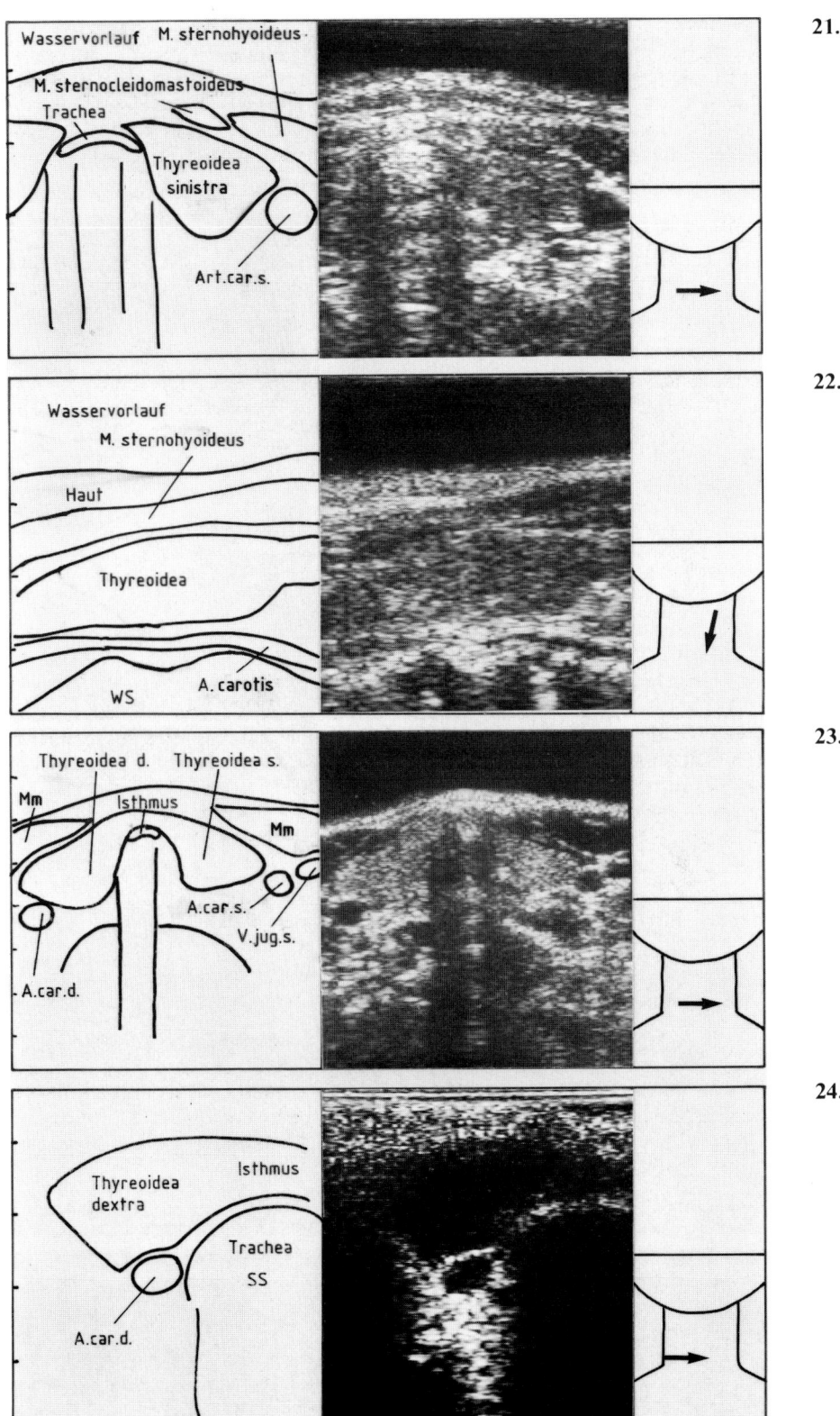

21.

22.

23.

24.

25. **Struma nodosa:** Diese Patientin trug einen, bis zu 20 cm großen, wasserschlauchartigen Kropf um den Hals, es war bereits eine Stimmbandlähmung eingetreten. Man erkennt die reflexkräftigen und reflexarmen, sich abwechselnden Anteile, die polygonale Begrenzung und knollige Formation des Gebildes. Die Abgrenzung gegen einen Schilddrüsentumor ist sonographisch nicht eindeutig möglich, obwohl dieser in der Regel reflexarm ist. Charakteristiken der Struma nodosa: scheckige Struktur, kleine Zysten, Kalk.

26. **Struma nodosa mit kleinknotigen Veränderungen:** Die Oberfläche dieser Struma ist glatt, zentral erkennt man jedoch viele kleine bis mittelgroße Knoten übereinander.

27. **Struma nodosa mit ungleichmäßiger Struktur:** Dieser zipfelig ausgezogene reflexarme Prozeß könnte auch maligne sein. Histologisch stellte er sich als ein benigner Knoten bei riesenhafter Struma nodosa heraus, wobei knollige adenomatöse Veränderungen mit regressiven abwechselten. Das Bild weist darauf hin, wie sinnvoll in diesen Fällen die Sonographie zur Lokalisation des optimalen Punktionsortes sein kann.

28. **Struma nodosa sive calcaria:** Man erkennt hier neben dem reflexarmen Gewebe der knotigen, deutlich vergrößerten Schilddrüse reflexkräftige Areale mit Schallschatten. Die seit Jahren bestehende Struma hat zu ausgedehnten Verkalkungen geführt. Auch dieser Prozeß war histologisch benigne.

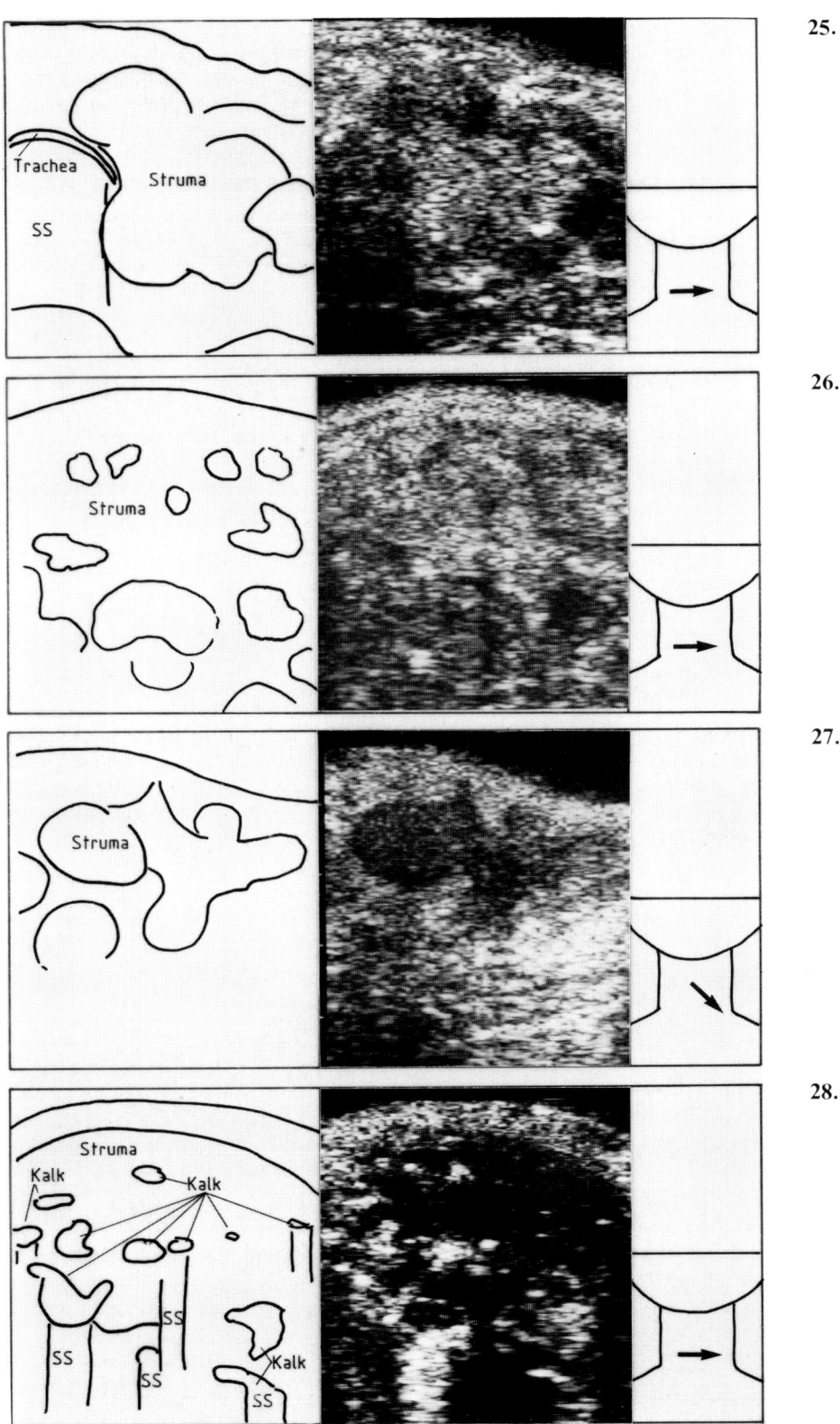

25.

26.

27.

28.

29. **Strumaknoten der rechten Schilddrüse:** Innerhalb der deutlich vergrößerten Schilddrüse erkennt man im Querschnitt eine, vom umgebenden Gewebe nur durch eine reflexkräftigere Randzone abgegrenzte Formation mit, im Vergleich zur restlichen Schilddrüse, identischem Reflexmuster. Es handelt sich um einen Strumaknoten mit regressiven Veränderungen der sich bioptisch als benigne erwies. Reflexarme Knoten der Schilddrüse lassen die Vermutung auf das Vorliegen eines Adenoms zu, jedoch ist der sonographische Befund nicht beweisend (5-MHz-Schallkopf).

30. **Solider Knoten der rechten Schilddrüse:** Größere Raumforderungen der Schilddrüse erkennt man auch mit 2,4-MHz-Applikatoren ausreichend gut. Der, im Vergleich zur Umgebung, geringfügig reflexkräftigere Prozeß innerhalb der rechten Schilddrüse, ist glattbegrenzt und gleichmäßig strukturiert. Auch hierbei handelte es sich um einen solitären benignen Knoten der Schilddrüse mit regressiven Veränderungen.

31. **Großes Schilddrüsenadenom:** Diese kugelige Formation ist dadurch gekennzeichnet, daß sie deutlich reflexärmer als die umgebende Schilddrüse ist, sie ist durch einen reflexkräftigen Randsaum gegen diese abgesetzt und nahezu homogen strukturiert. Die V. jugularis wird durch den prominenten großen Knoten deutlich nach dorsal-lateral verlagert. Die Operation ergab ein Adenom der Schilddrüse.

32. **Zyste des rechten Schilddrüsenlappens:** Im Verlauf einer mehrjährigen Beobachtung eines reflexkräftigen Knotens entstand plötzlich eine reflexlose, glattbegrenzte Formation im Zentrum des Knotens. Die Zyste war durch regressive Veränderungen mit Einblutung entstanden. Die Punktion ließ bräunlich-trübe Flüssigkeit gewinnen. Histologisch war der Prozeß benigne.

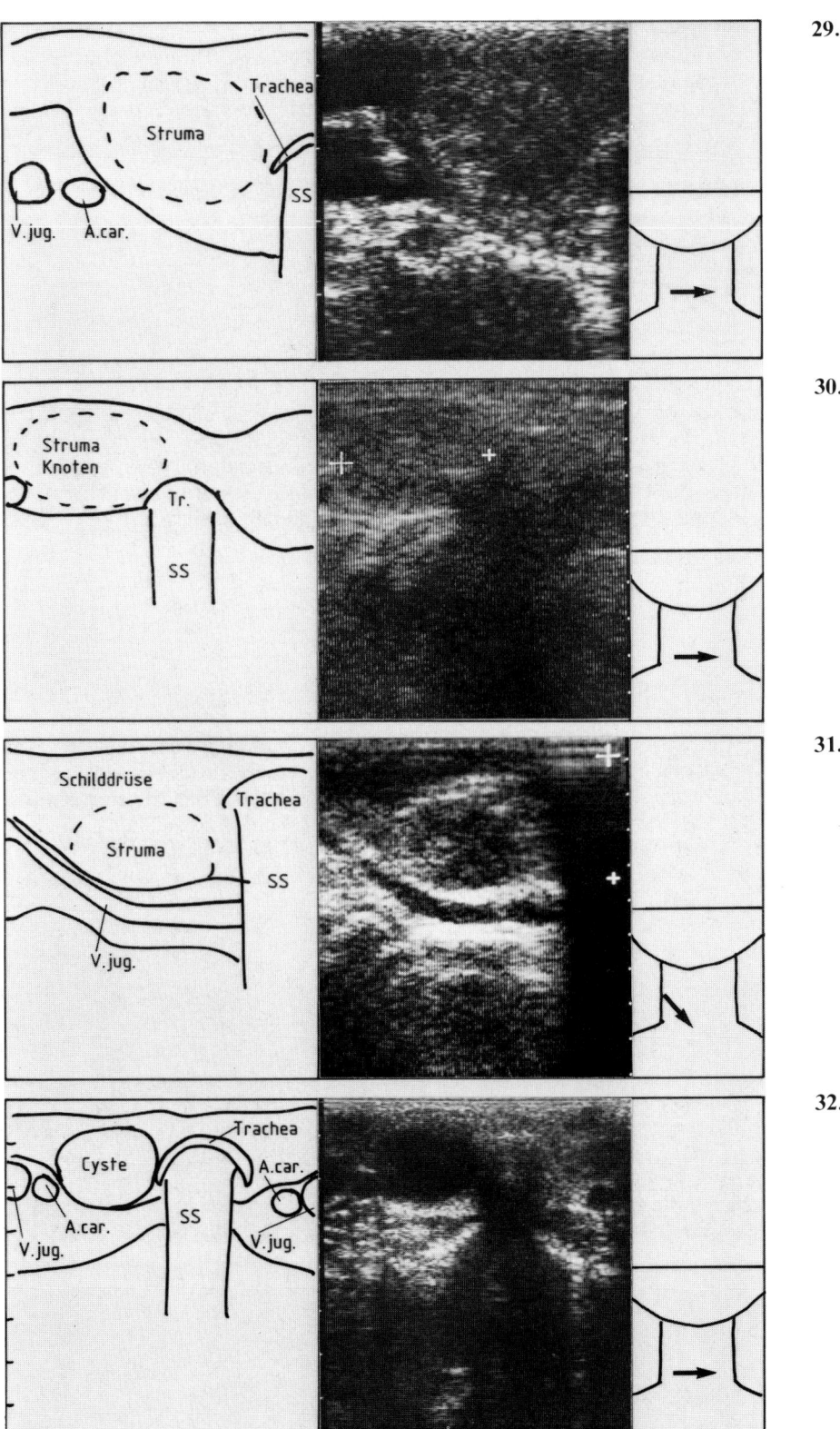

29.

30.

31.

32.

33. **Schilddrüsenzyste im linken Lappen:** Die typischen Kriterien einer Zyste sind hier gegeben: glatte Begrenzung, dorsale Schallverstärkung, Binnenreflexfreiheit und laterales Schattenzeichen. In diesem Fall lag eine solitäre Zyste der Schilddrüse bei normaler Schilddrüsengröße vor. Die Punktion ergab einen klaren hellgelben Inhalt.

34. **Große Schilddrüsenzyste rechts:** Im Längsschnitt durch den rechten Schilddrüsenlappen erkennt man, daß der gesamte, vergrößerte, rechte Lappen ausgefüllt ist von einer Zyste, die nur wenig Schilddrüsengewebe übrig läßt, das schalenförmig um die Zyste angeordnet ist. In diesem Fall war das Punktionsmaterial etwas sanguinolent. Derart ausgedehnte knotige Veränderungen der Schilddrüse sind natürlich palpabel und können ohne Verwendung der Sonographie feinnadelbiopsiert werden.

35. **Struma diffusa mit solitärer, dorsal gelegener Zyste am Unterrand des rechten Schilddrüsenlappens:** Im Querschnitt durch den Unterrand des rechten Schilddrüsenlappens erkennt man, angrenzend an den Schallschatten der Trachea, eine etwas abgeplattete reflexlose Formation mit dorsaler Schallverstärkung. Diese 2 × 0,5 cm große Zyste war nicht palpabel und wäre ohne Sonographie nicht aufgespürt worden. Die Punktion wurde gezielt durchgeführt. Auch in diesem Fall fanden wir einen flüssigen, schokoladenfarbigen Inhalt.

36. **Sogenannte Schokoladenzyste im rechten Schilddrüsenlappen:** Der sonographische Befund ist typisch. Am Boden einer Zyste mit den Kriterien: Reflexlosigkeit, glatte Begrenzung und dorsale Schallverstärkung, liegt reflexkräftiges Material, das bei Bewegung seine Lage ändert, wodurch ein Zystenwandtumor ausgeschlossen werden kann. Koagel, die durch Einblutung entstanden sind, geben dem Punktionsinhalt das typische schokoladenfarbene Aussehen.

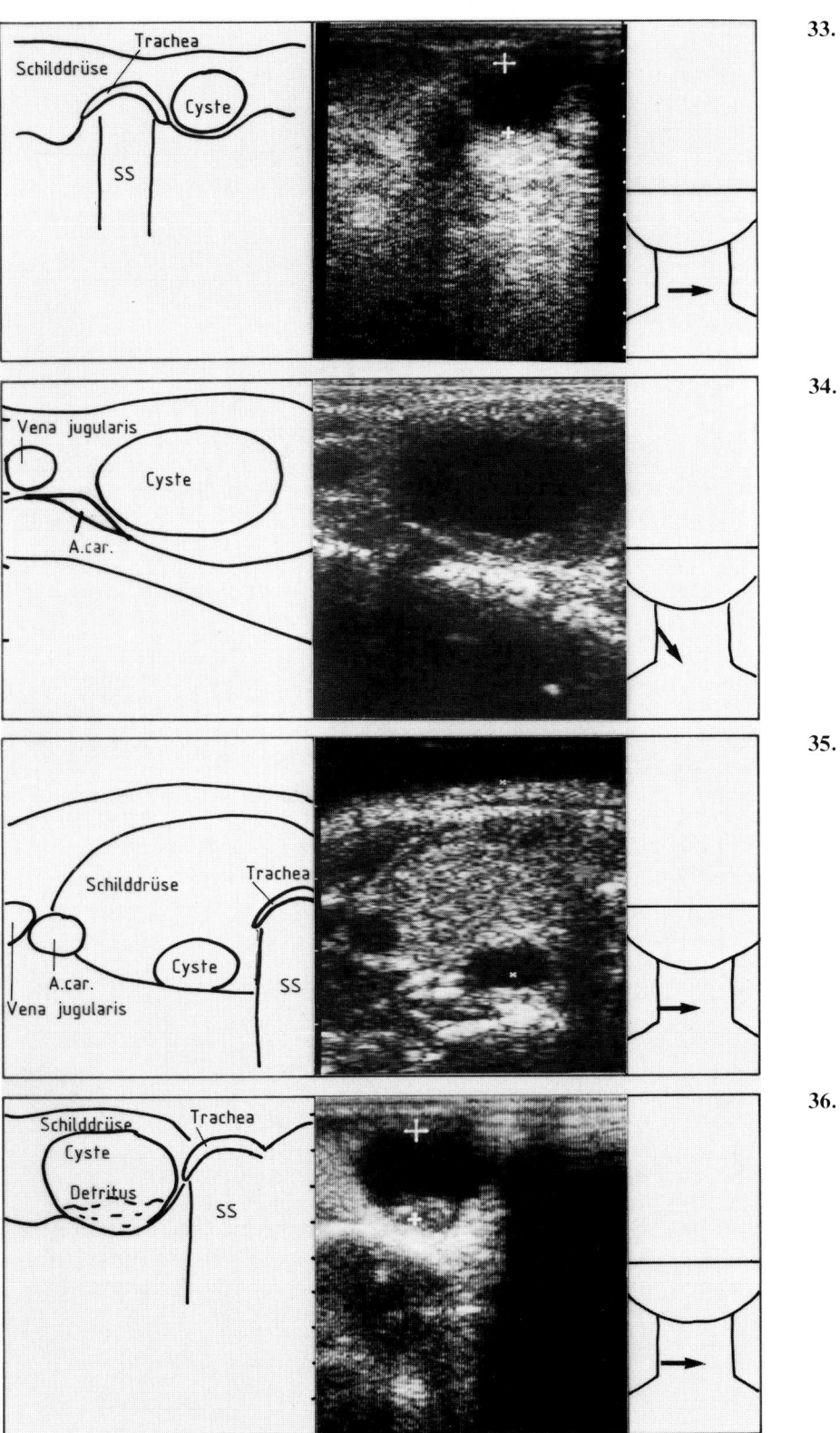

33.

34.

35.

36.

37.   Regressive Veränderungen der Schilddrüse mit sog. Schokoladenzyste und Parenchyminseln in der Zyste: Palpabel war hier nur ein derber Knoten, der szintigraphisch kalt war. Der Prozeß enthüllte sich sonographisch als Zyste mit einem wandständigen, reflexkräftigen, polypös in das Zystenlumen einragenden Tumor. Durch ultraschallgezielte Feinnadelbiopsie konnte Material aus dem Zysteninhalt und dem Tumor entnommen werden, das zytologisch benigne war. Das sonographische Bild allein ließ einen Zystenwandtumor nicht ausschließen.

38.   Schilddrüsenkarzinom: Innerhalb eines unregelmäßig begrenzten reflexarmen Prozesses, der zu einer erheblichen Vergrößerung der rechten Schilddrüse geführt hatte, erkennt man zentrale, kreisförmig angeordnete, kräftige Reflexe mit dorsalem Schallschatten. Es handelte sich bei diesem Prozeß um ein Schilddrüsenkarzinom mit Infiltration des gesamten Schilddrüsenlappens. Das Vorhandensein von Verkalkungen ist nicht beweisend für einen benignen Prozeß. Schilddrüsenkarzinome sind charakterisiert durch eine unregelmäßige Begrenzung, ein meist dichtes, kräftiges Reflexmuster und einen echoarmen Randsaum, wobei das sog. Ringzeichen auch durch ein echoarmes Zentrum mit echoreichem Randsaum hervorgerufen sein kann.

39.   Schilddrüsenkarzinom: In diesem Fall liegt um ein reflexarmes Zentrum ein reflexkräftiger Wall. Dieser ist wiederum von einem reflexarmen Tumorsaum umgeben. Das Bild des Schilddrüsenkarzinoms ist vielfältig, Reflexreichtum ist nicht obligat. Die Reflexarmut des Prozesses ist zwar typisch für ein Adenom, jedoch nicht beweisend für die Benignität des Prozesses. Auch papilläre Schilddrüsenkarzinome sind meist reflexarm, wenn auch deutlich unregelmäßiger strukturiert und begrenzt als gutartige Tumoren.

40.   Ausgedehntes, teilweise nekrotisch zerfallendes Schilddrüsenkarzinom: Die gesamte Schilddrüse ist hier vergrößert und von Tumormassen durchsetzt, wobei einzelne Anteile bereits nekrotisch einschmelzen. Die dorsalen Anteile des Tumors sind dabei reflexkräftig und nur die einschmelzenden oder bereits eingeschmolzenen Anteile reflexarm bis reflexlos. Da eine sonographische Differenzierung zwischen benigne und maligne im Fall des Schilddrüsentumors nicht sicher möglich ist, ist eine Feinnadelbiopsie immer indiziert, diese kann sonographisch exakt gesteuert werden.

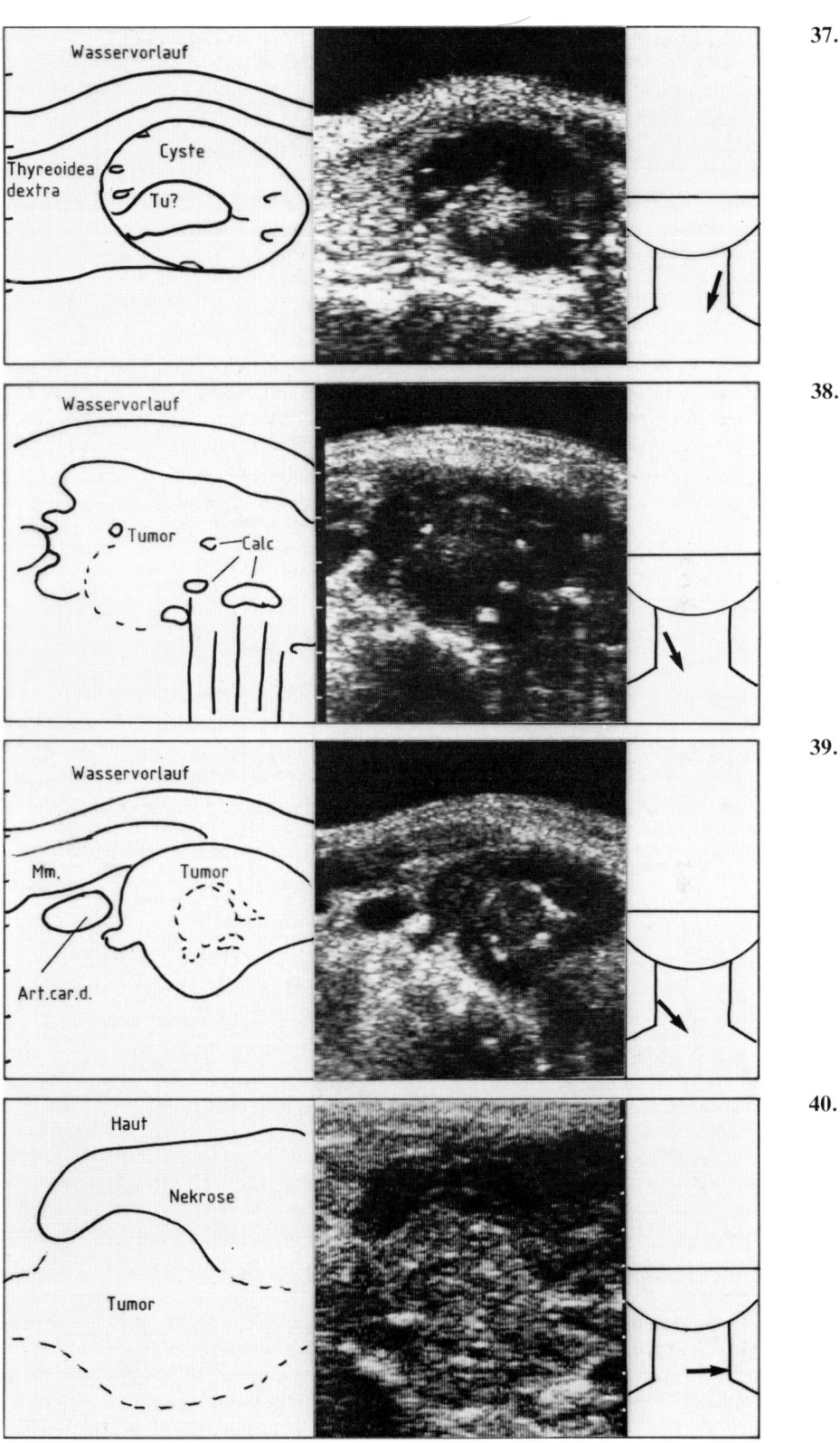

37.

38.

39.

40.

41. **Zustand nach Thyreoidektomie mit Restschilddrüse im Bereich des Isthmus:** Bandförmig zieht sich ein ovales, kräftiges Gebilde im Bereich des Isthmus über die Trachea, die restlichen Schilddrüsenanteile fehlen. Die Halsmuskeln liegen unmittelbar den großen Halsgefäßen auf. Ein entsprechender Befund ist im Fall einer Hypoplasie oder Aplasie eines oder beider Schilddrüsenlappen zu erheben.

42. **Rezidivknoten bei Zustand nach Strumektomie mit zentraler Zyste:** Der V. jugularis nahezu aufsitzend sieht man eine reflexarme Formation mit zentraler Reflexlosigkeit. Eine eigentliche Schilddrüse ist daneben nicht erkennbar. Nach Strumektomie war es zu einem Rezidivknoten mit zentraler Zyste gekommen.

43. **Kleines Adenom der Schilddrüse:** Das kleine, kugelige Gebilde wurde bei einem Patienten mit den klinischen Zeichen eines sekundären Hyperparathyreoidismus gefunden. Wir dachten zunächst an eine ektope Lage eines Nebenschilddrüsenadenoms. Dieses wurde dann operativ retrosternal gefunden. Der kugelige, reflexarme, jedoch nicht reflexlose Prozeß am oberen Schilddrüsenrand entsprach einem Schilddrüsenadenom.

44a. **Nebenschilddrüsenadenom:** Im Querschnitt durch die linke Schilddrüse liegt ventral des Trachealschattens dorsal der Schilddrüse und medial der A. carotis sinistra (x) ein 0,7 cm großes, reflexarmes Gebilde, das einem Nebenschilddrüsenadenom entsprach. Bei Patienten mit klinischer Symptomatik (Hyperparathyreoidismus) erlaubt die Sonographie häufig eine Lokalisation des Adenoms. Die normale Nebenschilddrüse ist sonographisch nicht abbildbar. Die differentialdiagnostische Unterscheidung von einem Schilddrüsenadenom gelingt nur dann, wenn das Nebenschilddrüsenadenom an typischer Stelle aufgefunden wird.

44b. **Große branchiogene Zyste links:** Durch diese große, reflexlose, etwas unregelmäßig begrenzte zystische Formation mit dorsaler Schallverstärkung ist das Schilddrüsengewebe komprimiert und zur Seite gedrängt. Der Ductus thyreoglossus ist in diesem Fall nicht nachweisbar. Die differentialdiagnostische Unterscheidung von einer Schilddrüsenzyste gelingt nur durch die deutlich von der Schilddrüse abgesetzte Lage des Prozesses.

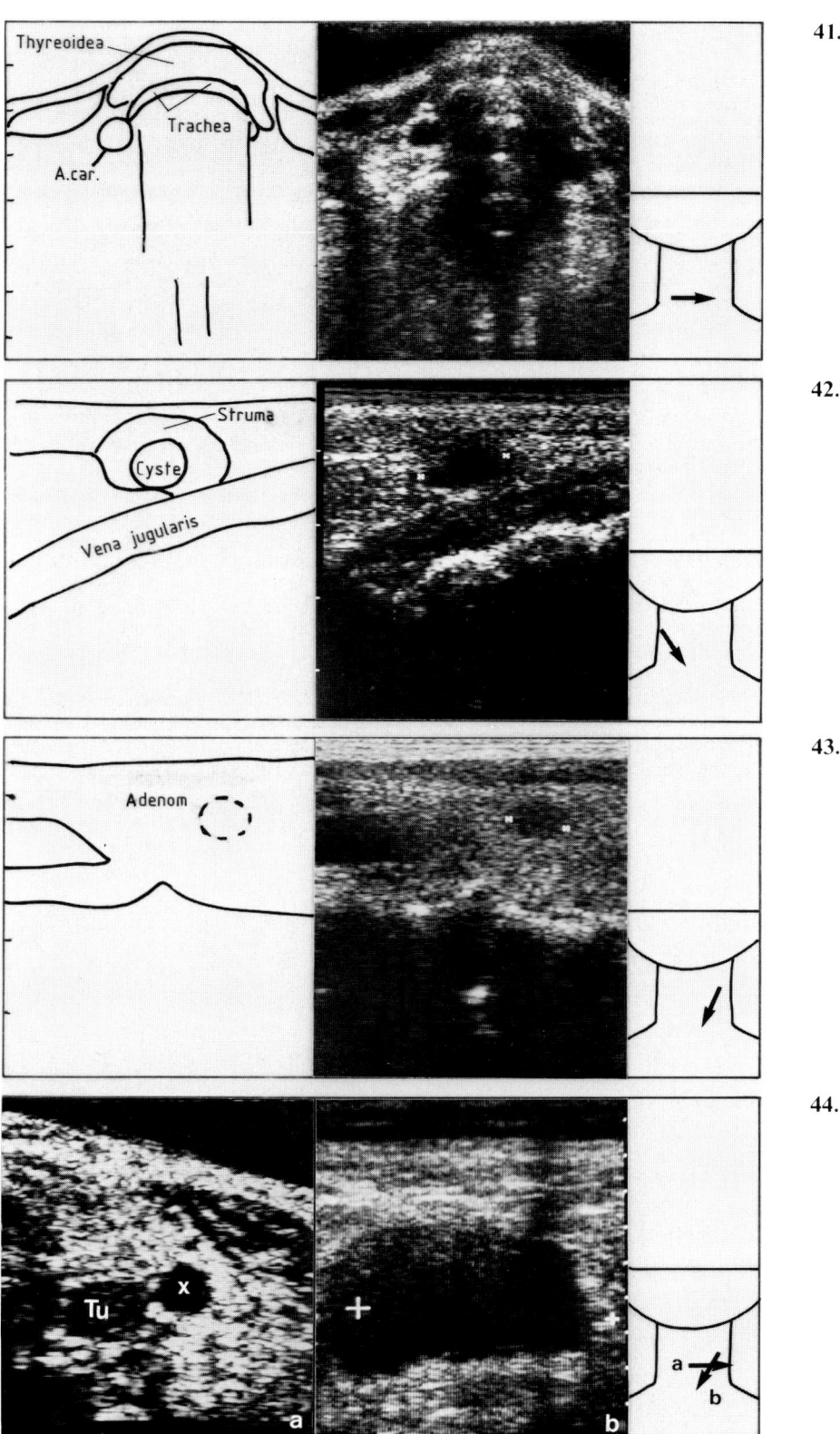

Thyreoidea

Trachea

A.car.

41.

Struma

Cyste

Vena jugularis

42.

Adenom

43.

Tu

x

+

a

b

a

b

44.

Literatur

1. Allen FH, Krook PM, de Groot WPH (1979) Ultrasound demonstration of a thyroid carcinoma within a benign cyst. AJR 132: 136–137
2. Blum M, Passalaqua AM, Sackler JP, Pudlowski R (1977) Thyroid echography of subacute thyroiditis. Radiology 125: 795–798
3. Blum M, Passalaqua AM (1978) Managing the solitary thyroid nodule: echography's role. Hosp Pract 13: 65–78
4. Crocker EF, Bautovich GJ, Jellins J (1978) Gray-scale echographic visualization of a parathyroid adenoma. Radiology 126: 233–234
5. Damascelli B, Cascinelli N, Livraghi T, Verones U (1968) Preoperative approach to thyroid tumours by a two-dimensional pulsed echo technique. Ultrasonics 6: 242–243
6. Durante E, Azzena GF, Belcastro S, Santini A (1977) Correlation between the echographic picture and operative findings in disease of the thyroid gland. Surg Ital 7: 171–180
7. Frank T, Albers G, Krämer-Hansen H, Schneekloth G, Petersen V, Zollikofer C (1977) Differenziertes Schilddrüsencarcinom, autonomes Adenom und Thyreoiditis im Ultraschallbild. Fortschr Roentgenstr 127: 107–110
8. Frank T, Albers G, Krämer-Hansen H, Schneekloth G (1978) Ultraschalldiagnostik bei Schilddrüsenveränderungen. Therapiewoche 28: 943–946
9. Meissner J, Weiss H (1978) Ergebnisse sonographisch-planimetrischer Messungen zur Volumenbestimmung der Schilddrüse. In: Kratochwil A, Reinold E (Hrsg) Ultraschalldiagnostik. Thieme, Stuttgart, S 270–272
10. Miskin M, Rosen JB, Walfish PG (1975) Ultrasound of the thyroid gland. Radiol Clin North Am 13: 479–492
11. Perlmutter GS, Goldberg BB, Charkes ND (1975) Ultrasound evaluation of the thyroid. Semin Nucl Med 5: 299–305
12. Petzold R, Lutz H, Grumeth M, Heckhausen H, Wopfner F (1975) Sonographische Schilddrüsen-Diagnostik. Fortschr Med 93: 1725–1730
13. Sackler JP, Passalaqua AM, Blum M, Amorocho L (1977) A spectrum of diseases of the thyroid gland as imaged by gray scale water bath sonography. Radiology 125: 467–472
14. Schneekloth G, Frank T, Albers G (1977) Ultraschalltomographie abdomineller Organe und der Schilddrüse im Grey-Scale-Bild. Enke, Stuttgart
15. Scheible W, Deutsch AL, Leopold GR (1981) Parathyroid adenoma: accuracy of preoperative localization by high-resolution real-time sonography. J Clin Ultrasound 9: 325–330

Hals

45a,b. **Parotitis beidseits:** Auch im Bereich der Parotis lassen sich sonographisch Aussagen treffen. Diskrete Seitenunterschiede, Reflexverminderungen als Ausdruck der akuten Entzündung lassen sich sonographisch erkennen. Bei diesem Patienten bestand im Rahmen einer Mumps eine beidseitige Parotitis, wobei man leicht sieht, daß die rechte (a) stärker geschwollen ist als die linke (b).

Abszedierungen innerhalb der Parotis sind hier nicht zu erkennen, der Gang ist nicht erweitert dargestellt. Unterhalb der Parotis erkennt man Anteile der V. jugularis.

46. **Stauung von V. jugularis und V. subclavia bei oberer Einflußstauung:** Die V. jugularis verläuft geschlängelt und ist erheblich dilatiert. Ebenso ist die V. subclavia erweitert und gut darstellbar, insbesondere unter Verwendung eines Sektorscanners. Grundsätzlich gelingt es aber auch mit Parallelscannern unter starker Abwinklung in der Jugulargrube, die V. subclavia und häufig auch die A. subclavia darzustellen.

47a,b. **Lymphome der Jugulargrube beidseits bei Non-Hodgkin-Lymphom:** Kaudal anschließend an die Schilddrüse erkennt man reflexarme bis nahezu reflexlose Veränderungen, die Lymphknotenpaketen entsprechen. Diese Prozesse sind natürlich auch palpabel. Die exakte Tiefenausmessung gelingt jedoch nur sonographisch. Die Beziehung zu anliegenden Gefäßen – (a) zur V. jugularis – kann sonographisch erkannt werden.

48a. **Lymphknotenmetastase der rechten Supraklavikulargrube bei Pankreaskarzinom (sog. Virchow-Drüse):** Sonographisch war die exakte Ausdehnung meßbar, der teilweise liquide Prozeß wurde feinnadelbiopsiert. Das Punktat enthielt Tumorzellen.

48b. **Lymphkoteninfiltration im Bereich des linken Schilddrüsenlappens bei Morbus Hodgkin:** Hier wird ein Vorteil der Sonographie deutlich: innerhalb des nur leicht vergrößerten Schilddrüsenlappens ist dieser reflexarme Prozeß palpatorisch nicht zu erkennen gewesen. Die Sonographie entdeckt nicht nur solch umschriebenen Veränderungen, sie erlaubt auch deren gezielte Feinnadelbiopsie.

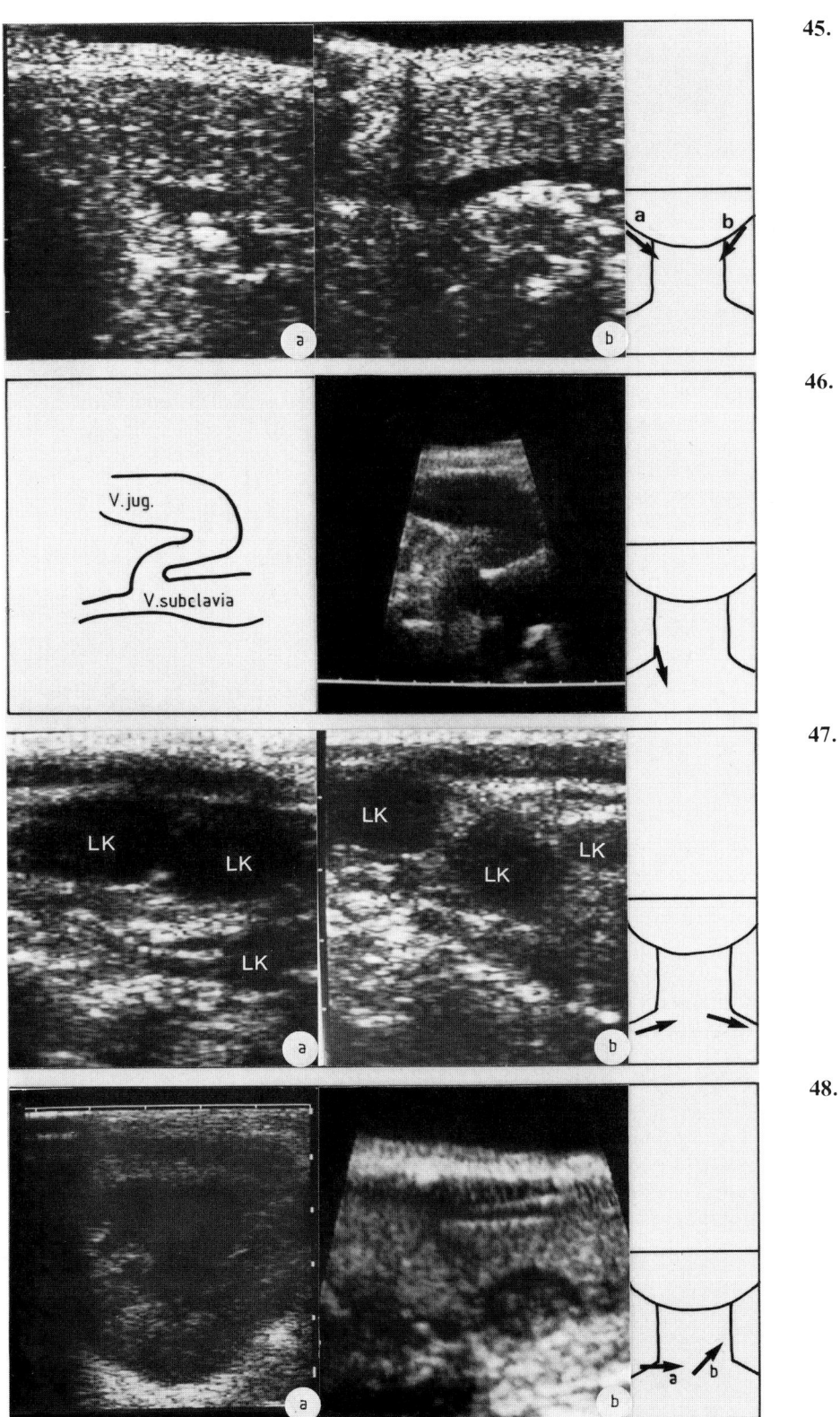

45.

46.

47.

48.

Thorax

Indikationen: Erfassung, dreidimensionale Ausmessung und Qualifizierung wandständiger Thoraxprozesse.
Erfassung, Quantifizierung und Qualitätsbeurteilung von Pleuraergüssen, Hämatomen und Infiltrationen.
Differentialdiagnostische Klärung röntgenologisch unklarer wandständiger Verschattungen und Mediastinalprozesse.
Ultraschallgezielte Feinnadelbiopsie.
Punktion von Pleuraergüssen.

Aussagekraft: Mit höherfrequenten Applikatoren (5 MHz, 7 MHz) sind Veränderungen ab 0,5 cm Dicke erkennbar, mit konventionellen Scannern ab 2 cm Dicke. Pleuraergüsse sind ab 100 ml in 100% der Fälle nachweisbar, gelegentlich schon ab 5–10 ml. Die Unterscheidung zwischen flüssig und solide ist mit heutigen Geräten mit großer Sicherheit durchführbar.

Grenzen: Bei Überlagerung durch Luft oder Knochen ist eine sonographische Diagnostik nicht möglich. Intrapulmonale Prozesse sind dann schon ab einem Abstand von 1 cm zur Thoraxwand nicht mehr darstellbar. Im Bereich der stärksten Thoraxkrümmung bestehen z. T. erhebliche Ankopplungsprobleme, die durch eine vorgeschaltete Wasservorlaufstrecke vermindert werden können.

Untersuchungstechnik: In Rücken- oder Seitenlage des Patienten sowie im Sitzen oder auch im Stehen wird interkostal untersucht, da hier am ehesten durch leichtes Anpressen des Applikators eine volle Ankopplung zu erreichen ist. Die Atembeweglichkeit des Zwerchfells wird diagnostisch ausgenutzt. Subkostale transhepatische oder translienale Schrägschnitte zur Darstellung der dorsalen Zwerchfellabschnitte. Untersuchung von dorsal am sitzenden Patienten. Zur Vermeidung einer Luftembolie sollte die Feinnadelbiopsie nur am liegenden Patienten durchgeführt werden.

Wichtige Hinweise und Tips: Die thorakale Sonographie zumindest der kaudalen Thoraxabschnitte gehört als Ergänzung zu jeder Abdominaluntersuchung. Frei auslaufende Ergüsse sammeln sich am tiefsten Punkt des Thorax an, weshalb die abhängigen Partien jeweils zuerst untersucht werden sollten.

49. **Stauung und Pleuraerguß bei Cor pulmonale:** Mit einer Dicke von 2 cm tritt die atem-unabhängig starre V. cava durch das Zwerchfell. Ein Venenpuls ist nicht mehr nach-weisbar. Leicht tailliert durch die Leberkapsel mündet eine ebenfalls erweiterte Leber-vene. Zwischen Lunge und Zwerchfell hat sich ventral ein kleiner Pleuraerguß ange-sammelt. Ergüsse in dieser Region sind ab 5–10 ml nachweisbar. Ein sicherer Nach-weis von Pleuraergüssen gelingt ab 100 ml.

50. **Zarter Pleuraerguß links:** Der Patient wurde in Rückenlage untersucht. Die Lunge ist nicht völlig entfaltet. Sie wird umspült von einer zarten Flüssigkeitslamelle. Daneben ist das Zwerchfell verdickt und reflexkräftig, so daß die Diagnose eines in Verschwar-tung übergegangenen Pleuraergusses erlaubt ist. Durch Feinnadelbiopsie ließen sich wenige Milliliter eines entzündlichen Ergusses punktieren. Durch adhäsive Verände-rungen ist die Oberfläche der infiltrierten Lunge unregelmäßig gewellt.

51. **Pleuraerguß mit entzündlicher Pleuritis und Adhäsion:** Das Zwerchfell ist auch hier et-was unebenmäßig, stellenweise leicht verdickt; reflexkräftige filiforme Gebilde ziehen vom Zwerchfell zur dorsalen Thoraxwand. Veränderungen dieser Art lassen den Rück-schluß auf einen entzündlichen Pleuraerguß zu. Die Lunge ist offenbar völlig kolla-biert. Sie hat einem ausgedehnten subpulmonalen Pleuraerguß Platz gemacht.

52. **Kleiner in Verschwartung übergegangener Pleuraerguß bei Pleuritis exsudativa:** Die nicht voll entfaltete Lunge ist reflexreich. Sie treibt – im Real-time-Bild gut zu beob-achten – in der Pleuraflüssigkeit, synchron zur Atembewegung umher. Daneben er-kennt man die deutlich verdickte Pleura parietalis und basalis bei exsudativer Pleuri-tis.

   Die Pleura ist gleichmäßig verdickt bei entzündlichen Veränderungen und um-schrieben bei tumorösen. Eine Unterscheidung aufgrund des Reflexmusters gelingt nicht.

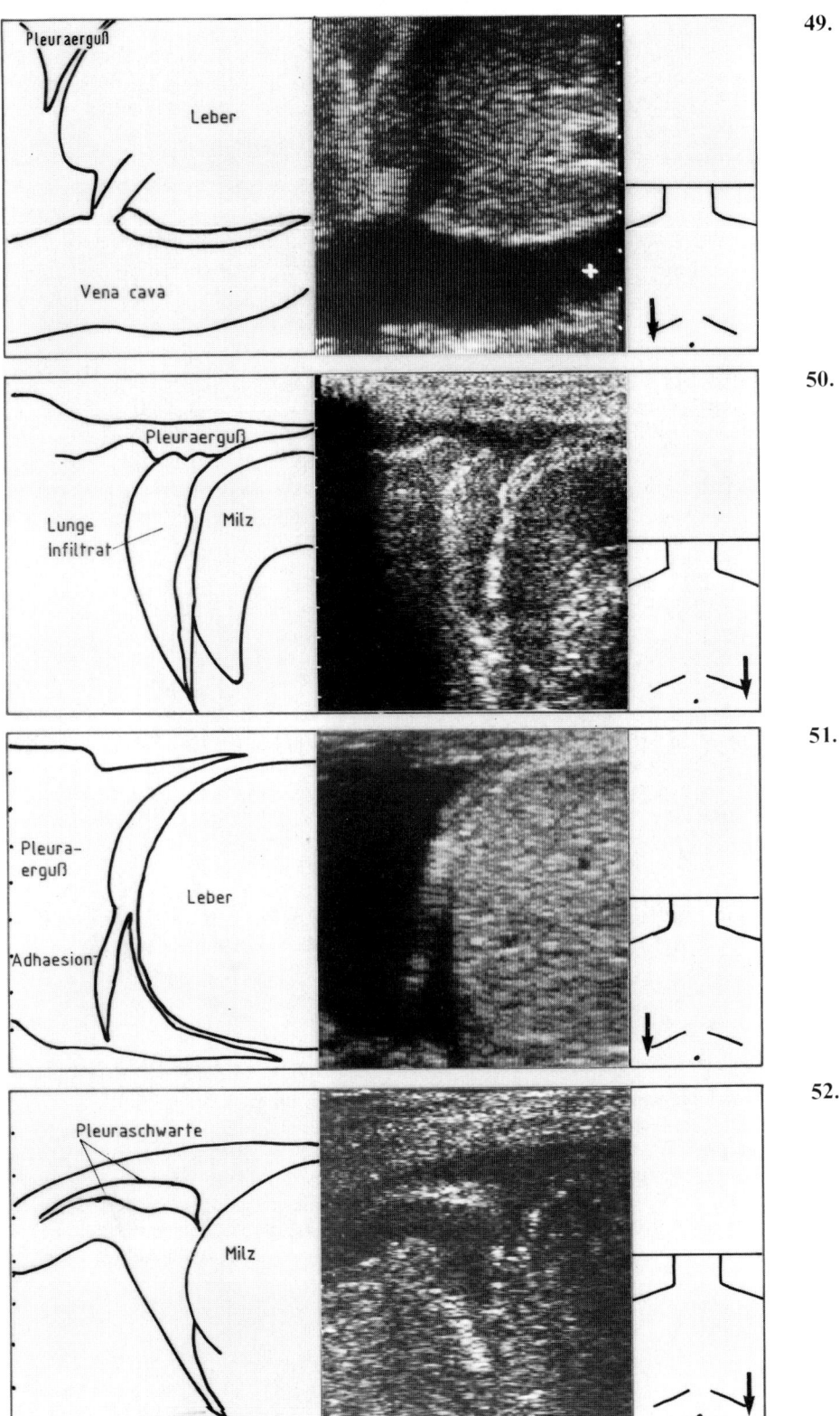

49.

50.

51.

52.

53. **Stauungserguß rechts bei Herzinsuffizienz:** Kranial des glatt begrenzten Zwerchfells, das von einer zarten Pleura überzogen ist, liegt der reflexlose Erguß, der sichelförmig in den Sinus phrenicocostalis einspringt. Die atemabhängige Bewegung des Zwerchfells ist – im Real-time-Bild kontrollierbar – gut erhalten. Durch Feinnadelpunktion ließ sich ein zellarmes Transudat nachweisen.

54. **Infizierter Pleuraerguß bei Pleuritis:** Der Erguß ist nicht mehr ganz reflexfrei, zarte stäubchenartige Reflexe sind im Erguß nachweisbar. Das Diaphragma ist noch zart, die Pleura glatt begrenzt. Im einzelnen wird die Unterscheidung bei derart diskreten Befunden zwischen entzündlichem und Stauungserguß nicht gelingen. Erst durch Punktion mit bakteriologischer und zytologischer Untersuchung ist der Beweis zu erbringen.

55. **Länger bestehender Hämatothorax:** Der gesamte Pleuraraum ist ausgefüllt von reflexkräftigem bis reflexarmem, scheckigem, unregelmäßig angeordnetem Material, das bei Punktion hämorrhagisch war. Die differentialdiagnostische Unterscheidung von einem Tumor oder einer atelektatischen Lunge fällt schwer. Die gute Atembeweglichkeit des Zwerchfells und die Verformbarkeit des Materials unter der Atmung sprachen für ein visköses, aber flüssiges Material. Die Punktion bestätigte den Hämatothorax. Blut eines frisch entstandenen Hämatothorax stellt sich reflexfrei dar. Durch die Ausbildung von Koagel und die beginnende Organisation kommt es zur Zunahme der Reflexibilität bis hin zu einem reflexkräftigen Prozeß, der solide wirkt.

56. **Pleuraempyem:** Etwas unscharf von dem verdickten, unregelmäßig begrenzten, reflexkräftigen Diaphragma abgesetzt erkennt man kranial an dieses anschließend reflexkräftiges Material, das die Nischen zwischen Diaphragma und Lunge ausfüllt. Die Pleura parietalis ist etwas verdickt. Eine differentialdiagnostische Unterscheidung zwischen Empyem und Hämatothorax ist nicht möglich, auch ein zentral zerfallender Tumor wäre denkbar. Die Feinnadelbiopsie klärte auch hier die Diagnose.

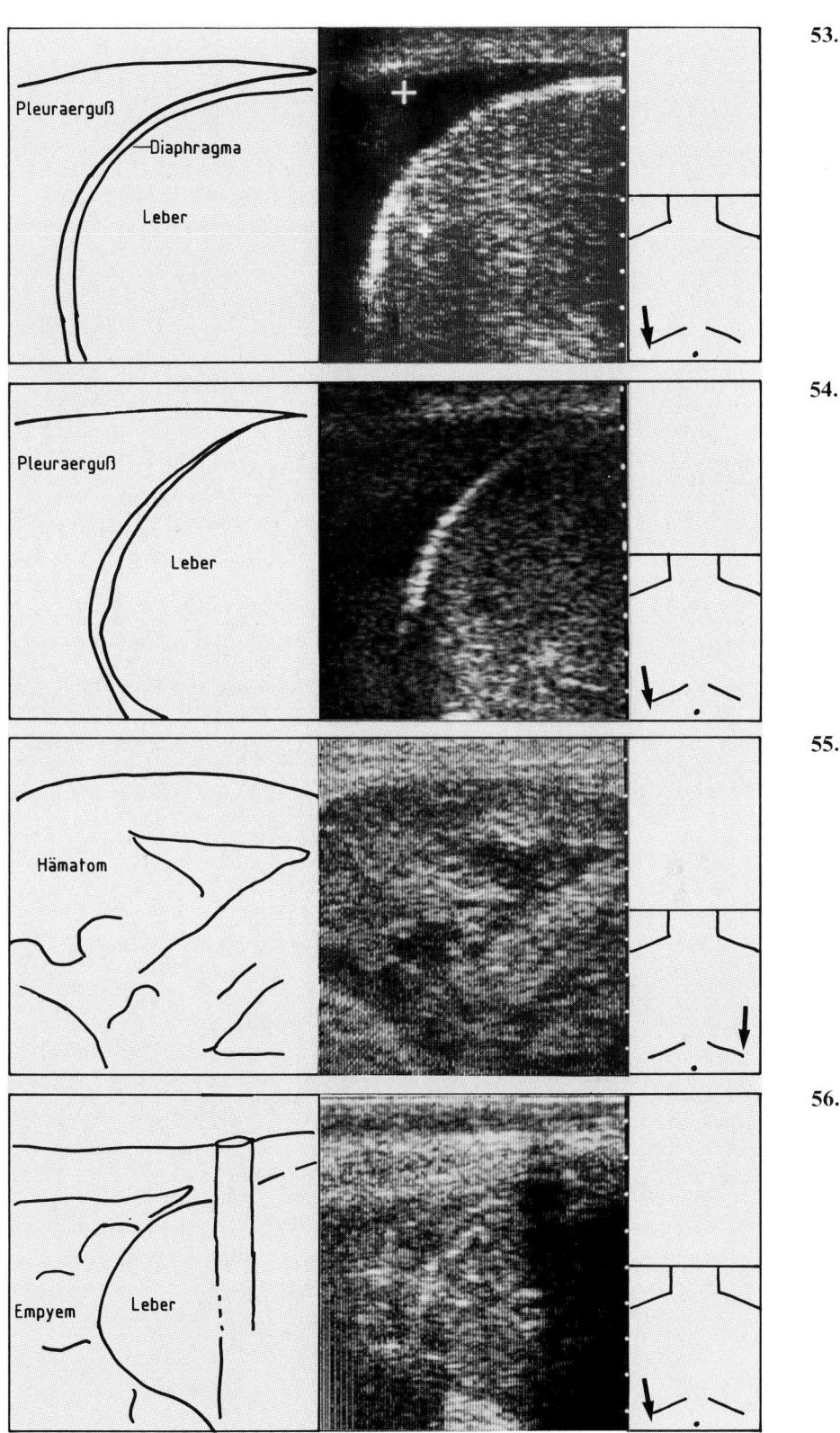

53.

54.

55.

56.

57. **Kollabierte Lunge bei massivem Pleuraerguß:** Es liegt eine Pleuritis exsudativa vor. Die Pleura basalis und die Pleura parietalis ventral im Bild sind deutlich gleichmäßig verdickt. Die Lunge ist kollabiert, sie treibt atemsynchron mit eigentümlich wasserpflanzenartigen Bewegungen in dem massiven Pleuraerguß umher.

58. **Pleuritis carcinomatosa bei Zustand nach Operation eines hypernephroiden Karzinoms:** Das Bild ähnelt sehr dem darüberliegenden (Abb. 57), jedoch erkennt man, daß die Pleura hier im ventralen parietalen Anteil umschrieben aufgetrieben ist, während sie basal ebenfalls verdickt, aber mehr gleichmäßig verändert erscheint. Wiederum treibt die Lunge kollabiert in dem massiven Erguß umher. Septierungen sind bisher nicht zu erkennen. In dem durch Feinnadelbiopsie gewonnenen hämorrhagischen Pleuraerguß waren zytologisch maligne Zellen nachweisbar.

59. **Pleuritis carcinomatosa:** Hier ist lediglich die basale Pleura karzinomatös verändert. Man erkennt ein reflexkräftiges protuberantes Gebilde, das der Zwerchfellkuppel aufsitzt. Bei Umlagerung des Patienten änderte der Tumor seine Lage nicht. Er ist dadurch von einem Hämatom zu unterscheiden.

60. **Der basalen Pleura aufsitzendes Koagel bei Zustand nach Thoraxtrauma:** Der Befund ähnelt sehr dem vorangegangenen. Ein reflexkräftiger Prozeß sitzt dem Zwerchfell auf, es handelt sich um Koagel. Die Pleura ist jedoch weniger stark verdickt. Bei Lageänderung folgen die reflexkräftigen Massen der Schwerkraft.

Bei diesem Patienten, der ein stumpfes Thoraxtrauma durch Prellung des Brustbeins erlitt, kam es nicht nur zu einem Mediastinalhämatom, sondern auch zu einer Blutung in die linke Pleurahöhle (s. Abb. 80). Der frisch entstandene Hämatothorax erscheint sonographisch reflexfrei, die basalen Koagel sind reflexreich.

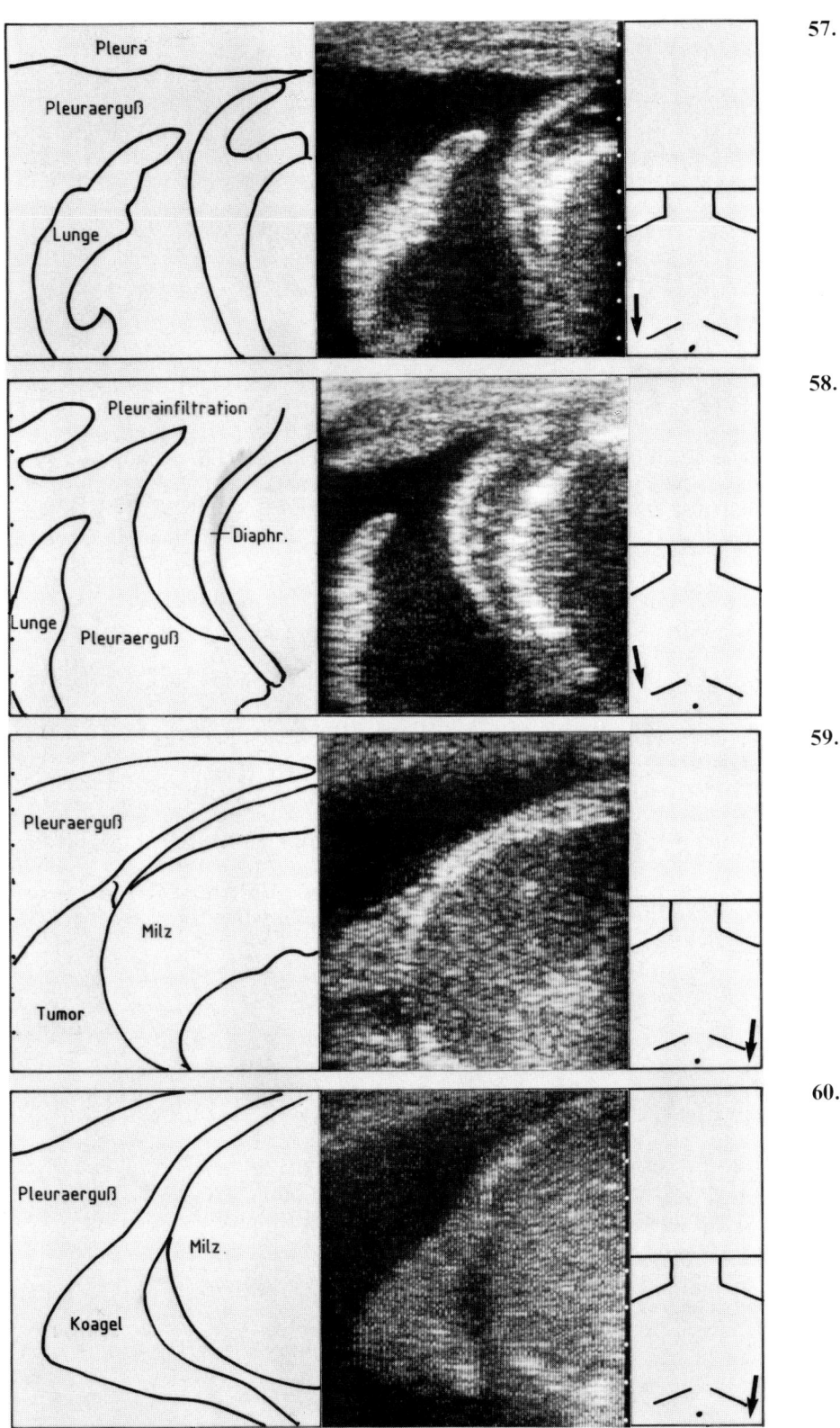

57.

58.

59.

60.

61. **Atelektase der linken Lunge bei Pleuropneumonie:** Im Längsschnitt erkennt man eine „sonographische Karnifikation", eine Reflexvermehrung der linken Lunge. Die Pleuropneumonie bestand erst wenige Tage. Basal der Lunge ein zarter Pleuraerguß, der zu dem Zeitpunkt der Aufnahme bereits teilweise abpunktiert war und sich als leukozytenreich erwiesen hatte. Auffällig ist dabei das zarte, unveränderte Zwerchfell. Die Milz ist etwas verplumpt, jedoch noch nicht vergrößert, kaudal des Prozesses abgebildet.

62. **Lobärpneumonie links:** Derselbe Patient wie in Abb. 61. Im Längsschnitt in Höhe des Lappenspaltes erkennt man zunächst den Lappenspalt sowie die beiden infizierten Lungenlappen, die durch einen in den Lappenspalt einlaufenden Erguß voneinander getrennt sind. Man kann somit zwischen Ober- und Unterlappen unterscheiden, die in diesem Fall beide pneumonisch infiltriert sind. Die Infiltration verbessert die Schalleitung und erlaubt die sonographische Darstellung der Lungen. Eine differentialdiagnostische Unterscheidung der Genese der Infiltration (Pneumonie, Atelektase, interstitielles Ödem) ist nicht möglich.

63. **Peripherer Lungenabszeß bei Pneumonie:** Wiederum derselbe Patient wie in den vorangegangenen Abbildungen: im Interkostalschnitt rechts ist eine periphere, reflexarme bis -lose, zentral mit einzelnen ungeordneten Reflexen aufgefüllte Veränderung erkennbar. Umgeben ist dieser Prozeß von einer reflexverminderten, entzündlich infiltrierten Lunge. Es handelte sich um eine periphere Abszedierung, die im Rahmen einer fulminanten Pneumonie entstanden war.

Eine sonographisch differentialdiagnostische Unterscheidung des Abszesses von einem wandständigen Lungentumor oder einer Einschmelzung anderer Ursache ist nicht möglich.

64. **Zentral sitzendes Bronchialkarzinom mit Atelektase der peripheren Lungenabschnitte rechts:** Die Lunge ist reflexkräftig, nicht belüftet, sie ist durch den zentral sitzenden Tumor atelektatisch. Durch jede Verminderung des Luftgehaltes der Lunge verbessert sich die Schalleitungsfähigkeit, so daß bei einer fehlenden Totalreflexion des Schalls an der Lungenoberfläche in jedem Fall eine pathologische Veränderung der Lungen (Pneumonie, Ödem, Embolie, Atelektase) angenommen werden kann.

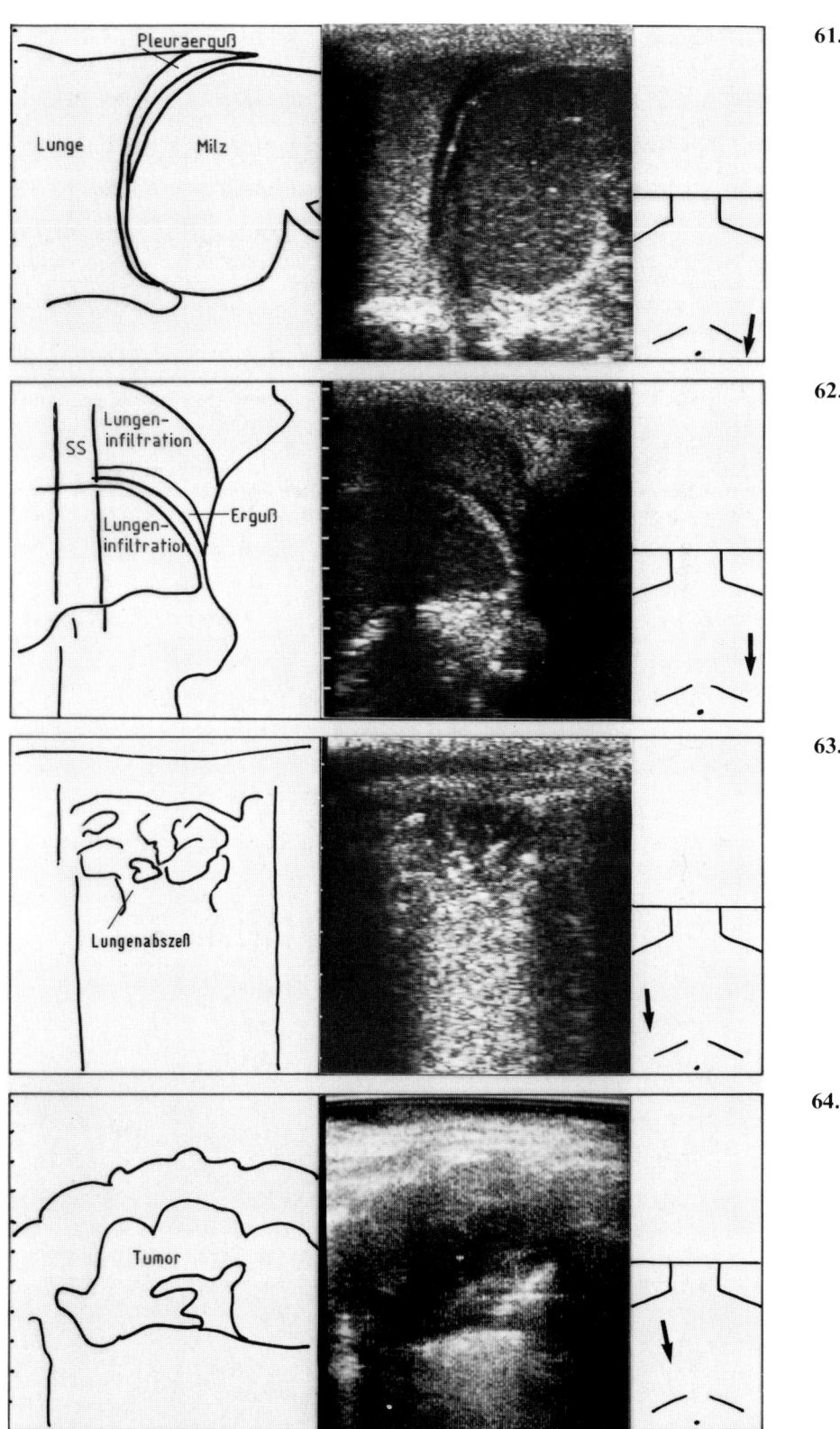

61.

62.

63.

64.

Literatur

1. Gryminski J, Krakowka P, Lypacewicz G (1976) The diagnosis of pleural effusion by ultrasonic and radiologic techniques. Chest 70: 33–37
2. Joyner CR (1978) Pleura and lung. In: de Vlieger M (ed) Handbook of clinical ultrasound. John Wiley & Sons, New York Chichester, pp 373–378
3. Laing FC, Filly RA (1978) Problems in the application of ultrasonography for the evaluation of pleural opacities. Radiology 126: 211–214
4. Landay M, Harless W (1977) Ultrasonic differentation of right pleural effusion from subphrenic fluid on longitudinal scans of the right upper quadrant: importance of recognizing the diaphragm. Radiology 123: 155–158
5. Ranft K, Weiss A (1980) Die thoracale Sonographie mit dem schnellen B-Bild. MMW 122: 1633–1636
6. Shin MS, Gray PW Jr (1978) Pitfalls in ultrasonic detection of pleural fluid. J Clin Ultrasound 6: 421–423
7. Wimmer B (1978) Zweidimensionale Ultraschalldiagnostik wandständiger Thoraxtumoren. In: Kratochwil A, Reinold E (Hrsg) Ultraschalldiagnostik. Thieme, Stuttgart, S 278–280
8. Wolson A (1976) II. Ultrasonic evaluation of intrathoracic masses. J Clin Ultrasound 4: 269–273
9. Worthen NJ, Worthen WF (1982) Disruption of the diaphragmatic echoes: a sonographic sign of diagphragmatic disease. J Clin Ultrasound 10: 43–45

Herz

Indikationen: Screening-Diagnostik zur Erfassung von Veränderungen des Herzens. Differentialdiagnostische Eingrenzung des sog. großen Herzens. Erfassung und Quantifizierung von Herzbeutelergüssen. Ultraschallgezielte Punktion von Perikardergüssen. Beurteilung der Dicke und des Bewegungsmusters des Myokards und der Weite der Herzhöhlen. Erkennung und Differenzierung kongestiver und obstruktiver Kardiomyopathien. Erkennung und Stadieneinteilung von Herzklappenfehlern, besonders des linken Herzens. Erfassung von Tumoren, Aneurysmata und Septumdefekten.

Aussagekraft: Die zweidimensionale Sonographie ist die sensibelste Methode zur Bestimmung auch kleinster Perikardergüsse (z. B. an der Herzspitze) ab einer Menge von 15–20 ml. Bei 50 000 Oberbauch- und Herzuntersuchungen haben wir in 2% der Fälle Perikardergüsse gefunden, davon waren 0,4% punktionsbedürftig. 60–76% der Perikardergüsse werden klinisch nicht erwartet. Bei guter Einsicht und unter Verwendung des Freeze ist eine exakte Vermessung der Herzdimensionen möglich.

Grenzen: Mit Parallelscannern bestehen immer noch erhebliche technische Schwierigkeiten durch mangelnde Ankopplung und Rippenschattenüberlagerung. Häufig ist dadurch nur eine Screening-Diagnostik möglich. Die in neueren Geräten gleichzeitig zur Verfügung stehende M-mode-Technik ist im Vergleich zu der spezialisierter M-mode-Geräte minderwertig, die echokardiographische Aussage dadurch beeinträchtigt. Die zweidimensionale Darstellung des Herzens mit Sektorscannern hat in der Qualität und Aussage nahezu die der Time-motion-Technik erreicht.

Untersuchungstechnik: Der Patient wird in leichter Linksseitenlage mit um 45° angehobenem Oberkörper untersucht, wobei die beste Darstellbarkeit in tiefer Exspiration gelingt. Der Applikator wird dann in der Herzlängsachse eingestellt, wobei Herzspitze, Mitralklappe, aortomitraler Übergang und Aortenklappe dargestellt werden müssen.

Normalmaße: Diese entsprechen den aus der Echokardiographie bekannten Normalmaßbereichen.

Wichtige Hinweise und Tips: Eine orientierende Herzuntersuchung soll jeder abdominellen Untersuchung angeschlossen werden, um so Veränderungen am Herzen mitzuerfassen. Je kleiner der Schallkopf, um so häufiger gelingt ein Vierkammerblick: der Schallkopf wird infrasternal im Querschnitt mit maximaler Abwinkelung des Schallbündels nach kranial eingestellt.

65. **Normales Herz im Längsschnitt entlang der Herzachse:** Die Aufnahme erfolgte zum Zeitpunkt der Systole, die Mitralklappe ist geschlossen, die Aortenklappe geöffnet, der linke Ventrikel kontrahiert sich, Septum interventriculare und rechter Ventrikel kommen gut zur Darstellung. Da die Herzachse querliegt, gelingt es, das gesamte Herz zur Darstellung zu bringen, ohne daß mehr als ein Rippenschatten stört.

66. **Normales Herz im Längsschnitt in der Diastole:** Jetzt ist die Mitralklappe geöffnet, die Aortenklappe geschlossen. Der linke Ventrikel ist in ganzer Länge darstellbar, das Blut strömt in den Ventrikel ein. Der linke Vorhof ist ebenso weit wie die darüberliegende Aorta. Das Klappenspiel kann im Real-time-Bild beobachtet werden. Der Freeze ermöglicht die Ausmessung einzelner Herzanteile zu jedem gewünschten Zeitpunkt.

67. **Großes Herz:** Die Aortenklappe ist geschlossen, die Mitralklappe öffnet sich eben in der Frühdiastole. Die Mitralklappensegel führen im typischen Real-time-Bild eine eigentümlich fahrige Doppelbewegung entsprechend der M-Figur im Time-motion-Bild aus. Linker Vorhof und Aortenausflußbahn sind bei diesem Patienten jeweils über 2 cm weit.

68. **Großes Herz bei kongestiver Kardiomyopathie:** Die Mitralklappe ist geschlossen, die Aortenklappe steht systolisch weit offen. Der linke Ventrikel ist kugelig auf 10 cm max. Weite vergrößert. Die scheinbare Verdickung des Mitralklappensegels ist durch ansetzende Sehnenfäden bedingt.

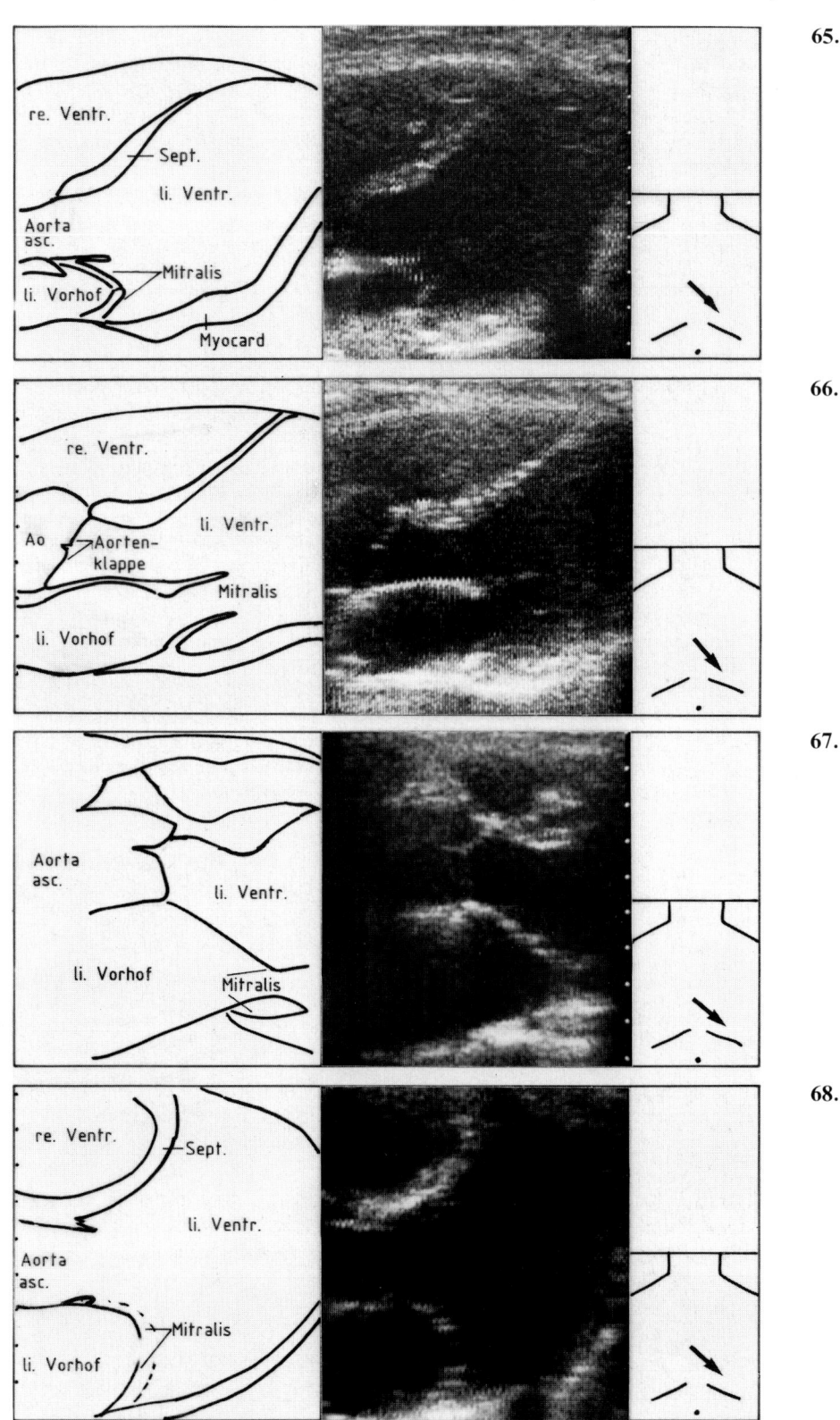

65.

66.

67.

68.

69a, b. **Kombinierte Darstellung von Real-time-Bild und Time-motion-Bild:** Bei den meisten heutigen Geräten ist diese Abbildungsmöglichkeit gegeben. Einschränkend muß gesagt werden, daß der Time-motion-Teil weniger qualitätsvolle Bilder liefert als der zugehörige Real-time-Anteil. Um eine zufriedenstellende Time-motion-Abbildung zu erzielen (s. Abbildung), muß der Tiefenausgleich derart aufgedreht werden, daß das Real-time-Bild „überstrahlt" ist.

In den vorliegenden Abbildungen handelt es sich jeweils um normale Herzen. In Abb. 69a wird links eine Momentaufnahme der normalen Mitralklappe dargestellt mit danebenliegendem M-Bild, in Abb. 69b ist der Richtstrahl weiter kranial durch die Aortenausflußbahn gerichtet. Im Real-time-Bild erkennt man neben der Aorta den aortomitralen Übergang und die Mitralklappe. Die Abbildungen machen deutlich, daß die Qualität eines speziellen Echokardiographiegerätes nicht erreicht wird.

70. **Perikarderguß:** Um das zierliche Myokard herum erkennt man einen reflexlosen lamellären Streifen, der auch an der Herzspitze nachweisbar ist. Im Real-time-Bild ist er auch in den ventralen Anteilen oder an der Herzspitze, wo er echokardiographisch weniger gut nachweisbar ist, deutlich zu erkennen. Dahingegen gelingt es in den dorsalen Abschnitten mit der Time-motion-Technik besser, den Erguß nachzuweisen.

Differentialdiagnostisch muß eine Fettlamelle bei Adipositas ausgeschlossen werden. Diese ist weniger gut kompressibel. Durch Umlagerung (Untersuchung im Sitzen) gelingt die differentialdiagnostische Unterscheidung: Der Erguß sammelt sich basal an. Punktionswürdig sind Perikardergüsse erst dann, wenn Zeichen einer Tamponade auftreten. Eine Punktion ist sonographisch gezielt durchzuführen. Empirisch bestimmte Ergußmengen: 0,5–0,8 cm syst. Dicke = 200 ml, 0,9–1,4 cm syst. Dicke = 300–500 ml, 1,5–1,8 cm syst. Dicke = 600–1 000 ml.

71. **Großer rechter Ventrikel, paradoxe Septumbewegung bei Rechtsherzinsuffizienz:** Man erkennt den 4 cm weiten, kugeligen rechten Ventrikel ventral des linken Ventrikels, das Septum interventriculare ist nicht verbreitert, wölbt sich aber in den linken Ventrikel vor.

72. **Leberstauung bei Rechtsherzinsuffizienz:** Die V. cava ist erweitert, starrwandig, die intrahepatischen Venen sind kräftig gestaut. Kranial des Zwerchfells liegt ein kleiner Pleuraerguß. Die Stauung setzt sich in die Abdominalvenen fort, die V. renalis sinistra ist deutlich erweitert.

Gleichzeitig besteht eine Cholezystolithiasis.

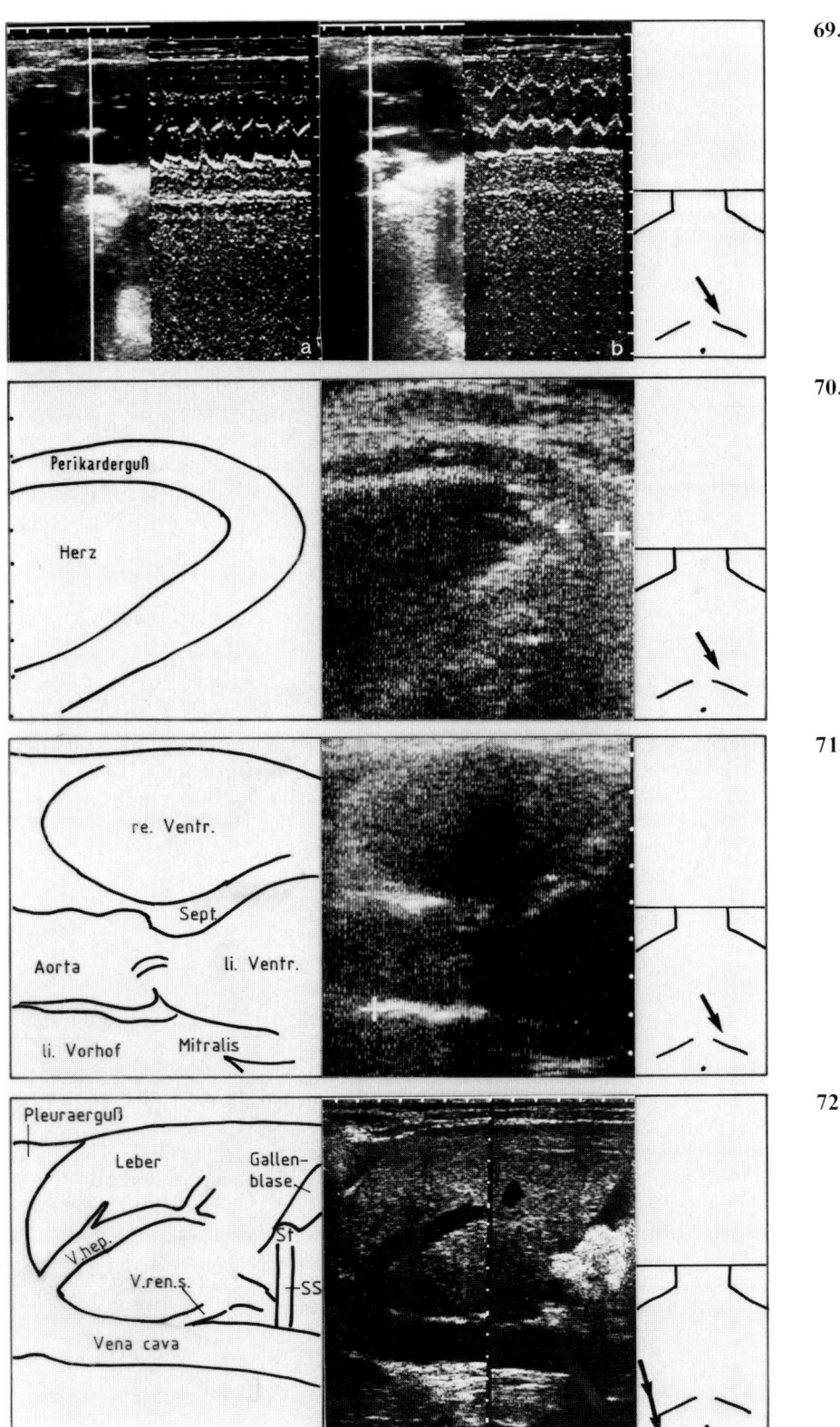

69.

70.

71.

72.

73. **Aortenklappenendokarditis:** Die Aortenklappen sind deutlich verdickt, verplumpt, unregelmäßig konturiert, die Öffnung gelingt nicht vollständig.
Dieser Patient kam mit hoher Temperatur zur Aufnahme. Er wurde zunehmend linksherzinsuffizient. Bei der sonographischen Untersuchung auf der Intensivstation entstand dieses Parallelscannerbild. Der Befund einer Aortenklappenendokarditis wurde echokardiographisch bestätigt. Normalerweise sind die Aortenklappentaschen (s. oben) als zarte, parallele Linien zentral in Höhe des Aortenrings erkennbar und bis an diesen heran zu verfolgen. Die zweidimensionale Abbildungsmöglichkeit gibt uns die Gelegenheit, alle drei Taschen darzustellen. Verdickte Taschen, fehlende Anteile, reflexkräftige Veränderungen der Klappen weisen auf eine chronische Entzündungen der Klappen hin.

74. **Mitralstenose:** Das ventrale Mitralklappensegel ist zart und gut erhalten. Das dorsale jedoch verplumpt, verdickt. Die Mitralklappenschlußebene ist nach ventral verschoben, das Ostium ist während der Diastole max. 0,5 cm weit. Eine Reflexvermehrung der Klappen mit eingeschränkter Beweglichkeit und Lumeneinengung des Ostiums beweisen den Mitralklappenfehler.

75. **Idiopathische hypertrophe subvalvuläre Aortenstenose:** Die Verdickung des Septum interventriculare subvalvulär auf 1,5 cm ist deutlich zu erkennen. Die Verdickung betrifft isoliert diesen Abschnitt, während das restliche Septum interventriculare nicht verdickt erscheint. Als Folge des Soges während der Austreibungsphase ist das ventrale Mitralklappensegel nach oben durchgebogen. Es führt eine systolische Anteriorbewegung durch (SAM).

76. **Mitralklappenprolaps:** Im Real-time-Bild sind häufig Unregelmäßigkeiten der Mitralsegelbewegung zu erkennen, so daß die Diagnose eines Prolapses schwerfällt. Häufig ist im Echokardiogramm dann die Bewegung noch normal, wohingegen sonographisch normal wirkende Klappen echokardiographisch oft schon die typischen Zeichen eines Prolapses zeigen. Auch in diesem Fall ist lediglich ein leichtes Durchhängen des vorderen Mitralklappensegels erkennbar, das aber im Time-motion-Bild schon Zeichen eines Prolapses aufwies. Vereinbarungsgemäß wird dann von einem zweidimensionalen Prolaps gesprochen, wenn die Kranialbewegung eines oder beider Mitralklappensegel den Mitralklappenring überschreitet.

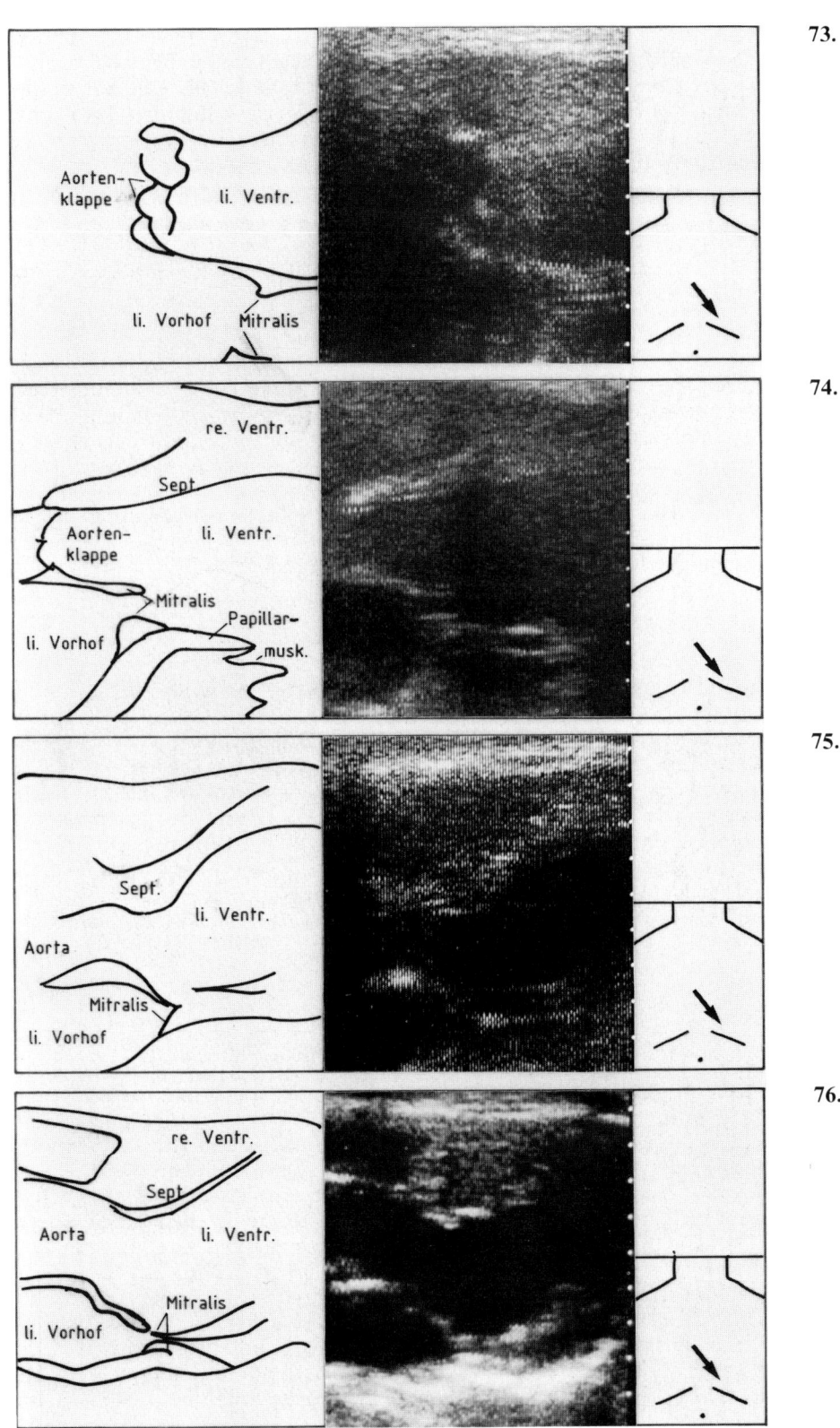

73.

74.

75.

76.

77. **Kongestive Kardiomyopathie mit Globalinsuffizienz des Herzens:** Sämtliche dargestellten Herzhöhlen sind erheblich dilatiert, die Myokardanteile dabei nicht verdickt, die Klappen zart. Bei der kongestiven Kardiomyopathie liegt eine konzentrische Vergrößerung des Herzens vor. Die eingeschränkte Kontraktilität des Myokards äußert sich im Real-time-Bild durch eine ineffektive eigentümlich zittrig wirkende Kontraktionsbewegung ohne wesentliche Verkleinerung der Herzhöhlen.

78. **Aneurysma im Bereich des Septum interventriculare:** Das Septum interventriculare ist stumpfwinklig gegen den rechten Ventrikel vorgebeult, die systolische Kontraktion des Myokards wird von diesem geschädigten Septumanteil nicht mitgemacht. Im Gegenteil, es kommt dort zu einer systolischen Zunahme der Ausbuchtung. Das Aneurysma war im Verlauf eines Infarktes entstanden.

Aneurysmata sind in typischer Weise an der fehlenden Kontraktionsbewegung, der Ausbuchtung des entsprechenden Myokardabschnittes mit systolischer Auswärtsbewegung und der Verdünnung des Myokards erkennbar.

79. **Lymphknoten bei Morbus Hodgkin im Mediastinum:** Ventral des rechten Ventrikels, dorsal der Brustwand ist eine reflexarme, jedoch deutlich reflexhaltige Raumforderung erkennbar. Das Herz ist deshalb etwas nach dorsal und seitlich ausgewichen. Der rechte Ventrikel ist langgestreckt, das ganze Herz durch das Lymphknotenpaket nach kaudal abgedrängt, wodurch die Aortenausflußbahn besonders gut darstellbar ist. Das Herz bewegt sich während der Herzaktion frei gegen die Lymphknoten, die in diesem Fall nicht zu einer Infiltration des Perikards geführt hatten.

80. **Mediastinalhämatom nach Thoraxtrauma:** Im Vergleich zur vorangegangenen Abbildung ist auch hier eine reflexkräftige Formation im vorderen Mediastinum zu erkennen, die das Herz völlig nach dorsal weggedrückt hat. Der rechte Ventrikel ist nahezu ausgepreßt, Aorta und linker Ventrikel sind eben erkennbar. Nach einer Thoraxprellung war es in diesem Fall zu einem Einriß der Aorta ascendens gekommen mit zunehmendem Blutaustritt in das Mediastinum. Gleichzeitig entstand ein hämorrhagischer Pleuraerguß mit Koagelbildung (Abb. 60). Die zunehmende Hämatombildung führte zu einer Kompression des rechten Herzens und schließlich zum Kollaps. Durch Thorakotomie und Ausräumung der Koagel konnte die „Tamponade" behoben werden. Eine differentialdiagnostische Unterscheidung zwischen Lymphknotenpaketen und Koagel im Mediastinum ist in Unkenntnis der Klinik nicht möglich. Sehr gut gelingt dagegen die Differenzierung zwischen Blutansammlungen im freien Mediastinum und solchen im Perikard im Rahmen einer hämorrhagischen Perikarditis (s. unten).

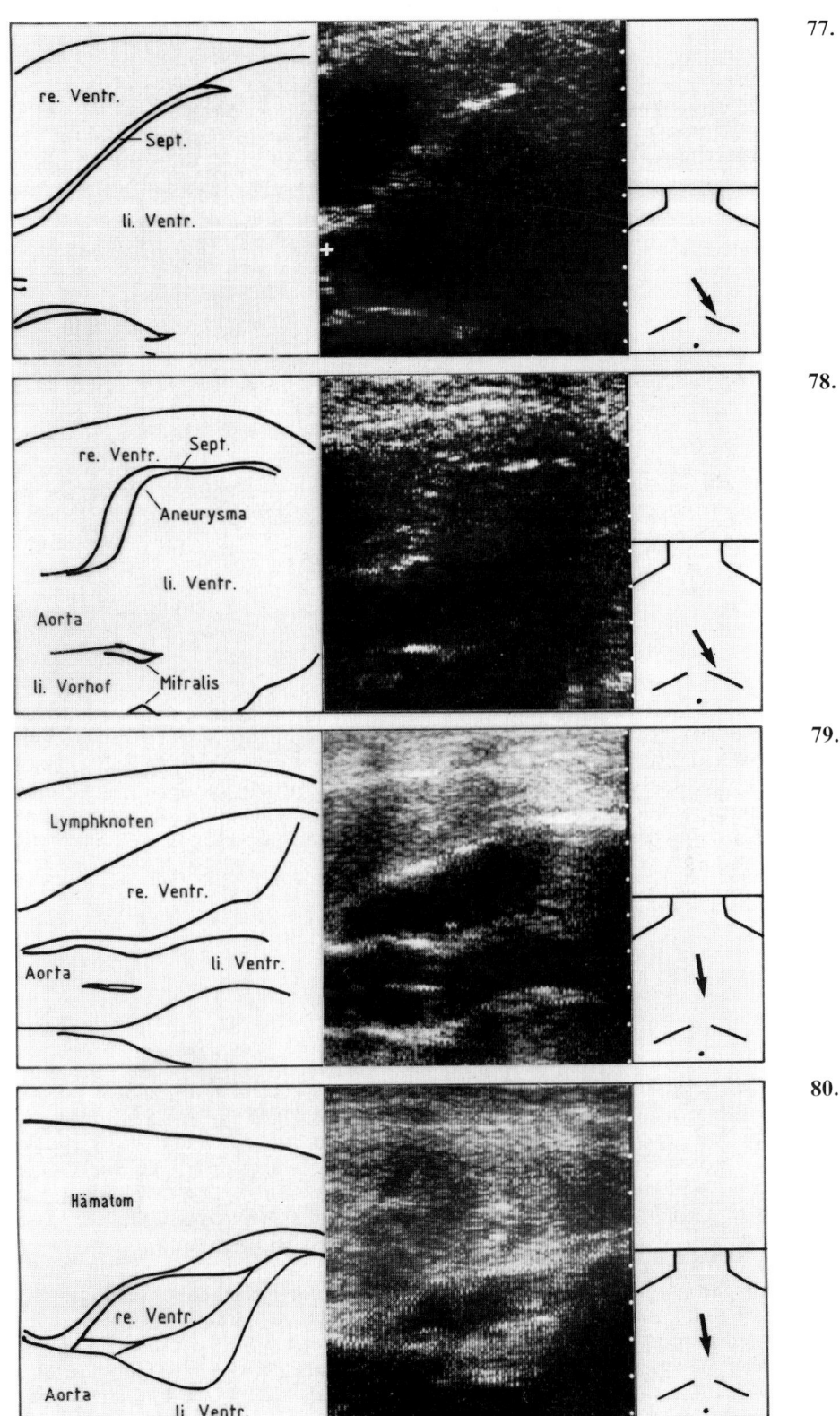

77.

78.

79.

80.

81. **Hämatoperikard:** Als 1 cm breite Lamelle umgibt ein nicht ganz reflexloser Erguß das Herz. Er ist systolisch und diastolisch verformbar, wodurch eine solide Perikardverdickung ausgeschlossen werden kann.

Bei dieser Patientin mit einem Non-Hodgkin-Lymphom war es zur Entstehung eines Perikardergusses über eine Infiltration des Perikards gekommen. Der Erguß war hämorrhagisch.

82. **Maligne Perimyokardinfiltration:** Dieses Herz imponierte zunächst als Kardiomyopathie. Es war röntgenologisch kugelig und riesenhaft vergrößert. Sonographisch fällt eine Schichtung der auf über 3 cm verdickten Herzwand auf, wobei die Herzhöhlen vergleichsweise und absolut eingeengt sind. Die Kontraktilität des Herzens war nahezu aufgehoben. Entsprechend gering war die Auswurfleistung. Der Patient verstarb im kardiogenen Schock. Die Sektion ergab eine Infiltration sämtlicher Herzschichten bei einem Non-Hodgkin-Lymphom.

83. **Pneumoperikard:** Wenn Luft in den Perikardraum eingebracht wird, kommt es zu einer kräftigen Reflexion mit Schallschatten, wobei die hinter der Luft liegenden Anteile des Herzens nicht mehr beurteilbar sind. In diesem Fall war die Punktion eines Perikardergusses bei Totalatelektase der linken Lunge durchgeführt worden, wobei es während der systolischen Bewegung des Herzens zur Luftaspiration in die Perikardhöhle kam.

84a, b. **Perikardzyste:** Röntgenologisch war eine Verschattung im rechten perikardiophrenischen Winkel aufgetreten. Sonographisch war der Prozeß als zystisch zu differenzieren (a). Man erkennt hinter den Rippenschatten und teilweise durch diese verdeckt eine reflexlose Formation von knapp 8 cm Durchmesser und 5 cm Tiefe. In Abb. 84b ist derselbe Befund im Time-motion-Bild zu erkennen. Die Dorsalwand des Prozesses wird geringfügig durch die Herzbewegung mitbewegt. Auch das A-Bild zeigt die völlige Reflexlosigkeit des Prozesses. Im Zweifelsfall kann die Perikardzyste durch Feinnadelbiopsie bewiesen werden. Perikardzysten sind selten (etwas über 200 Publikationen), liegen in 70–80% im rechten perikardiophrenischen Winkel und erreichen eine Größe bis zu 16 cm. Seltener liegen sie im linken kardiophrenischen Winkel oder im Mediastinum. Sofern sie der Thoraxwand anliegen, können sie sonographisch auf Anhieb als zystisch differenziert werden. Die ultraschallgezielte Feinnadelbiopsie, evtl. mit Angiografininstillation in den Zystensack bestätigt die sonographische Diagnose.

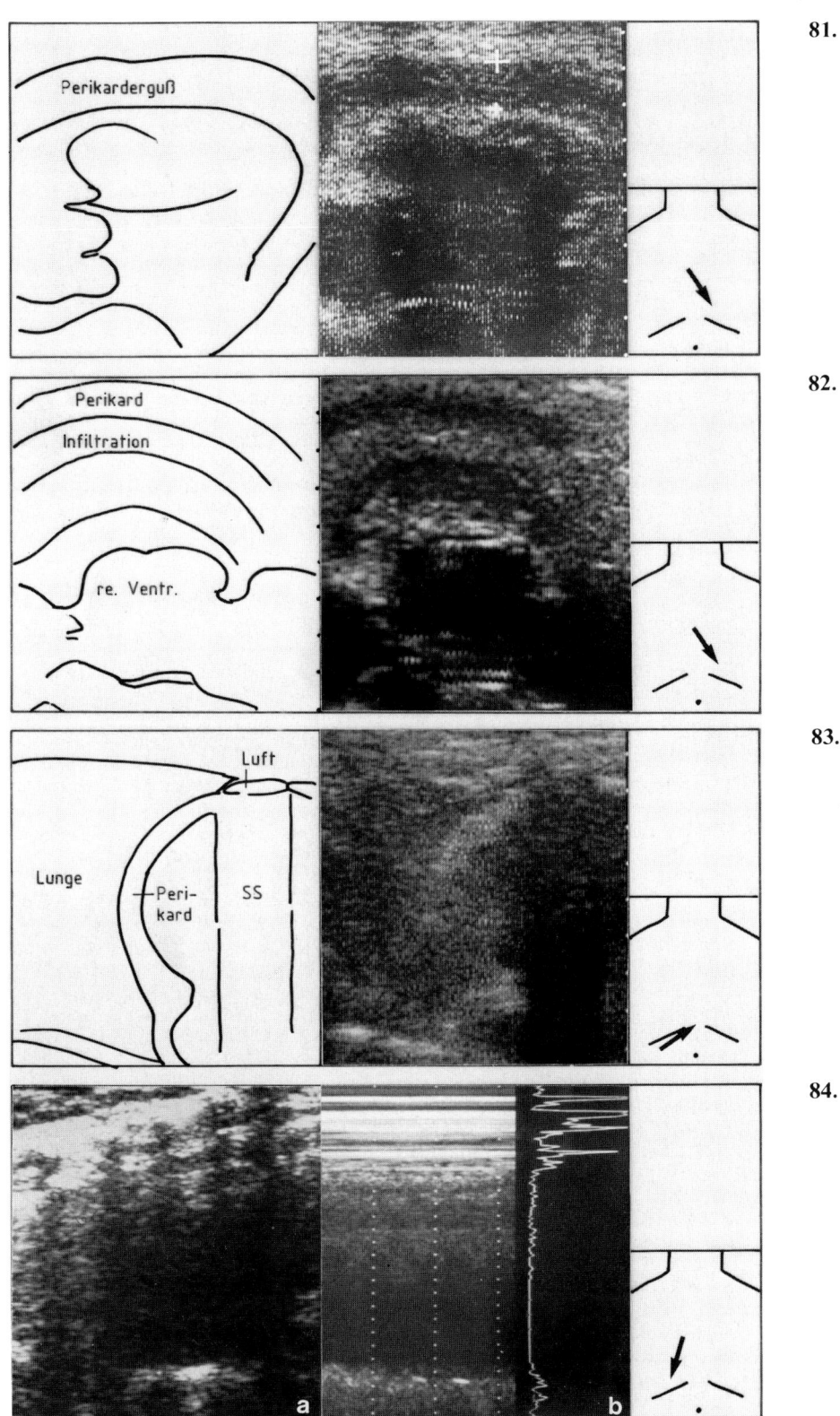

81.

82.

83.

84.

Literatur

1. Abbasi AS (1979) Pericardial effusion: differential diagnosis of a large heart. In: de Vlieger M (ed) Handbook of clinical ultrasound. John Wiley & Sons, New York Chichester, pp 487–494

2. Bergmann H Jr (1978) Cardiologische Ultraschalldiagnostik mit dem realtime B-Bild-Verfahren. In: Kratochwil A, Reinold E (Hrsg) Ultraschalldiagnostik. Thieme, Stuttgart, S 305–307

3. Cohen MV (1978) Real-time sector scan study of the mitral valve prolapse syndrome. Br Heart J 40: 964–971

4. Edler J, Hertz CH (1954) The use of ultrasonic reflectoscope for the continuous recording of the movements of the heart wall. Foerhandlingar 24: 40–58

5. Edler J, Hertz CH (1977) The early work on ultrasound in medicine at the university of lund. J Clin Ultrasound 5: 352–356

6. Feigenbaum H, Weyman AE, Corya B, Rasmussen S, Sam Wann L, Rogers E, Godley R, Dillon JC (1979) Sensitivity and spezifity of M-mode and cross sectional echocardiographic findings in patients with coronary artery disease. In: Lancée CT (ed) Echocardiology. Nijhoff, The Hague Boston London, pp 83–98

7. Gehrke J, Leemann S, Raphael M, Pridie RB (1975) Non-invasive left ventricular volume determination by two-dimensional echocardiography. Br Heart J 37: 911–916

8. Gehrke J (1976) Ultraschalltomographie am Herzen des Erwachsenen mit dem Real-time-B-Scan-Verfahren. Elektromedica 1: 2–5

9. Henry WL, Griffith JM, Michaelis LL, McIntosh CL, Morrow AG, Epstein SE (1975) Measurement of mitral orifice area in patients with mitral valve disease by real-time, two-dimensional echocardiography. Circulation 51: 827–831

10. Henry WL, De Maria A, Gramiak R, King DL, Kisslo JA, Popp RL, Sahn DJ, Schiller NB, Tajik A, Teichholz LE, Weyman AE (1980) Report of the American society of echocardiography committee on nomenclature and standards on two-dimensional echocardiography. Circulation 2: 212–217

11. Horowitz MS, Schultz CS, Stinson EB, Harrison DC, Popp RL (1974) Sensitivity and specificity of echocardiographic diagnosis of pericardial effusion. Circulation 50: 239–247

12. Horowitz MS, Rossen R, Harrison DC (1979) Echocardiography diagnosis of pericardial disease. Am Heart J 97: 420–427

13. Kisslo JA, Robertson D, Gilbert BW, von Ramm O, Behar VS (1977) A comparison of real-time, two dimensional echocardiography and cineangiography in detecting left ventricular asynergy. Circulation 55: 134–141

14. Meltzer RS, Woythaler JN, Buda AJ, Griffin JC, Harrison WD, Martin RP, Harrison DC, Popp RL (1979) Two dimensional echographic quantification of infarct size alteration by pharmacologic agents. Am J Cardiol 44: 257–262

15. Merx W, Schweizer P, Krebs W, Effert S (1979) Verbesserte Punktionstechnik des Perikards und Quantifizierung von Perikardergüssen mittels Ultraschall. Dtsch Med Wochenschr 104: 19–21

16. Prakash R, Moorthy K, Del Vicario M, Aronow WS (1977) Reliability of echocardiography in quantitating pericardial effusion: a prospective study. J Clin Ultrasound 5: 398–402

17. Riba AL, Morganroth J (1976) Unsuspected substantial pericardial effusions detected by echocardiography. JAMA 236: 2 623–2 625

18. Roelandt J, Bom N (1975) Ultraschallquerschnittuntersuchungen am schlagenden Herzen, Möglichkeiten, Aussichten. Triangel 13: 139–150

19. Rowe DW, Pechacek LW, De Castro CM, Garcia E, Hall RJ (1982) Initial diastolic indentation of the mitral valve in aortic insufficiency. J Clin Ultrasound 10: 53–57

20. Rücker HC, Zeh EW, Schmitt WGH (1978) Sonographische Darstellung von Perikardergüssen und deren Qualifizierung, klinische und experimentelle Ergebnisse. In: Kratochwil A, Reinold E (Hrsg) Ultraschalldiagnostik. Thieme, Stuttgart, S 329–331

21. Sahn, DJ, Allen HD, McDonald G, Goldberg SJ (1977) Real-time cross-sectional echocardiographic diagnosis of coarctation of the aorta. A prospective study of echocardiographic angiographic correlations. Circulation 56: 762–769

22. Schwarzbeck A, Wagner L, Kösters W, Brittinger W-D, Weiss H, Siller G, Strauch M (1977) Wertigkeit differentialdiagnostischer Verfahren beim Pericarderguß. Verh Dtsch Ges Inn Med 83: 367–370

23. Serruys, PW, Hagemeijer F, Bom AH, Roelandt J (1978) Echocardiologie de contraste en deux dimensions et en temps reel. II. applications cliniques. Arch Mal Coeur 71: 611–626
24. Stopfkuchen H, Janka F, Weitzel D (1978) EKG-getriggerte Schnittbilduntersuchungen des kindlichen Herzen mit dem schnellen B-Bild. In: Kratochwil A, Reinold E (Hrsg) Ultraschalldiagnostik. Thieme, Stuttgart, S 311–313
25. Wann LS, Weyman AE, Feigenbaum H, Dillon JC, Johnston KW, Eggleton RC (1978) Determination of mitral valve area by cross-sectional echocardiography. Ann Intern Med 88: 337–341
26. Weiss H, Weiss A (1979) Akute Pericarditis. Dtsch Aerztebl 32: 2 041
27. Weiss H, Weiss A (1979) Die ultraschallgezielte Feinnadel-Biopsie in der Diagnostik von Pericardzysten. Fortschr Roentgenstr 130: 612–614
28. Weitzel D, Stopfkuchen H (1975) Ultraschall-Schnittbilduntersuchungen des kindlichen Herzen mit dem schnellen B-Bild. Dtsch Med Wochenschr 100: 182–185
29. Weyman AE, Feigenbaum H, Dillon JC, Johnston KW, Eggleton RC (1976) Noninvasive visualization of the left main coronary artery by cross-sectional echography. Circulation 54: 169–174
30. Weyman AE, Hurwitz RA, Girod DA, Dillon JC, Feigenbaum H, Green D (1977) Cross-sectional echocardiography visualization of the stenotic pulmonary valve. Circulation 56: 769–774
31. Weyman AE (1979) Clinical applications of cross-sectional echocardiography. In: de Vlieger M (ed) Handbook of clinical ultrasound. John Wiley & Sons, New York Chichester, pp 549–567

Leber

Indikationen: Größenbestimmung der Leber bei Lebererkrankungen oder Begleiterkrankungen der Leber. Anomalien und Formvarianten der Leber. Erfassung und differentialdiagnostische Beurteilung diffuser Hepatopathien (pathologische Leberwerte, vergrößerte Leber).
Erkennung, Größenbestimmung und differentialdiagnostische Klärung umschriebener Leberveränderungen (benigne und maligne Tumoren, Zysten, Hämatome, Abszesse).
Beurteilung intrahepatischer Gefäße und Gallenwege.
Klärung und Zuordnung unklarer Raumforderungen und Schmerzzustände im rechten und mittleren Oberbauch.
Tumorsuche, Metastasensuche bei bekannten Primärtumoren, Verlaufskontrollen unter Therapie.
Ultraschallgezielte Menghini-Punktion und Feinnadelbiopsie.
Untersuchungen vor diagnostischen und therapeutischen Eingriffen am Oberbauch.

Aussagekraft: Normale Leber: in 100% der Fälle darstellbar und ausmeßbar.
Diffuse Hepatopathien: im Fall der Fettleber hohe Übereinstimmung zwischen sonographischer und morphologischer Beurteilung (über 90%), bei eindeutigen Fällen von Leberzirrhose ebenfalls hohe sonographische Treffsicherheit, geringere Treffsicherheit bei sonographisch nicht eindeutigen Beurteilungskriterien (kleinknotige, atrophische Leberzirrhose).
  Umschriebene Leberveränderungen: ab 1–1,5 cm Größe abgrenzbar. Wenn sich das Reflexmuster von dem der umgebenden Leber unterscheidet, gelingt die Abgrenzung in 90–100% der Fälle.

Grenzen: Normale Leber: nur bei postoperativen Zuständen und im Fall eines Chilaiditi-Syndroms nicht vollständig darstellbar. Schwer darstellbar bei Zwerchfellhochstand oder bei Zwerchfellparese rechts. Subphrenische Anteile nur im subkostalen Schrägschnitt oder interkostalen Längsschnitt darstellbar.
  Diffuse Hepatopathien: unsichere Diagnostik bei allen Hepatitisformen. Übergangsformen von Fettleber zu Fibrose oder Zirrhose ohne eindeutige sonographische Kriterien.
  Umschriebene Leberveränderungen: auch große Tumoren können übersehen werden, wenn ihr Reflexmuster gleichmäßig und von dem der Leber nicht zu unterscheiden ist. Die Differentialdiagnose zwischen Zirrhose und Metastasenleber kann schwierig sein. Eine Artdiagnose des Tumorbefalls ist nicht möglich.

Normalmaße: Bei großer Formvariabilität gelten 11 ± 1 cm in der Medioklavikularlinie als Normalmaß entlang der Ventralkontur von der Leberspitze bis zum Beginn der Luftüberlagerung durch den Sinus phrenicocostalis. Bei Darstellung mit Sektorscannern gelten 13 cm von der Zwerchfellkuppel bis zur Leberspitze als Normgrenze. Der Winkel der Leberspitze sollte im linken Leberlappen 45°, rechtslateral 75° nicht überschreiten. Maximale Dicke des linken Leberlappens 5 cm. Konturen glatt, Spitze scharf, Binnenreflexmuster locker und homogen, reflexarm und zart. Gute Darstellbarkeit der harmonisch verlaufenden intrahepatischen Gefäße (Pfortaderäste und Lebervenen).

Vorbereitung: Nüchtern, entbläht.

Lage: Rückenlage, Linksseitenlage oder im Stehen.

Untersuchungsablauf: Längsschnitte von der Aorta beginnend, parallel verschoben bis zur rechten Niere. Querschnitte, subkostale Schrägschnitte zur Erfassung des rechten

Leberlappens, insbesondere der subdiaphragmalen Anteile sowie interkostale Schräg-schnitte zur Beurteilung der rechtslateralen und kranialen Leberanteile und der Leber-beweglichkeit.

Wichtige Hinweise und Tips: Untersuchung in tiefer Inspiration und während vertiefter Atmung zur Beurteilung der Zwerchfellbeweglichkeit und zur zuverlässigen Darstel-lung retrokostaler Anteile. Untersuchung im Stehen.

Einfingerpalpation zur Überprüfung der Leberkonsistenz.

Konstante Geräteeinstellung zur Vergleichsbeurteilung des dorsalen Schallverlustes im Fall der diffusen Hepatopathien.

85. **Normaler linker Leberlappen im Längsschnitt:** Ventral der Aorta, der A. mesenterica superior und des Truncus coeliacus, ventral auch des im Reflexmuster nahezu identischen zarten Pankreas, liegt die normal große Leber (8 cm lang, 4,5 cm dick) mit glatter bis leicht gewölbter Ventralkontur, scharfer Spitze und gestreckter Dorsalkontur. Das Binnenreflexmuster ist locker und homogen, zart, die Uferbefestigungen sind in diesem Bereich nicht hervorgehoben. Die Leber überschreitet eine Längsausdehnung von 10 cm in dieser Schnittebene nur bei leptosomen Personen, bei alten weiblichen Personen kann sie bis zu 12 cm lang sein, sie ist jedoch dann sehr flach. Der Winkel der Leberspitze im Liegen sollte 45° nicht überschreiten. Die subphrenischen Anteile sind nur bei nahezu vertikal verlaufendem Zwerchfell darstellbar, was im Bereich des linken Leberlappens, kaudal des Herzens in der Regel der Fall ist. Das Reflexmuster ist gewöhnlich etwas echoärmer als das des darunterliegenden Pankreas.

86. **Normaler linker Leberlappen im Querschnitt:** Die Ventralkontur ist gestreckt, die Dorsalkontur leicht gewölbt. Das gleichmäßige, zarte Binnenreflexmuster, die zierlichen Uferbefestigungen, die zarten Portalgefäße charakterisieren den normalen linken Leberlappen. Darunter das Pankreas mit den großen Oberbauchgefäßen.

Auch in dieser Schnittebene sollte der Randwinkel 45° nicht überschreiten. Die Dicke des linken Leberlappens, in Höhe der Tangente an die linke Wirbelsäulenkontur, sollte nicht über 5 cm betragen. Die Pforte als anatomischer Einschnitt in die dorsale Leberkontur ist in diesem Bild gut dargestellt. Anteile der intrahepatisch verlaufenden Pfortaderäste sind weit bis in die Peripherie verfolgbar, sie sind von max. 1 cm dicken Uferbefestigungen begleitet.

87. **Lobus caudatus:** Dieser oft wie von der restlichen Leber abgesetzte Leberlappen kann im Einzelfall zu Fehldeutungen Anlaß geben. Er ist häufig reflexärmer als die restliche Leber, kann aber auch völlig identisch im Reflexmuster sein. Wenn man sich seine Lage und Form vergegenwärtigt, wird man ihn nicht mit Tumoren, Lymphknoten oder gar Pankreasanteilen verwechseln können. Schwierig wird seine Beurteilung, wenn die tiefe Kerbe, die ihn von der restlichen Leber teilt, sehr reflexkräftig ist und er dadurch in den Schallschatten dieser Fissur gerät.

88. **Sogenannter Riedel-Lappen:** Durch eine Kerbe vom restlichen Lebergewebe abgesetzt, stellt sich hier rechts lateral, ventral der V. cava eine kaudale Anschwellung des unteren Leberdrittels dar. Die differentialdiagnostische Unterscheidung zu echten Lebertumoren gelingt durch den Vergleich des Reflexmusters, das mit dem der Leber identisch ist. Außerdem können zarte Gefäße aus der Leber ohne Ablenkung oder Verdrängung in den kaudalen Leberanteil verfolgt werden. Eine echte Hepar lobatum weist eine vollständige Septierung der Leber auf mit durchgezogenen Lappengrenzen, die im Normalfall nur beim Lobus caudatus gesehen werden.

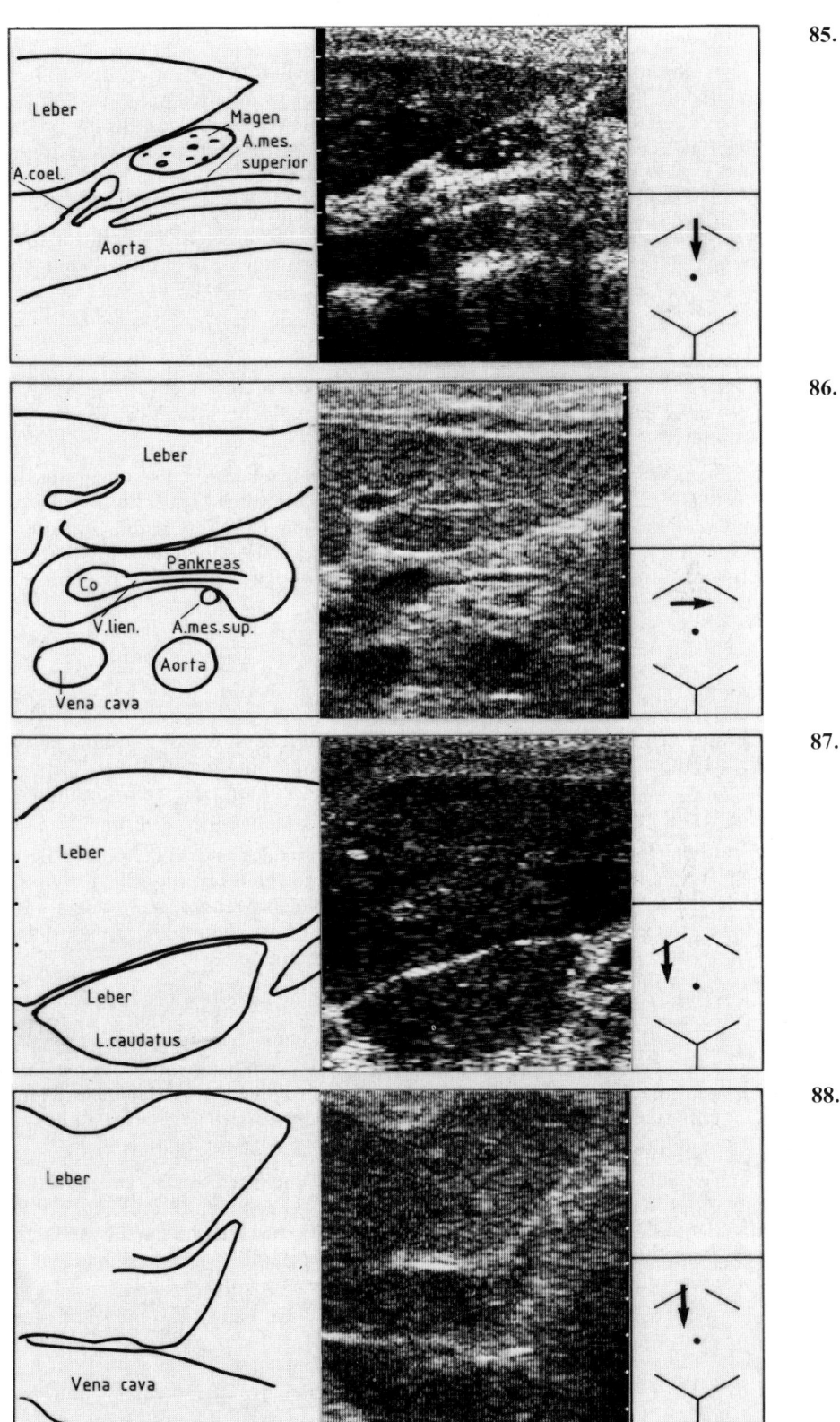

85.

86.

87.

88.

Normalbefunde

89a. **Längsschnitt durch die Leber in Höhe der Aorta:** Die Leberkontur ist glatt, die Spitze scharf, die Dorsalkontur ebenfalls glatt bis leicht konvexbogig, das Pankreas zierlich, die großen Bauchgefäße gestreckt und glatt begrenzt. Das Binnenreflexmuster der gleichmäßig strukturierten Leber ist arm, die zarten Reflexe liegen fein verteilt im Leberparenchym.

89b. **Leichte Wölbung der Kontur im Bereich der rechten Leber etwa in Höhe der Pforte:** Etwas medial der V. cava erkennt man eine leicht gewölbte ventrale Leberkontur mit ausschwingender Spitze. Auch dieses Reflexmuster ist arm und gleichmäßig verteilt.

90a. **Längsschnitt durch den rechten Leberlappen lateral der V. cava:** Die Ventralkontur der Leber ist hier durch die adipösen Bauchdecken leicht imprimiert, die Spitze scharf, das Binnenreflexmuster zart und locker.

90b. **Längsschnitt durch den rechten Leberlappen mit leichter Auftreibung und Impressio renalis:** Die Leberform ist insbesondere in den lateralen Abschnitten großen Variationen unterworfen. Auch diese Leber einer leptosomen Patientin mit leichter Auftreibung des unteren Leberrandes ist als unauffällig anzusehen. Die scheinbare Auftreibung entsteht durch die Impression der schlanken Leber von dorsal durch die rechte Niere.

91a. **Rechter Leberrand bei Adipositas:** Die Bauchdecke ist durch Fetteinlagerung reflexvermehrt, die Nierenkapsel kräftig. In die hepatorenale Nische springt ebenfalls fettreiches Gewebe ein. Die Leber zeigt eine leichte Wölbung der Ventralkontur und eine abgerundete Spitze. Das Binnenreflexmuster jedoch ist noch normal.

91b. **Querschnitt in Höhe des rechten unteren Leberrandes ventral der Niere:** Bei diesem jungen Patienten erkennt man eine normale Niere mit den typischen Nierengefäßen im Nierenhilus (ventral die Vene, dorsal die Arterie). Der zart ausgezogene rechte Leberlappen bedeckt die rechte Niere. Er ist zart, konvexbogig, die Spitze scharf, die Dorsalkontur durch die Niere konvexbogig imprimiert.

92a. **Längsschnitt durch den rechten Leberlappen in Höhe der Gallenblase:** Auch durch die Gallenblase wird die dorsale Leberkontur imprimiert. Diese im Reflexmuster völlig unauffällige, flache Leber weist eine gestreckte Ventralkontur auf.

92b. **Längsschnitt durch die Leber eines adipösen Patienten mit V. cava und Pfortader:** In Höhe der V. cava ist eine 6 cm tiefe Leber zu erkennen, deren Binnenreflexmuster jedoch ebenfalls normal ist, die Ventralkontur wird in Höhe der Leberspitze durch eine fettreiche Bauchdecke überlagert. Die Leberspitze ist adhäsiv mit der Bauchdecke (postentzündlich) verbunden, die Leberspitze abgerundet.

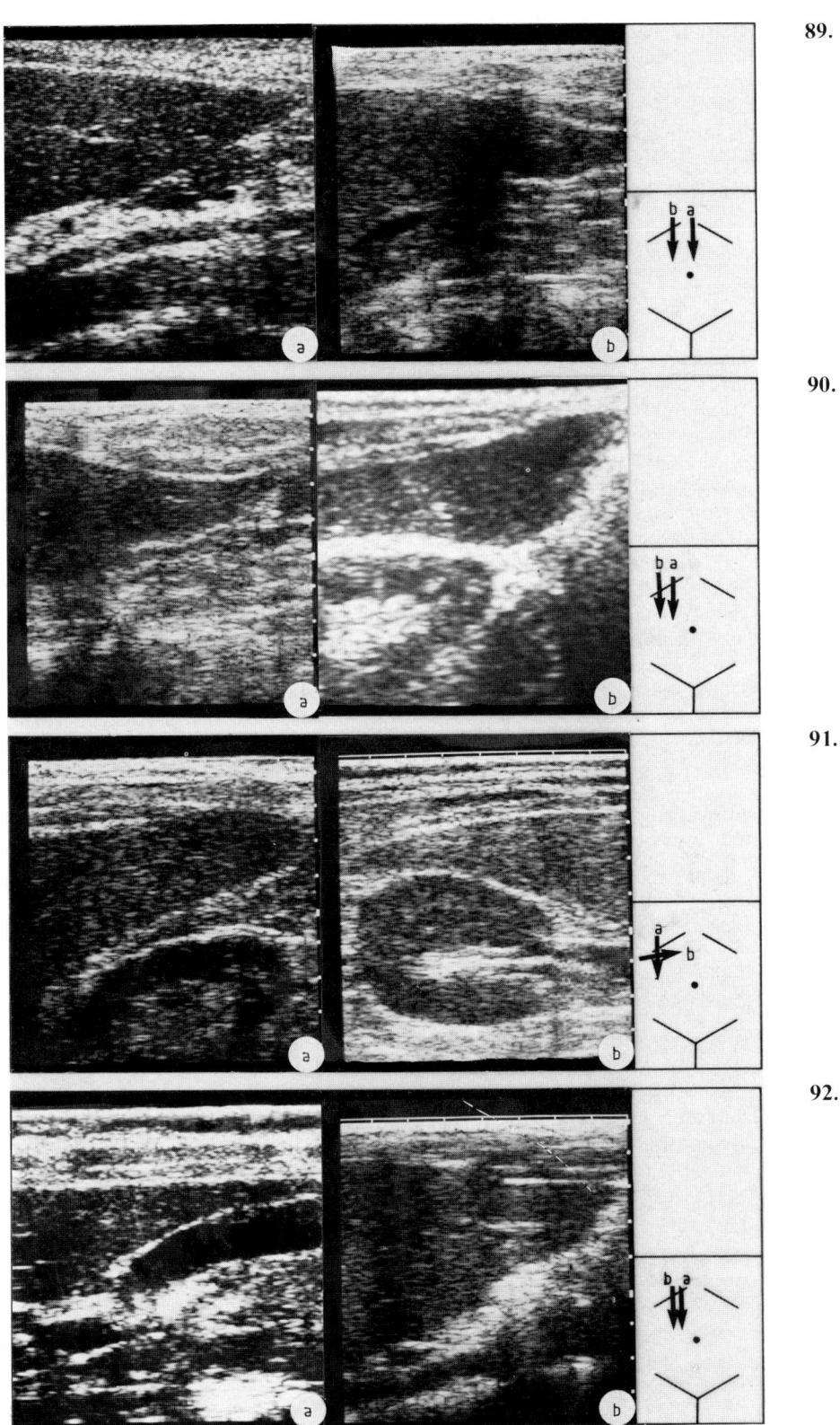

89.

90.

91.

92.

93. **Akute Hepatitis:** Schrägschnitt durch den Oberbauch. Kräftige, 1 cm dicke Portalvenenäste, gut demarkierte Uferbefestigungen. Typisch für die Hepatitis ist eine Reflexarmut der vergrößerten Leber, sowie strotzend gefüllte Portalvenen mit bis zu 2 cm breiten Uferbefestigungen, die jedoch anders als bei der Leberzirrhose feinausgezogen bis in die Peripherie die Portalvenen begleiten. Die Schallschwächung ist gering ausgebildet. Oft sind gleichzeitig ein Milztumor und eine Anschwellung auch der übrigen parenchymatösen Organe (Pankreas) nachweisbar. Die sonographische Diagnose der akuten Hepatitis bleibt jedoch schwierig.

94. **Chronisch-persistierende Hepatitis:** Die Portalvenen sind hier immer noch sehr kräftig, die Uferbefestigung nicht mehr so stark demarkiert, auch werden die Gefäße etwas plumper im Verlauf. Das Binnenreflexmuster der Leber ist vermehrt, ähnlich wie es bei einer mäßiggradigen Leberverfettung vorliegt. Die Einzelreflexe sind jedoch nur gering vergröbert. Das Organ ist wieder normal groß bis leicht vergrößert. Die Sonographie ist nicht die Methode der Wahl zu einer differentialdiagnostischen Klärung der einzelnen Verlaufsstadien. Im Fall der chronisch-aggressiven Hepatitis mit zunehmender Umwandlung in eine Zirrhose nimmt die dorsale Schallschwächung zu, das Binnenreflexmuster kann scheckig und ungeordnet werden. Die Differenzierung zwischen Verschluß und parenchymatösem Ikterus gelingt in über 80% der Fälle; wenn das Bilirubin über 4 mg% gestiegen ist, sogar in 100% der Fälle.

95. **Entzündung der Leber bei Leptospirose mit Hepatosplenomegalie**

95a. Die Leber ist vergrößert, verplumpt, reflexarm. Gleichzeitig besteht

95b. ein Milztumor, so daß sonographisch die Diagnose einer akuten Leberentzündung gestellt wird. Eine Artdiagnose der Entzündung ist sonographisch natürlich nicht möglich. Das gleiche Bild wird auch von einer akuten Hepatitis oder einer protrahiert verlaufenden Hepatitis verursacht.

96. **Leber bei Kala-Azar:** Unspezifische Reflexveränderungen der Leber bei leichter Vergrößerung und Verplumpung der Leber. Auch hier ist, wie zu erwarten, eine differentialdiagnostische Unterscheidung von einer Fettleber oder einer chronisch-persistierenden Hepatitis nicht möglich.

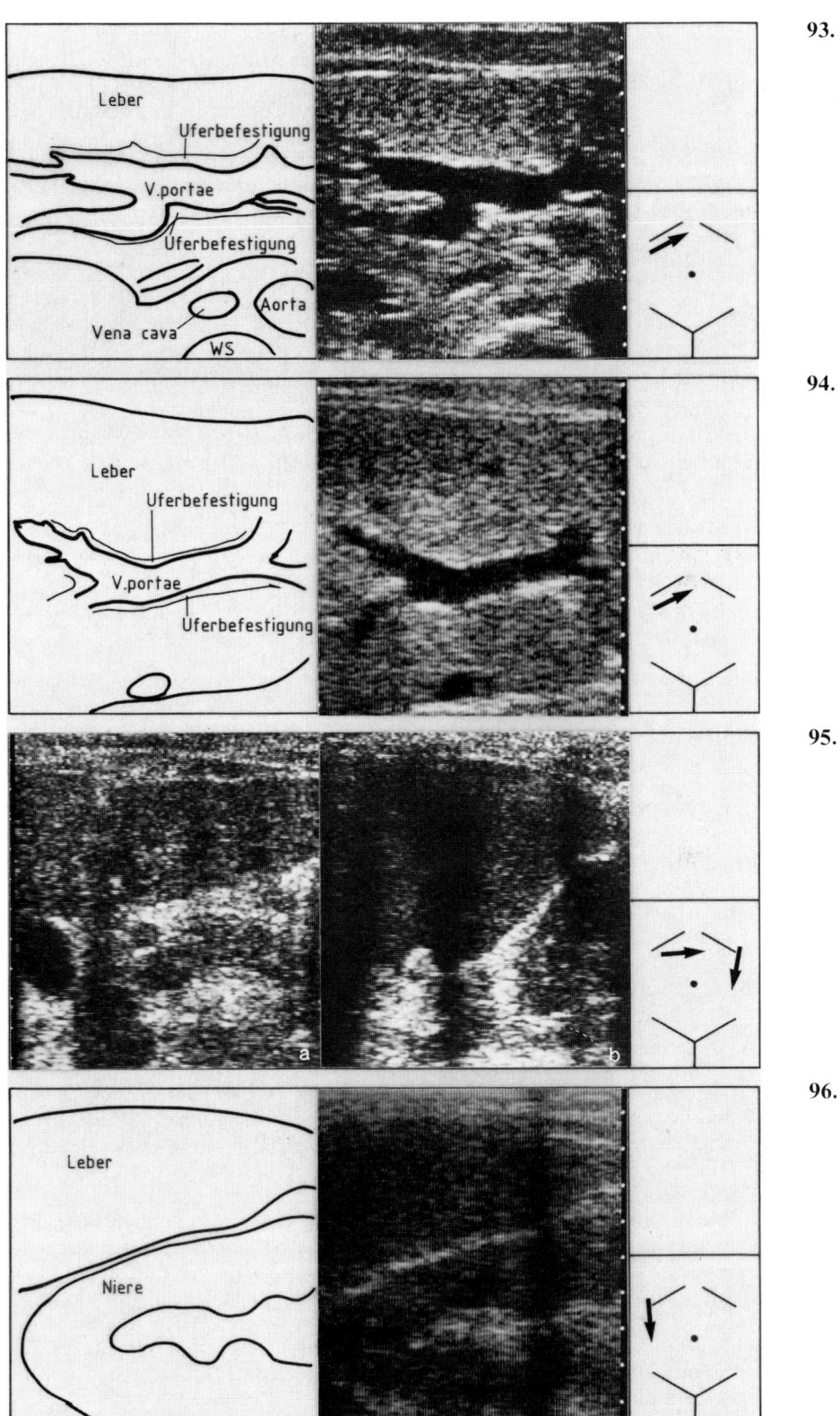

93.

94.

95.

96.

97. **Fettleber bei Adipositas:** Ventral der Leber erkennt man eine reflexarme Formation, die sich bei tiefer Inspiration gegen die Leber verschiebt und der Bauchdecke angehört. Die Leber hat eine glatte Kontur, die Spitze ist abgerundet, das Binnenreflexmuster vergröbert, verdichtet. Die Dorsalkontur ist ebenfalls gewölbt, die Magenkokarde noch im Normbereich.

Die Fettleber ist durch die Charakteristika Größenzunahme, Verrundung der Spitze, Vergröberung und Verdichtung des Binnenreflexmusters, dorsale Schallschwächung, mit großer Sicherheit zu erkennen (Treffsicherheit 97%).

98. **Fettleber mit kräftiger Magenkokarde:** Hier imponiert vor allem die Wölbung der Ventralkontur der Leber und die Verdichtung des Binnenreflexmusters. Die Leberspitze weist dabei einen Winkel von 50° auf. Im Normalfall werden Winkel von 45° linkslateral und von 75° im Bereich des rechtslateralen Leberrandes nicht überschritten.

99. **Fettleber über der Aorta:** Das Organ weicht nach ventral den Gefäßen aus. Die Ventralkontur ist geschwungen, die Spitze leicht verrundet, das Binnenreflexmuster mäßig vergröbert, verdichtet. Die Schallschwächung gering. Die ventrale Wölbung paßt sich bei der Fettleber vorgegebenen Körperformen an, so z. B. der Prominenz des Bauches bei Adipositas. Gelegentlich erkennt man auch Impressionen der Leber im Bereich der Rippen. Bei einer leichten Granulierung der Oberfläche ist der Übergang einer Fettleber in eine Fettleberfibrose oder Zirrhose sonographisch schwer bis nicht zu erkennen.

100. **Leberzirrhose und gleichzeitiger Verschluß des Ductus choledochus:** Die Leber ist gewölbt, verplumpt. Das Reflexmuster vergröbert, die dorsale Schallschwächung deutlich. Über der schräg angeschnittenen V. portae erkennt man den knapp 1 cm weiten Ductus choledochus, der geschwungen in Richtung Papille verläuft, bis er hinter der Duodenalluft verschwindet.

Wie dieser Fall zeigt, darf man sich im Fall eines bestehenden Ikterus nicht mit der Diagnose entweder eines Verschlusses oder einer Zirrhose zufriedengeben. Es sollte auf jeden Fall sowohl die gesamte Leber als auch das Gallengangssystem dargestellt werden. Die intrahepatischen Gallenwege sind im Fall des Verschlusses bei Zirrhose meist geringer oder später dilatiert als bei normalen Lebern. Auch die dilatierte Gallenblase kann einerseits als Ektasie bei Leberzirrhose, andererseits als Hydrops beim Verschlußikterus vorliegen. Eine ultraschallgezielte Einfingerpalpation erleichtert die differentialdiagnostische Unterscheidung.

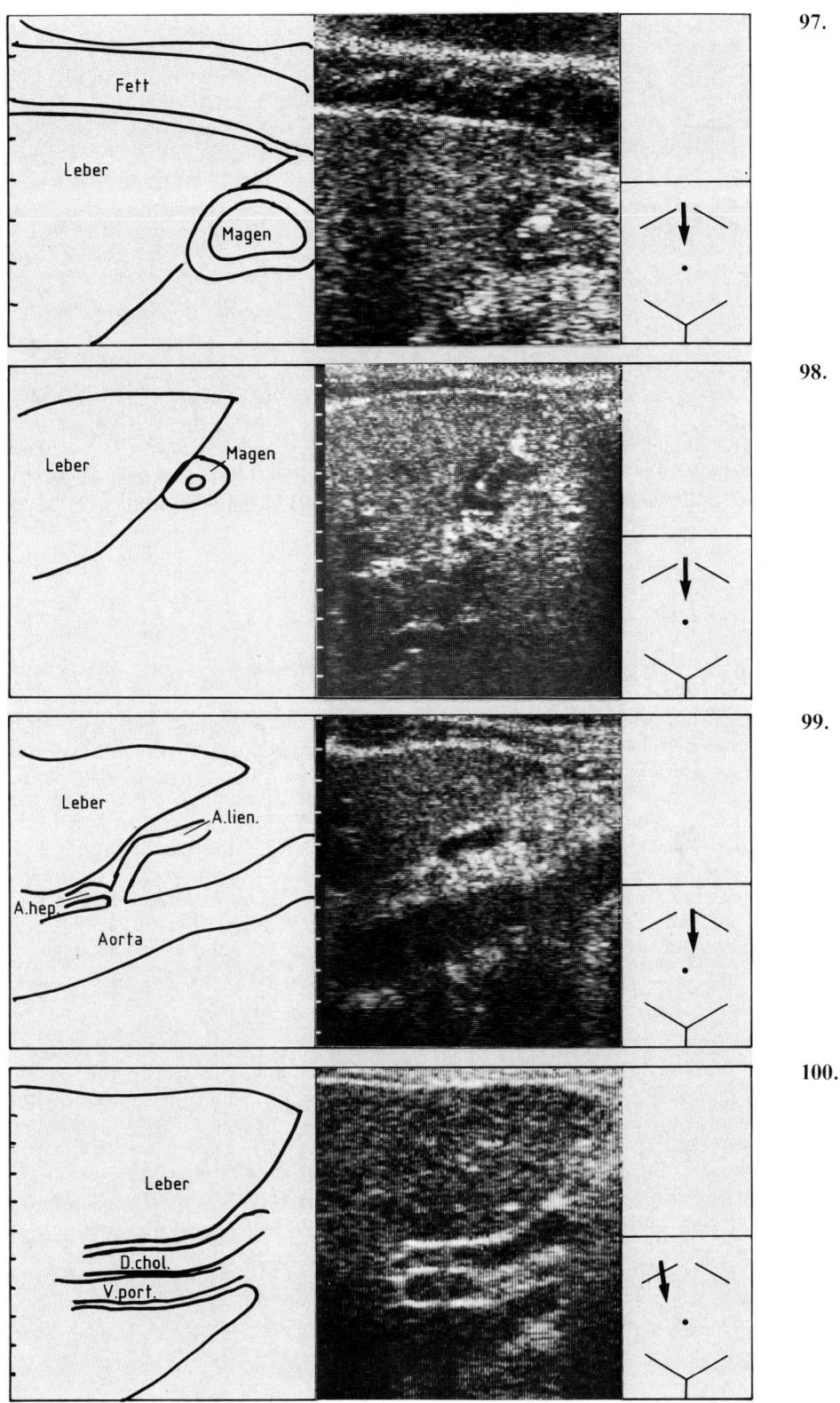

97.

98.

99.

100.

101. **Ausgeprägte Fettleber:** Die Leber ist vergrößert, die Ventralkontur gewölbt, die Spitze abgerundet, verplumpt, die Dorsalkontur ebenfalls konvex. Die Leber ist gut abgrenzbar gegen Fettlamellen, die bei Atembewegungen mit Sicherheit der Bauchdecke zuzuordnen sind. Gegen kaudal und dorsal fällt die Abgrenzung etwas schwerer. Das Binnenreflexmuster ist vergröbert, verdichtet, die groben Einzelreflexe scheinen zu zerfließen. Es handelte sich um die Leber einer adipösen Diabetikerin.

102. **Ausgeprägte Fettleber:** Ventral dieser ebenfalls nach kaudal und dorsal schwer abgrenzbaren plumpen Leber ist eine reflexarme Lamelle innerhalb der Bauchdecke erkennbar. Wiederum ist das Binnenreflexmuster der Leber vergröbert und verdichtet. Die dorsalen Anteile der Leber sind dunkler abgebildet als die ventralen (dorsaler Schallverlust). Bei der höhergradigen Leberzellverfettung ist die Leber schwierig gegen die reflexkräftige Umgebung abzugrenzen (sonographisch große, weiße Leber).

103. **Diffuser Leberbefall bei Morbus Hodgkin Stadium IV:** Im Vergleich zu den vorangegangenen Leberabbildungen, ist auch hier eine Vergröberung und Verdichtung der Einzelreflexe zu erkennen, wobei aber auch einzelne reflexarme Areale die Infiltration der Leber kennzeichnen. Die Leberoberfläche ist gewölbt, die Uferbefestigungen sind nicht verbreitert, die Portalgefäße eher zierlich. Ein Schallverlust liegt nicht vor. Durch die Infiltrate kommt es eher zu einer Verbesserung der Schalleitung innerhalb der Leber, weshalb auch dorsale Gefäße gut demarkiert sind und die Portalfelder scharf abgegrenzt sind, z.T. sogar betont erscheinen. Das ganze Organ ist mächtig vergrößert. Die Meinung anderer Autoren, daß der Leberbefall bei Morbus Hodgkin zu einer ausgeprägten Reflexverminderung der Leber führe, können wir nicht teilen.

104. **Nodulärer Leberbefall bei Non-Hodgkin-Lymphom hoher Malignität:** Auch hier ist das Organ vergrößert, neben einer gleichförmigen Vergröberung und Verdichtung der Einzelreflexe erkennt man aber, über die Leber verstreut, einige umschriebene kugelige, im Vergleich zum umgebenden Gewebe etwas reflexärmere Areale, umschriebenen Infiltraten entsprechend. Sind einzelne Infiltrate nicht abgrenzbar, resultiert das Bild einer großen reflexkräftigen plumpen Leber, die von anderen Hepatopathien schwer unterschieden werden kann. Eine sorgfältige Verlaufsbeobachtung während der Therapie (Größenabnahme, Reflexverminderung) weist auf die Mitbeteiligung dieses Organs hin (Non-Hodgkin-Lymphom Stadium IV). Weitere Komplikationen der Erkrankung wie Splenomgalie, Lymphknotenvergrößerung, Pleuraergüsse und Aszites, können gleichzeitig erfaßt werden.

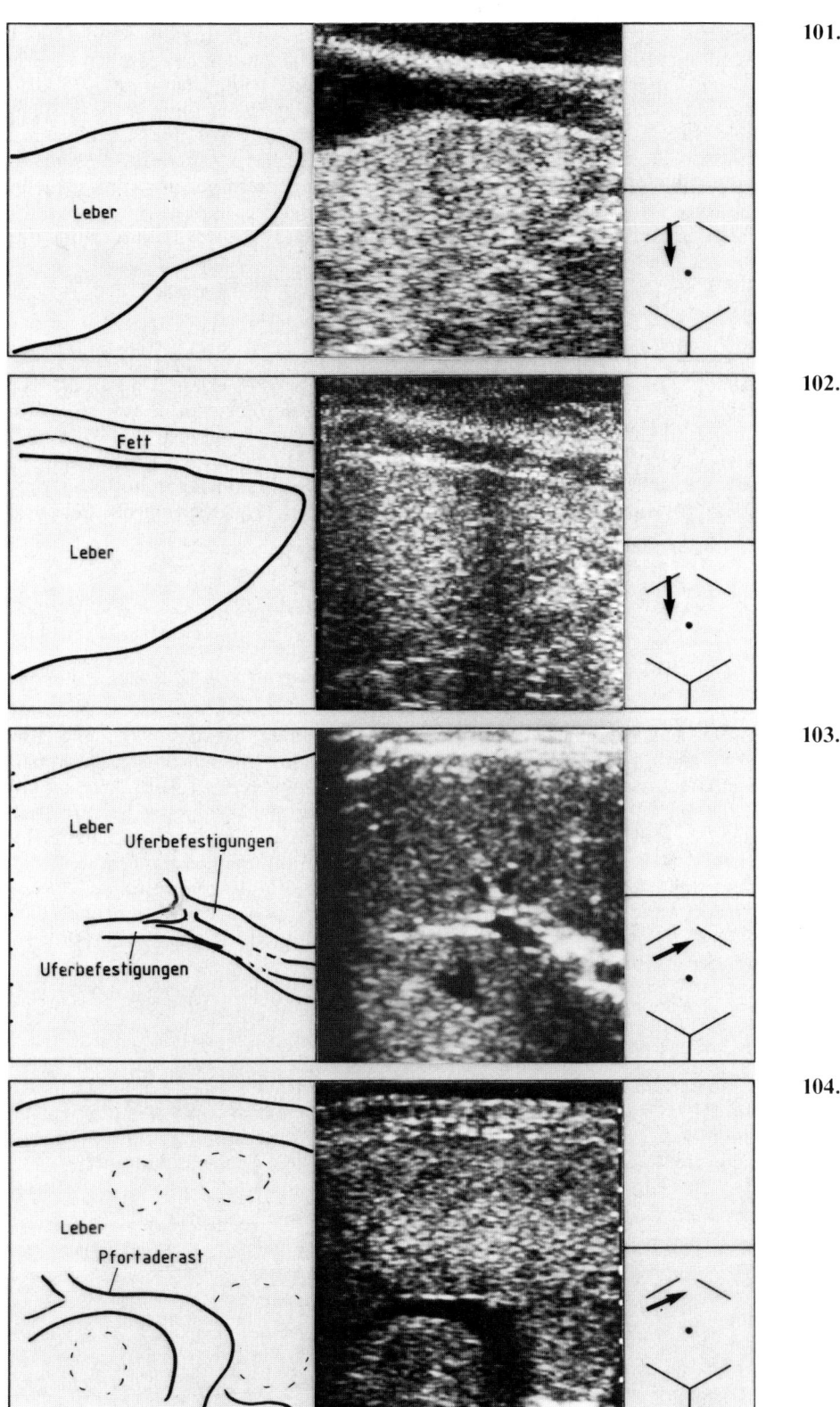

105. **Lebervenen:** In diesem etwas nach kranial gewendeten subkostalen Schrägschnitt erkennt man die langgestreckten, feingliedrig verzweigten Lebervenen innerhalb der normalen Leber. In der Mitte ist ein Portalvenenast angeschnitten. Die Differenzierung der Lebervenen von den Portalvenen gelingt durch Verfolgung der in Richtung auf die V. cava anschwellenden Lebervenen, die sich kurz vor dem Diaphragma mit der V. cava inferior vereinigen. Die Portalvenen hingegen nehmen in Richtung auf die Pforte an Kaliber zu, sind dort als Äste der V. portae erkennbar und über diese hinaus in das Einflußgebiet der V. portae verfolgbar. Ein weiteres Kriterium der Portalvenen ist die Existenz der sog. Uferbefestigungen, eines reflexkräftigen Randsaums um das reflexlose Gefäß.

106. **Akute Stauungsleber:** Im subkostalen Schrägschnitt erkennt man eine äußerst reflexarme Leber. Die Gefäße sind intrahepatisch dilatiert, während der Real-time-Untersuchung erkennt man eine atemunabhängige Erweiterung der V. cava und der Lebervenen. Die Schallabsorption der Leber ist gering, das Organ ist deutlich vergrößert. Ist die Stauung geringer ausgeprägt, wirkt das Reflexmuster unauffällig, die Stauung ist dann nur an den erweiterten Gefäßen und der Vergrößerung der Leber zu erkennen.

107a,b. **Chronische Lebervenenstauung bei Cor pulmonale:** In diesen beiden Fällen liegt eine anhaltende Lebervenenstauung vor. Man erkennt eine chronische Erweiterung der Lebervenen, die jetzt geschwungen bis klobig verlaufen. In Abb. 107a, ist an der Durchtrittstelle der Lebervenen durch die Leberkapsel eine kleine Schnürfurche zu erkennen. Sowohl Lebervenen als auch V. cava sind atemunabhängig dilatiert. Ein zusätzlicher Valsalva-Versuch ergibt keine weitere Volumenzunahme. Die Erkennung einer derartigen Lebervenenveränderung erfordert eine sonographische Untersuchung der Pleuraräume sowie des Herzens, um weitere Zeichen des chronischen Cor pulmonale (Pleuraergüsse, Herzdilatation, Perikarderguß) zu erfassen. Therapieerfolge können sonographisch kontrolliert werden.

108. **Chronische Lebervenenstauung mit Cirrhose cardiaque:** Die Leber hat im Rahmen einer chronischen Leberstauung das Aussehen einer Zirrhose angenommen (Cirrhose cardiaque). Die Konturen sind gewölbt, die Uferbefestigungen gut erkennbar, das Binnenreflexmuster vergröbert, die V. portae ist mit 1 cm normal weit.

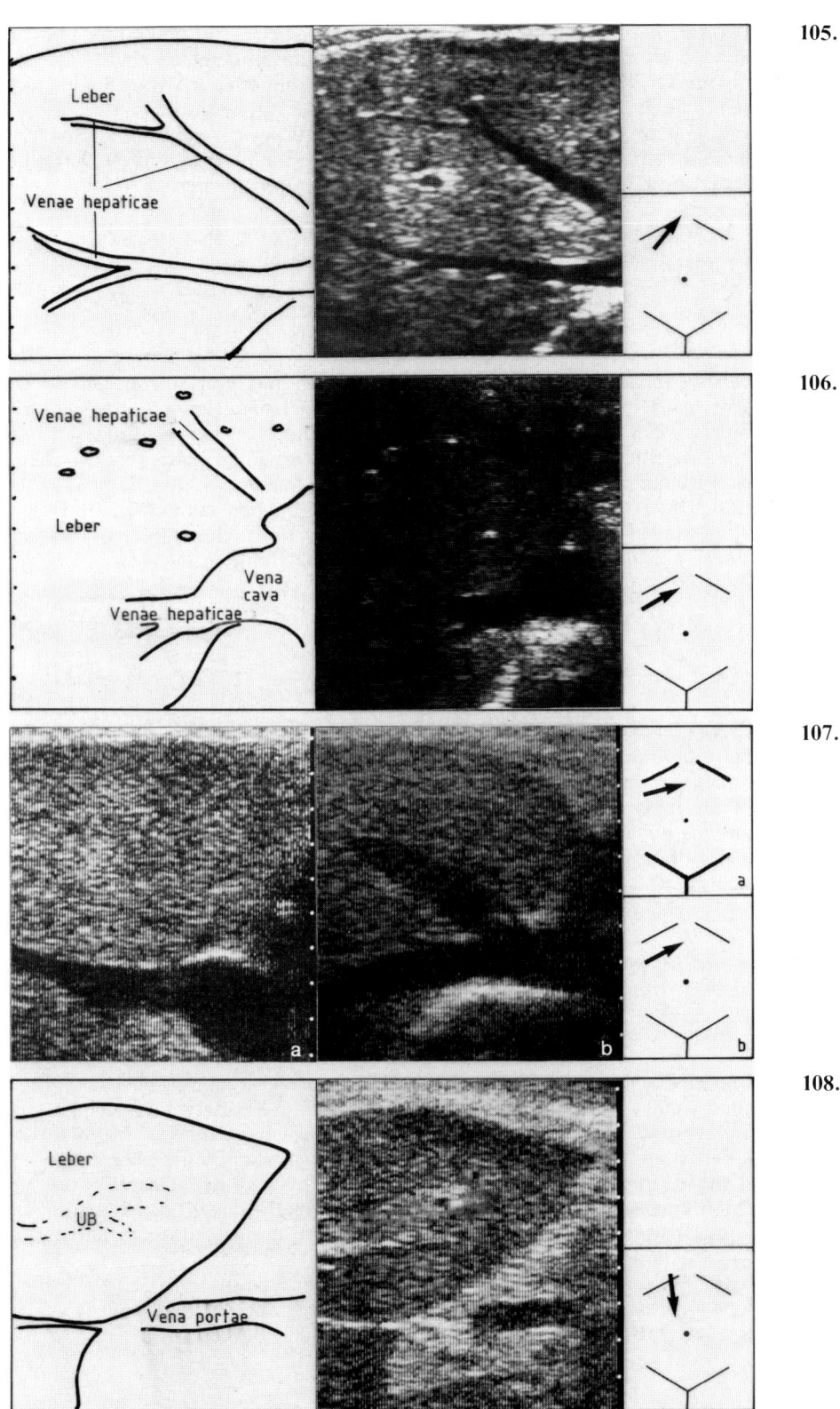

105.

106.

107.

108.

109. **Leberzirrhose:** Verplumpter linker Leberlappen mit protuberanter höckriger Ventralkontur, plumper Spitze und gekerbter Dorsalkontur. Unregelmäßiges scheckiges Reflexmuster. In diesem Fall wird die Diagnose mit einiger Wahrscheinlichkeit zu stellen sein. Die direkten Zeichen der Leberzirrhose sind: vergrößerte, normal große oder gar verkleinerte Leber, gewölbte, protuberante Kontur, verplumpte Spitze, grobes und dichtes Reflexmuster, dorsaler Schallverlust (Schallschwächung), verbreiterte Uferbefestigungen (reflexkräftige Begleitbanden der Portalvenen).

110. **Leberzirrhose mit erweiterten Portalvenenästen und grenzwertig weiten Uferbefestigungen:** Die Hinzuziehung der Breite der sog. Uferbefestigungen hat sich in der Beurteilung der diffusen Hepatopathien bewährt. Die Messung der Breite erfolgt im Lot auf die Tangente an die Begrenzung der Uferbefestigungen. Breiten zwischen 1,4 und 1,7 cm gelten als normal, während bei Zirrhosen Werte zwischen 2,4 und 3,7 cm zu finden sind. Die Schallschwächung ist auch in diesem Fall erkennbar, sie ist stärker ausgeprägt als bei der Fettleber. Unter Beachtung sämtlicher direkten Zeichen der Leberzirrhose gelingt ihre Erkennung in 80–90% der Fälle.

111. **Leberzirrhose vom postnekrotischen Typ:** Die Leber ist insgesamt nur wenig vergrößert, die Konturen gewölbt, wellig. Die Spitze verplumpt, die Dorsalkontur umschrieben tief eingezogen. Auch der Lobus quadratus ist deutlich deformiert. Das Reflexmuster ist grob, scheckig, die dorsale Schallschwächung wiederum apparativ ausgeglichen, um das Leberreflexmuster beurteilen zu können. Eine zusätzliche diagnostische Hilfe bietet die Einfingerpalpation: die derbe Leber ist nicht mehr impressibel, sie bewegt sich en bloc.

112. **Uferbefestigungen bei Leberzirrhose:** Hier ist die grenzwertige Dicke der Uferbefestigung von 2 cm erreicht. Diese sind verplumpt, die Portalvenen enden scheinbar plump und abrupt. Der Ductus hepaticus ist in diesem peripheren Portalbereich ebenfalls kurzstreckig dargestellt. Neben den eindeutigen sonographischen Kriterien der Leberzirrhose, wie Verplumpung des Organs, Unregelmäßigkeit der Kontur, Vergröberung des Binnenreflexmusters und dorsaler Schallverlust, stellt das Phänomen der Uferbefestigungsverbreiterung ein weiteres sonographisches, differentialdiagnostisch wertvolles Beurteilungskriterium dar.

Im Fall sonographisch untypischer Kriterien fällt die Beurteilung der Zirrhose schwer. Eine sonographische Stadieneinteilung der Zirrhose, wie sie von anderen Autoren getroffen wird (WEILL), hat sich uns nicht bewährt.

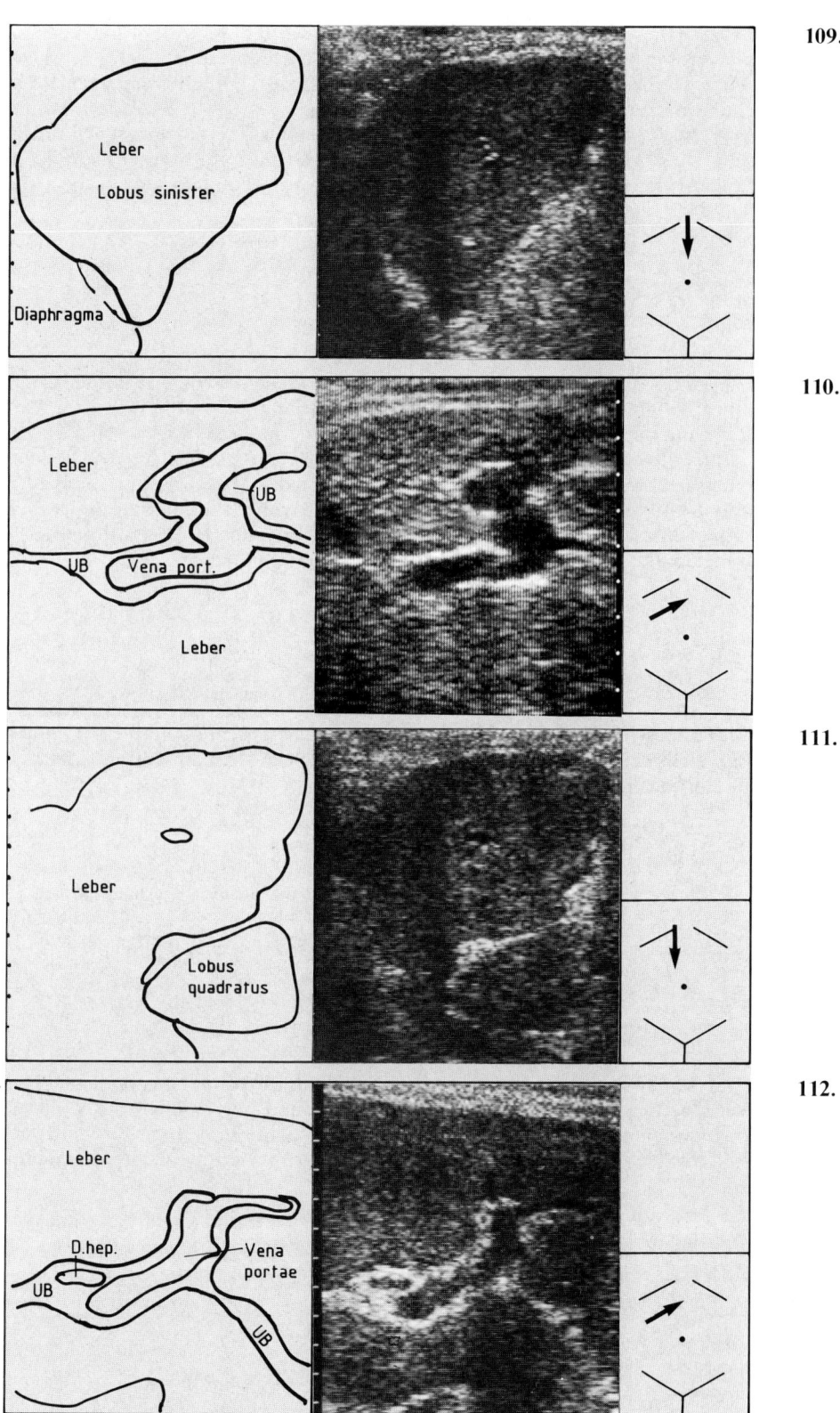

109.

110.

111.

112.

113. **Leberzirrhose:** Verplumpte Leber mit geschweifter Ventralkontur, verrundeter Spitze und klobig konvexbogig verlaufender Dorsalkontur. Kerben im Sinne von zirrhotischen Narben. Nur geringfügig verändertes Leberparenchymmuster. Die Schallschwächung ist zur Darstellung der retrohepatischen Anteile elektronisch kompensiert. Die Magenkokarde kann auch bei geringer portaler Hypertension sehr kräftig ausgeprägt sein. Diese kleinknotigen Formen der Leberzirrhose ohne wesentliche Konturveränderungen sind schwer zu diagnostizieren. Eine differentialdiagnostische Unterscheidung von der Leberfibrose ist nicht möglich.

114. **Sogenanntes Cruveilhier-von-Baumgarten-Syndrom – Intrahepatischer Anteil der V. umbilicalis:** Von der Pforte ausgehend zieht entlang der Falx ein breiter Venenstrang in Richtung auf die Leberspitze und verläßt innerhalb des Lig. teres die Leber.
Im Fall der portalen Hypertension kommt es zur Ektasie der Venen des Umgehungskreislaufs, entlang der kleinen Kurvatur des Magens, aber auch zur Desobliteration der V. umbilicalis wie in diesem Fall; die Vene ist dann bis zum Nabel verfolgbar. Gelegentlich kann es bei längerbestehender portaler Hypertension zu lakunären Erweiterung der intrahepatischen Pfortaderäste kommen.

115. **Cruveilhier-von-Baumgarten-Syndrom – Extrahepatischer Anteil der V. umbilicalis:** Das Bild stellt die Fortsetzung der Abb. 114 dar. Nach dem Austritt aus der Leber zieht die V. umbilicalis zur Bauchdecke.

116a,b. **Cruveilhier-von-Baumgarten-Syndrom – V. umbilicalis im Nabelbereich:** Nach weiterem Verlauf entlang der Bauchdecke, unterhalb der Haut, erreicht die Vene schließlich etwas geschlängelt verlaufend den Nabel und zieht zur Subkutis. Von dort aus verläuft sie breitflächig in der Subkutis und ist sonographisch nicht mehr eindeutig nachweisbar.

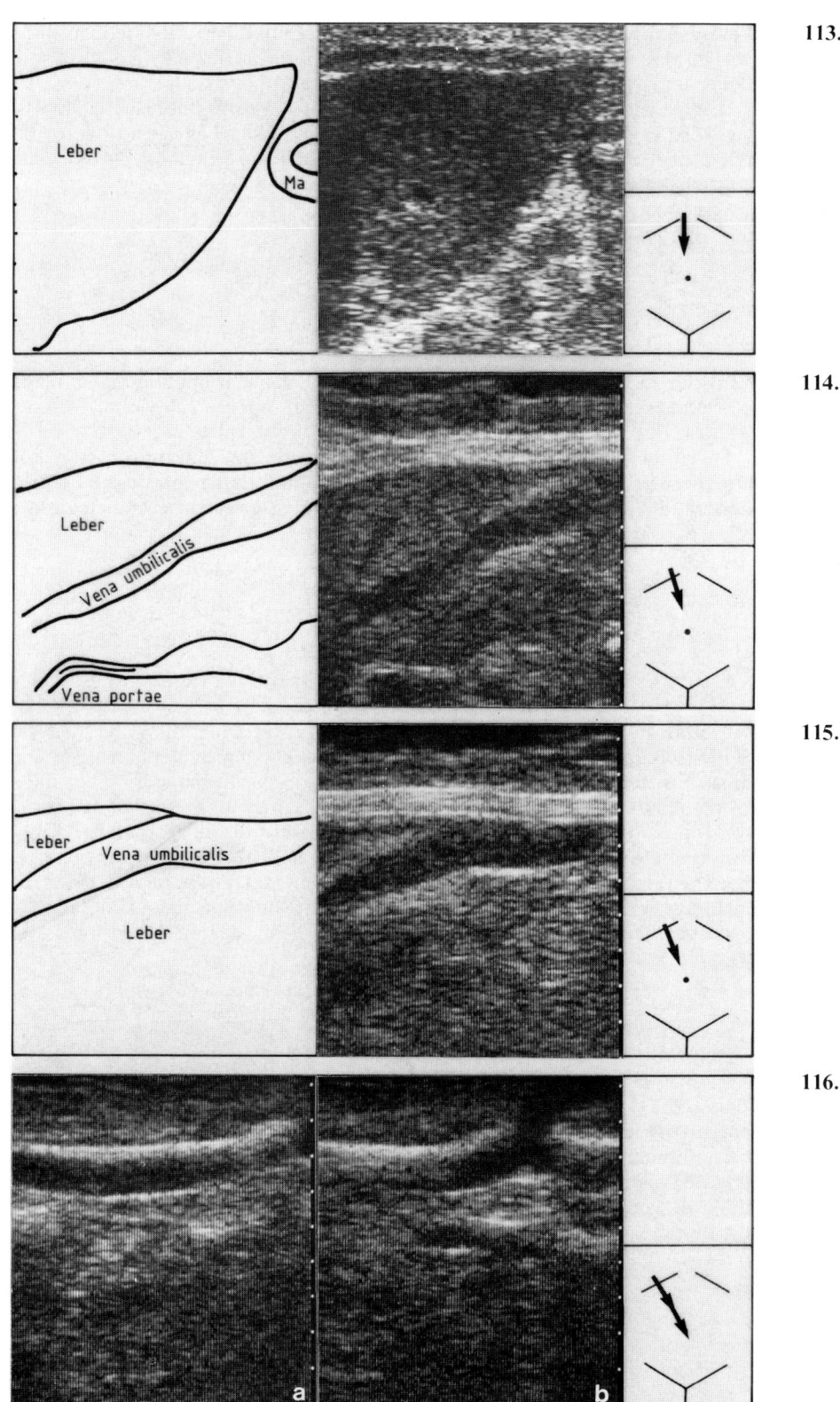

113.

114.

115.

116.

117. **Vaskulär dekompensierte Leberzirrhose:** Zwischen der rechtslateralen Bauchwand und der verplumpten Leber erkennt man einen Saum reflexlosen Materials, der zwischen Leber und Niere einläuft.

Aszites ist ab 200 ml in den abhängigen Partien sonographisch nachweisbar. Im Liegen wird er vor allem in den Flanken, also zwischen Leber und Niere, bzw. Milz und Niere, sowie im kleinen Becken gefunden. In Knie-Ellenbogen-Lage sammelt er sich am tiefsten Punkt des Leibes.

Die Existenz der indirekten Zeichen der Leberzirrhose (Milztumor, Aszites) erleichtern die Diagnose.

118. **Vaskulär dekompensierte Leberzirrhose mit Leberschrumpfung:** Der rechte Leberlappen ist geschrumpft, narbig deformiert, verplumpt, er schwimmt in einem massiven Aszites. Ein Fibrinfaden flottiert ventral der Leberspitze.

So einfach die Diagnose eines Aszites ist, die Beurteilung der von ihm bedeckten Organe wird durch ihn erschwert. Der Tiefenausgleich muß erheblich reduziert werden um das Reflexmuster des dahinterliegenden Organs beurteilen zu können.

119. **Vaskulär dekompensierte Leberzirrhose bei Leberschrumpfung mit Aszites:** In diesem Schrägschnitt ist zu erkennen, daß der Aszites die Narbenleber umgibt und in die narbigen Einziehungen einläuft. Im Bereich des Lig. teres ist es zu einer tiefen Kerbe gekommen, die ebenfalls mit Aszites gefüllt ist. Zarte, umhertreibende Einzelreflexe weisen auf den entzündlichen Charakter des Aszites hin, sie entsprechen Fibrinfäden. Die differentialdiagnostische Unterscheidung einer Zirrhose von einer Metastasenleber bei bestehendem Aszites kann schwer sein, zumal das Phänomen der Schallschwächung nicht verwertbar ist; die knotigen Oberflächenveränderungen sind jedoch bei der Metastasenleber umschriebener als bei der Zirrhose, das Reflexmuster ist unregelmäßiger.

120. **Vaskulär dekompensierte Leberzirrhose mit Aszites und unauffälliger Gallenblase:** Durch die dorsale Schallverstärkung innerhalb des Aszites kommt es zu einer markant dargestellten Gallenblasenwand, die als heller Saum das wiederum reflexlose Gallenblasenlumen umgibt. Der Befund ist typisch für eine unauffällige Gallenblase im Aszites. Er ist bei dieser Wandstärke nicht als Ausdruck einer Gallenblasenwandentzündung zu werten. Ist die Gallenblasenwand mehr als 2 mm dick, kann dies als gleichzeitig bestehendes Gallenblasenwandödem im Sinne einer Begleitreaktion angesehen werden.

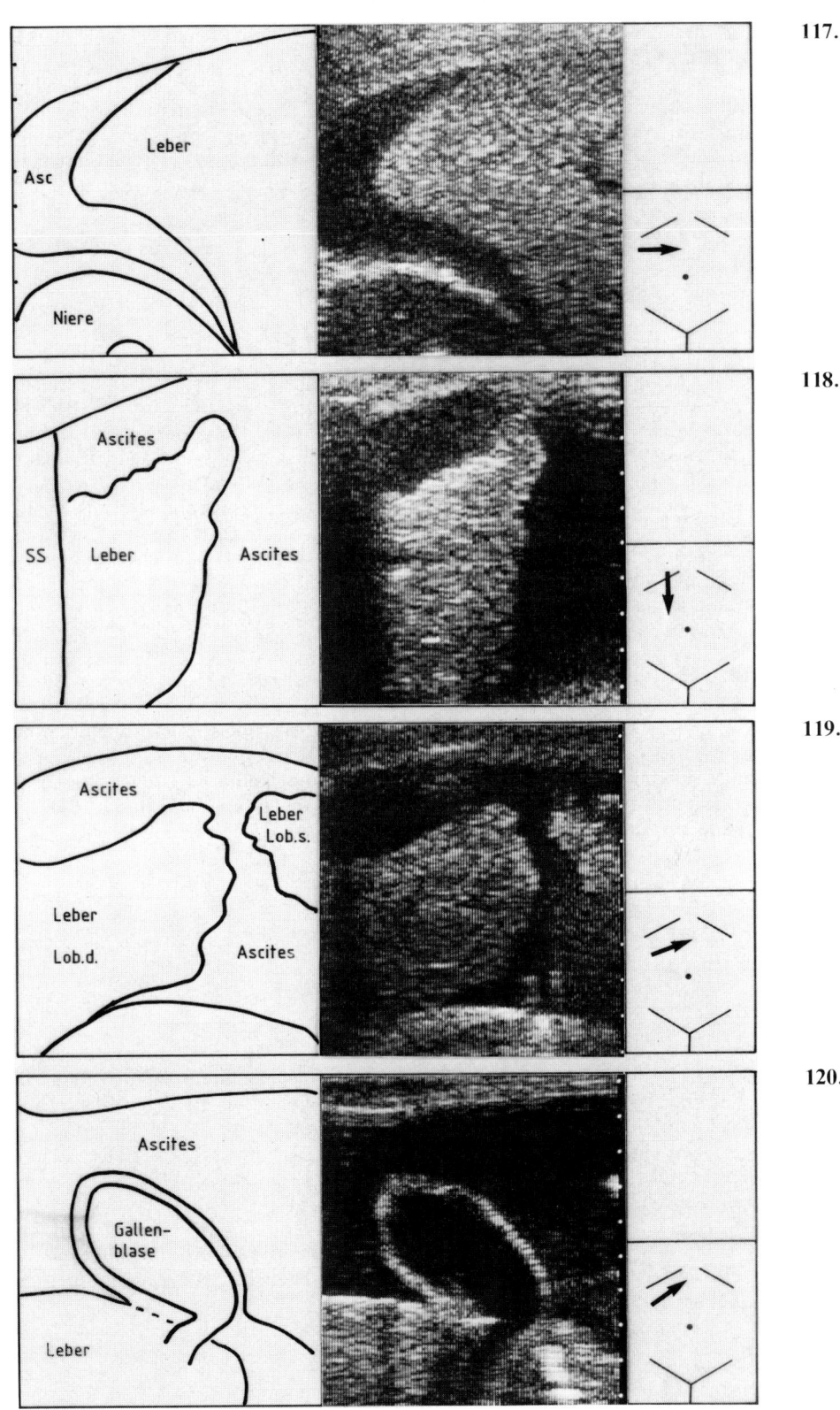

117.

118.

119.

120.

121. **Solitäre Leberzyste:** Reflexloses, kugeliges, glatt begrenztes Areal im rechten Leberlappen mit dorsaler Schallverstärkung.

Zysten sind bereits ab einer Größe von 0,3–0,5 cm aufgrund ihres großen Impedanzunterschieds zum umgebenden Lebergewebe zu differenzieren. Je kleiner die Zyste jedoch ist, um so schwieriger wird es zwischen Zyste und reflexarmem sonstigem Prozeß zu unterscheiden. Zysten sind charakterisiert durch eine kugelige Gestalt, durch Glattwandigkeit, Reflexlosigkeit und dorsale Schallverstärkung. Leberzysten werden in 0,4% aller Ultraschalluntersuchungen gefunden, im Fall der Existenz von Zystennieren bei 36% aller Untersuchungen.

122. **Große Leberzyste im Längsschnitt über der Aorta:** Das ovale, glatt begrenzte, reflexlose Gebilde mit dorsaler Schallverstärkung ist ohne weiteres als Zyste zu erkennen. Die zarte Wand, die fehlende Septierung machen die Diagnose einer kongenitalen Zyste nahezu sicher. Kleinere Zysten sind oft Zufallsbefunde und bedürfen nach Ausschluß einer Echinokokkuserkrankung keiner weiteren Diagnostik oder Therapie. Sollten Beschwerden vorliegen, kann eine ultraschallgezielte Feinnadelbiopsie zur Entlastung der Zyste durchgeführt werden. Eine differentialdiagnostisch zu beachtende Hämangioendotheliose weist gleichzeitig reflexkräftige tumorähnliche Anteile in der Umgebung der Zyste auf. Eine Choledochuszyste liegt in der Umgebung des Gallengangsystems und hat Anschluß an dieses.

123. **Gallenblase und Zyste benachbart:** Im subkostalen Schrägschnitt erkennt man 2 benachbarte Zysten, wobei die mediale eine kräftige Kapsel trägt, die laterale eine sehr zarte. Es handelt sich um eine Zyste in der unmittelbaren Umgebung der Gallenblase. Differentialdiagnostisch läßt sich eine Doppelgallenblase durch Reizmahlzeit ausschließen: die Gallenblase kontrahiert sich, die Zyste nicht.

124. **Riesige Zyste im Bereich des rechten Leberlappens:** Die dorsalen Anteile des Leberlappens sind völlig aufgebraucht, die 14 cm große, 10 cm tiefe Zyste war nicht in ganzer Größe abbildbar. Sie war von der Niere abgesetzt, drängte diese jedoch nach kaudal. Zur eindeutigen Differenzierung wurde eine ultraschallgezielte Feinnadelbiopsie durchgeführt, danach war die kollabierte Zyste eindeutig als zur Leber gehörend zu erkennen, der Zysteninhalt war unauffällig. Eine differentialdiagnostische Abgrenzung ist dadurch gegen andere retrohepatisch gelegene Zysten (Nierenzysten, Nebennierenzysten, Pankreaspseudozysten) durchführbar. Eine Verödungstherapie kongenitaler Leberzysten mit Pantopaque hat sich uns wegen der Nebenwirkungen der Methode (Fieber, Schmerzen) nicht bewährt.

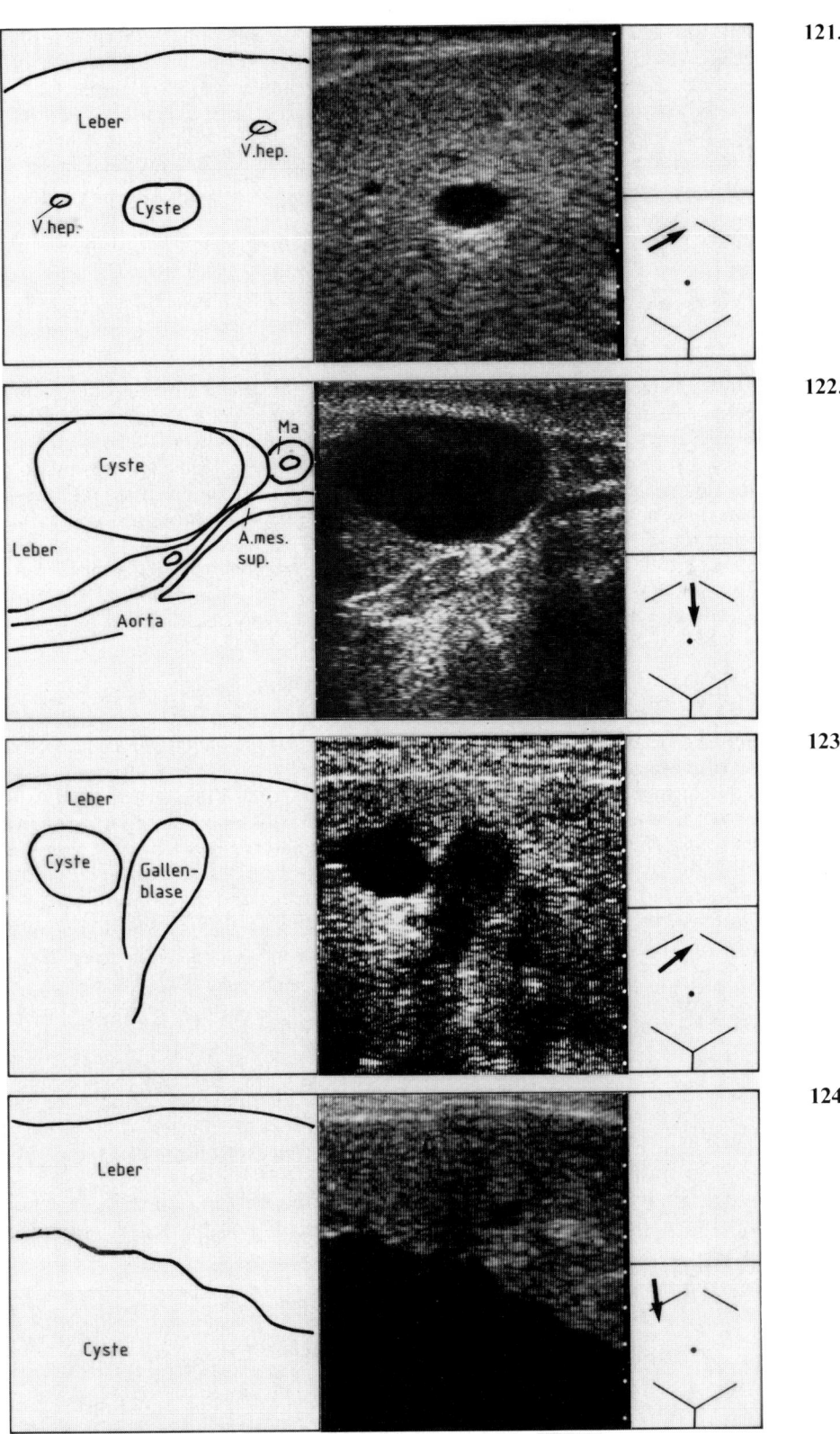

121.

122.

123.

124.

125. **Polyzystische Veränderung der Leber:** Die Leber weist mehrere reflexlose ovale bis kugelige Veränderungen auf. Die Zysten müssen nicht immer kugelig sein, durch das umgebende Lebergewebe und durch Nachbarzysten werden sie gequetscht und unregelmäßig konturiert. Die dorsale Schallverstärkung führt zu einer Veränderung des Reflexmusters sowohl der normalen Leber als auch der dorsal anschließenden Zysten.

Zysten der Leber kommen im sonographischen als auch im Sektionsgut in etwa 0,4% der Fälle vor. Bei 12 000 Patienten fanden wir 6 vollständige Zystenlebern, 2 multizystische Lebern und 52 solitäre zystische Leberveränderungen, 36% der Zystennierenträger wiesen gleichzeitig Leberzysten auf.

126. **Vollbild einer Zystenleber:** Hier liegen die reflexlosen, ovalen Veränderungen dicht beieinander. Die gesamte Leber ist von ihnen ausgefüllt. Bei diesem Patienten bestand keinerlei klinische Symptomatik, der Bauch war langsam dicker geworden, eine mächtig vergrößerte Leber war palpabel. Die sonographische Diagnose war so typisch, daß sie auf Anhieb gestellt werden konnte: fischzugartig angeordnete reflexlose Areale reihen sich aneinander, die Einzelzysten sind verschieden groß und können bis zu mehreren Litern Flüssigkeit enthalten. In der Regel liegen sie jedoch bei Erbs- bis Apfelgröße. In 30–40% der Fälle liegen nach der Literatur gleichzeitig Zystennieren vor, die den weiteren Krankheitsverlauf bestimmen. In 7% der Fälle sollen Aneurysmen der Hirngefäße vorkommen, wenn gleichzeitig Zystennieren bestehen.

127. **Solitäre Leberzysten:** Reflexloses Areal mit dorsaler Schallverstärkung und leicht unregelmäßiger Wand, jedoch zarter Kapsel.

Nicht immer ist die kongenitale Leberzyste völlig kugelig und glattwandig. Im einzelnen können dadurch Schwierigkeiten in der differentialdiagnostischen Unterscheidung zur Echinokokkuszyste entstehen. Die serologische Untersuchung klärt in 90% der Fälle die Differentialdiagnose. Bei unregelmäßiger Kontur der Wand muß an den seltenen Fall einer malignen Leberzyste gedacht werden, die durch ultraschallgezielte Feinnadelbiopsie und zytologische Untersuchung des Zysteninhalts ausgeschlossen werden kann.

128. **Leberabszeß mit gereinigter Höhle:** Auch hier liegt eine reflexlose oder nahezu reflexlose Formation mit unscharfer Begrenzung und zarter Kapsel vor. Es besteht eine dorsale Schallverstärkung, die jedoch im Vergleich zu den übrigen Zysten auf dieser Seite weniger stark ausgeprägt ist.

Bei länger bestehenden Abszessen mit Kapselbildung kann es zu einer Reinigung des Inhalts kommen, wodurch die differentialdiagnostischen Schwierigkeiten entstehen.

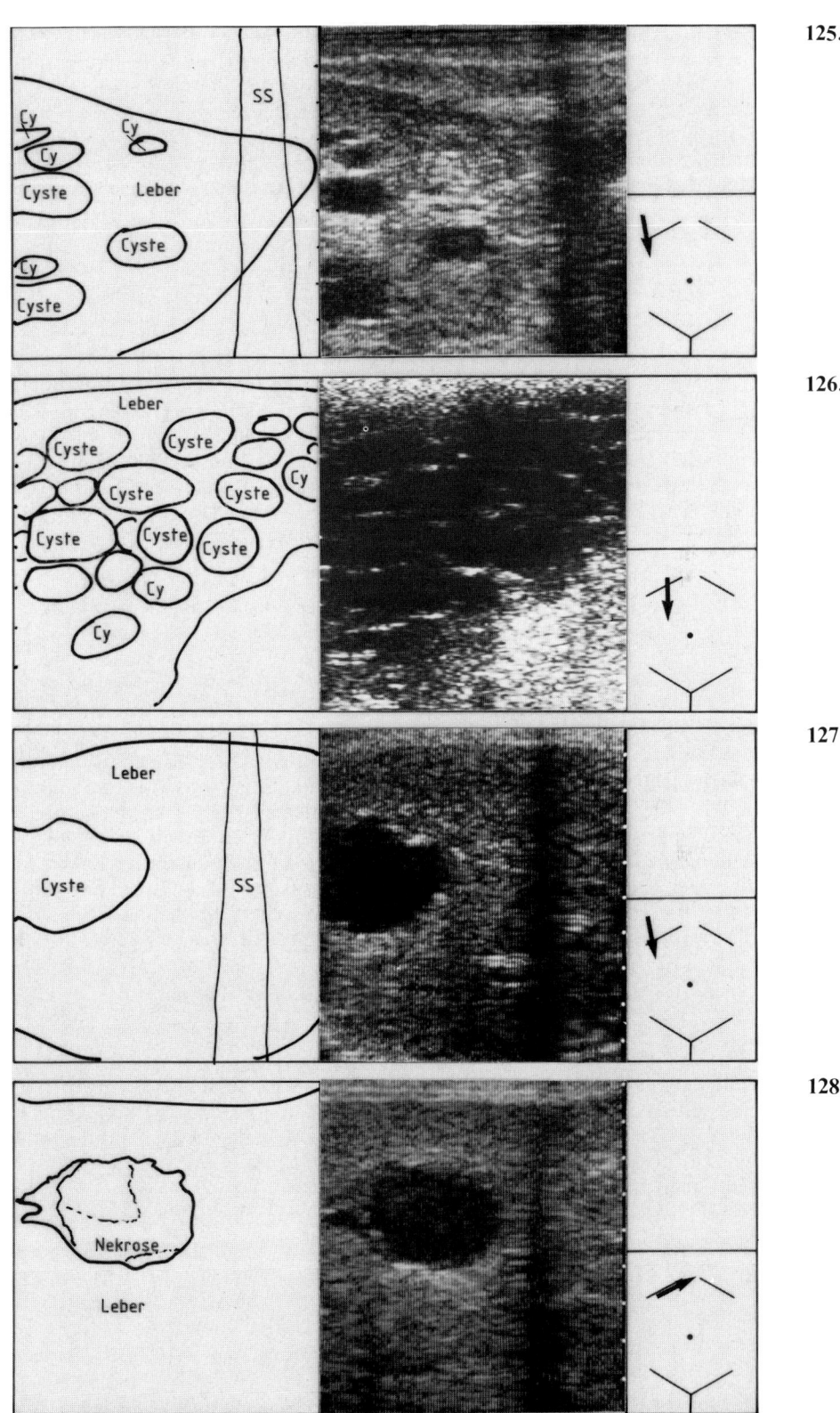

125.

126.

127.

128.

129. **Echinococcus cysticus, „Zyste-in-der-Zyste"-Phänomen:** Bei dieser 47jährigen Sizilianerin waren unklare Oberbauchbeschwerden aufgetreten. Die sonographische Untersuchung eines tastbaren Tumors im linken Oberbauch enthüllte diesen, für eine Hydatidenzyste typischen, Befund: mehrere gekammerte Zysten innerhalb einer derben Kapsel, als Ausdruck der sich nach innen vermehrenden Echinokokkuszysten. Im kranialen Anteil ist die Kapsel bereits verkalkt, so daß der Prozeß nicht mehr frisch sein kann. Im Vergleich zur kongenitalen Zyste ist die Echinokokkuszyste ein eher seltener Befund in unserer Region. Trotzdem ist jeder zystische Prozeß der Leber serologisch zu klären.

130. **Echinococcus cysticus mit Wandverkalkungen:** Neben der ovalen Zyste mit derber Kapsel ist eine narbige Einziehung der ventralen Leberkontur zu erkennen, daneben multiple Verkalkungen der Zystenwand mit Schallschatten. Auch hier liegt eine bereits länger bestehende Echinokokkuserkrankung vor. Die immunologischen Untersuchungen (passive Hämagglutination, Immunfluoreszenztest, IgE) waren positiv.

131. **Frischer Echinococcus cysticus:** In diesem Fall ist die Kapsel nicht stark ausgeprägt, man erkennt mehrere Zysten, die in unmittelbarer Nachbarschaft voneinander angesiedelt sind, mit einzelnen, z.T. derben Septen. Eine ganz frische Echinokokkuszyste ist von einer kongenitalen Zyste nicht zu unterscheiden. Die parasitären Zysten können ebenfalls multilokulär in der Leber vorkommen, obwohl es einige Prädilektionsstellen, wie die subphrenische Leberkuppel und die Spitze des linken Leberlappens gibt. Der Echinococcus alveolaris, der in dieser Region äußerst selten vorkommt, soll ein eher reflexdichtes pseudotumoröses Bild geben mit heterogener Anordnung der Binnenreflexe. In 30% der Fälle (WEILL) sollen nekrotische Anteile vorliegen.

132. **Echinokokkuszyste:** Bei diesem Süditaliener war im kranialen rechten Leberlappen eine solitäre Zyste mit kräftiger Wand zu erkennen. Einzelne Verkalkungen im Bereich der Kapsel sind am Schallschatten erkennbar. Die rasche Ausbildung einer Kapsel ist typisch für die Echinokokkuszyste und erlaubt häufig auch schon Frühstadien sie gegen kongenitale Zysten zu differenzieren.

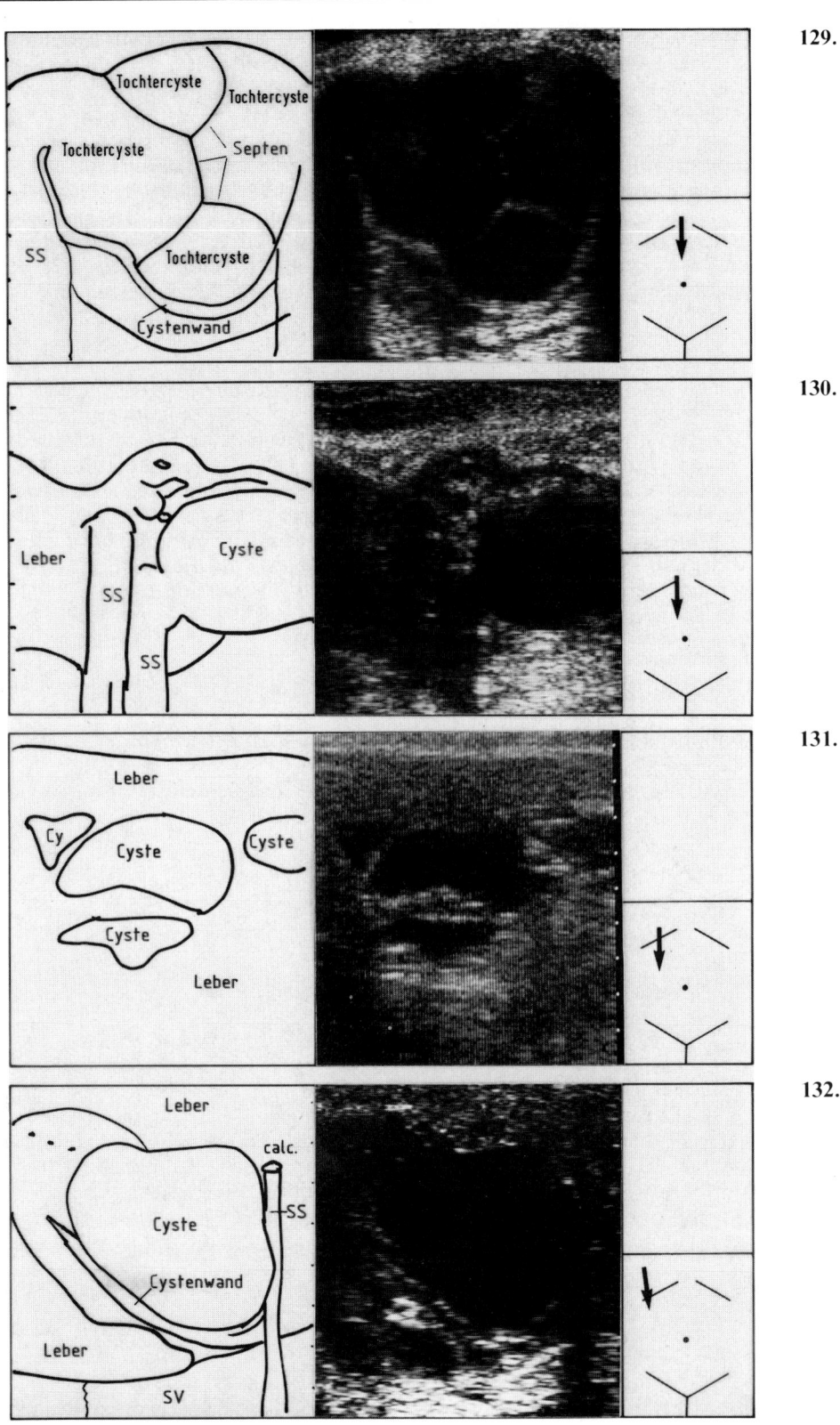

129.

130.

131.

132.

133. **Leberabszeß:** Subphrenisch liegt eine nahezu reflexlose Zone mit einzelnen treibenden Reflexen. Am rechtslateralen Bildrand leuchtet ein Reflex mit Schallschatten hell auf. Dorsal des Abszesses das, durch dorsale Schallverstärkung zu hell zur Darstellung kommende Restgewebe der Leber.

Eine abszedierende eitrige Cholangitis hatte zur Ausbildung eines Abszesses mit Gaseinschlüssen geführt. Bei der Sektion entleerte sich rahmiger Eiter aus dieser Höhle.

In Entwicklung befindliche Abszesse sind zunächst reflexarm, schmelzen dann zu reflexlosen, unregelmäßig begrenzten, zystenähnlichen Gebilden ein, die während der Reifung des Prozesses immer glattwandiger werden. Im Gegensatz zu den Zysten sind jedoch meistens feine Binnenechos oder umhertreibende Nekroseteile zu erkennen. Bei längerbestehenden Abszessen, insbesondere Amöbenabszessen, kann es zur Kapselbildung und zur Verkalkung kommen. Durch Feinnadelbiopsie kann Eiter zur bakteriologischen Untersuchung gewonnen werden.

134a,b. **Hämatom der Leber, Verlauf:** Die folgenden Aufnahmen zeigen einen Verlauf: bei diesem 20jährigen Mann war im Anschluß an einen Motorradunfall mit Leberruptur eine Teilresektion der Leber durchgeführt worden. Abbildung 134a zeigt das frische Hämatom innerhalb der gleichmäßig strukturierten Leber, gegen lateral schließt sich an das reflexlose Hämatom ein reflexvermehrtes Areal an. Dieser reflexkräftige Randsaum des Hämatoms ist sehr typisch. Er entsteht möglicherweise dadurch, daß das Hämatom eine Gefäßkompression mit peripherer Minderversorgung der Leber verursacht. Abbildung 134b zeigt den Befund 1 Woche später: das Hämatom ist etwas kleiner geworden, nach wie vor besteht ein reflexkräftiger Saum am Rande des Hämatoms.

135. **Weitgehend resorbiertes Hämatom bei Zustand nach Leberruptur:** Derselbe Patient wie in Abb. 134a,b 8 Wochen nach der Operation.

Die reflexlose Region ist verschwunden. Es hat sich ein Narbengewebe entwickelt mit Reflexvermehrung und zartem Schallschatten.

136. **Vernarbtes und verkalktes Hämatom der Leber:** Mehrere Monate später ist es zu einer Verkalkung im Bereich des Hämatoms gekommen. Man erkennt deutlich die unregelmäßig begrenzte Kalkplatte mit Schallschatten. Differentialdiagnostisch muß in Unkenntnis der Anamnese an eine Echinokokkuszyste, ein Tuberkulom, einen verkalkten Abszeß oder Tumor, oder aber an einen Fremdkörper gedacht werden.

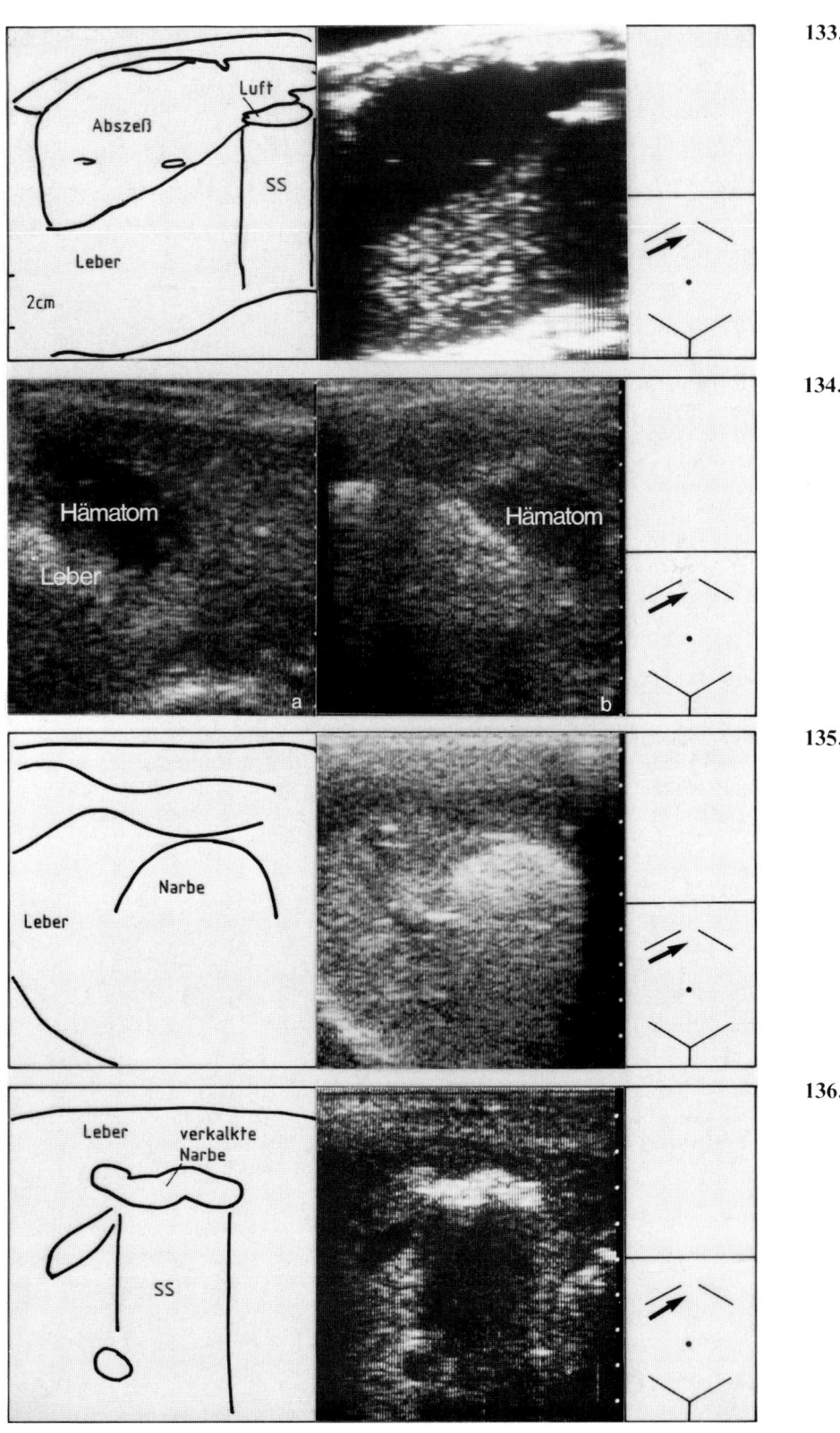

133.

134.

135.

136.

Hämatom in Resorption

137a. Im Gegensatz zu dem Verlauf in Abb. 134–136 lag hier ein kleines Hämatom der Leber vor. Wenige Wochen später hat sich ein Randsaum um das zentral reflexkräftige, in Resorption befindliche Hämatom herum gebildet.

137b. Der Prozeß ist wiederum 2 Wochen später etwas kleiner geworden.
Frische intrahepatische kleine Hämatome verteilen sich oft gleichmäßig im umgebenden Lebergewebe und sind dann sonographisch kaum zu erkennen. Subkapsuläre Hämatome grenzen sich als Flüssigkeitsansammlungen ab.

138. **Hämatom in Resorption:** Wiederum mehrere Wochen später ist das Hämatom, das in Abb. 137a,b dargestellt ist, deutlich kleiner geworden. In Unkenntnis der Anamnese ist dieser Befund von einer Raumforderung sonstiger Genese, z. B. einer Lebermetastase der Bull-eye-Form sonographisch nicht zu differenzieren.

139. **Hämatom der Leber in Resorption:** Ein halbes Jahr nach dem Trauma ist dieser Restbefund erkennbar. Ein weitgehend resorbiertes Hämatom, noch immer mit Unregelmäßigkeiten des Leberreflexmusters, Randsaum und zentralem, reflexkräftigen Narbengewebe. Wiederum ähnelt der Prozeß einer Bull-eye-Metastase.

140. **Bull-eye-Metastase der Leber:** Metastase eines Sigmakarzinoms der Leber im lateralen rechten Leberlappen, kranial der Niere. Man sieht, daß ohne Kenntnis der Anamnese und des Verlaufs das Hämatom in Abb. 139 von einem tumorösen Prozeß, wie er in diesem Fall vorliegt, sonographisch nicht zu unterscheiden ist.

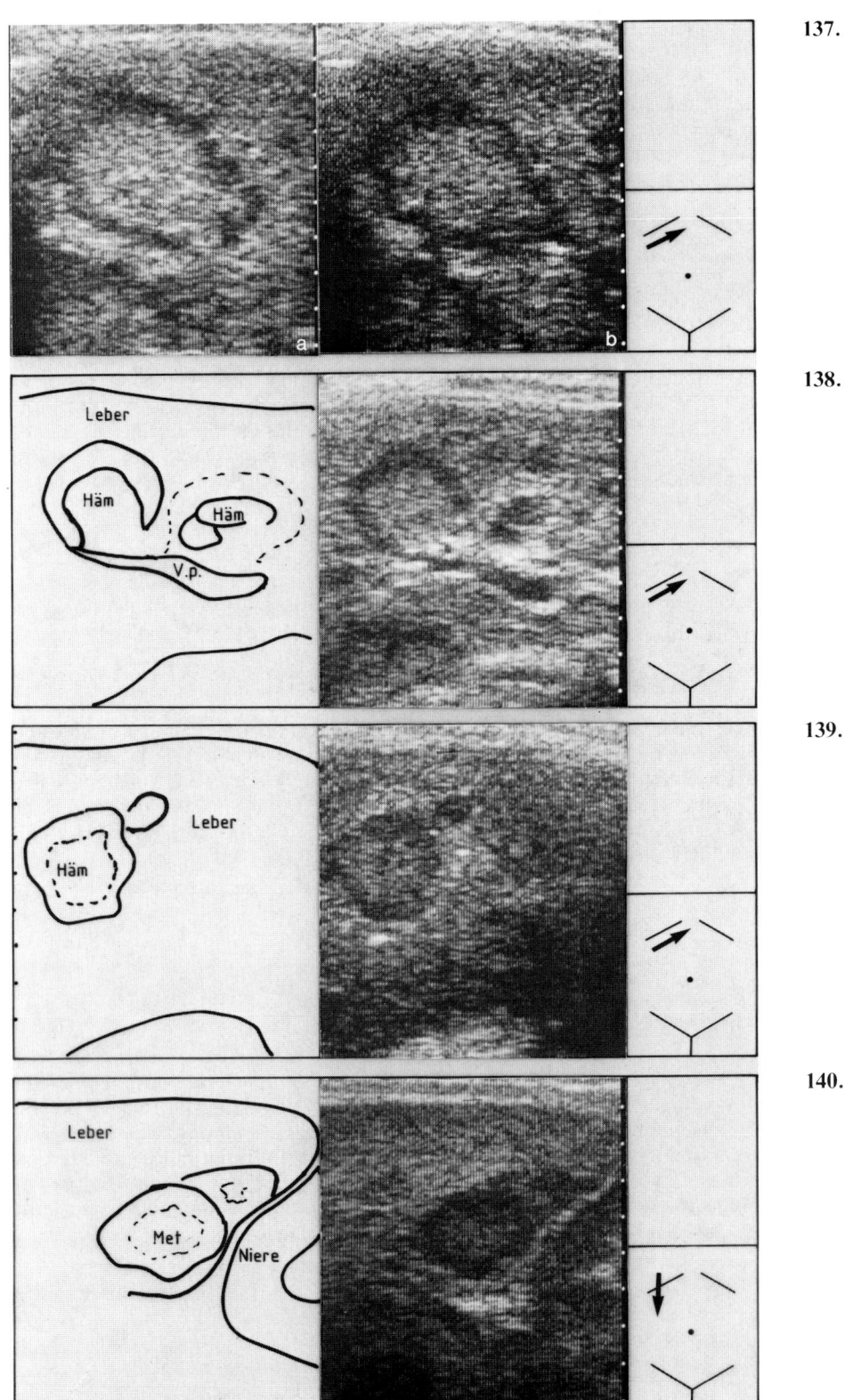

137.

138.

139.

140.

141. **Luft in den Gallenwegen:** Reflexkräftig leuchtet in der Leber ein Gebilde mit zartem Schallschatten auf. Bei bekannter vorausgegangener Gallengangsoperation, z.B. Choledochoduodenostomie, ist die Deutung dieser reflexkräftigen Areale leicht, insbesondere dann, wenn sie nach Lagewechsel des Patienten in die kranialen Leberabschnitte aufsteigen. Schwieriger wird die Deutung im Fall einer spontanen Fistelbildung oder einer abszedierenden, durch Gasbildner hervorgerufene Cholangitis.

142. **Luft in den Gallenwegen:** Während der rechts im Bild liegende Schallschatten von einer Rippe stammt, ist links Luft in den Gallenwegen Ursache des Schallschattens. Man erkennt die Gallenwege selbst nicht, wohl aber die darunterliegenden Pfortaderanteile. Im Vergleich zu Steinen und Verkalkungen ist die Reflexion von Luft kräftiger, der Schallschatten jedoch weniger intensiv.

143. **Luft in den Gallenwegen bei abszedierender Cholangitis:** Die gesamte Leber ist durchsetzt von reflexkräftigen ovalen Strukturen, von denen Schallschatten ausgehen. Die Beurteilung des Leberreflexmusters ist dadurch erschwert. In diesem Fall waren bei Zustand nach Choledochoduodenostomie Luft und Speisereste in die Gallenwege aufgestiegen. Auch hier ist der Lagewechsel des Patienten zum Nachweis der sich intrakanalikulär verlagernden Luft sinnvoll.

144. **Verkalkung der Leber unklarer Genese:** Hier ist die Verkalkung als unregelmäßige reflexkräftige, hellaufleuchtende Veränderung von knapp 1 cm Dicke mit dorsalem Schallschatten peripher in der Leber erkennbar. Anamnestische Hinweise auf die Ursache des Prozesses waren nicht zu gewinnen. Differentialdiagnostisch ist in solchen Fällen an lang zurückliegende Traumen, Abszedierungen, Fremdkörper oder verkalkte Metastasen zu denken. Ergänzend kann eine Abdomenübersichtsaufnahme zum Nachweis weiterer Verkalkungen gemacht werden.

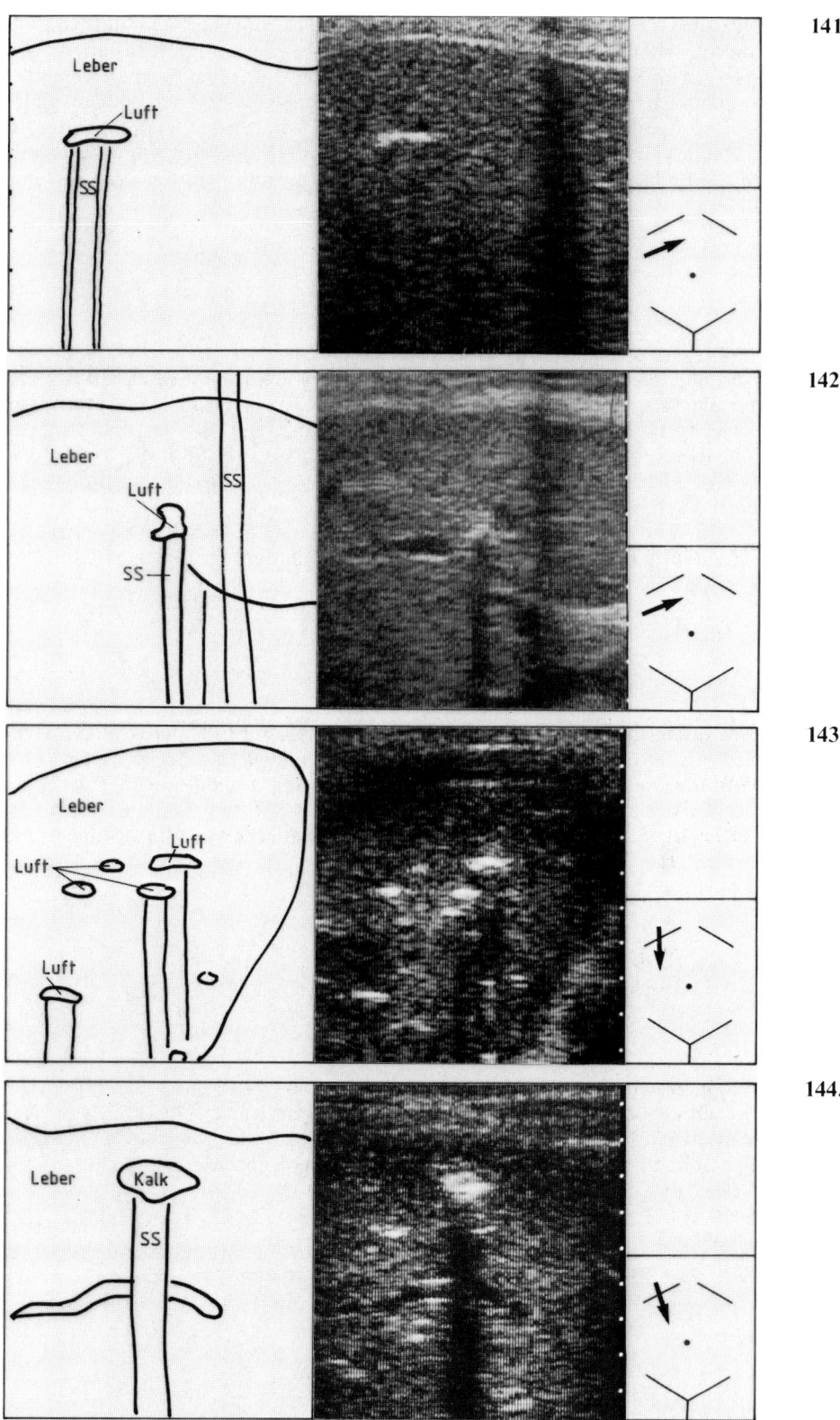

141.

142.

143.

144.

145. **Nekrotisch zerfallende Metastase im rechten Leberlappen:** Vom normalen Lebergewebe heben sich reflexreiche, knollige Bezirke ab, die von reflexlosen Arealen umgeben sind. In dem reflexlosen Areal wiederum sind einzelne, umhertreibende Reflexe erkennbar. Länger bestehende nekrotische Einschmelzungen können glattwandig wirken, so daß sie schwierig von Zysten, insbesondere von Echinokokkuszysten abgrenzbar sein können. Die reflexkräftige Infiltration in der Umgebung jedoch weist auf den tumorösen Charakter des Prozesses eindeutig hin. Zentrale Einschmelzungen sollen häufiger unter zytostatischer Therapie und Bestrahlung auftreten.

146. **Multiple Metastasen der Leber mit einzelner zentraler Einschmelzung einer größeren Metastase vom Bull-eye-Typ:** Hier ist die Nekrose relativ klein. Die Wand der Metastase weist eine abwechselnde Folge reflexkräftiger und reflexarmer Wandschichten auf. Kleine Metastasen sind oft rund und glatt begrenzt, große unregelmäßig und unscharf. Die Leber ist in charakteristischer Weise gebuckelt, protuberant und vergrößert, der Rand deformiert.

Die Metastasen können reflexarm (75% der Fälle) oder reflexreich (25% der Fälle) sein, häufig kommen beide Formen nebeneinander vor. Gelegentlich finden sich Bulleye- oder Kokardenformen.

147. **Lebermetastasierung bei malignem Aszites:** Die reflexarmen kleinen Metastasen sind deutlich gegen das reflexkräftige Lebergrundgewebe abgesetzt. Die dorsale Schallverstärkung durch den Aszites führt zu einer Betonung dieses Effekts. Eine Zuordnung des Reflexcharakters der Metastasen zu einem Primärtumor ist nicht möglich, allerdings sollen Metastasen bei malignem Melanosarkom reflexarm sein. Nach eigenen Erfahrungen sind Metastasen von Rektum- und Kolonkarzinomen häufiger reflexkräftig als dies bei anderen Tumoren der Fall ist.

148. **Subphrenische Metastasen der Leber in der Vergrößerung:** Auch hier erkennt man die Schichtung der Metastase mit zentraler Nekrose und reflexkräftigem Randwall. Dazwischen eine reflexarme Lamelle. Die Ursache des verschiedenen Reflexverhaltens der Metastasen und der Änderung der sonographischen Charakteristika während des Verlaufs ist bisher nicht geklärt.

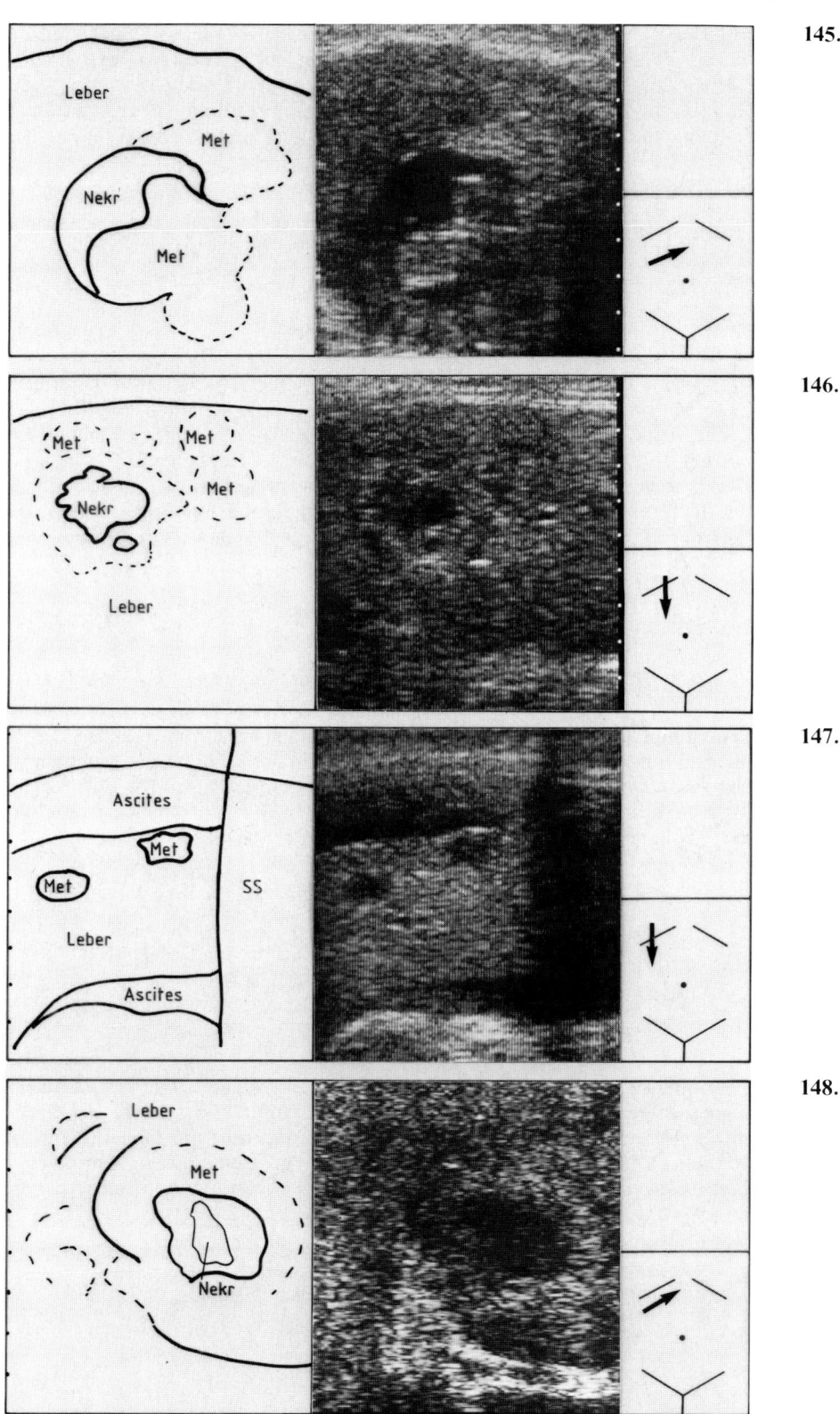

145.

146.

147.

148.

149. **Metastase eines Bronchialkarzinoms im linken Leberlappen:** Dieser Tumor ist weniger durch seine, im Vergleich zum Lebergrundgewebe, geringe Reflexvermehrung erkennbar, als durch die Prominenz dieser umschriebenen Leberveränderung und den zarten Randsaum, durch den der Prozeß sich gegen die restliche Leber abgrenzt. Die Uferbefestigungen treten bis an den Prozeß heran und brechen stumpf ab.

150. **Reflexarme Metastase im reflexarmen Grundgewebe:** Von Seiten des Reflexmusters ist diese Metastase kaum innerhalb der Leber zu unterscheiden. Sie überragt jedoch die Leber, ist in das Peritoneum parietale eingewachsen, wodurch sie über die Leber hinausragt und bei tiefer Inspiration die Leber an die Bauchwand fixiert, so daß sich das Organ nicht mehr frei gegen die Bauchwand verschieben kann. Durch dieses Einwachsen des Prozesses in die Umgebung ist der maligne Charakter gesichert. Die Protuberanz der Leberoberfläche wird auch bei benignen Tumoren gefunden.

151. **Lebertumor mit beginnender zentraler Einschmelzung:** Man erkennt den zwiebelschalenartig aufgebauten Tumor, der vor allem aus reflexkräftigen Anteilen besteht. Zentral zeichnet sich eine reflexärmere Zone ab, die jedoch noch Reflexe enthält. Diese Metastase eines Bronchialkarzinoms war unter zytostatischer Therapie lange unverändert geblieben, bis es zu einer zentralen Einschmelzung kam.

152. **Zentrale Nekrose einer Metastase im linken Leberlappen:** Die metastatisch durchsetzte linke Leber mit knollig deformierter Außenkontur und scheckigem Binnenreflexmuster weist eine scharf begrenzte reflexlose Zone auf, die man für eine Zyste halten könnte. Die Entstehung konnte jedoch während weniger Wochen über eine zunächst wandunregelmäßige Nekrose bei einem Magenkarzinom beobachtet werden.

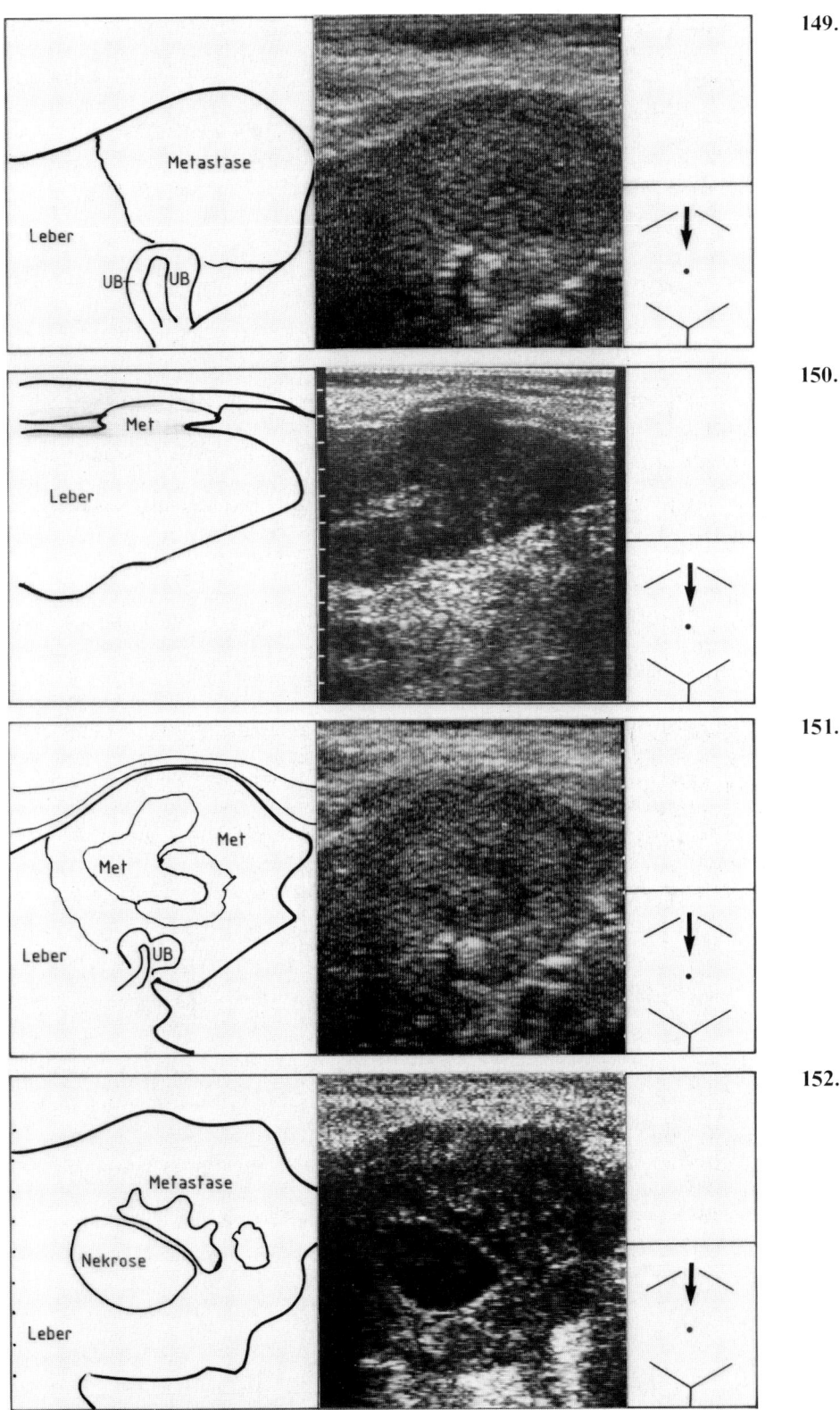

149.

150.

151.

152.

153. **Reflexarme Metastase im linken Leberlappen mit zentral reflexkräftigen Anteilen:** Die Leber ist durchsetzt von reflexkräftigen Arealen, die von reflexarmen Säumen umgeben sind. Es handelt sich um reflexkräftige Metastasen eines Kolontumors. Die Leber ist bereits von malignem Aszites umspült.

Bei 30 Lebermetastasen von Darmtumoren fanden wir 16mal reflexkräftige und 14mal reflexarme Metastasen (16:14). Das Verhältnis bei Mammatumoren betrug dagegen 3:21 und bei Bronchialkarzinomen 1:13.

154. **Metastasierung der Leber mit reflexarmen und reflexkräftigen Metastasen:** Dieser Längsschnitt durch den rechten Leberlappen in Höhe der V. portae zeigt das Nebeneinander von reflexkräftigen und reflexarmen Metastasen der Leber als Folge desselben Primärtumors. Darüber hinaus ist ein Wechsel im Reflexionsverhalten während der Therapie möglich. Reflexarme Metastasen können reflexkräftig werden, reflexkräftige können zentral einschmelzen. Das typische „Siebbild", wie es von WEILL beschrieben wird, haben wir allerdings nur selten gesehen.

155. **Lebermetastasierung mit Bull-eye-Form:** Zwiebelschalenartige Anordnung einer Metastase, die in diesem Fall neben andersartig strukturierten Metastasen vorkommt. Um ein reflexkräftiges Zentrum mit reflexarmer Primärschale liegt ein zarter reflexkräftiger Randsaum. Die Reihenfolge der reflexkräftigen und reflexarmen Schichten kann jedoch beliebig wechseln und sollte auf keinen Fall Anlaß zu Systematisierungsversuchen sein.

156. **Bull-eye-Metastase und Metastasen mit zentraler Nekrose:** In diesem Fall ist das Nebeneinander zweier Entwicklungsstufen der zentralen Erweichung einer Metastase zu erkennen. Während die eine noch solides Material enthält, ist die andere, links im Bild, bereits zentral erweicht.

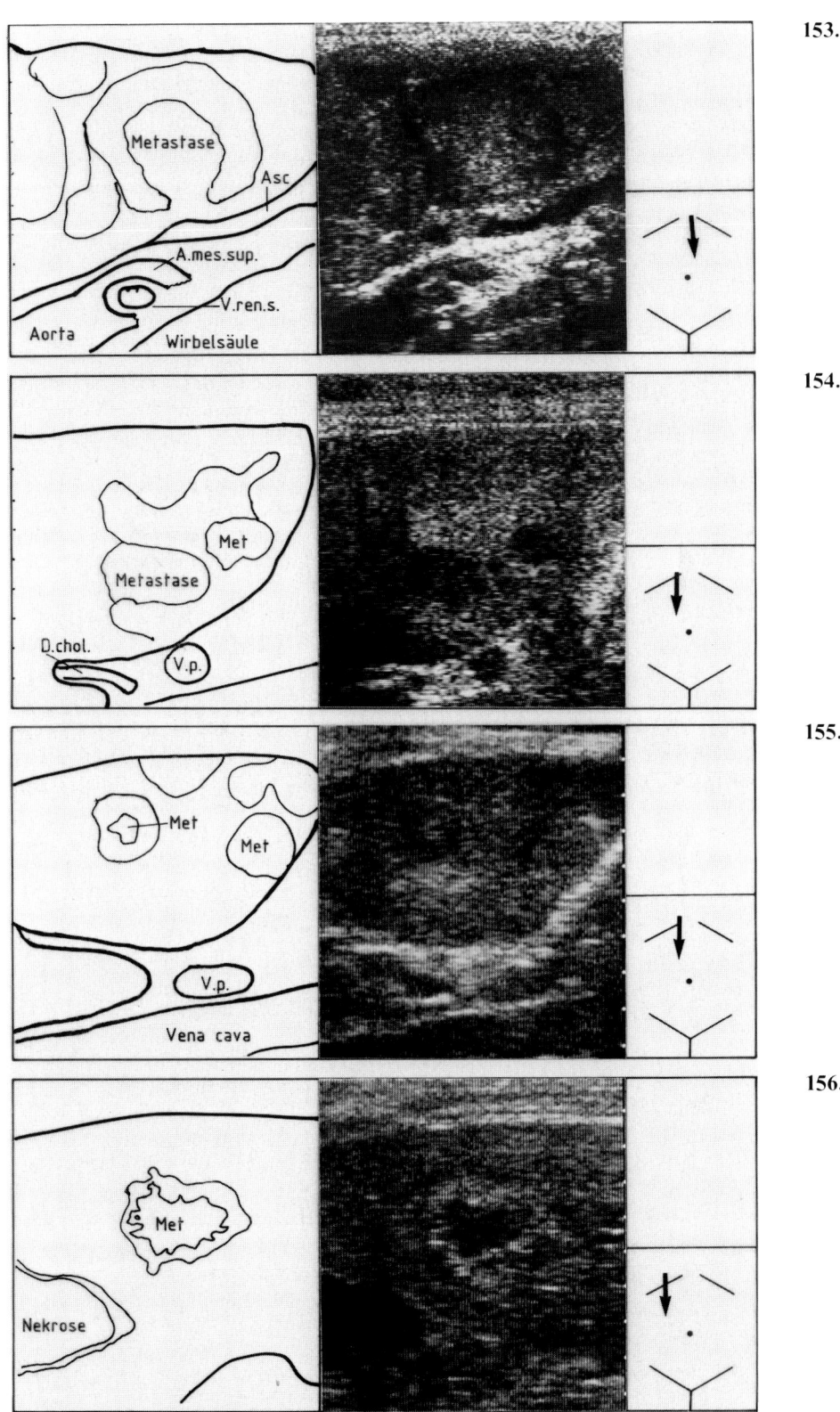

153.

154.

155.

156.

157. **Zwei solitäre Metastasen im rechten Leberlappen:** Die scharf begrenzte, wie ausgestanzt wirkende reflexkräftige Formation im rechten Leberlappen mit zentraler, angedeuteter Sternfigur ist sonographisch nicht von einem gutartigen Tumor, z. B. einem Hämangiom zu unterscheiden, das ebenfalls diese Kriterien aufweist. Die Existenz einer in der Nähe gelegenen unscharf begrenzten Veränderung bei zugrundeliegender bekannter Karzinomerkrankung (Kolonkarzinom) lassen eher an eine Metastase denken, jedoch ist die Differentialdiagnose sonographisch nicht eindeutig zu stellen.

158. **Diffuse Lebermetastasierung mit Kompression der Gallenblase:** Bei diesem Patienten bestand seit längerer Zeit ein Non-Hodgkin-Lymphom, zusätzlich entwickelte sich ein Bronchialkarzinom, das zu einer völligen Durchsetzung der Leber mit Metastasen führte. Das vorliegende sonographische Bild war nicht eindeutig. Es schien eine Gallenblasenwandinfiltration vorzuliegen, mit z. T. polypös in das Gallenblasenlumen einspringenden Tumoranteilen. Bei der Sektion fand sich jedoch eine völlig unauffällige Gallenblase, es war – besonders eindrucksvoll in diesem subkostalen Schrägschnitt erkennbar – lediglich zu einer Impression der Gallenblase durch angrenzende, tumorös veränderte Leberanteile gekommen.

159. **In die Leber einwachsendes Gallenblasenkarzinom:** Im Gegensatz zum vorangegangenen Befund handelt es sich hier um ein polypös wachsendes Gallenblasenkarzinom, das in die Leber eingewachsen ist und bereits zu Metastasen in der Umgebung des Gallenblasenbettes geführt hat. Man erkennt die reflexkräftigen Metastasen innerhalb des etwas reflexärmeren Lebergrundgewebes. Die differentialdiagnostische Unterscheidung zwischen primärem Gallenblasenkarzinom mit Invasion in die Leber und Kompression der Gallenblase durch sonstige Tumormassen ist, wie man sieht, schwer zu stellen.

160a,b. **Subphrenische Metastase eines Mammakarzinoms im subkostalen Schrägschnitt:** Unmittelbar vor dem Durchtritt der V. cava durch das Zwerchfell erkennt man innerhalb der Leber eine reflexkräftige Veränderung (a), die im Real-zoom-Bild (b) noch deutlicher als reflexkräftiges, zentral etwas reflexärmeres Gebilde an der Dorsokranialkontur der Leber gut abgegrenzt werden kann.

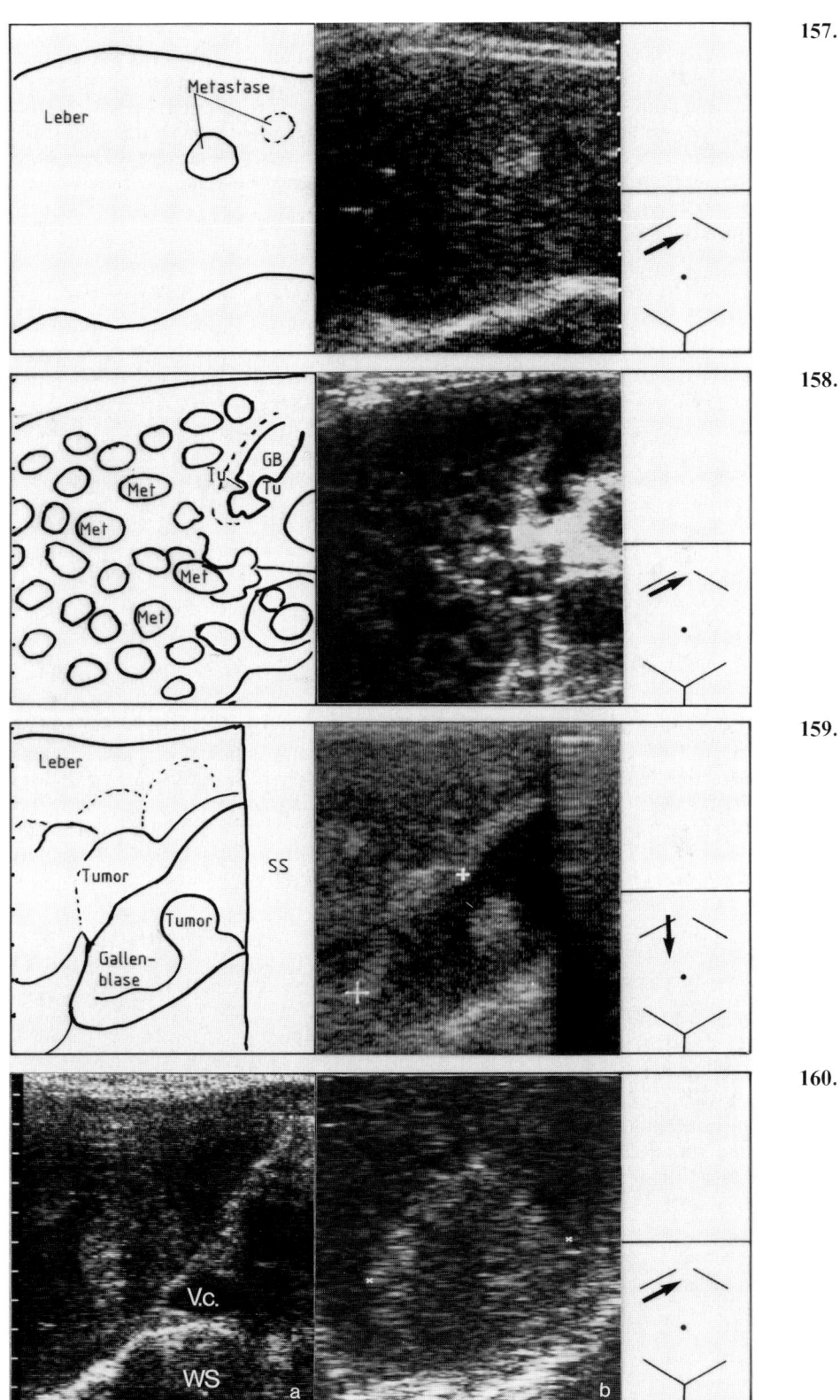

157.

158.

159.

160.

161.   **Lebermetastase mit geringer Reflexdifferenz zum Lebergrundgewebe:** Die ovale, reflexkräftige Veränderung im rechten Leberlappen ist nur schwer und nur durch eine zarte Auslenkung der umgebenden Gefäße innerhalb der Leber zu erkennen. Auch mit den neuesten, in ihrer Konturenschärfe wesentlich verbesserten Geräten, gelingt es oft nur schwer, derartige geringe Unterschiede wahrzunehmen. Reflexarme Metastasen auf reflexarmen Grund und reflexkräftige Metastasen in Fettlebern können der Beobachtung entgehen. Die Treffsicherheit generell in der Erfassung von Lebermetastasen wird in der Literatur zwischen 70 und 90% (nach eigenen Erfahrungen 85% bei einer Metastasengröße über 0,5 cm) angegeben.

162.   **Metastasenleber:** Hier sind ebenfalls nur durch geringfügige Reflexunterschiede gekennzeichnete Metastasen innerhalb einer verplumpten reflexvermehrten Leber erkennbar. Die dorsale Schallschwächung ist deutlich. Das scheckige Reflexmuster kann gelegentlich auch bei Fettlebern vorkommen. Erst wenn eindeutige Demarkierungslinien verfolgbar sind, wie hier unmittelbar unter der Leberoberfläche, kann die Diagnose einer Metastasierung gestellt werden.

163.   **Reflexarme Metastase in reflexarmer Leber:** Die Leber weist einzelne, im Verhältnis zum Grundgewebe noch gering reflexärmere Areale auf. Es lagen Metastasen eines Bronchialkarzinoms vor. Auch hier ist die Differenzierung äußerst schwer und erfordert eine subtile und gründliche Untersuchung. Die sonographische Erkennung von Lebermetastasen ist erschwert bei geringer Größe (unter 1 cm), ungünstiger Lage (subphrenisch), zu geringer Reflexmusterdifferenz und nicht eindeutigen sonographischen Kriterien. (Tumor? Abszeß? Hämatom? Zyste?).

164.   **Diffuse Infiltration der Leber durch Metastasen eines Sigmakarzinoms:** Die Leber ist verplumpt, die Kontur gering höckrig, das Binnenreflexmuster scheckig. Bei sorgfältiger Durchmusterung erkennt man, daß die Leber wie vollgepackt ist von reflexarmen und reflexkräftigeren kugeligen Veränderungen, die durch zarte, dem komprimierten Grundgewebe entsprechenden kapselartigen Linien voneinander getrennt sind.

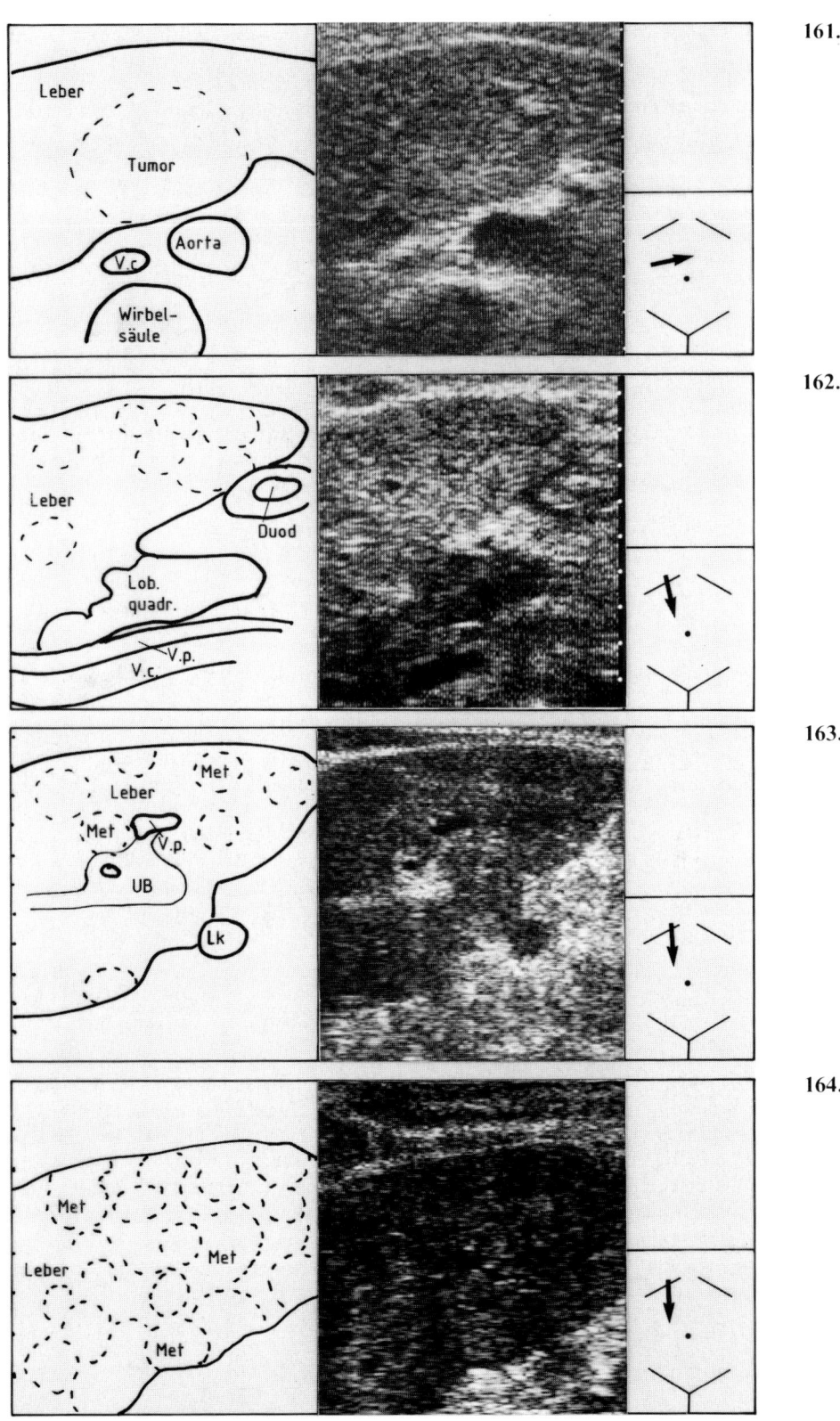

161.

162.

163.

164.

165. **Verkalkte Metastase eines Kolonkarzinoms:** Die reflexkräftige, gut abgrenzbare Metastase weist zarte Verkalkungen auf mit dorsalem Schallschatten. Die Verkalkungen sind im einzelnen nicht differenzierbar. Insbesondere unter zytostatischer Therapie und bei langsamem Wachstum der Lebermetastasen kommt es zu Verkalkungen.

166. **Ausgedehnte Metastasierung mit Verkalkungen der Leber:** Bei zunehmender Verkalkung der Metastasen wird die Leber schwerer beurteilbar, da der jeweilige Schallschatten die dahinterliegenden Leberanteile der Beurteilung entzieht. In diesem Fall war der Primärtumor ein Mammakarzinom, die Metastasen waren über Jahre hinweg mit wechselndem Erfolg zytostatisch behandelt worden.

167. **Reflexkräftige Metastase der Leber mit zarter Verkalkung:** Bei zart ausgeprägter Verkalkung ist das restliche Lebergewebe nur wenig vom Schallschatten überlagert und noch gut beurteilbar. Man erkennt eine polygonale, reflexkräftige, bizarr geformte Metastase im rechten Leberlappen.

Differentialdiagnostisch ist bei Verkalkungen der Leber an Narben, alte Hämatome, Echinokokkuszysten, verkalkende Amöbenabszesse und Fremdkörper zu denken: liegt die Verkalkung am unteren Leberrand, muß eine Porzellangallenblase, eine Schrumpfgallenblase oder ein Gallenblasenkarzinom mit Cholelithiasis in die Differentialdiagnose mit einbezogen werden.

168. **Ausgedehnte Lebermetastasierung bei Mammakarzinom mit Schallschatten:** Diese reflexarmen, kugeligen Metastasen liegen dicht beieinander und füllen die gesamte Leber aus. Durch eine Schallschattenwand ist der dorsale Anteil der Leberspitze der Beobachtung entzogen.

Tumoren können auch ohne Verkalkungen durch starke Schallabsorption Schallschatten hervorrufen, ein Phänomen, das besonders von Mammakarzinomen bekannt ist.

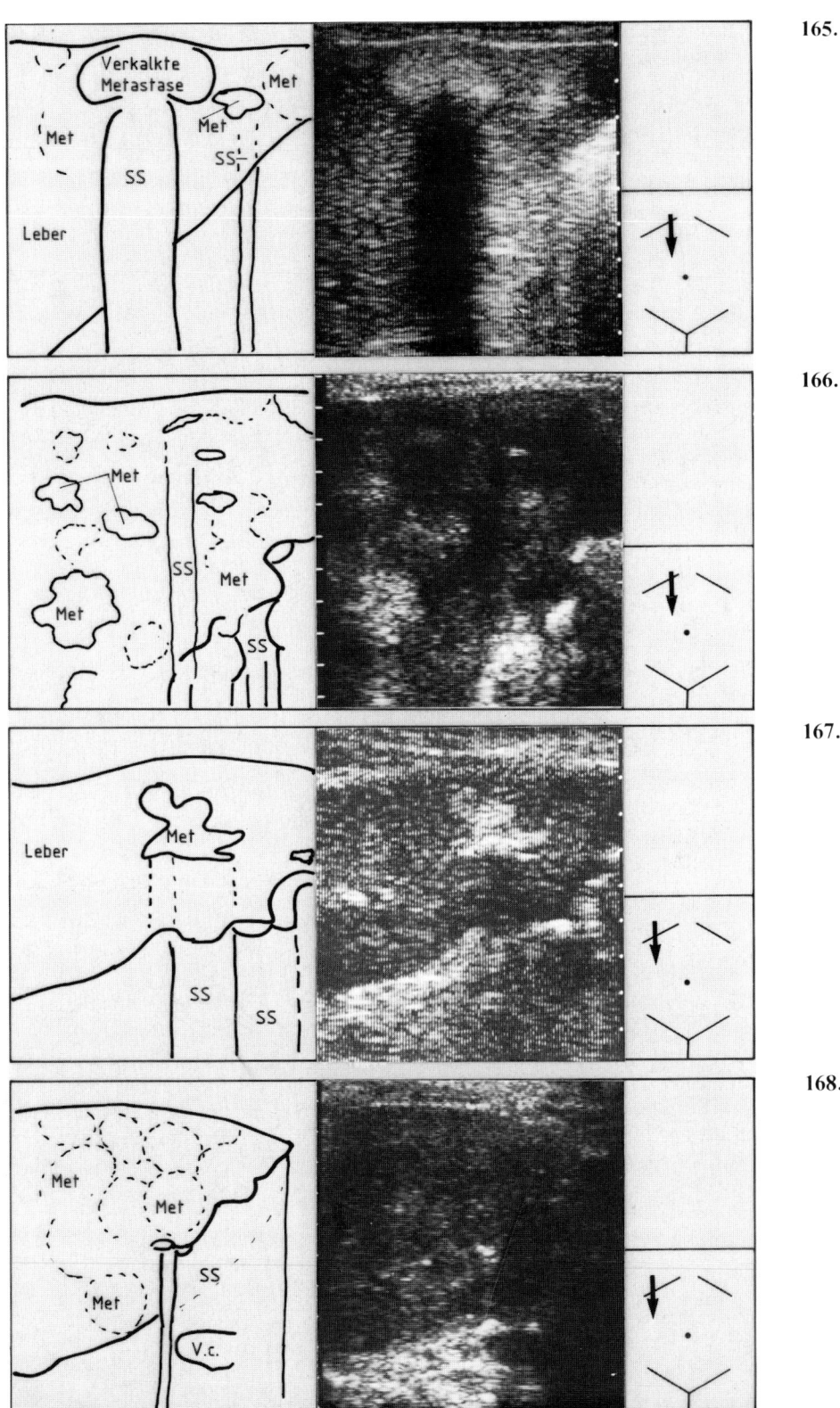

165.

166.

167.

168.

169. **Verkalkte Metastase im rechten Leberlappen:** Diese Metastase wäre sicherlich übersehen worden, wenn nicht eine zentrale Verkalkung aufgefallen wäre, die auf den nur gering reflexärmeren Prozeß hinwies, der dann bei sorgfältiger Beurteilung vom restlichen Lebergewebe differenzierbar war. Das Bild zeigt wiederum, wie schwierig es im Einzelfall sein kann, tumoröse Veränderungen der Leber frühzeitig zu erfassen.

170. **Leberzyste und Leberfilia nebeneinander:** Neben der reflexlosen, glatt begrenzten Formation mit dorsaler Schallverstärkung sieht man eine Zone unregelmäßig angeordneter Reflexe mit nebeneinanderliegenden reflexarmen und -reichen Arealen. Der eindrucksvolle Befund einer Leberzyste darf nicht dazu verleiten, die Umgebung der Zyste weniger sorgfältig abzusuchen, als die restliche Leber. Die Anteile, die in der dorsalen Schallverstärkung liegen, entgehen ohnehin leicht der Beurteilung.

171. **Solitäre reflexkräftige Lebermetastase:** Diese reflexkräftige Veränderung der linkslateralen Leberspitze kann ebenfalls der Beobachtung entgehen, wenn die Untersuchung nicht alle Leberabschnitte mit gleicher Sorgfalt umfaßt. Auch hier ist die differentialdiagnostische Unterscheidung zu einem benignen Lebertumor, beispielsweise zu einem Hämangiom sonographisch nicht mit Sicherheit zu stellen.

172. **Metastasen bei unbekanntem Primärtumor:** Diese verstreut in der Leber liegenden, teils reflexarmen, teils reflexkräftigen, mit Kompression des normalen Lebergewebes einhergehenden, Veränderungen weisen deutlich auf die Malignität des Prozesses hin. Eine histologische Aussage ist jedoch sonographisch nicht möglich.

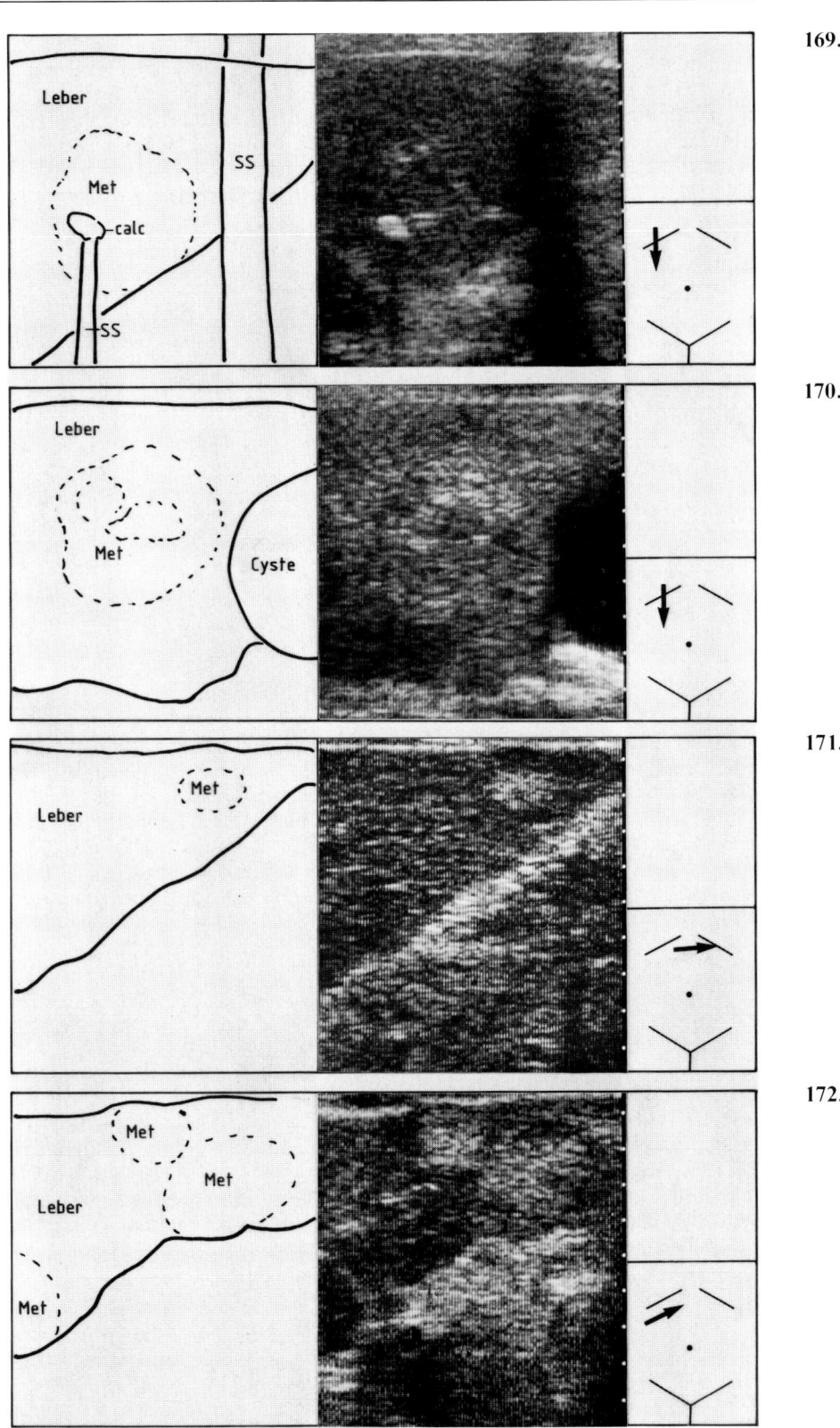

169.

170.

171.

172.

173. **Lebermetastasen:** Angrenzend an die kotgefüllte rechte Kolonflexur erkennt man eine leicht gewölbte Leber, deren dorsalen Anteile bogig demarkiert sind. Hier ist es nicht eine verdrängte Lebervene wie in Abb. 177, die den Tumor begrenzt, sondern eine durch die Raumforderung komprimierte Randzone normalen Lebergewebes. Die Metastase selbst ist reflexkräftig und trägt eine zentrale Nekrose. Der Eindruck einer rasch infiltrativen Ausbreitung des Tumors entsteht.

174. **Reflexkräftige Metastasen mit Gefäßverdrängung:** Durch die gabel- oder geweihartige Spreizung eines Pfortaderastes gelingt es, die größte der hier erfaßten Metastasen in ihrem Ausmaß zu erkennen. Die ventralen Anteile sind nur durch eine dünne reflexlose Grenzzone von dem gering reflexärmeren Lebergewebe abgesetzt.

175. **Protuberante Metastase:** Hier ist die Diagnose durch die Protuberanz des Prozesses und sein Einwachsen in die Bauchdecke vereinfacht, obwohl das Reflexmuster lediglich etwas scheckig ist und sich kaum von dem der restlichen Leber unterscheidet. Da es sich (s. Positionspfeil) noch dazu um eine Metastase handelt, die im rechtslateralen Leberlappen sitzt, ventral der Niere, kann ein derartiger Prozeß leicht übersehen werden, wenn man nicht sorgfältig in Interkostalschnitten untersucht. Die Fixation an der Bauchdecke weist auf den malignen Prozeß hin. Die Atembewegung der Leber ist weitgehend aufgehoben.

176. **Metastasenleber mit reflexkräftigem und reflexarmem Muster:** Hier sind im linken Leberlappen nebeneinander reflexarme und reflexreiche Metastasen zu finden, wobei die reflexkräftigen Metastasen im Zentrum aussehen wie plumpe, unregelmäßig begrenzte Uferbefestigungen. Das Fehlen eines zentralen Pfortaderastes jedoch läßt diese Alternative nicht zu. Die reflexkräftigen Areale sind über die ganze Leber verteilt, es entsteht das Bild einer scheckigen Leber. Diese Form der Metastasenleber ist von einer Leberzirrhose schwer zu unterscheiden.

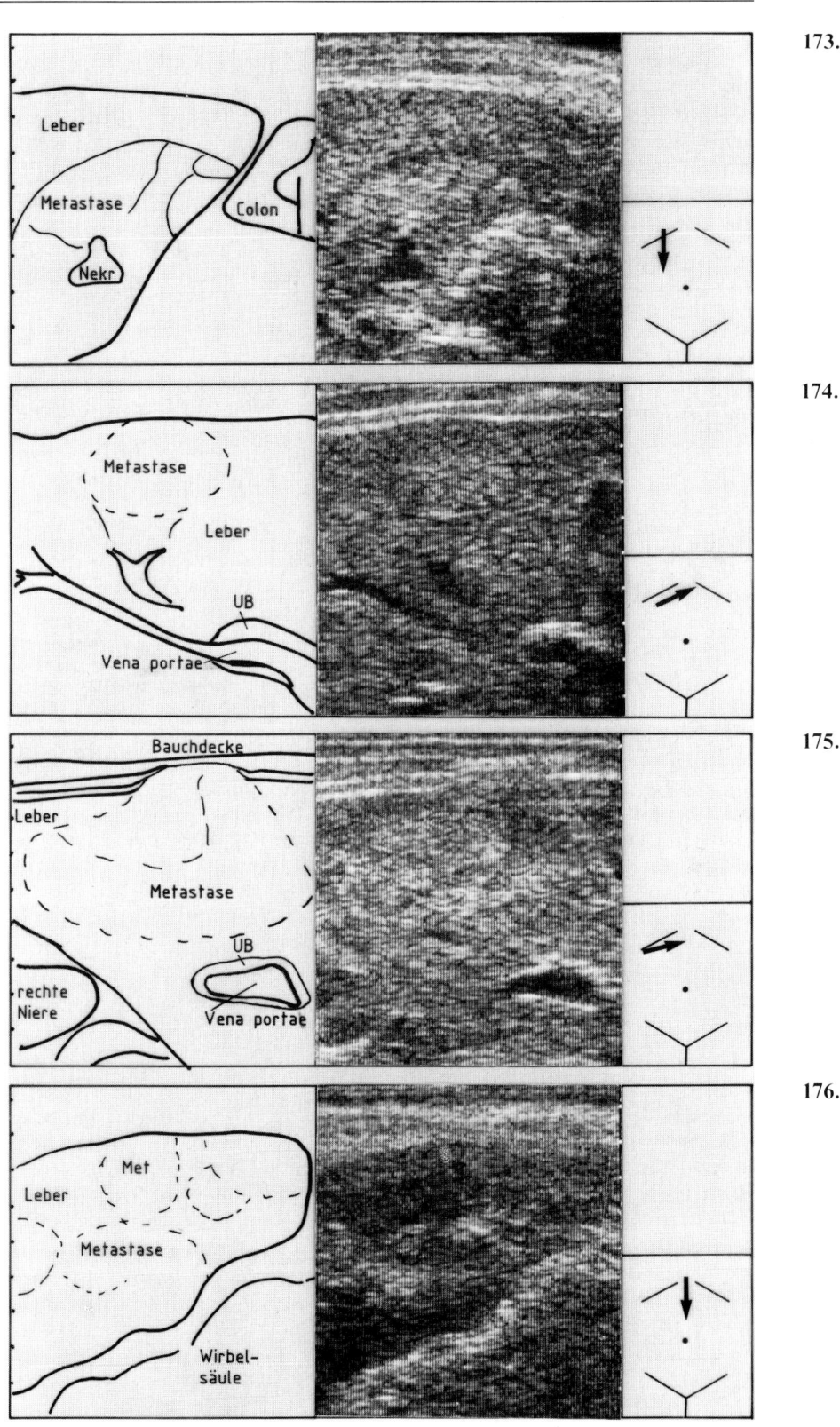

173.

174.

175.

176.

177. **Ausgedehnte Lebermetastasierung bei Bronchialkarzinom:** Im subkostalen Schrägschnitt sieht man ein scheckiges, zerrissen wirkendes Reflexmuster der Leber, sowie einen nach dorsal bogenförmig ausgewalzten Vena-hepatica-Ast, der den Blick eigentlich erst auf den tumorös veränderten Bezirk lenkt. Dann erkennt man eine polyzyklisch veränderte, reflexkräftige Formation innerhalb der eher reflexarmen Leber. Bei gleichmäßiger Durchsetzung der Leber mit Metastasen kann die Diagnose einer Metastasenleber schwer zu stellen sein.

178. **Lebermetastasierung bei Bronchialkarzinom:** Die Leber ist scheckig, durchsetzt von multiplen, z. T. kugeligen, z. T. ovalen sich gegenseitig bedrängenden Metastasen, die reflexkräftig gegen das reflexärmere Grundgewebe abgesetzt sind.

179. **Schwer abgrenzbare, reflexkräftige Lebermetastasen:** Neben einer reflexkräftigen Metastase mit zartem, reflexarmem Randsaum, der die Abgrenzung gegen die Umgebung ermöglicht, ist in diesem subkostalen Schrägschnitt ein Schallschatten zu erkennen, der von einer noch schlechter abgrenzbaren, zentral zart verkalkten oder schallabsorbierenden Metastase herrührt. Die Leberoberfläche ist an dieser Stelle gering prominent vorgewölbt. Die Bauchdecke dadurch imprimiert.

180. **Lebermetastase bei Bronchialkarzinom:** Diese angedeutete bull-eye-artige Metastase unterscheidet sich im Reflexmuster nicht von dem des übrigen Lebergewebes. Lediglich der knapp 0,5 cm dicke, reflexkräftige Randsaum ist es, der eine Abgrenzung des malignen Prozesses innerhalb der Leber erlaubt. Der Schallschatten, der auf diesem Bild zur Darstellung kommt, rührt von einer Rippe her, er durchzieht das ganze Bild.

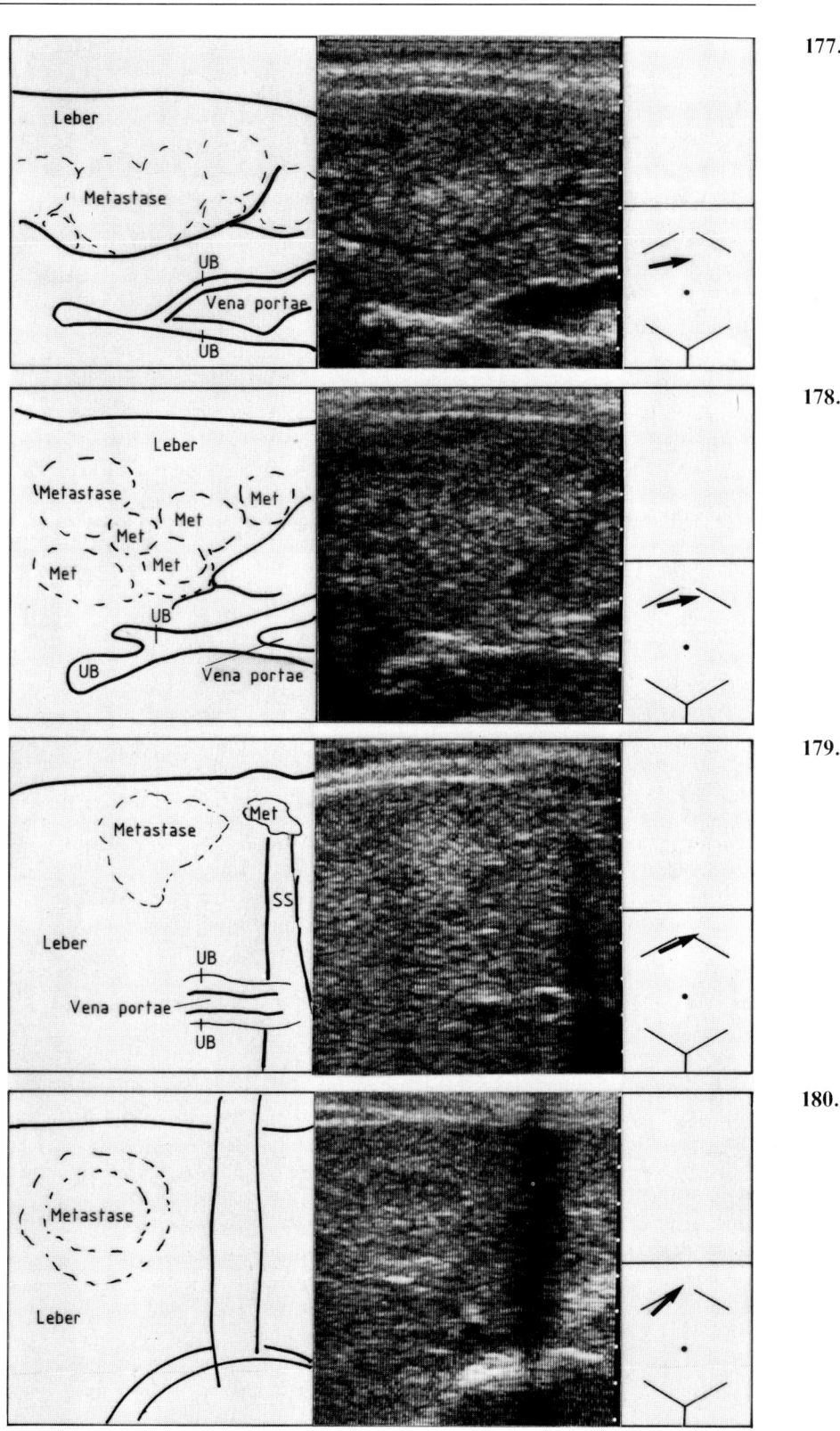

181. **Primäres Leberzellkarzinom:** Der gesamte rechte Leberlappen wird hier ausgefüllt von einem reflexkräftigen Bezirk, der scharf gegen das restliche Lebergewebe abgesetzt ist. Zapfenartig ragt ein Teil des normalen Gewebes in diesen Prozeß ein. In charakteristischer Weise ist das Leberzellkarzinom auf dem Boden einer Leberzirrhose entstanden. Metastasen anderer Tumoren können jedoch auch einzeln auftreten und erhebliche Größen erreichen, das primäre Leberzellkarzinom wächst andererseits oft multifokal und kleinknotig, es kann reflexkräftig, reflexarm oder bull-eye-artig sein, so daß sonographisch die Differentialdiagnose nicht sicher zu stellen ist.

182. **Primäres Leberzellkarzinom:** Dieser Prozeß ist glatt begrenzt und über kindskopfgroß, er liegt innerhalb einer zirrhotisch veränderten Leber und ist scharf gegen das umgebende Lebergewebe abgesetzt. Reflexkräftige und reflexarme Anteile wechseln ab, die differentialdiagnostische Unterscheidung dieser glatt begrenzten, scheckig gemusterten Tumoren gegen gefäßreiche oder vom Gefäßsystem ausgehende Tumoren (s. unten) fällt sonographisch schwer. Werden solche Veränderungen in einer Zirrhoseleber angetroffen, erscheint die Diagnose eines primären Leberzellkarzinoms jedoch wahrscheinlich.

183a,b. **Fokal noduläre Hyperplasie der Leber:** Man erkennt im rechtslateralen Leberlappen im Längs- und Querschnitt eine scharf begrenzte, wie ausgestanzt wirkende, reflexkräftige Formation mit scheckigem Binnenreflexmuster, bei ansonsten unauffälliger Leber. Ohne klinische Symptomatik lassen solche Veränderungen immer an einen gutartigen Lebertumor, entweder an eine fokal noduläre Hyperplasie oder an eine angiomatöse Veränderung denken. In diesem Fall wurde die Diagnose durch ultraschallgezielte Feinnadelbiopsie, Sequenz-Szintigraphie und Angiographie bestätigt.

184. **Kavernöses Hämangiom des rechten Leberlappens:** Diese ausgedehnte reflexkräftige Formation durchsetzt den gesamten rechten Leberlappen. Sie weist eine deutliche Schallabsorption mit Schallschatten auf. Derartige Veränderungen deuten auf das Vorliegen eines Kavernoms hin. Hämangiomatöse Veränderungen können sowohl reflexkräftig als auch reflexarm sein, wobei reflexarme und reflexkräftige Ausbildungsformen auch in derselben Leber nebeneinander vorkommen. Nach unserer Erfahrung überwiegen die reflexkräftigen.

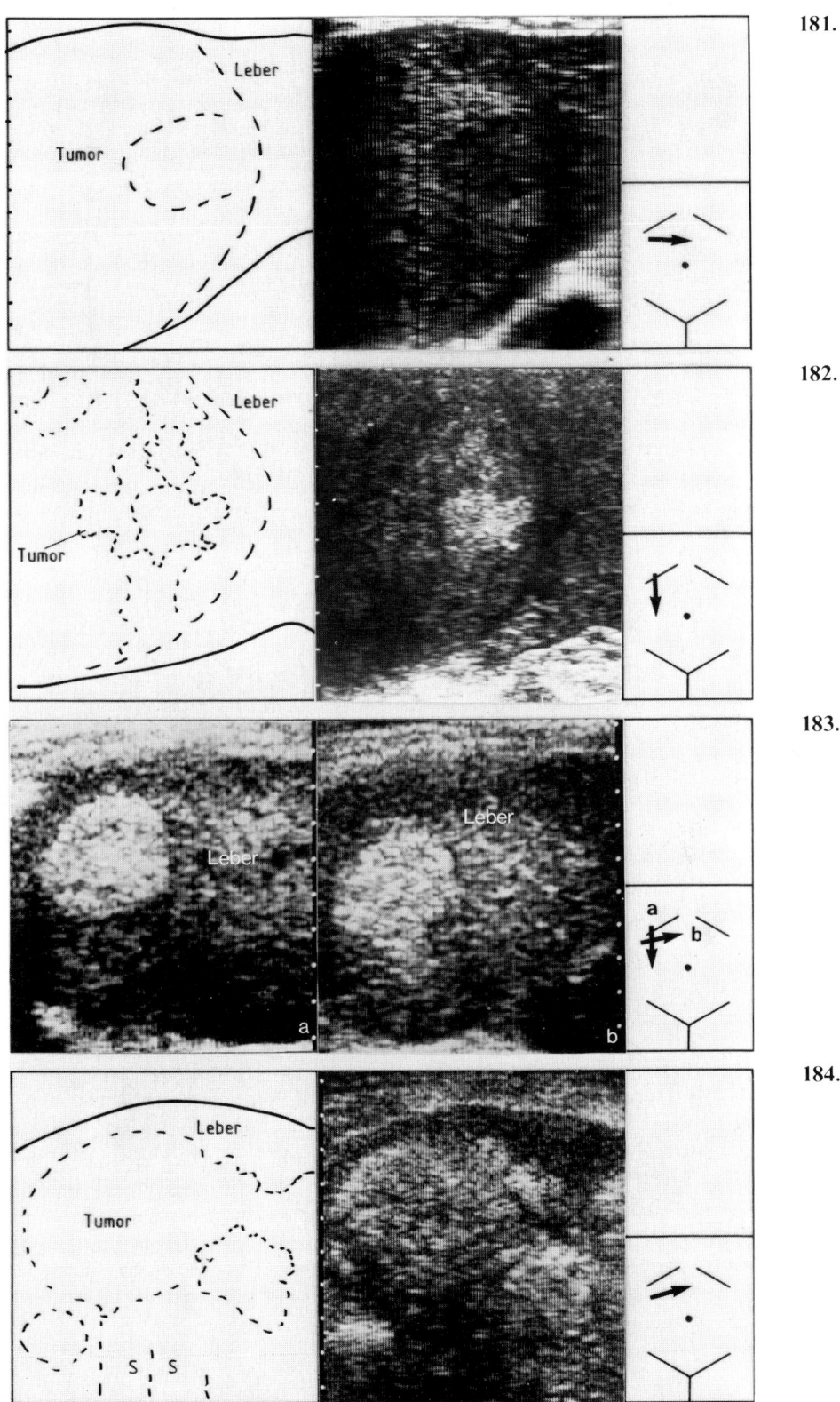

181.

182.

183.

184.

185. **Hämangiom der Leber:** Im linken Leberlappen erkennt man einen, wie ausgestanzt wirkenden, homogenen reflexkräftigen Prozeß. Es handelt sich um ein kleines Hämangiom. Die fehlende Tumorsymptomatik, der scharfe Rand und die oft sternartig oder strahlig angeordnete Beschaffenheit des Reflexmusters sind typische Kriterien des Hämangioms. Die Gefäßtumoren sollen etwa in gleicher Häufigkeit reflexkräftig oder reflexarm auftreten. Nach eigenen Erfahrungen sind sie jedoch überwiegend reflexkräftig.

186. **Großes Adenom der Leber:** Bei diesem klinisch gesunden Patienten war im Längsschnitt durch den linken Leberlappen dieser scharf abgegrenzte, reflexarme Prozeß bei sonst leicht reflexvermehrter Leber gefunden worden. Die weitere Diagnostik ergab ein Adenom der Leber, das sich in typischer Weise reflexarm und glatt demarkiert gegen das restliche Lebergewebe abhob.

187. **Hämangiom der Leber:** Diesen Prozeß haben wir über 4 Jahre verfolgt, wobei während dieser Zeit eine leichte Größenzunahme des Tumors feststellbar war. Die laparoskopische Überprüfung des Prozesses ergab zunächst einen unauffälligen Befund, durch Feinnadelbiopsie wurden unauffällige Zellen gewonnen. Das computertomographische Bild entsprach dem sonographischen Befund. Später entwickelte sich dann die typische bäumchenartige Struktur des Gebildes, das die Leber zu durchwachsen schien. Eine Angiographie der Leber bestätigte den Verdacht eines ausgedehnten Hämangioms.

188. **Hämangiomatose der Leber:** Diese Leber erscheint sonographisch im Sinne einer Fettleber verändert. Bei näherem Hinsehen erkennt man dann ein etwas zerrissenes, unregelmäßiges Binnenreflexmuster. Die Konturen sind glatt. Um so überraschender war der laparoskopische Befund: die Leber war vollständig durchsetzt von hämangiomatösen Prozessen.

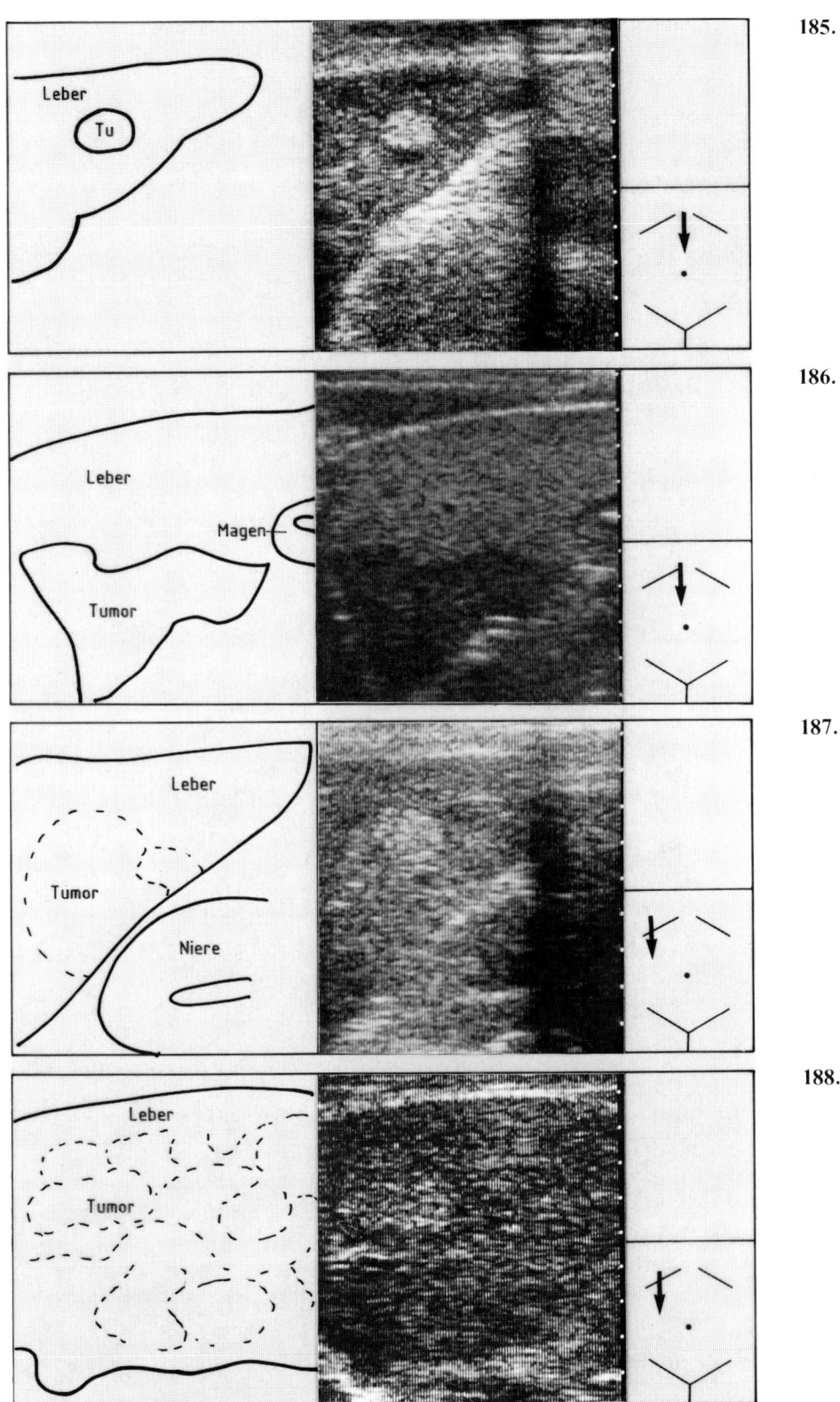

185.

186.

187.

188.

Literatur

1. Becker HD, Keller W (1982) Zur Aussagefähigkeit der Ultraschall-Untersuchung bei diffusen Strukturveränderungen der Leber. In: Kratochwil A, Reinold E (Hrsg) Ultraschalldiagnostik 82. Thieme, Stuttgart New York, S 122–123
2. Bekhti A, Schaaps J-P, Capron M, Dessaint J-P, Santoro F, Capron A (1977) Treatment of hepatic hydatid disease with mebendazole: preliminary results in four cases. Br Med J 2: 1047–1051
3. Blauenstein UW, Müller HR (1968) Beitrag zur Differentialdiagnose tumoröser Leberprozesse mittels Ultraschall. Schweiz Med Wochenschr 98: 1716–1720
4. Buchenau D, Liehr H (1973) Determination of liver volume in man in ultrasound. Excerpta Medica, Amsterdam, p 65
5. Burger J, Enderlin F (1976) Sonography as a preliminary diagnostic technique in the icteric patient. Chir Gastroenterol 10: 441–444
6. Campbell GS, Bick HD, Pröhl-Paulsen E, Lober PH, Watson CJ, Varco RL (1958) Bleeding esophageal varices with polycystic liver. N Engl J Med 259: 904–910
7. Charbonnier A, Cachin M, Nep Eux P, Lannois J-P, Schuller C, Flutean G (1975) Sémiologie échographique ultrasonore des hépato pathies. Ann Med Intern 126: 761–766
8. Comfort MW, Gray HK, Dahlen DC, Whitesell FB (1952) Polycystic disease of the liver: a study of 24 cases. Gastroenterology 20: 60–78
9. Cölle H, Herzog P, Gamstätter G, Holtermüller KH (1980) Sonographische Diagnose und Verlaufskontrolle eines Amöbenabszesses der Leber. Leber Magen Darm 10: 111–114
10. Damascelli B, Bonadonna G, Roncoroni L, Uslenghi C, Veronesi U (1968) Two-dimensional ultrasounds in liver diseases. JAMA 204: 105–110
11. Davis CR (1937) Non-parasitic cysts of liver. Am J Surg 35: 590–594
12. Debongnie JC, Pauls C, Fievez M, Wibin E (1981) Prospective evaluation of the diagnostic accuracy of liver ultrasonography. Gut 22: 130–135
13. Dewbury KC, Clark B (1979) The accuracy of ultrasound in the detection of cirrhosis of the liver. Br J Radiol 52: 945–948
14. Disko R (1977) Epidemiologie, Diagnose und Therapie der Echinokokkose. Ther Ggw 116: 226–258
15. Erckenbrecht J, Waltenberg M, Sonnenberg A, Peter P, Wedershoven HJ, Alfurayh O, Erckenbrecht E, Wienbeck M (1981) Ist die sonographische Diagnose der Leberzirrhose und Metastasenleber zuverlässig? Dtsch Med Wochenschr 106: 894–897
16. Fauvert R, Benhamou JP (1974) Congenital hepatic fibrosis. In: Schaffner F (ed) The liver and its diseases. Thieme, Stuttgart, pp 283–288
17. Firusian N, Heckemann R, Nowrousian M, Giesche U (1978) Beitrag zur Diagnostik der umschriebenen Lebererkrankungen unter besonderer Berücksichtigung der Sonographie. Med Welt 29: 1893–1900
18. Freeny PC, Vimont TR, Barnett DC (1979) Caverneous hemangioma of the liver: ultrasonography, arteriography and computed tomography. Radiology 132: 143–148
19. Gilby ED, Taylor KJW (1975) Ultrasound monitoring of hepatic metastases during chemotherapy. Br Med J 1: 371–373
20. Gooding GAW (1981) Amebic abscess: sonographic follow-up of persistent hepatic defects in two patients, one year after successful treatment for amebiasis of the liver. J Clin Ultrasound 9: 451–452
21. Gosink BB, Leymaster CE (1981) Ultrasonic determination of hepatomegaly. J Clin Ultrasound 9: 37–41
22. Green B, Bree RL, Goldstein HM, Stanley C (1977) Grey scale ultrasound evaluation of hepatic neoplasms patterns and correlations. Radiology 124: 203–208
23. Hébert G, Gélinas C (1975) Hepatic echography. AJR 125: 51–58
24. Hess U, Eckert J, Fröhlich A (1974) Vergleich serologischer Methoden für die Diagnostik der zystischen und alveolären Echinokokkose des Menschen. Schweiz Med Wochenschr 104: 853–859
25. Holmes JH, Sundgren C, Ikle D, Finch J (1977) A simple ultrasonic method for evaluating liver size. J Clin Ultrasound 5: 89–91
26. Hsin-Fang W, Chia-En W, Ching-Ping C, Ju-Yüeh K, Lu-Min Y, Yung-Nien C (1964) The application and value of ultrasonic diagnosis of liver abscess. Chin Med J [Engl] 83: 133–140

27. Hudson EK (1963) Obstructive jaundice from a solitary hepatic cyst. Am J Gastroenterol 39: 161–164
28. Hübener K-H, Hippéli R (1980) Das Leberlipom. Fortschr Roentgenstr 133: 176–179
29. Hünig R (1972) Ultraschall-Diagnose von Leberrupturen. Langenbecks Arch Chir 331: 227–238
30. Kamin PD, Bernardino ME, Green B (1979) Ultrasound manifestations of hepatocellular carcinoma. Radiology 131: 459–461
31. Katragadda CS, Goldstein HM, Green B (1977) Gray scale ultrasonography of calcified liver metastases. AJR 129: 591–593
32. Kawasaki H, Sakaguchi S, Irisa T, Hirayama C (1978) Value of B-scan ultrasonography in the diagnosis of liver cancer. Am J Gastroenterol 69: 436–442
33. Keller W, Weiss H (1980) Das Phänomen der sogenannten Uferbefestigung im Lebersonogramm und seine Bedeutung für die Interpretation der diffusen Hepatopathie. In: Hinselmann M, Anliker M, Meudt R (Hrsg) Ultraschalldiagnostik in der Medizin. Thieme, Stuttgart New York, S 106–107
34. Koischwitz D, Frommhold H, Grauthoff HJ (1979) Sonographische Diagnostik der Leberechinokokkose. Dtsch Med Wochenschr 104: 401–405
35. Koischwitz D (1980) Sonomorphologie primärer und sekundärer Leberneoplasmen. Fortschr Roentgenstr 133: 372–378
36. Kratochwil A, Waldhäusl W, Wewalka F (1970) Die Darstellung von Leberveränderungen in Ultraschall-Schnittbildverfahren. Wien Z Inn Med 51: 37–44
37. Lutz H, Ehler R, Reichel L, Meyer P (1979) Stellenwert der Ultraschall-Diagnostik bei Lebererkrankungen. Klinikarzt 8: 533–541
38. Lomonaco A, Kline P, Halpern S, Leopold G (1975) Nuclear medicine and ultrasound: correlation in diagnosis of disease of liver and biliary tract. Semin Nucl Med 5: 307–324
39. Marks WM, Filly RA, Callen PW (1979) Ultrasonic anatomy of the liver: a review with new applications. J Clin Ultrasound 7: 137–146
40. McArdle CR (1976) Ultrasonic diagnosis of liver metastases. J Clin Ultrasound 4: 205–268
41. McCarthy GF, Davies ER, Wells PNT, Ross FGM, Follett DH, Muir KM, Read AE (1970) A comparison of ultrasonic and isotope in the diagnosis of liver disease. Br J Radiol 43: 100–109
42. Meissner J, Weiss H, Deck G, Krakow B (1980) Besteht eine Korrelation zwischen sonographischen und histologischen Kriterien bei Leber-Metastasen? In: Hinselmann M, Anliker M, Meudt R (Hrsg) Ultraschalldiagnostik in der Medizin. Thieme, Stuttgart New York, S 104–105
43. Melki G (1973) Ultrasonic patterns of tumors of the liver. J Clin Ultrasound 1: 306–314
44. Melki G (1974) Analyse ultrasonore des cancers du foie. J Radiol Electrol 55: 223–232
45. Melnick PJ (1955) Polycystic liver. Arch Pathol 59: 162–172
46. Mountford RA, Wells PNT (1972) Ultrasonic liver scanning: the A-scan in the normal and cirrhosis. Phys Med Biol 17: 261–269
47. Murray-Lyon JM, Ockenden BG, Williams R (1973) Congenital hepatic fibrosis – is it a singel clinical entity? Gastroenterology 64: 653–656
48. Parulekar SG (1979) Ligaments and fissures of the liver: sonographic anatomy. Radiology 130: 409–411
49. Prando A, Goldstein HM, Bernardino ME, Green B (1979) Ultrasonic pseudolesions of the liver. Radiology 130: 403–407
50. Preusser R (1981) Bedeutung, Stellenwert und Treffsicherheit der sonographischen Untersuchung der Leber. Wien Klin Wochenschr 93: 287–291
51. Pritchard JH, Winston MA, Berger HG, Blahd WH (1974) Diagnosis of focal hepatic lesions. Combined radioisotope and ultrasound techniques. JAMA 229: 1463–1465
52. Rasmussen SN, Bagger J, Wagner F, Pedersen JF, Kristensen JK (1977) Ultrasonic scanning for focal liver lesions. Dan Med Bull 24: 151–153
53. Rasmussen SN (1978) Liver volume determination by ultrasonic scanning. Dan Med Bull 25: 1–45
54. Rettenmaier G (1970) Ultraschall zur Differentialdiagnostik bei umschriebenen Leberprozessen und beim Verschlußsyndrom. Therapiewoche 35: 1827–1835
55. Rettenmaier G (1972) Ultraschall-Diagnostik bei Leberkrankheiten. Fortschr Med 99: 281–284
56. Rettenmaier G (1977) Lebersonographie. Thieme, Stuttgart
57. Rettenmaier G, Seitz KH (1977) Ultraschalluntersuchung bei Ikterus. Dtsch Med Wochenschr 102: 1559–1560

58. Rosenbaum DM, Mindell HJ (1981) Ultrasonographic findings in mesenchymal hamartoma of the liver. Radiology 138: 425–427
59. Sabel JS, Graham DY, Davis RE, Malini S (1978) The value of gray scale ultrasound in the differential diagnosis of surgical and nonsurgical jaundice. Am J Gastroenterol 69: 149–153
60. Scheible W, Gosink BB, Leopold GR (1977) Gray scale echographic patterns of hepatic metastatic disease. AJR 129: 983–987
61. Schentke KU, Renger F (1966) Ultraschall-Untersuchungen bei diffusen Leberkrankheiten. Dtsch Gesundheitsw 21: 1013–1018
62. Schulze K, Hübener K-H, Klott K, Jens H, Bähr R (1980) Computertomographische und sonographische Diagnostik der Echinokokkose. Fortschr Roentgenstr 132: 514–521
63. Schwerk W. Braun B (1978) Ultraschalldiagnostik in der Differentialdiagnose der intra- und extrahepatischen Cholestase. Dtsch Med Wochenschr 103: 1643–1647
64. Smith IE, Taylor KJW, McCready VR, Powles TJ, Bondy PK (1976) A comparison of grey-scale ultrasound with other methods for the detection of liver metastases from breast carcinoma. Clin Oncol 2: 47–53
65. Spuhler A, Pösl H, Sander R, Götz U (1981) Bedeutung der Sonographie in der Fettleberdiagnostik. Leber Magen Darm 11: 15–20
66. Strohm WD, Uher B (1979) Korrelation zwischen Lebervenenverschlußdruck und sonographisch bestimmtem Durchmesser von Pfortader und Milz bei Leberkranken. Z Gastroenterol 10: 695–703
67. Taylor KJW, Carpenter DA, McCready VR (1973) Grey-scale echography in the diagnosis of intrahepatic disease. J Clin Ultrasound 1: 284–287
68. Tähti E, Jääskeläinen J (1968) Ultraschall-Untersuchungen der Leber. Fortschr Roentgenstr 109: 240–244
69. Tokano M, Sanefuji S, Takada S, Takahashi I, Kawashima K (1970) Ultrasonic diagnosis of the diseases of liver and biliary tract. Gastroenterol Jpn 4: 256–257
70. Triller J (1976) Gray-Scale Ultraschalldiagnostik der Leber und Gallenwege. Radiologe 16: 328–336
71. Vana J, Murphy GP, Aronoff BL, Baker HW (1977) Primary liver tumors and oral contraceptives. JAMA 238: 2154–2158
72. Vicary FR, Cusick G, Shirley IM, Blackwell RJ (1977) Ultrasound and jaundice. Gut 18: 161–164
73. Vogel H-M, Scherer K, Look D (1980) Comparative studies of laparoscopy, histology and gray-scale echotomography in diffuse diseases of the liver. Endoscopy 12: 166–174
74. Weber T, Braun B, Klusemann H, Beyer J (1981) Diagnostik der fokal-nodulären Hyperplasie der Leber. Dtsch Med Wochenschr 106: 647–651
75. Weeks LE, McCune BR, Martin JF, O'Brien TF (1978) Differential diagnosis of intrahepatic shadowing on ultrasound examination. J Clin Ultrasound 6: 399–401
76. Weill F (1978) Liver. In: de Vlieger M (ed) Handbook of clinical ultrasound. John Wiley & Sons, New York Chichester, pp 291–310
77. Weiss A, Weiss H, Georgi M, Geiger G (1980) Leitsymptom: Oesophagusvarizenblutung bei einem Jugendlichen. Med Klin 75: 370–374
78. Weiss H, Sommer W, Becker HD (1979) Die ultraschallgezielte Feinnadel-Biopsie in der Diagnostik maligner Leber-Zysten. Leber Magen Darm 9: 148–150
79. Weiss H (1978) Ergebnisse der Ultraschallkontrolle nach Leberblindpunktion und Laparoskopie. In: Kratochwil A, Reinold E (Hrsg) Ultraschalldiagnostik. Thieme, Stuttgart, S 151–154
80. Weiss H, Mayer M (1978) Die Zystenleber, eine sonographische Diagnose. MMW 120: 737–738
81. Weiss H, Sommer W, Becker HD (1979) Ultraschallgezielte Feinnadel-Biopsie in der Diagnostik maligner Leberzysten. Leber Magen Darm 9: 148–150
82. Weiss H (1979) Die Stellung der Sonographie im Rahmen der Leberdiagnostik. Med Klin 74: 154–160
83. Weiss H (1980) Häufigkeit und klinische Bedeutung sonographisch verifizierter Zystenlebern und solitären Leberzysten. In: Hinselmann M, Anliker M, Meudt R (Hrsg) Ultraschalldiagnostik in der Medizin. Thieme, Stuttgart New York, S 110–111
84. Wiener SN, Parulekar SG (1979) Scintigraphy and ultrasonography of hepatic hemangioma. Radiology 132: 149–153
85. Youssef MMM (1980) Ultrasonography in liver disease diagnosis. Ann Clin Res 12
86. Zegel HG, Cole-Beuglet C, Carpenter G (1981) Pre- and postoperative hepatic transplant evaluation by ultrasound and computerized tomography. J Clin Ultrasound 9: 101–103

Gallenblase und Gallenwege

Indikationen: Erfassung von Lage- und Formanomalien der Gallenblase. Verdacht auf Cholelithiasis, Gallenblasenhydrops; Verdacht auf Cholezystitis oder Gallenblasenkarzinom.
Klärung und Zuordnung tastbarer Resistenzen im rechten Oberbauch, Oberbauchkoliken, Klärung der anatomischen Situation vor Laparoskopie, Leberblindpunktion oder Operation.
Differentialdiagnostische Klärung des Ikterus: Erfassung der Gallenwegserweiterung, Lokalisation und Artdiagnostik des Verschlusses.

Aussagekraft: Normale Gallenblase in nahezu 100% der Fälle darstellbar.
Gallenwege: Ductus hepatocholedochus mit Hauptästen meistens abbildbar, mit großer Sicherheit ab der Pforte bis zum Verschwinden hinter der Duodenalluft (60–90% der Fälle).
Steine: ab 3 mm Größe, spätestens ab 4–5 mm Durchmesser in 90–97% der Fälle zu erkennen (Sonographie: Methode der Wahl in der Diagnostik der Cholezystolithiasis).
Akute und chronische Cholezystitis: bei ausgeprägten Befunden (Wanddicke über 3,5 mm) leicht zu erkennen, Entzündungen ohne Verdickung der Gallenblasenwand sind schwierig zu differenzieren (Gesamttreffsicherheit 86%).
Choledocholithiasis: oft nur an der Dilatation der Gallenwege zu erkennen. Der Verschlußstein liegt meist präpapillär, hinter Duodenalluft verborgen.
Cholesterinpolypen der Gallenblase: leicht und besser als röntgenologisch darstellbar.
Hohe Treffsicherheit im Nachweis des Gallenblasenkarzinoms (76%).
Erkennung und Lokalisation des Gallengangkarzinoms: diese ist leicht im Bereich der Pfortenregion, schwierig präpapillär und intrahepatisch.
Differentialdiagnostische Klärung des Ikterus: gelingt in 82% der Fälle. Ist das Bilirubin höher als 4 mg% in 100% der Fälle.

Grenzen der Methode: Gallensteine und Tumoren unter 0,5 cm Größe sind schwer abbildbar, eine Artdiagnose des extrahepatischen Gallenwegverschlusses ist bei Luftüberlagerung durch das Duodenum erschwert und gelingt nur in 61% der Fälle. Nicht obturierende Steine im Choledochus werden leicht übersehen.
Eine Frühdiagnose des Gallenblasenkarzinoms ist nicht möglich.

Normalmaße: Gallenblase: $6-7 \times 3 \times 2$ cm, max. Maße: 10 cm lang, 4 cm max. Querdurchmesser, Volumen nicht über 200 ccm. Wanddicke max. 3 mm (auch kontrahiert).
Gallenwege intrahepatisch: meist dünn, filiform, ausgezogen.
Gallenwege extrahepatisch: bis 0,4, max. 0,7 cm weit.
Nach Cholezystektomie bis max. 1 cm weit.

Vorbereitung: nüchtern, entbläht.
Bei Nichtdarstellbarkeit der Gallenblase: Injektion eines Spasmolytikums.

Untersuchungsablauf: Rückenlage oder leichte Linksseitenlage (10° rechts angehoben).
Längsschnitte von der V. cava über die längste Ausdehnung der Gallenblase bis zur Niere, dann gedrehter Längsschnitt zur Darstellung der max. Ausdehnung der Gallenblase und des Verlaufs des Ductus hepatocholedochus von der Pforte bis zur Papille.

Subkostaler Schrägschnitt: Während der Atemtätigkeit zur Darstellung der gesamten Gallenblase und der intrahepatischen Gallenwege. Extrahepatische Gallenwege werden im Querschnitt abgebildet.

Wichtige Hinweise und Tips: Bei kontrahierter Gallenblase ist die Wiederholung der Untersuchung des nüchternen Patienten oder nach Applikation eines Spasmolytikums sinnvoll. Der Nachweis kleiner und kleinster Steine gelingt oft doch noch durch die Untersuchung des Patienten in Knie-Ellenbogen-Lage. Intrakanalikulär wandernde Luft wird am besten während eines Lagewechsels und im Stehen beurteilt.

189. **Normale Gallenblase im Längsschnitt:** Unter der Leber erkennt man die leicht geschwungene, lanzettfischförmige Gallenblase mit lang ausgezogenem, bis zum Ductus choledochus verfolgbarem Ductus cystikus.

Die normale Gallenblase ist elliptisch oder birnenförmig, 6–8 cm lang, 3–4 cm im Querdurchmesser breit und 2 cm im Sagittaldurchmesser dick. In Einzelfällen kann eine Länge bis zu 10 cm und mehr bei schlanken Personen noch normal sein. Die Gallenblasenwand ist zart, 1–2 mm dick, im kontrahierten Zustand bis zu 2–3 mm. Die Gallenblase ist binnenreflexfrei und weist eine dorsale Schallverstärkung auf. Die Untersuchung wird in mindestens 2 Ebenen zur Erfassung aller Gallenblasenabschnitte durchgeführt.

190. **Normale Gallenblase im subkostalen Schrägschnitt:** Im leicht kontrahierten Zustand ist die Gallenblasenwand 2 mm dick, jedoch glattwandig und zart. Die Gallenblase ist reflexlos, etwas über 2 cm breit und ebenso dick. Wiederum erkennt man gut die Reflexlosigkeit und die dorsale Schallverstärkung. Über die max. Wanddicke der Gallenblase herrschen unterschiedliche Meinungen: einzelne Autoren geben eine Wanddicke von 4 mm als Grenzwert an. In dilatiertem Zustand wird man jedoch eine Wanddicke von über 2 mm als suspekt ansehen müssen.

191. **Gallenblase im Längsschnitt mit Ductus choledochus und dorsalen Artefakten (Schichtdickenphänomen):** Diese normalgroße Gallenblase mit zarter Gallenblasenwand weist dorsal schüttere Echos auf, die von der Gallenblasenrückwand in die Gallenblase einstreuen. Die Dorsalwand der Gallenblase ist trotzdem gut abgrenzbar, die dorsale Schallverstärkung vorhanden. Diese Streuechos, die bei den meisten neueren Geräten mit hoher Grauwertabstufung mehr oder weniger stark ausgeprägt vorhanden sind, darf nicht mit sog. Gallenblasenschlick verwechselt werden. Im Gegensatz zu diesem sind sie nicht lageabhängig.

192. **Kleine Gallenblase mit stark gewundenem Zystikusverlauf:** Der Zystikusverlauf ist meist gewunden und oft nicht bis zum Ductus hepaticus durchgehend verfolgbar, in den er spitz- oder stumpfwinklig einmünden kann oder in den er wie in diesem Fall harmonisch überzugehen scheint. Wiederum sind dorsale Streuechos innerhalb der Gallenblase erkennbar.

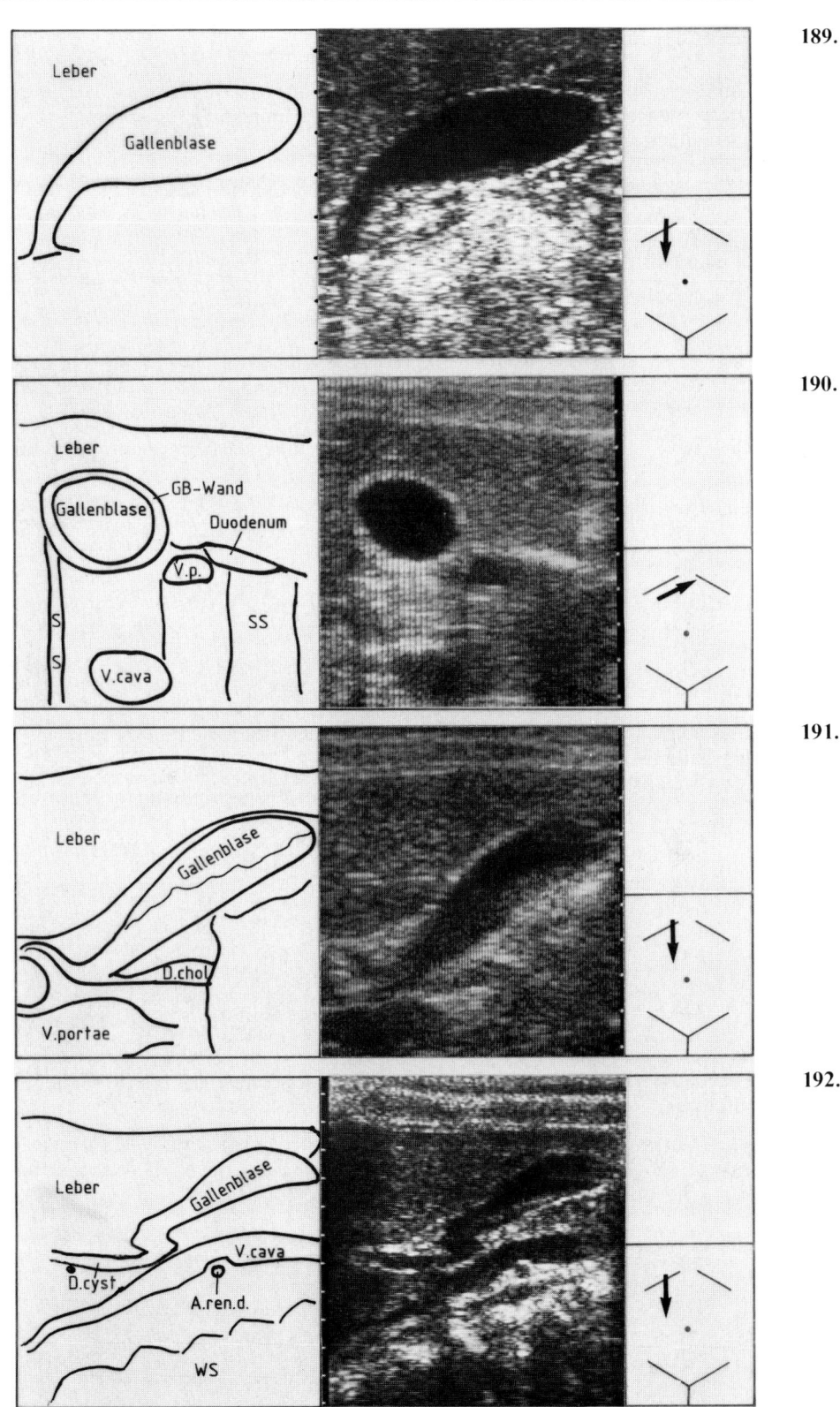

189.

190.

191.

192.

Funktionsuntersuchungen der Gallenblase

193a. Gallenblasendarstellung im Längsschnitt in längster Ausdehnung bei einer 28jährigen nüchternen Versuchsperson. Das Organ ist harmonisch geschwungen, 6 × 2,2 cm groß und binnenreflexfrei.

193b. Nach einer Reizmahlzeit (Biloptin) kommt es zu einer Kontraktion der Gallenblase. Der Querdurchmesser ist nur noch 13 mm weit.

194a. Fünf Minuten nach Applikation von 2 ml Buscopan i.v. kommt es zu einer langsamen Erschlaffung der Gallenblase, die jetzt bereits wieder 14 mm dick ist.

194b. Dieselbe Gallenblase nach 15 min. Der Durchmesser beträgt bereits 18 mm.

195a. Dieselbe Gallenblase nach 20 min. Der Durchmesser beträgt 23 mm. Das Maximum der Gallenblasenerschlaffung ist erreicht.

195b. Nach 30 min beginnt sich die Gallenblase wieder geringfügig zu kontrahieren.

196a. Fünfundvierzig Minuten nach Applikation des Buscopan ist die Gallenblase wieder kontrahiert.

196b. Sechzig Minuten nach Applikation des Mittels ist es zu einer reaktiven kräftigen Kontraktion der Gallenblase gekommen. Das Lumen ist umgeben von einer kontrahierten bis zu 3 mm dicken Gallenblasenwand.

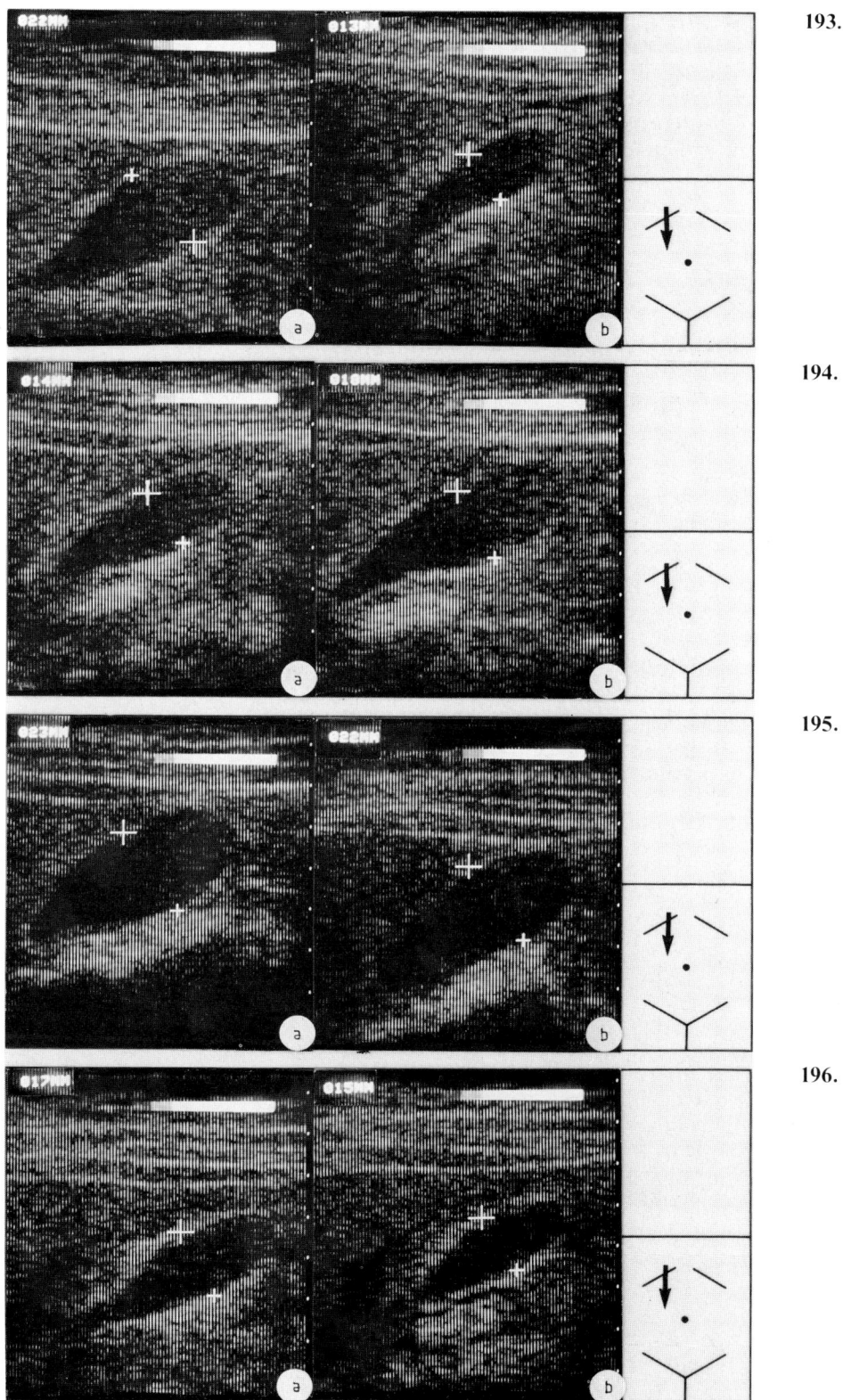

193.

194.

195.

196.

197. **Septierte Gallenblase:** Im Längsschnitt ergibt sich das Bild einer S-förmigen Gallenblase, die nach sorgfältiger Applikatordrehung in diese Achse eingestellt werden kann, in der sämtliche Abschnitte der Gallenblase in einem Bild zu erkennen sind. Gelingt es nicht den kontinuierlichen Übergang der einzelnen Gallenblasenabschnitte ineinander darzustellen, wird man eine Doppelgallenblase oder eine Zyste neben der Gallenblase schwer ausschließen können.

198. **Septierte Gallenblase:** Derselbe Patient wie in Abb. 197. Im subkostalen Schrägschnitt sind die Septen nun quer getroffen. Die Gallenblase wirkt ausgestreckt. In dieser Schnittebene kommen der Gallenblasenfundus und der infundibulumnahe Teil zur Darstellung, die durch ein Septum voneinander getrennt scheinen. In Kenntnis von Abb. 197 sieht man hier, daß ein großer Teil der Gallenblase, der nach kranial ausschwingt, nicht im Bild zu sehen ist. Die beiden Einstellungen machen nachdrücklich klar, wie wichtig es ist, die Gallenblase in mehreren Ebenen darzustellen.

199. **Knickbildung der Gallenblase mit Pseudodivertikel:** In diesem Längsschnitt erkennt man eine Einkerbung der Gallenblase im infundibulumnahen Bereich. Eine reflexlose Formation weiter kranial entspricht der V. portae und darf nicht der Gallenblase zugerechnet werden. Septierungen, Kerbungen und Knickbildungen können durch sorgfältige Untersuchung mit Real-time-Geräten in ihrem Wesen geklärt werden.

200. **Septierte Gallenblase mit Stein:** Die Gallenblase ist in ihrem Verlauf gewunden, sie ist septiert, im Fundusanteil ektatisch und noch dazu nach rechts gekippt, so daß mehrere Anomalien zusammentreffen. Dazu als pathologischer Befund ein 1,2 cm großer Stein mit Schallschatten. Gerade im Fall einer schwierig zu entwickelnden Anatomie können Steine oder Polypen leicht übersehen werden, wenn das Organ nicht sorgfältig in mehreren Ebenen durchgemustert wird.

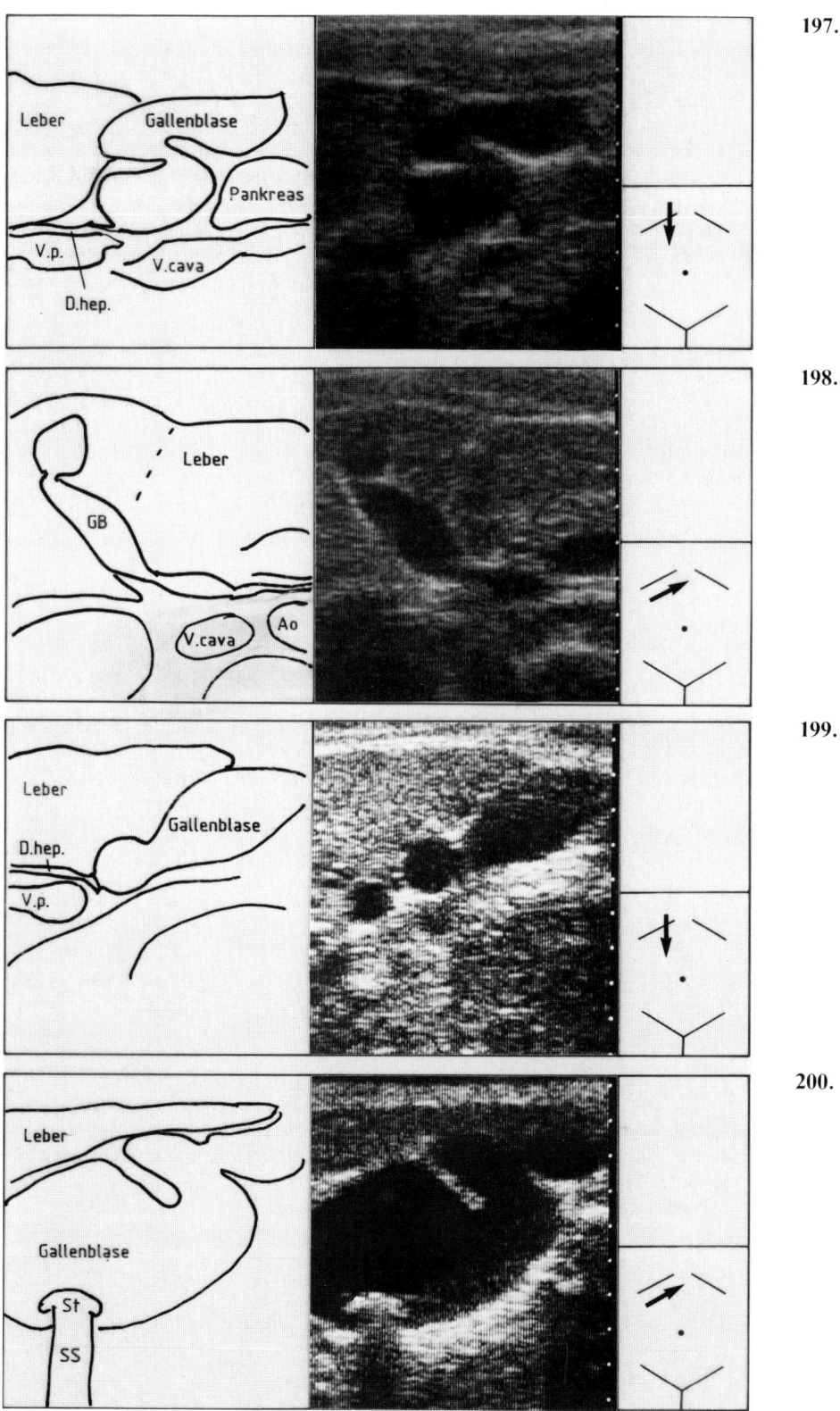

197.

198.

199.

200.

201. **Linkslage der Gallenblase:** Bei diesem asthetischen Patienten liegt die Gallenblase in Rückenlage deutlich nach links verlagert. Sie ist in unmittelbarer Nähe des Confluens splenoportale, medial der V. cava erkennbar. Diese Linkslage der Gallenblase kann angeboren sein. Sie tritt häufig bei Vergrößerung der Leber, insbesondere bei Leberzirrhose auf. Neben der konstanten Linkslage ist bei der sog. Pendelgallenblase ein nach links Hinüberfallen der Gallenblase zu erwarten, sobald sich der Patient nach links dreht. Dreht er sich nach rechts zurück, pendelt die Gallenblase in ihre Ausgangslage oder über sie hinaus nach rechts über die Niere. Atypisch gelegene Gallenblasen müssen durch sorgfältige Untersuchung von Leber- und Nierenzysten, Choledochuszysten sowie flüssigkeitsgefüllten Darmschlingen unterschieden werden.

202. **Cholezystolithiasis bei Gallenblasenhydrops:** Man erkennt den Steinreflex mit Schallschatten im Bereich des Infundibulums dieser über 10 cm langen Gallenblase, die eine Dicke von 4 cm hat. Der Steinnachweis ist eindeutig. Trotzdem wird jede Gallenblasenuntersuchung in 2 Ebenen durchgeführt, jeder pathologische Befund in 2 Ebenen dokumentiert.

203. **Cholezystolithiasis bei Gallenblasenhydrops im Querschnitt:** Derselbe Patient wie in Abb. 202. Im subkostalen Querschnitt durch das Infundibulum erkennt man nun den Stein in der Mitte des dilatierten Gallenblasenhalses. Der Stein obturiert nicht, er kann also nicht die Ursache für die Gallenblasenstauung sein. Der Verschlußstein lag an der Zystikusmündung.

204. **Cholezystolithiasis mit mehreren Gallenblasensteinen:** Die Gallenblase ist gefüllt mit Steinen, die sich perlschnurartig an der Dorsalwand der Gallenblase aufreihen. Die einzelnen Schallschatten liegen parallel nebeneinander und ergeben ein kammartiges Bild. In diesem Fall ist der Nachweis der Cholezystolithiasis nicht schwer, sie wird auf Anhieb erkannt.

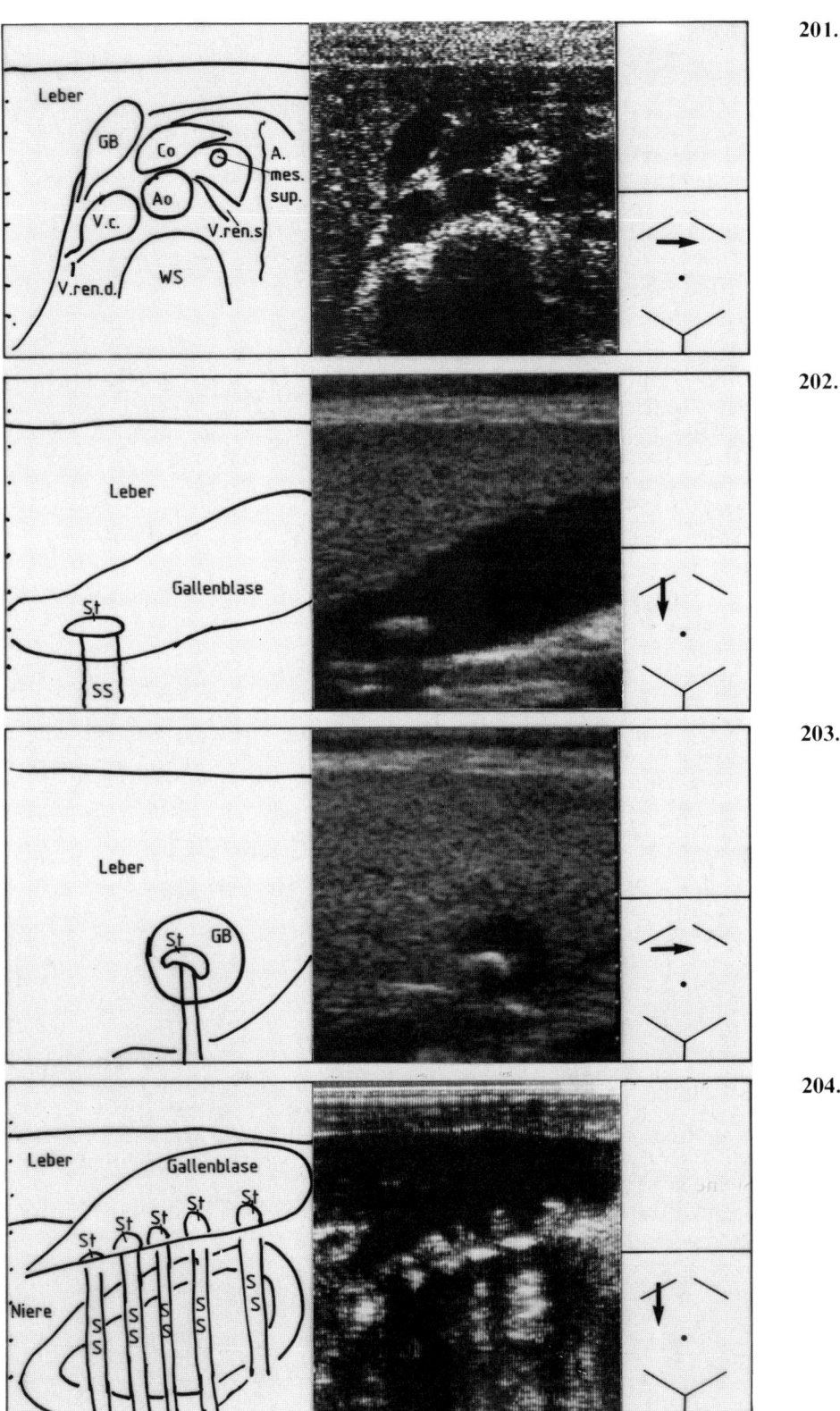

201.

202.

203.

204.

205. **Cholezystolithiasis:** In der reflexlosen, glattwandigen Gallenblase erkennt man einen 1,5 cm großen, kugeligen, glattbegrenzten Reflex mit Schallschatten. Die dorsale Gallenblasenwand ist hinter dem Steinschatten ausgelöscht. Der Rest der Gallenblase stellt sich mit glatter Wand und dorsaler Schallverstärkung dar.

Die typischen Zeichen der Cholezystolithiasis liegen hier vor: Steinreflex, Schallschatten, Unregelmäßigkeit oder fehlende Darstellung der dorsalen Gallenblasenwand hinter dem Stein.

Die Steine sollten immer in mindestens 2 Ebenen dargestellt werden. Durch Umlagerung wandert der Stein dann jeweils an die tiefste Stelle der Gallenblase. Ein Schallschatten ist in 95% der Steine nachweisbar, eine Mindestgröße des Steines von 4–5 mm vorausgesetzt.

206. . **Großes Solitärkonkrement der Gallenblase:** Der Stein füllt nahezu die ganze dargestellte Gallenblase aus. Der kräftige Reflex, der von der Ventralkontur des Steines ausgeht, reicht bis zur ventralen Gallenblasenwand, die Oberfläche des Steines ist kugelig, gewölbt, die Breite des Schallschattens entspricht der reellen Steingröße. Sehr große Steine können in der Gallenblase eingeklemmt sein und wandern bei Umlagerung nicht. Dasselbe gilt für kleine, in die Gallenblasenwand inkrustierte Steine. Diese wiederum können nicht von verkalkten Papillomen unterschieden werden.

207. **Cholezystolithiasis bei geknickter Gallenblase:** Diese Gallenblase geht in einen geschlängelten Ducts cysticus über. Das Konkrement liegt im Gallenblasenkorpus. Der Schallschatten löscht Anteile des Zystikus aus, so daß weitere Konkremente dort evtl. der Beobachtung entgehen könnten. Die von der Ventralkontur eingestreuten Reflexe sind Artefakte die bei bauchdeckennaher Lage der Gallenblase und kräftigen Bauchdeckenreflexen im Nahfeld des Senders entstehen. Sie sind von entmischter Galle durch Umlagerung des Patienten oder Darstellung der Gallenblase von rechtslateral zu unterscheiden. Zarte Reflexe, die zusätzlich vom Infundibulumbereich der Gallenblase ausgehen, entstehen durch Bindegewebsanteile in der Plica spiralis und dürfen nicht mit Steinen verwechselt werden.

208. **Cholezystolithiasis mit flottierendem Stein (Layering):** Dieses kugelige Konkrement mit kräftiger Reflexibilität und dorsaler Schallverstärkung treibt mitten im Gallenblasenlumen. Wenn die Gallensteine entweder lufthaltig sind, oder wenn das spezifische Gewicht der Gallenflüssigkeit bei eingedickter Galle das der Steine erreicht, treiben die Steine in der Flüssigkeit.

Durch Einfingerpalpation lassen sich diese Steine in der Gallenblase „umherwirbeln".

Gallensteine sind sonographisch mit großer Sicherheit zu diagnostizieren. Nach eigenen Erfahrungen sind sie in 95,5% der Fälle (171 von 176 Patienten) zu erfassen.

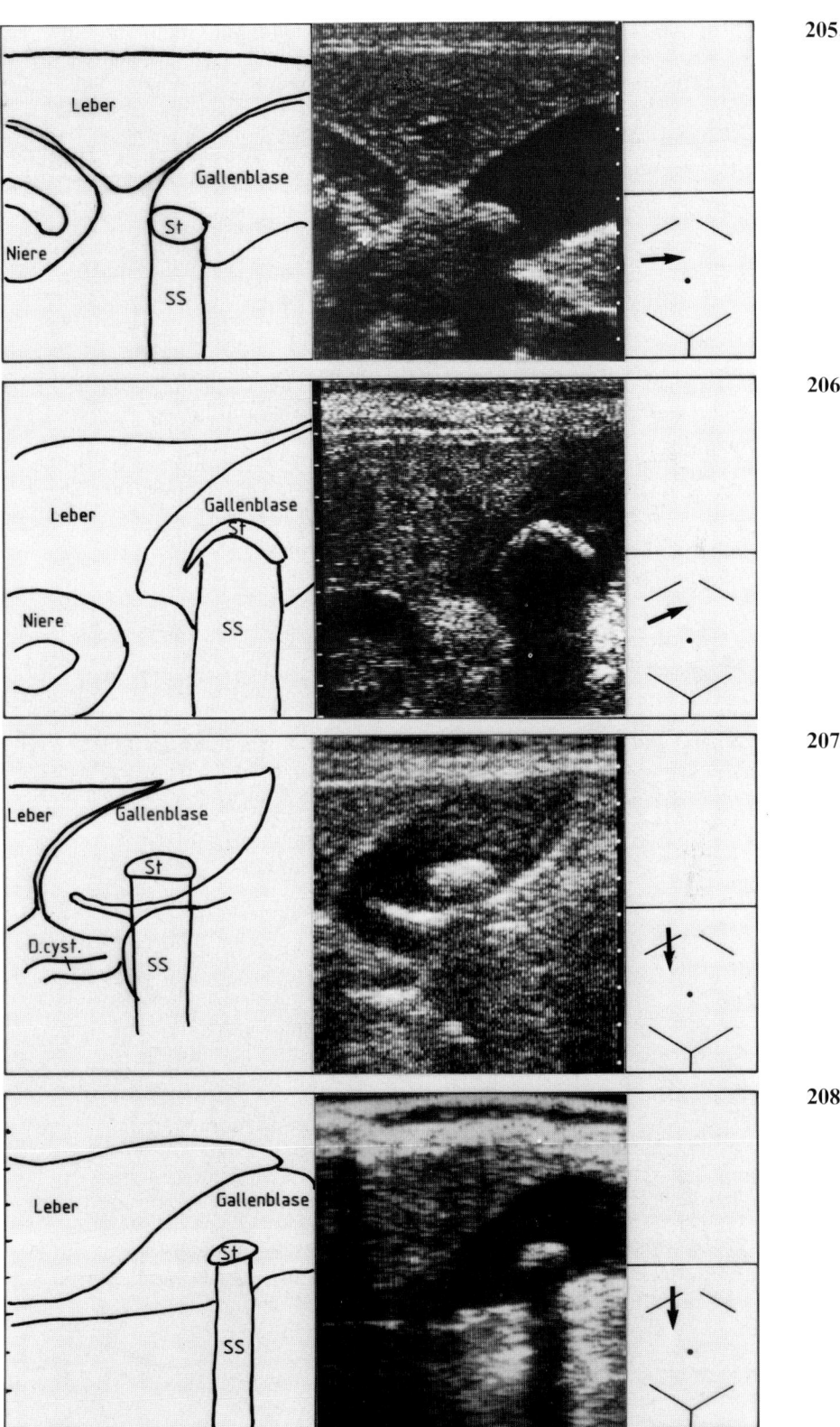

205.

206.

207.

208.

209. **Cholezystolithiasis: viele kleine Steine ohne Schallschatten:** Im subkostalen Schräg-schnitt in Rückenlage des Patienten: man erkennt lediglich eine Unebenmäßigkeit der dorsalen Gallenblasenwand ohne Nachweis von Schallschatten. Die Frage entsteht, ob es sich hierbei um eine Impression durch die benachbarte Leber, eine Unregelmäßig-keit der Gallenblasenwand selbst oder um Steine handelt. Diese Frage ist durch Dar-stellung der Gallenblase in Knie-Ellenbogen-Lage zu beantworten (Abb. 210).

210. **Darstellung multipler kleiner Gallensteine in Knie-Ellenbogen-Lage:** Die vorbeschrie-benen Gallensteine, die im einzelnen nur wenige Millimeter groß sind, fallen in Knie-Ellenbogen-Lage gegen die ventrale Gallenblasenwand. Sie sind dort entweder als Un-ebenmäßigkeit oder, wie in diesem Fall, als Gallensteinhaufen mit Schallschatten zu erkennen. Beobachtet man den Umlagerungsvorgang, sieht man kleine, kräftige Re-flexe im Gallenblasenlumen von dorsal nach ventral treiben.

211. **Gallensteine mit Schallschatten im Liegen:** Zur Verdeutlichung des Wertes der Umla-gerungsdiagnostik hier eine weitere Situation vor und nach Umlagerung in Knie-El-lenbogen-Lage: in Rückenlage erkennt man multiple, winzige Steine, die in dieser Kombination bereits einen Schallschatten werfen.

212. **Gallensteine mit Schallschatten in Knie-Ellenbogen-Lage:** Derselbe Patient wie in Abb. 211. In Knie-Ellenbogen-Lage fallen die Steine wiederum an die Ventralwand der Gal-lenblase. Sie sind dort nahezu einzeln nachweisbar und werfen eine breite Schallschat-tenwand. Gleichzeitig wird die etwas verdickte Gallenblasenwand deutlich. Die Bewe-gung der Steine in der Gallenblase ist während der Umlagerung zu verfolgen. Durch Untersuchung in Linksseitenlage, im Stehen, in Knie-Ellenbogen-Lage und Rücken-lage sind nahezu alle Anteile der Gallenblase auf diese Weise einzusehen. Nicht nur der Steinnachweis gelingt exakt, auch die Gallenblasenwand kann in allen Abschnit-ten beurteilt werden.

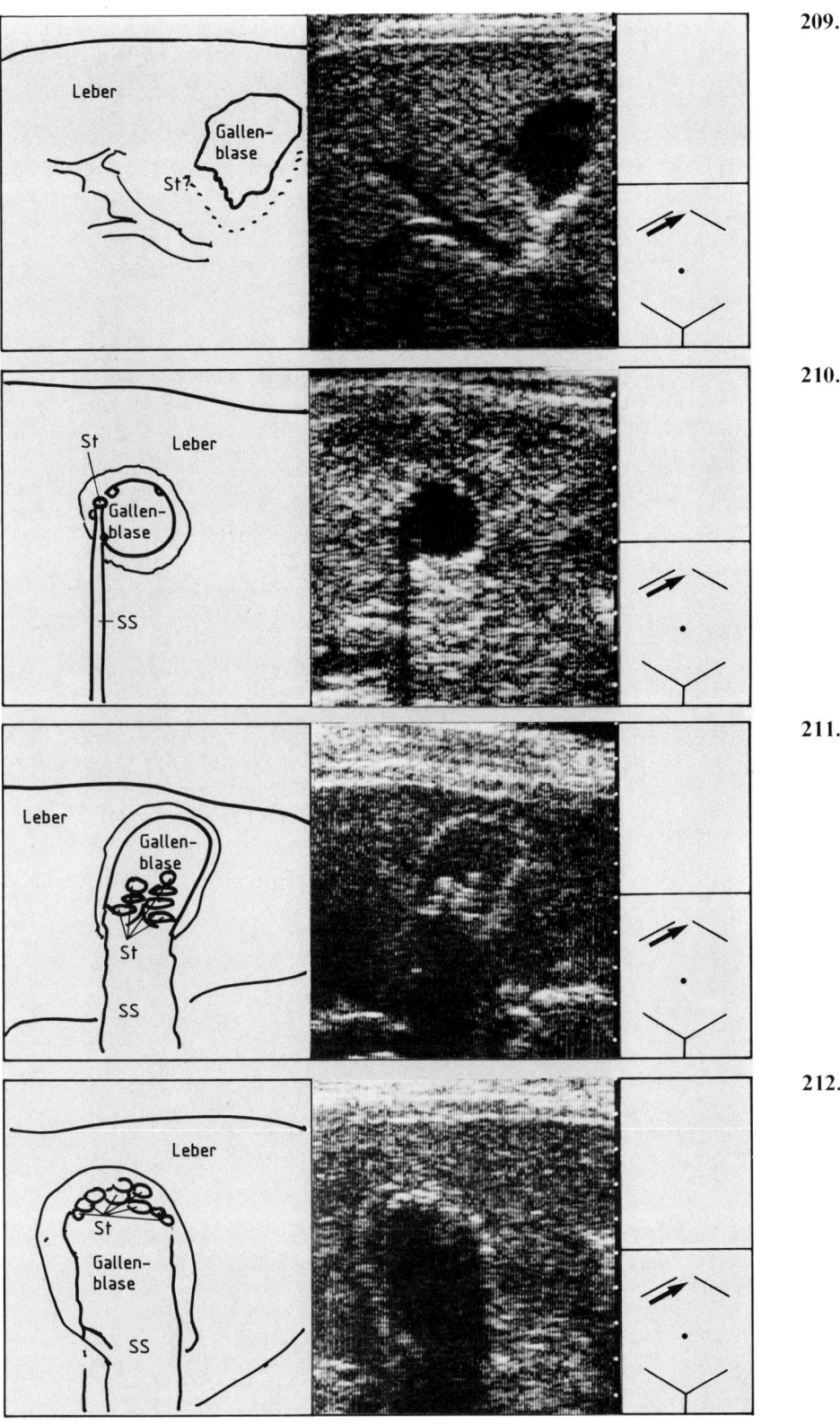

209.

210.

211.

212.

213. **Gallenstein oder Gallenblasenpolyp? Differentialdiagnostische Klärung:** Im Querschnitt durch die Gallenblase erkennt man, daß ein kugeliges Gebilde an ihrem Boden liegt, das keinen Schallschatten wirft. Das Gebilde ist eben 0,5 cm groß, es ist in dieser Schnittebene nicht zu klären, ob es sich um einen Stein oder einen Polypen handelt. Auch bei Einstellung im Längsschnitt war dieses Problem nicht zu klären.

214. **Gallenstein oder Polyp? Differentialdiagnostische Klärung:** Derselbe Patient wie in Abb. 213. Die Untersuchung wurde in Knie-Ellenbogen-Lage wiederholt, das reflex-kräftige Gebilde treibt zur Vorderwand der Gallenblase und wirft jetzt einen Schall-schatten. Damit ist die Diagnose eines Polypen jetzt ausgeschlossen.

Das Phänomen des inkonstanten Schallschattens ist nicht eindeutig zu klären: es muß angenommen werden, daß der zarte Schallschatten des 5 mm großen Gebildes auf dem 1. Bild in der starken dorsalen Schallverstärkung unterging.

215. **Versteckt liegender Gallenstein im Infundibulum:** Bei septierter oder stark geknickter Gallenblase können Steine leicht übersehen werden. Hier liegt der Stein ostiumnahe im Infundibulum. Die Gallenblase ist kranial geknickt, bei dorsaler Schallverstärkung wird der Infundibulumanteil etwas grauer abgebildet, ein Stein kann dort leicht über-sehen werden.

216. **Zystikusstein vor dem Ostium:** Dieser Stein des Zystikus kann leicht übersehen wer-den. Da er sehr klein ist, nur einen zierlichen Schallschatten wirft und von Uferbefesti-gungen umgeben wird, die zu den naheliegenden Portalvenenästen gehören. Zudem findet man häufig zarte Schallschatten im Bereich der Plica spiralis des Ductus cysti-cus.

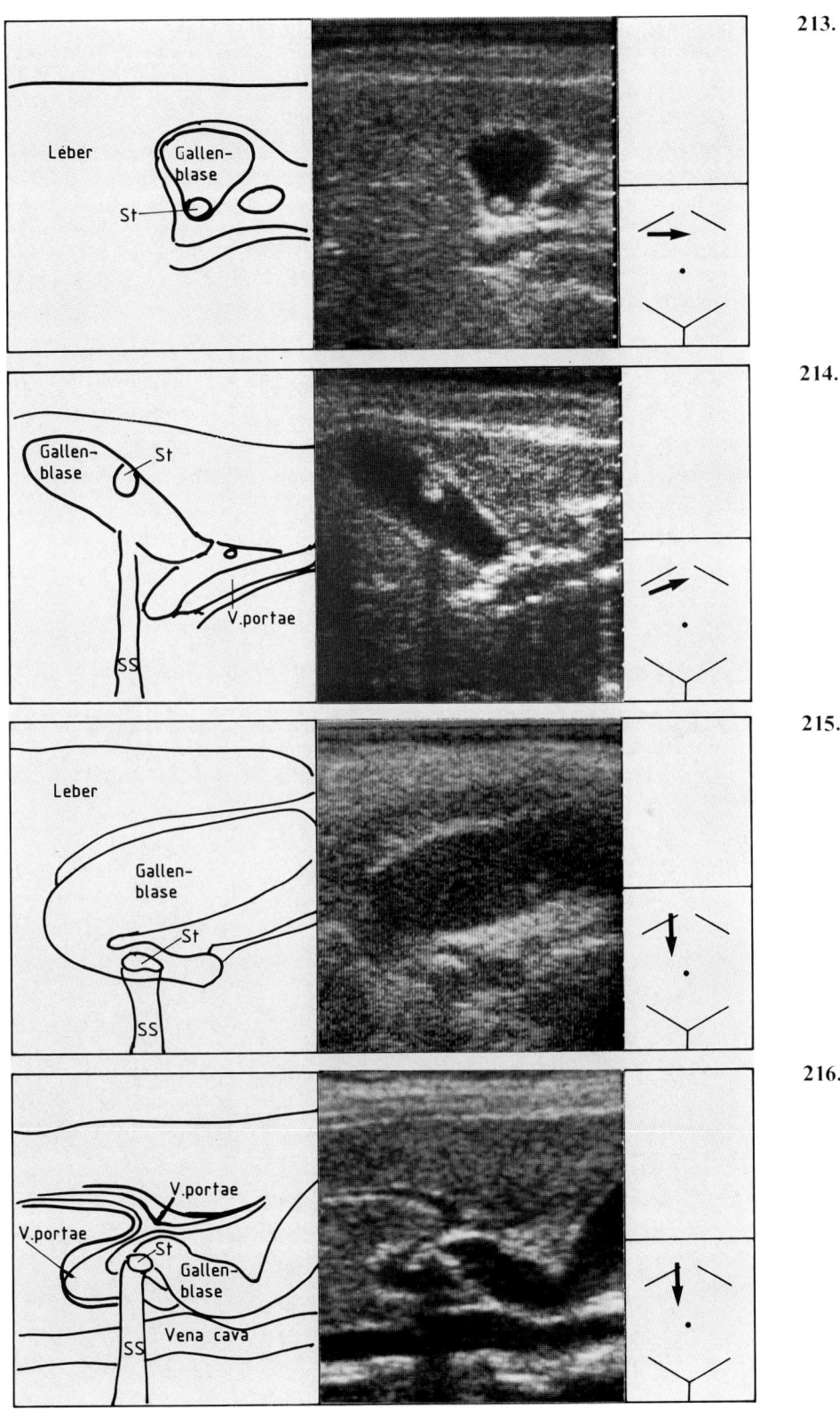

213.

214.

215.

216.

217. **Luft im Duodenum in der Umgebung des Gallenblasenfundus:** Die Gallenblase ist als glattbegrenztes Organ gut erkennbar. Im Bereich des Gallenblasenfundus liegt eine Impression mit Schallschatten. Daneben ist die zarte Darmwand zu differenzieren. Trotzdem ist es oft schwer zu unterscheiden, ob es sich bei derartigen Gebilden um Veränderungen außerhalb oder innerhalb der Gallenblase handelt. Durch Umlagerung, Einfingerpalpation oder Untersuchung im Stehen oder Knie-Ellenbogen-Lage gelingt es jedoch meist zu unterscheiden, ob der kräftige Reflex von der Gallenblase zu trennen ist oder nicht. Der intensive Reflex mit dem eher schütteren Schatten spricht für das Vorliegen von Luft, jedoch kann diese bei einer Gallenblasenperforation oder einer phlegmonösen Cholezystitis auch innerhalb der Gallenblase gefunden werden. Liegt die Gallenblase dem Darm auf, kann der Luftreflex scheinbar aus den dorsalen Gallenblasenanteilen kommen.

218. **Septierte Gallenblase:** Dieses kleeblattartige Gebilde läßt sich durch Drehen und Wenden des Applikators in Längs- und Quer- bzw. subkostale Schrägschnitte als stark septierte, geschlängelt verlaufende Gallenblase mit zwei zierlichen Steinen entwickeln. Wird dieses Gebilde nur mit dem Compound-Scanner in Quer- oder Längsschnitten beurteilt, ist die Unterscheidung von einer Doppelgallenblase oder einer Zyste in der Umgebung der Gallenblase schwer bis unmöglich.

219. **Geknickte Gallenblase mit Cholezystolithiasis:** Derselbe Patient wie in Abb. 218. In dieser Einstellung sind nun nahezu alle Gallenblasenanteile im Bild zu sehen. Man erkennt die Septierung und die Steine, die sich im Bereich des Knicks angesammelt haben.

220. **Treibende Steine nach Umlagerung und Einfingerpalpation:** Im Zweifelsfall können Unregelmäßigkeiten der Dorsalwand der Gallenblase, wie in diesem Fall, dadurch geklärt werden, daß der Patient umgelagert wird und durch Einfingerpalpation die sehr kleinen Steine aufgewirbelt werden.

Steine von 3 mm Größe und weniger verursachen keinen Schallschatten oder nur, wenn sie zu mehreren zusammen liegen. Durch die Palpation werden sie in der Gallenblase aufgewirbelt und dadurch sichtbar gemacht.

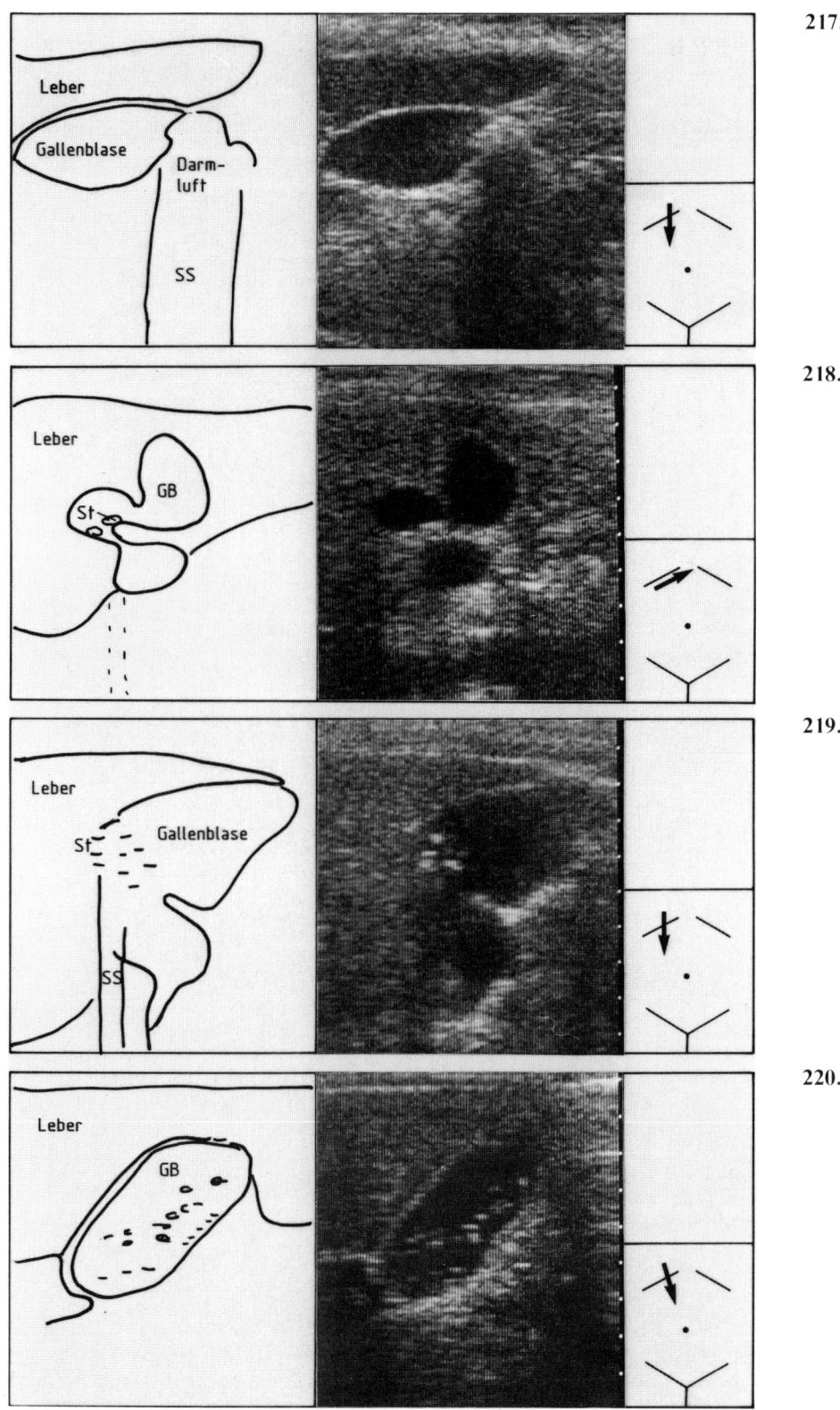

217.

218.

219.

220.

221. **Tonnenstein mit geringem Restlumen der Gallenblase:** Die typischen Charakteristika des Steines sind vorhanden. Der Stein ist jedoch so groß, daß er nahezu die gesamte Gallenblase ausfüllt. Nur kranial sind Reste des Lumens erkennbar. Eine Porzellangallenblase weist sonographisch dasselbe Bild auf. Der Steinreflex liegt dort jedoch innerhalb der Wand und bricht ab, sobald die Kalklamelle nicht mehr reflexkräftig genug ist.

222. **Cholezystitis mit Cholelithiasis und Schrumpfung der Gallenblase:** Die Gallenblase ist hier selbst überhaupt nicht mehr erkennbar, die Gallenblasenwand verdickt, reflexkräftig. Zentral liegen Gallenblasensteine mit Schallschatten. Dieses Bild ist für eine Schrumpfgallenblase bei Cholelithiasis typisch. Es kann im Einzelfall Schwierigkeiten bereiten, die Gallenblase aufzufinden und gegen Darmluft in diesem Bereich zu unterscheiden. Beweisend sind die verdickte Gallenblasenwand und der konstante Schallschatten. Gelingt es nicht, die Gallenblase sonographisch darzustellen, obwohl keine Gallenblasenoperation vorausging, handelt es sich meistens um eine geschrumpfte Gallenblase, sehr selten um eine Hypo- oder Aplasie der Gallenblase. Erst nach sorgfältiger Untersuchung in 2–3 Ebenen sollte man sich jedoch mit der Diagnose der Nichtdarstellbarkeit der Gallenblase zufriedengeben und auch das erst nach wiederholter Untersuchung an verschiedenen Tagen.

223. **Kontrahierte Gallenblase im Längsschnitt:** Im Gegensatz zu den vorangegangenen Abbildungen, ist die Gallenblase hier nach Nahrungsaufnahme kontrahiert. Das Lumen ist reflexarm, der Ductus cysticus filiform bis zum Ductus hepaticus darstellbar. Die Wiederholungsuntersuchung im nüchternen Zustand oder nach Gabe eines Spasmolytikums zeigt die Gallenblase in dilatiertem Zustand und ermöglicht die differentialdiagnostische Unterscheidung von einer Schrumpfgallenblase. (S. Abb. 193–196.)

224. **Kontrahierte Gallenblase im subkostalen Schrägschnitt:** Derselbe Patient wie in Abb. 223. Man erkennt die eben noch abgrenzbare kleine Gallenblase mit reflexkräftiger Wand. Werden derartige Kontraktionszustände bei angeblich nüchternen Patienten angetroffen, haben diese meist doch zuvor gegessen, geraucht oder Kaffee getrunken. Die Untersuchung wird im nüchternen Zustand wiederholt.

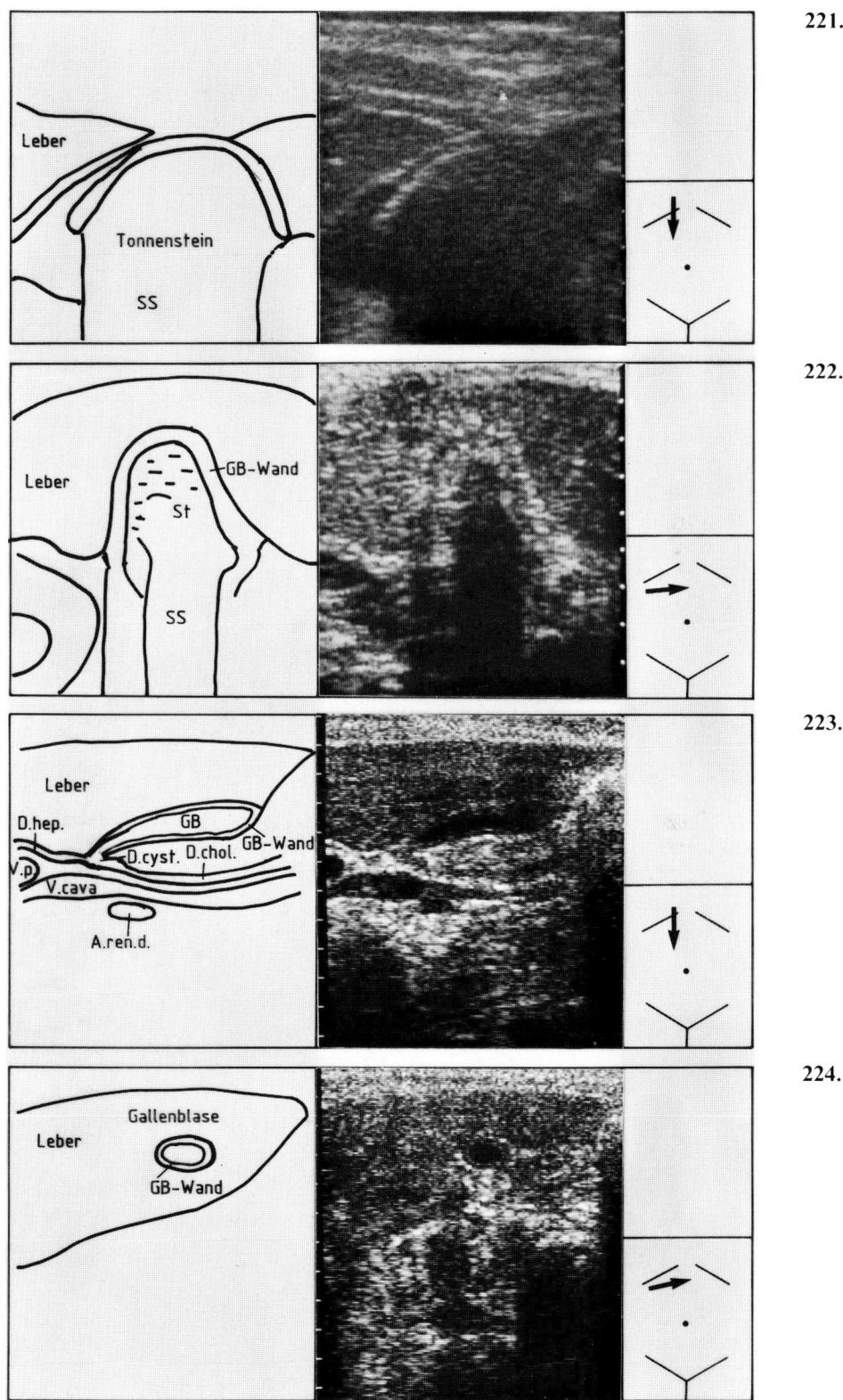

221.

222.

223.

224.

225. **Akute Cholezystitis:** Die Gallenblase ist hier etwas aufgetrieben (3,5 cm dick), die Konturen sind unscharf, der Blasenbinnenraum ist mit schütteren Reflexen gefüllt, die gegen dorsal verdichtet sind. Die dorsale Gallenblasenkontur ist unscharf, die dorsale Schallverstärkung besteht noch. Die Gallenblase ist mit mehr oder weniger kräftigen Echos gefüllt. In der Leber-Gallenblasen-Übergangszone gegen ventral fällt ein reflexkräftiges Areal auf, bei dem es sich um eine verdickte Wand handelt. Bei Einfingerpalpation ist dieses Organ druckdolent und nicht impressibel.

226. **Akute Cholezystitis mit Gallenblasen-Sludge:** Die Gallenblase ist vergrößert, mit leicht unscharfer Begrenzung. In der dorsalen Hälfte der Gallenblase sind kräftige Reflexe zu erkennen. Die Gallenblasenwand ist noch erkennbar, deutlich demarkiert. Die Anteile zwischen Leber und Gallenblasenlumen sind zur exakten Dickenbeurteilung am besten zu verwerten. Auch dieses Organ war bei Einfingerpalpation druckdolent und nicht impressibel.

Die typischen Kriterien der Cholezystitis sind: Druckdolenz, Reflexe innerhalb der Gallenflüssigkeit und eine verdickte Gallenblasenwand. Die Diagnose einer Cholezystitis wird nach eigenen Erfahrungen in 86% der Fälle richtig gestellt.

227. **Gallenblasenempyem:** Hier ist die Gallenblase schwer und nur durch einen der Gallenblasenwand entsprechenden, kräftigen Randsaum von dem ebenfalls reflexkräftigen Lebergewebe abzugrenzen. Das Gallenblasenlumen ist vollständig angefüllt mit reflexkräftigem Material, gegen dorsal leuchten helle Steinreflexe mit dorsalem Schallschatten auf. Diese entzündlich geschwollene Gallenblase war wiederum druckdolent, eine Impressibilität bestand nicht. Im Fall der phlegmonösen Cholezystitis kann die Gallenblasenwand auch verwaschen sein, bei einer Infektion mit Gasbildnern kommt es zur Darstellung von Luft in den ventral gelegenen Gallenblasenanteilen mit Schallschatten.

228. **Gallenblasenektasie mit Cholezystolithiasis:** Der zarte Stein am Gallenblasenboden ist eben erkennbar. Die Gallenblase ist deutlich vergrößert, hat jedoch eine längliche Gestalt dadurch bewahrt, daß sie zwischen Leber und Niere bei diesem asthenischen Patienten etwas eingeklemmt ist.

Von einem Hydrops spricht man ab einer Größe von 10 cm, wenn die Gallenblase auf 5 cm und mehr verdickt ist oder ein Gesamtvolumen von 200 ml überschreitet.

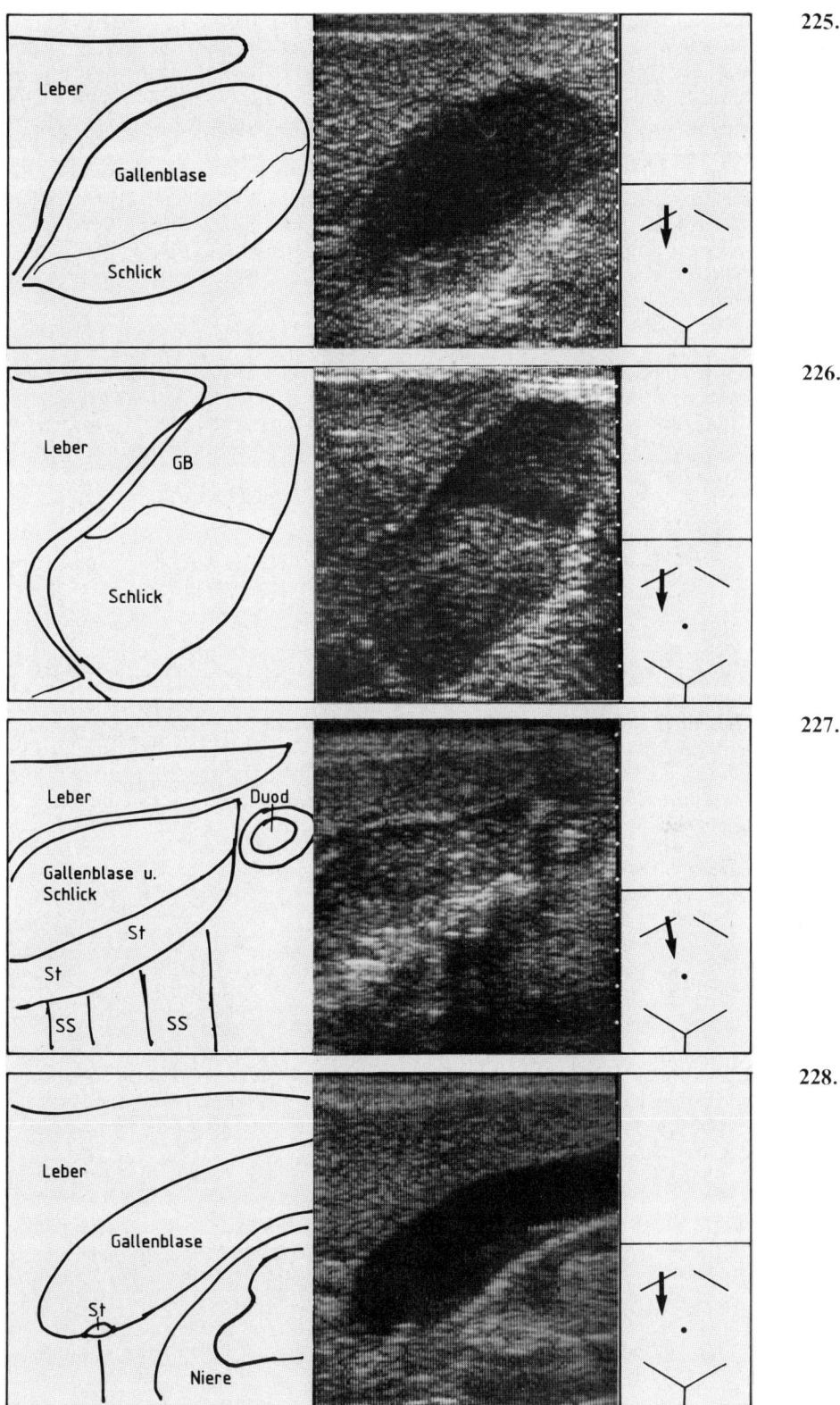

225.

226.

227.

228.

229. **Gallenblasenhydrops mit Gallenblasenschlick bei akuter Pankreatitis:** Die Gallenblase ist kugelig aufgetrieben, gegen medial kaudal ist ein einzelner kräftiger Reflex mit Schallschatten zu erkennen. Daneben ein Bodensatz kräftiger Reflexe ohne Schallschatten mit horizontaler Begrenzung. Diese reflexkräftige Formation läßt sich durch Umlagerung und Palpation der druckdolenten Gallenblase aufschütteln. Diese Veränderungen werden sowohl beim Gallenblasenhydrops (pralle Gallenblase) als auch bei der Gallenblasenektasie gefunden, die bei einer Reihe von Erkrankungen (akute Pankreatitis, Leberzirrhose), als Begleitreaktion der Gallenblase vorliegt. Auch im Fall der sog. Intensivgalle, das heißt bei längerdauernder hochkalorischer parenteraler Ernährung von Intensivpatienten, haben wir derartige Veränderungen gefunden. Der Gallenstein hatte sich innerhalb einer über Wochen gehenden Verlaufsbeobachtung aus dem Gallenschlick heraus entwickelt.

230. **Akute Cholezystitis mit umhertreibenden soliden Partikeln:** Die Vergrößerung der Gallenblase, die Unschärfe der Kontur, die Wandverdickung sind typische Zeichen der Cholezystitis. Daneben treiben große Partikel, die entweder Eiter oder nekrotisch abgelösten Wandanteilen entsprechen, im Gallenblasenlumen umher. Die Gallenblase ist druckdolent, nicht impressibel.

231. **Gallenblasenempyem mit reflexkräftigem Material im Gallenblasenlumen:** Diese Gallenblase ist gefüllt mit reflexkräftigen Anteilen. Sie ist kugelig, geschwollen und deutlich gegen die Leber durch eine kräftige Gallenblasenwand abgesetzt. Die im Gallenblasenlumen umhertreibenden Reflexe entsprechen abgelösten Schleimhautanteilen und Detritus.

232. **Chronische Cholezystitis mit akutem Schub und Pericholezystitis:** Aufgrund eines längerdauernden Schrumpfungsvorgangs ist die Gallenblase schon deutlich verkleinert. Die Wand weist eine lamelläre Schichtung auf, wie sie für den akuten Schub einer chronischen Cholezystitis typisch ist.

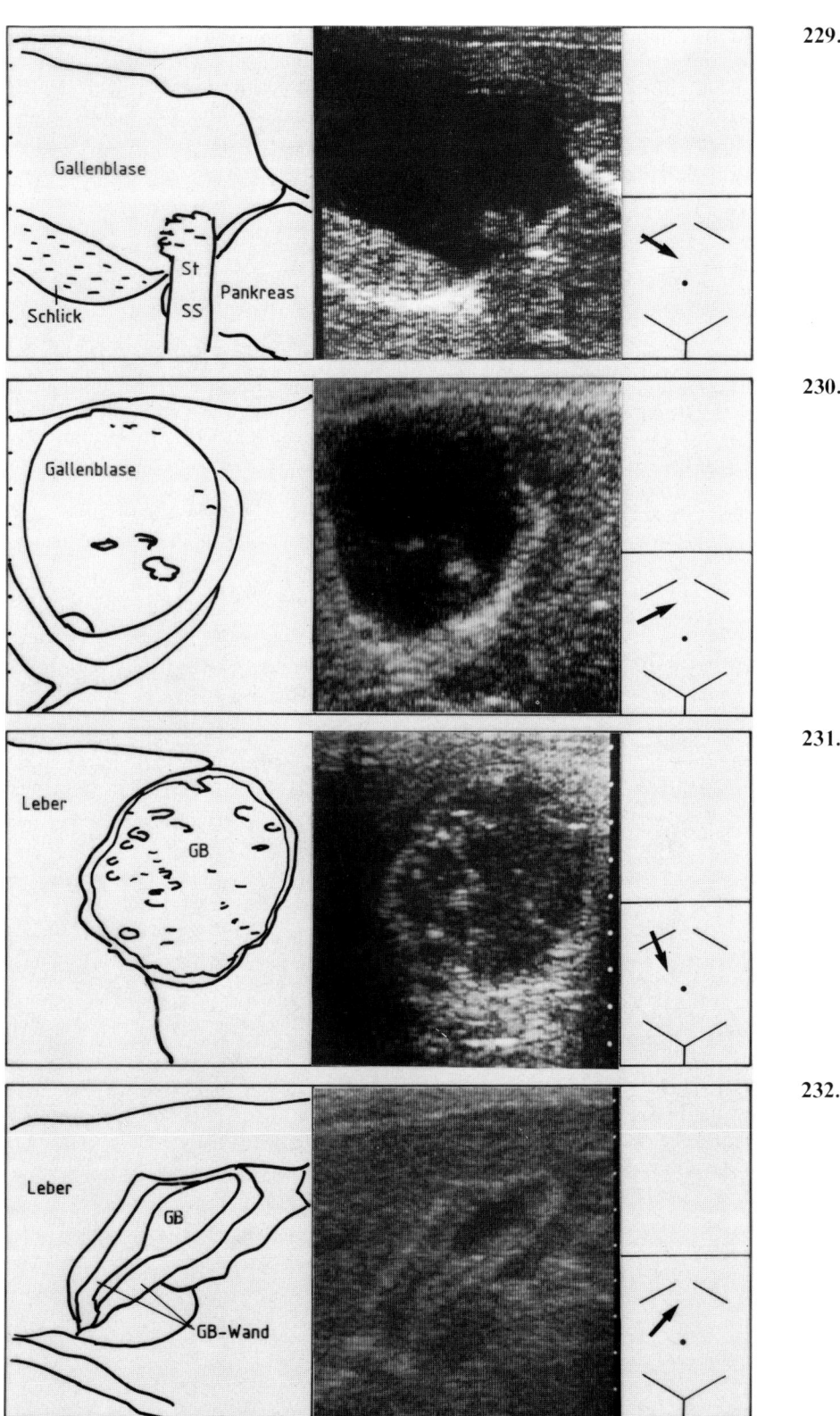

229.

230.

231.

232.

233. **Akute Cholezystitis:** Die Gallenblase ist normal groß. Die Wand gleichmäßig verdickt (6 mm), reflexkräftig. Die Gallenblase enthält einzelne zarte Binnenechos.

Die klinisch abklingende Cholezystitis weist sonographisch noch deutliche Entzündungszeichen auf. Die Gallenblasenwand ist geschichtet, die Blase selbst druckdolent und nicht impressibel.

234. **Chronische Cholezystitis im subkostalen Schrägschnitt:** Hier ist eine ausgeprägte Wandverdickung (bis 1,2 cm) dieser chronisch entzündeten Gallenblase zu erkennen. Die Abgrenzung gegen einen Gallenblasentumor fällt schwer und gelingt nur in Kenntnis der klinischen Daten. Das Restlumen der Blase ist noch als Ganzes erkennbar. Die Gallenblase ist nicht mehr druckdolent. Klinische Zeichen einer akuten Entzündung fehlen. Sowohl die akut als auch die chronisch entzündlich veränderte Gallenblase reagieren nicht mehr auf Spasmolytika.

235. **Chronische Cholezystitis bei Cholezystolithiasis und Schrumpfung der Gallenblase:** Die wandverdickte, entzündete Gallenblase beginnt um einen Gallenblasenstein herum zu schrumpfen. Das Gallenblasenlumen ist weitgehend durch den Stein ausgefüllt. Die Gallenblasenwand ist gleichmäßig verdickt, reflexvermehrt und geschichtet.

236. **Chronische Cholezystitis und Cholezystolithiasis mit sog. Tonnenstein:** Zwei Drittel des Gallenblasenlumens werden von einem Stein ausgefüllt, der sonographisch eine harmonische, glatte Begrenzung aufweist mit einem dorsalen Schallschatten. Die Wand der Gallenblase ist auf etwa 1 cm verdickt und reflexkräftig.

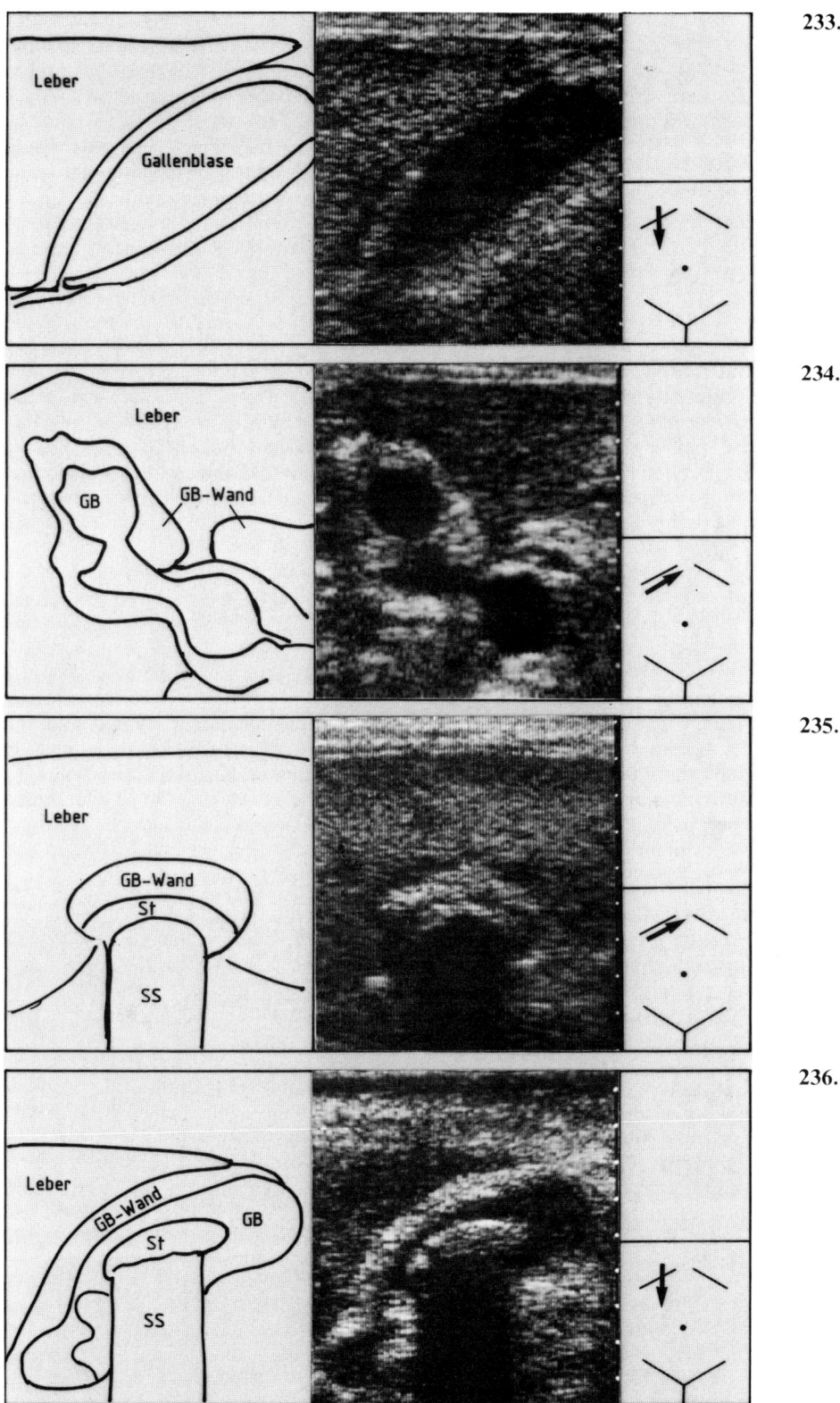

233.

234.

235.

236.

237. **Akute Cholezystitis bei septierter Gallenblase:** Die klobig angeschwollene Gallenblase weist eine deutliche Wandverdickung auf, die z. T. reflexvermehrt, z. T. reflexarm ist, im Vergleich zum angrenzenden Lebergewebe. Ein breites Septum ragt in die Gallenblase ein. Ein Stein ist nicht nachweisbar. Bei Einfingerpalpation war dieser Prozeß derb und druckdolent.

Das Nebeneinander von reflexkräftigen und reflexarmen Arealen im Bereich der Gallenblasenwand bei gleichmäßiger Dicke sind typische Zeichen der akuten Cholezystitis. Septenartige, von der Wand ausgehende Veränderungen können bei phlegmonöser Cholezystitis durch Ablösung einzelner Schleimhautteile entstehen. Ein echtes Septum ragt starr und lageunabhängig in die Gallenblase ein, während diese Schleimhautfetzen in der Galle umhertreiben.

238. **Gallenblasenempyem bei Cholezystolithiasis:** Nur schwer ist ein gallenblasenähnliches Gebilde durch eine Zone geringerer Reflexibilität von der Leber abgrenzbar. Der Gallenblasenbinnenraum ist vollständig mit reflexkräftigem Material gefüllt. Am Boden der Gallenblase liegen kräftige Steinreflexe mit Schallschatten. Der angrenzende Darm erleichtert die Abgrenzung der klobig deformierten Gallenblase nicht. Ein derartiges, mit Eiter und Schlick gefülltes Organ ist schwer auffindbar und abzugrenzen.

239a. **Akute Cholezystitis mit pericholezystitischem Extravasat:** Im typischen Längsschnitt erkennt man die Gallenblase ventral kranial von einer reflexlosen Lamelle umgeben, die sich zwischen Gallenblase und Leber eingeschoben hat. Im Verlauf einer Cholezystitis war es zu diesem entzündlichen Extravasat gekommen, das sich unter konservativer Therapie vollständig zurückbildete. Weitere Flüssigkeitsansammlungen im Bauchraum waren nicht nachweisbar.

239b. **Akute Cholezystitis mit ausgedehntem entzündlichem Extravasat:** Diese Gallenblase ist mächtig angeschwollen, ihre Wand noch nicht wesentlich verdickt. Um die Gallenblase herum erkennt man eine breite reflexlose Zone, einem pericholezystitischem Extravasat entsprechend. Eine gedeckte Gallenblasenperforation, ein pericholezystitischer Abszeß oder ein gefangener Aszites bei gleichzeitig bestehender akuter Pankreatitis müssen differentialdiagnostisch im Fall eines derartigen Befundes diskutiert werden.

240. **Gallenblase mit Cholelithiasis und Nierenzyste:** Differentialdiagnostisch von einer Flüssigkeitsansammlung sonstiger Art müssen natürlich auch Zysten in der Umgebung der Gallenblase abgegrenzt werden. In diesem Fall fällt die Diagnose einer Nierenzyste leicht, das Gebilde ist kugelig reflexlos, wandert mit der Niere atemabhängig nach kaudal, weist eine typische dorsale Schallverstärkung auf und verschiebt sich gegen die Gallenblase. In Inspiration gleitet es an der Gallenblase vorbei, die bei dieser Gelegenheit komprimiert wird, wobei der Stein kräftig in das Infundibulum hineingedrückt wird.

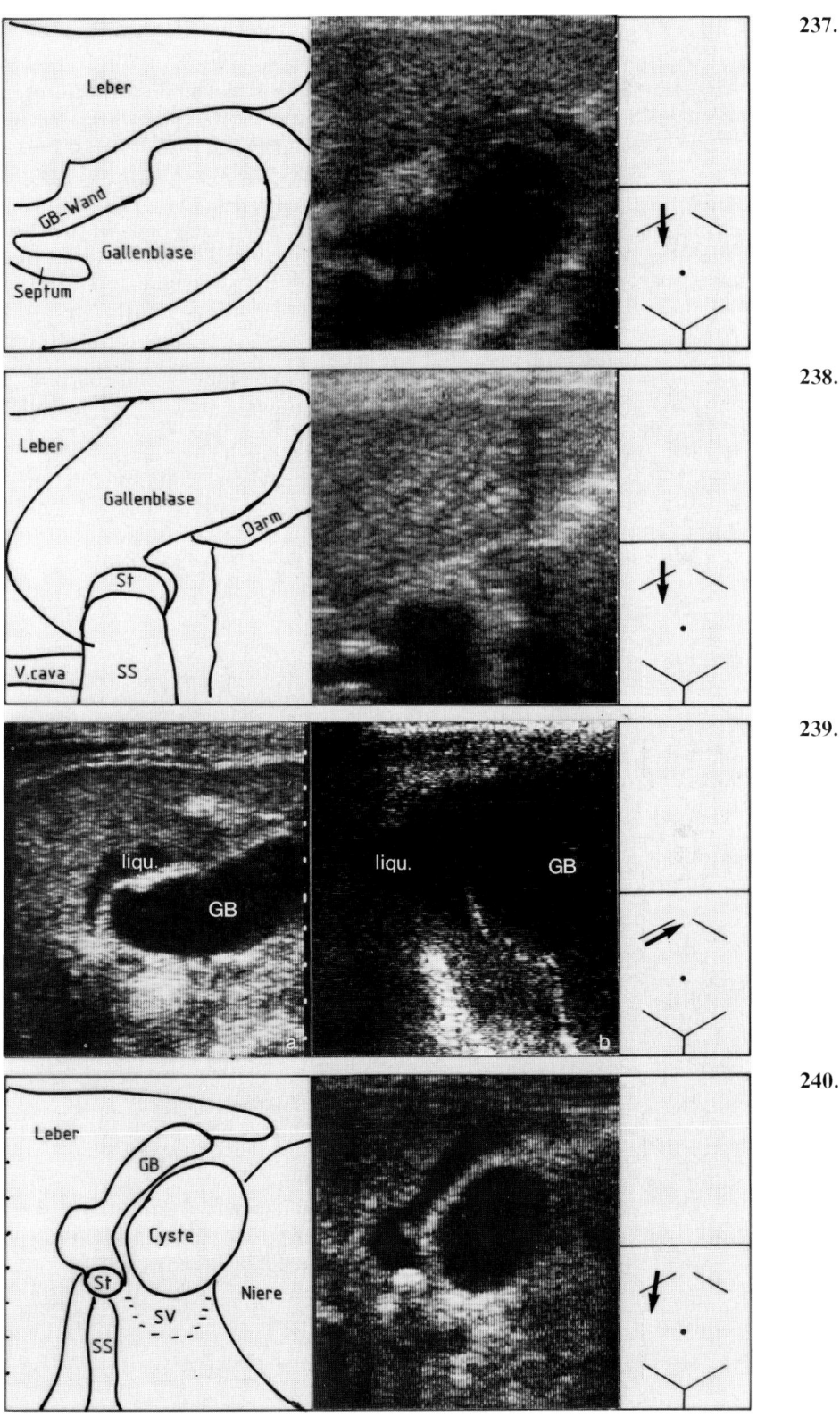

237.

238.

239.

240.

241. **Kleiner Gallenblasenpolyp**

241a. Im subkostalen Schrägschnitt erkennt man innerhalb des quergeschnittenen Gallenblasenlumens einen 2 mm großen reflexkräftigen Prozeß ohne Schallschatten, der frei im Lumen zu treiben scheint. Trotz Umlagerung ist er jedoch nicht von seiner Stelle zu bewegen, so daß es sich wahrscheinlich um einen Gallenblasenpolypen handelt.

241b. Nach Drehung des Applikators um etwa 70° erkennt man nun die Gallenblase in ihrer längsten Ausdehnung und sieht, daß der reflexkräftige Prozeß der Gallenblasenwand aufsitzt und polypös in diese einragt. Auch jetzt ist er nicht größer als 3 mm. Ein Schallschatten liegt nicht vor. Der zierliche Schallschatten, der von der Gallenblasenwand ausgeht (sog. Abtropfphänomen) ist durch tangentialen Schallverlust entstanden.

242. **Gallenblasenpolyp (kombiniertes B- und A-Bild):** In diesem Längsschnitt erkennt man eine zartwandige, reflexfreie Gallenblase, an deren Boden eine umschriebene Wandverdickung auftritt, die zu einer polypösen, 1 cm großen kugeligen Formation anschwillt. Ein Schallschatten geht von dem Gebilde nicht aus. Die Diagnose eines soliden Gebildes wird durch das gleichzeitig abgeleitete A-Bild erhärtet, das im Bereich des Polypen kräftige Reflexe aufzeichnet, die sich jedoch deutlich von den hohen A-Zacken unterscheiden, wie sie im Bereich des dorsalen Austrittechos auftreten; noch wesentlich höhere Amplituden sind im Fall eines Steines zu erwarten.

243. **Kleiner Cholesterinpolyp der Gallenblase bei kontrahierter Blase:** Die Gallenblase ist kontrahiert, die Wand entsprechend kräftig, der dorsalen Wand sitzt ein kleiner reflexkräftiger Prozeß auf, der ebenfalls keinen Schatten wirft. Da von einem Stein dieser Größe ebenfalls kein Schallschatten mehr erwartet wird, muß der Polypennachweis durch mehrfache Umlagerung und Nachuntersuchung in dilatiertem Zustand der Gallenblase bekräftigt werden. Wiederum fallen die kräftigen Schallschatten auf, die von der kontrahierten tangential getroffenen Gallenblasenwand ausgehen. (Abtropfphänomen).

244. **Kontrahierte Gallenblase mit Steinen und Gallenblasenpolypen:** Im Vergleich zur Voruntersuchung ist die Gallenblasenwand deutlicher verdickt. Während auf der lateralen Seite ein zarter Schallschatten von der Gallenblasenwand ausgeht, ist dieser auf der medialen Seite kräftiger. Er geht dort von einem kleinen Stein aus. Gleichzeitig kommt ein zierlicher Gallenblasenpolyp zur Darstellung. Auch in diesem Fall wird man sich auf das Ergebnis einer einzigen Untersuchung nicht verlassen und den Befund am nüchternden Patienten oder nach Gabe eines Spasmolytikums kontrollieren.

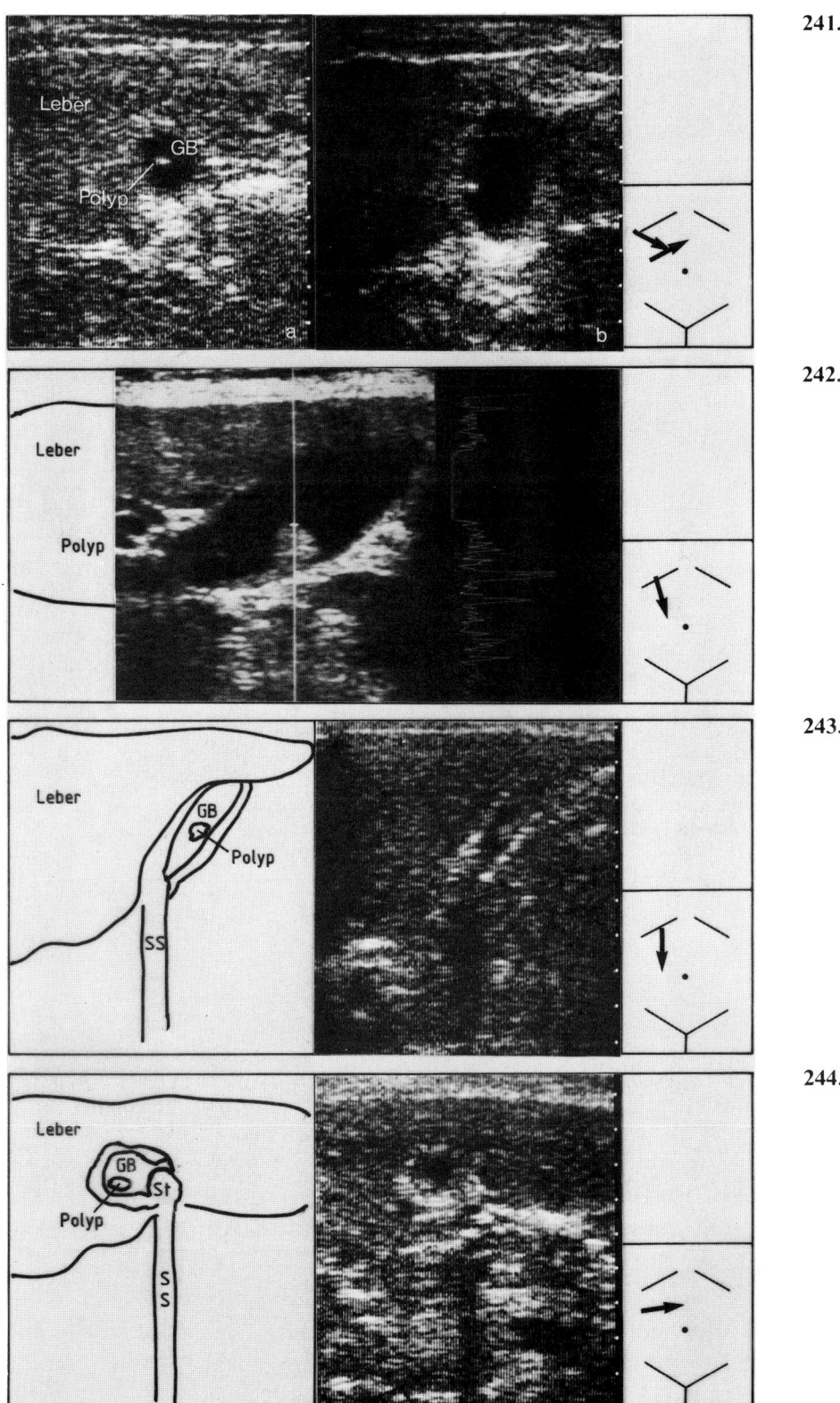

241.

242.

243.

244.

245. **Cholesterinpolyp der Gallenblase:** Diese kleinen, reflexkräftigen, schallschattenlosen Gebilde sind mit neueren Geräten häufig zu erkennen. Sie sind röntgenologisch dagegen selten nachzuvollziehen. Obwohl sie nicht als Präkanzerosen gelten, können sie nicht von Tumoren anderer Histologie unterschieden werden. Bei dem bekanntermaßen frühzeitig metastasierenden Wachstum von Gallenblasenkarzinomen wird man sich beim Auftreten solcher Prozesse früh für eine histologische Klärung entscheiden.

246. **Kleiner Gallenblasenpolyp:** Die Gallenblase im Längsschnitt: hier erkennt man an der ventralen Gallenblasenkontur eine reflexkräftige, nicht schallschattenwerfende Formation, die aus der Gallenblasenwand heraustritt. Gallenblasenpolypen dieser Größe sind von Karzinomen nicht zu unterscheiden. Eine Operation ist nicht zu umgehen.

247. **Großer Gallenblasenpolyp im Gallenblasenfundus mit Stiel:** Auch dieses Gallenblasenadenom ist von einem Karzinom nicht zu unterscheiden. Auch der geregelte Aufbau mit Stiel läßt diese Unterscheidung nicht zu. Man wird also hier ebenfalls zur Operation raten. Die Gallenblase ist darüber hinaus etwas aufgetrieben, der Ductus cysticus stark geschlängelt.

248. **Gallenblasenpolyp:** Dieser reflexkräftige, breitbasig aufsitzende Polyp der Gallenblasenhinterwand mit scheckigem Reflexmuster, ist gering lageabhängig, d.h. er pendelt bei Lageänderung etwas in der Gallenblase umher. Da die Patientin eine Operation bisher verweigert hat, wird dieser Prozeß von uns seit Jahren verfolgt. Er nimmt geringfügig an Größe zu.

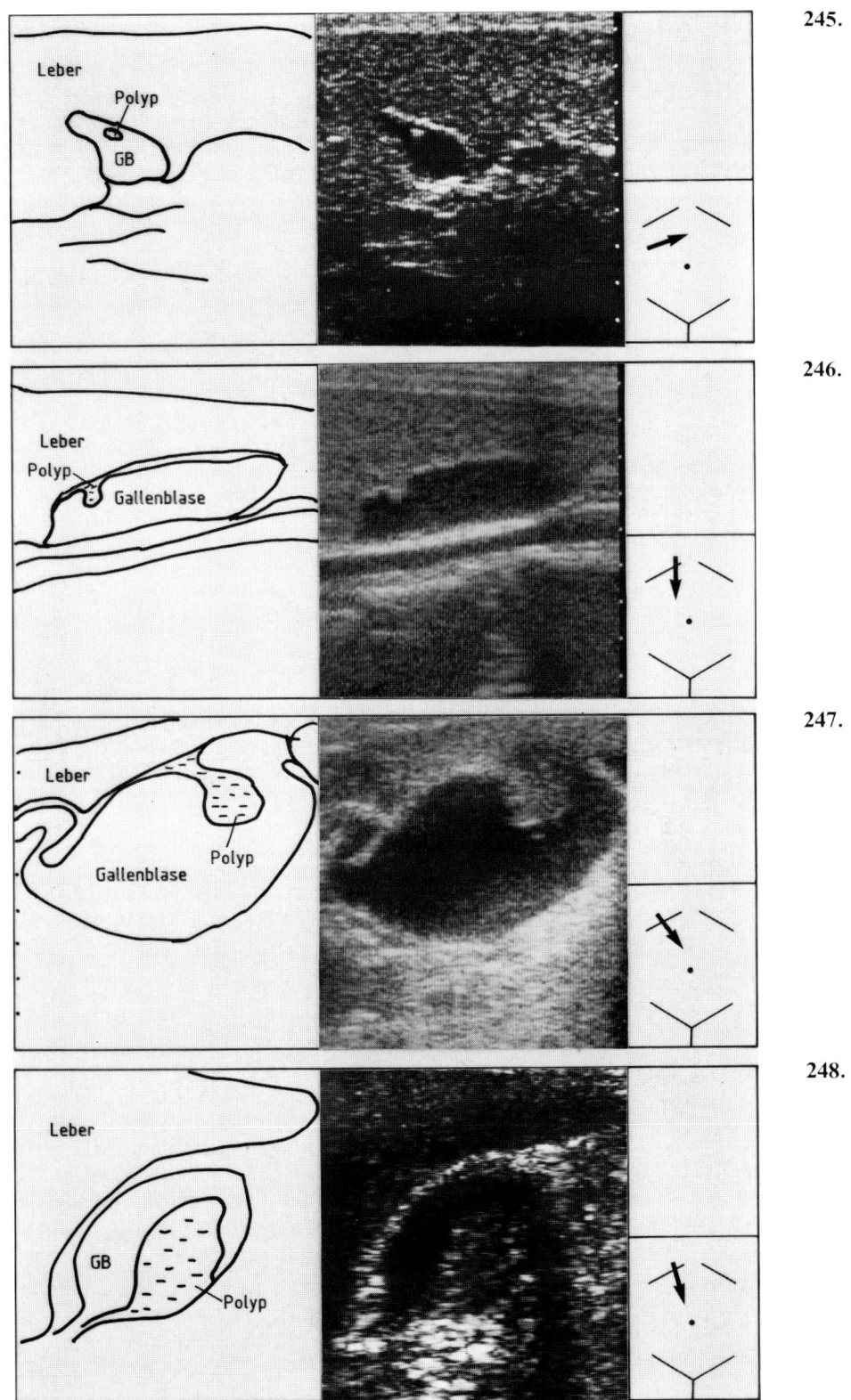

245.

246.

247.

248.

249. **Breitbasig aufsitzender Gallenblasenpolyp mit Verkalkung der Gallenblasenwand und des Polypen:** Der Polyp sitzt breitbasig und gut demarkiert der kaudalen Gallenblasenwand auf. Sowohl zentral in dem Polypen als auch in den darunterliegenden Gallenblasenwandabschnitten sind zarte Verkalkungen mit deutlichem Schallschatten zu erkennen. Bei der hohen Koinzidenz von Gallenblasenwandverkalkungen und Gallenblasenkarzinomen (22% der Fälle) ist in diesem Fall eine operative Klärung des Befundes unumgänglich.

250. **Multiple Cholesterinpolypen der Gallenblase:** Bei einem 65jährigen Mann waren mehrere, reflexkräftige, wandständige Veränderungen der Gallenblase festgestellt worden, ohne daß klinische Auffälligkeiten bestanden. Die Veränderungen sind z. T. derart diskret, daß sie sonographisch nur bei subtiler Durchmusterung alle erfaßt werden können. Die beetartige Formation bestand aus mehreren nebeneinanderliegenden kleinen Polypen.

251. **Cholesterinpolyp der Gallenblase:** Derselbe Patient wie in Abb. 250. Im Längsschnitt erkennt man, daß noch ein weiterer Polyp an der Ventralkontur der Gallenblase vorliegt. Dieser ist gering prominent mit einem zarten Stiel, die Gallenblasenwand darunter zart.

252. **Kleiner Cholesterinpolyp der Gallenblase:** Derselbe Patient wie in Abb. 250 und 251. Im Querschnitt durch die Gallenblase erkennt man noch einen weiteren, kleinen Polypen an der Medialwand. Dieser ist gestielt, der Kopf noch kleiner als der vorausgegangene Polyp. Obwohl eine maligne Entartung bei derart zierlichen Polypchen mit glatter darunterliegender Gallenblasenwand unwahrscheinlich ist, wird man dem Patienten nie sicher sagen können, daß es sich nicht um beginnende maligne Tumoren handelt. Man wird zur Operation raten. In diesem Fall waren alle drei polypösen Veränderungen benigne Cholesterinpolypen.

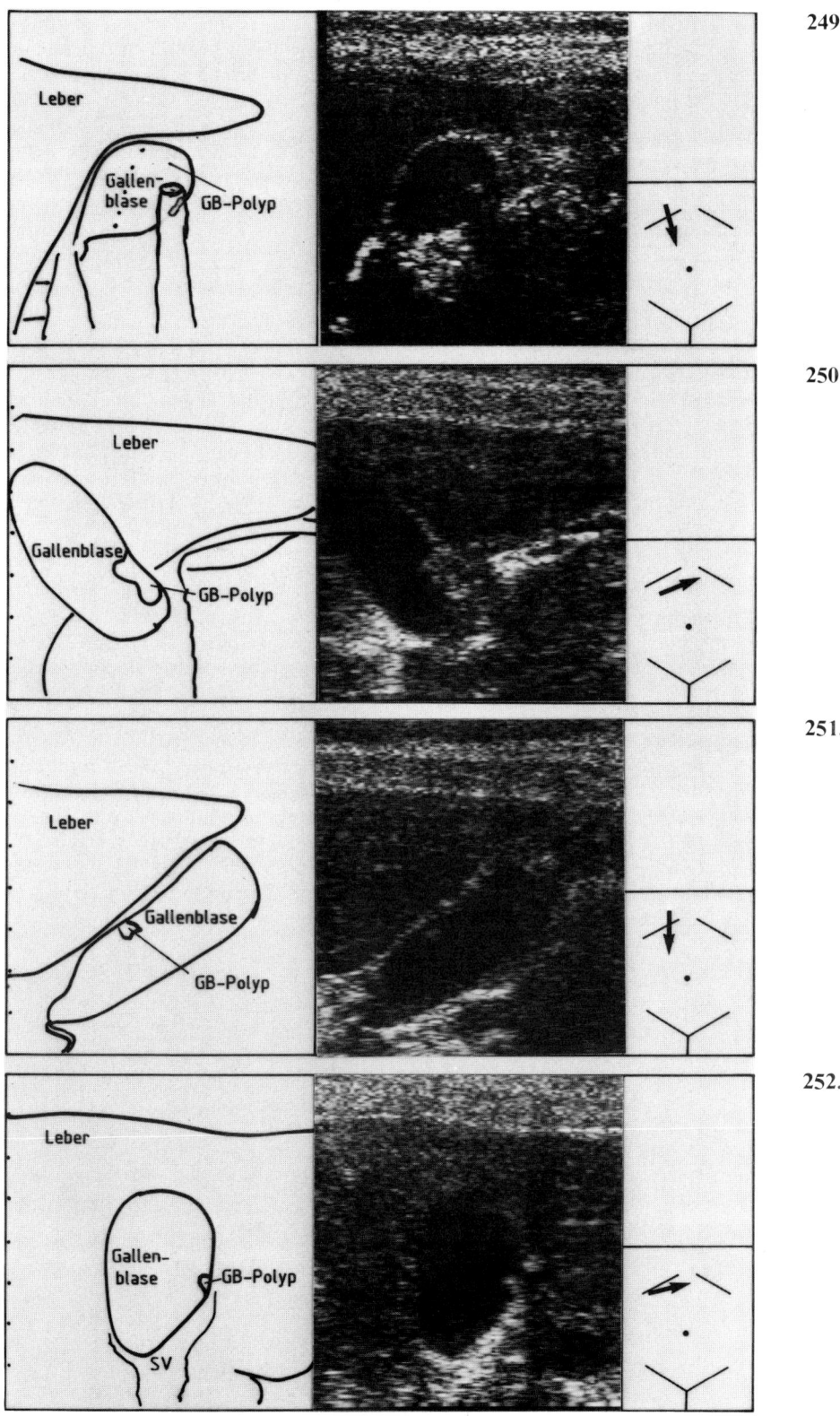

249.

250.

251.

252.

253. **Gestielter Gallenblasenpolyp:** Dieser reflexkräftige Polyp wächst gestielt aus der dorsalen Gallenblasenwand hervor und weist zentral einige nahezu steindichte Echos auf, die beginnenden Verkalkungen entsprechen dürften. Bei Kontraktion ist er von der noch reagiblen Gallenblase eng umschlossen.

254a. **Adenomyomatose der Gallenblase:** Die deutlich vergrößerte Gallenblase ist mit reflexkräftigen, kugeligen bis ovalen Gebilden gefüllt, die, obwohl sie z. T. über 1 cm groß sind, keine Schatten werfen. Daneben besteht eine ca. 1,5 cm große reflexkräftige halbmondförmige Struktur mit dorsalem Schallschatten im Infundibulumbereich, die einem zusätzlichen Stein entspricht. Dieser Befund ist typisch für die Existenz einer Adenomyomatose der Gallenblase. Eine tumoröse Veränderung anderer Art ist jedoch bei dieser unübersichtlichen Binnenstruktur der Gallenblase nicht auszuschließen, insbesondere dann, wenn Anteile der Gallenblasenwand von Schallschatten überlagert werden.

254b. **Gallenblasenpolyp bei Cholelithiasis:** In diesem Längsschnitt durch die Gallenblase erkennt man den kugeligen, reflexkräftigen Kopf eines Polypen. In einer anderen Schnittebene wurde ein Stein gefunden. Die Patientin wurde wegen ihres hohen Alters nicht mehr operiert.

255. **Gallenblasenpolyp und -steine:** Gallenblase derselben Patientin wie in Abb. 254b im Querschnitt. Man erkennt neben dem nun quergeschnittenen Gallenblasenpolypen im Fundusbereich multiple Gallensteine mit Schallschatten. Das gleichzeitige Auftreten von Gallensteinen und meist malignen Tumoren der Gallenblase ist bekannt. Wird ein derartiger Befund angetroffen, sollte dies Anlaß zur operativen Intervention sein. Einerseits ist die Histologie des Polypen sonographisch nie zu sichern, andererseits können hinter dem Schallschatten, der von den Steinen ausgeht, maligne Wandveränderungen verborgen sein.

256. **In die Leber einwachsendes Gallenblasenkarzinom:** Im Querschnitt ist neben der eher kleinen Gallenblase ein reflexkräftiges Areal zu erkennen, das neben der Gallenblasenwand in die Leber einwächst. Zentral im Gallenblasenlumen liegt ein reflexkräftiges Gebilde ohne Schallschatten. Dieses wird durch polypöse Gebilde hervorgerufen, die von der Gallenblasenwand in das Lumen einwachsen. Differentialdiagnostisch ist ein solcher Prozeß von einem in die Gallenblase einwachsenden tumorösen Prozeß der Leber nicht zu unterscheiden.

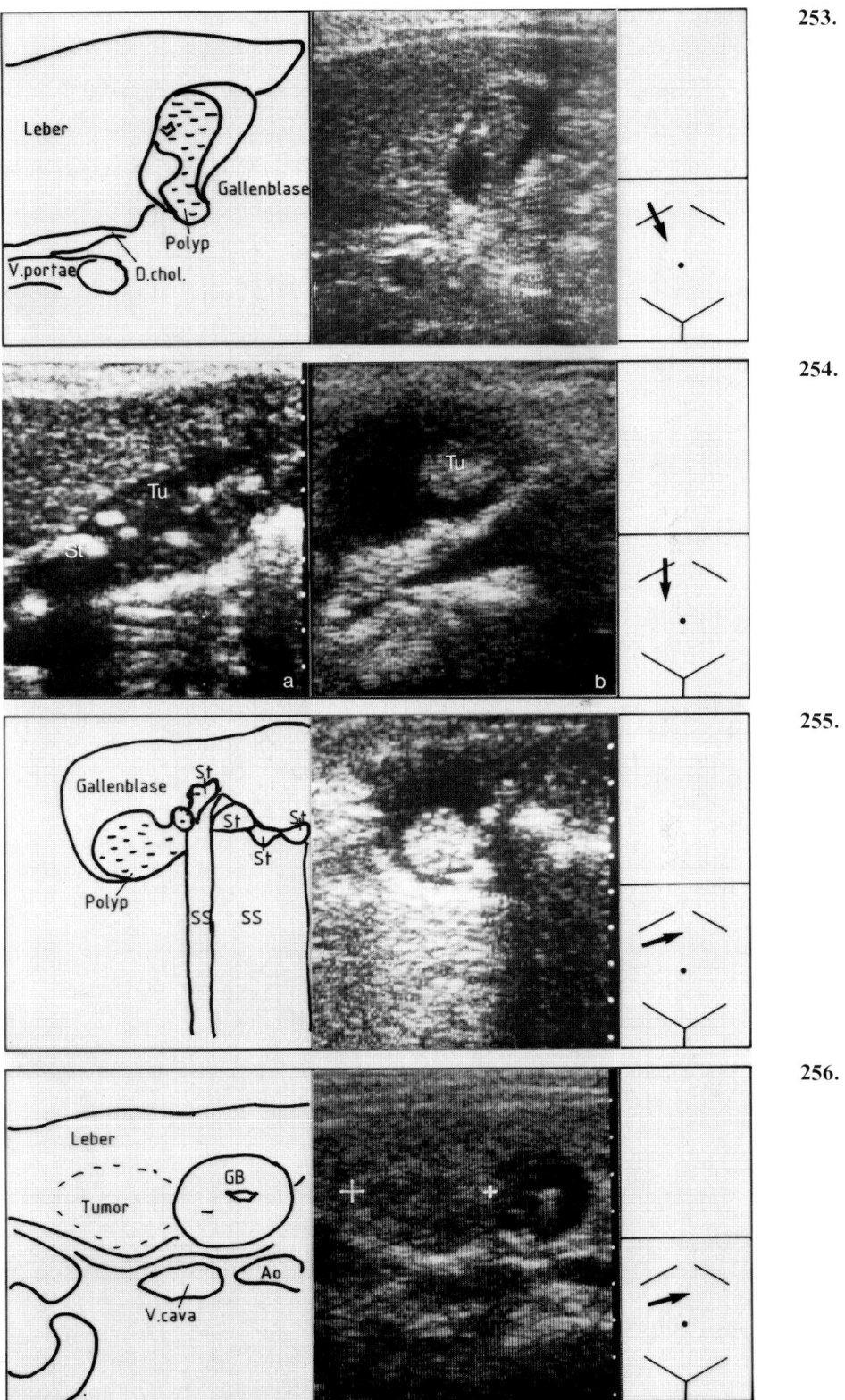

253.

254.

255.

256.

257. **Akute Cholezystitis bei Cholezystolithiasis:** Die unscharf begrenzte, vergrößerte Gallenblase ist mit Steinen angefüllt, die Wand verdickt und unregelmäßig gegen die Leber abgesetzt. Die Wandverdickung ist z.T. reflexarm, z.T. reflexkräftig, so daß eine Abgrenzung von den angrenzenden Leberabschnitten schwer gelingt. Eine reflexarme Wandverdickung ist nach eigener Erfahrung nur im Fall der akuten Cholezystitis nachweisbar, wohingegen eine chronische Cholezystitis immer mit einer Reflexvermehrung der Wand einhergeht. In diesem Fall bestand eine akute phlegmonöse Cholezystitis mit typischer Klinik.

258. **Gallenblasenkarzinom bei Cholezystolithiasis:** Die Gallenblasenwandverdickung ist hier asymmetrisch, sie ist reflexkräftiger als in der vorhergegangenen Abbildung. Sie erreicht eine Dicke von über 1 cm und überragt prominent den Leberrand. Obwohl die differentialdiagnostische Unterscheidung von einer chronischen Cholezystitis auch hier schwerfallen wird, weisen doch die umschriebene Wandverdickung und die Protuberanz auf das Vorliegen eines Gallenblasenkarzinoms hin.

259. **In die Leber infiltrierend wachsendes Gallenblasenkarzinom:** Hier sind alle sonographischen Kriterien des Gallenblasenkarzinoms vorhanden: eine unregelmäßig verdickte Gallenblasenwand mit Infiltration in die Leber und Verschmälerung des Gallenblasenlumens sowie ein mit dem Tumor verbackener Stein mit Schallschatten.

Dieser Befund des in den Tumor eingeschlossenen Steins ist für das Gallenblasenkarzinom beweisend und erlaubt es, dieses gegen Tumoren anderer Herkunft abzugrenzen.

260. **Ausgedehntes Gallenblasenkarzinom:** In diesem Querschnitt liegt ebenfalls eine typische Situation vor: eine reflexfreie Gallenblase mit zarter Wand geht in eine Verkalkungszone im Sinne einer Porzellangallenblase über. An diese Region schließt sich direkt eine, in die Leber infiltrierend einwachsende, polyzyklisch begrenzte, tumoröse Veränderung an.

Die Sonographie ist die Methode der Wahl zum Nachweis auch bereits kleiner Gallenblasentumoren. Aufgrund der sehr frühzeitig invasiven und in die Lymphknoten metastasierenden Ausbreitung des Gallenblasenkarzinoms kommt jedoch der sonographische Nachweis auch eines kleinen Gallenblasenkarzinoms für den Patienten zu spät.

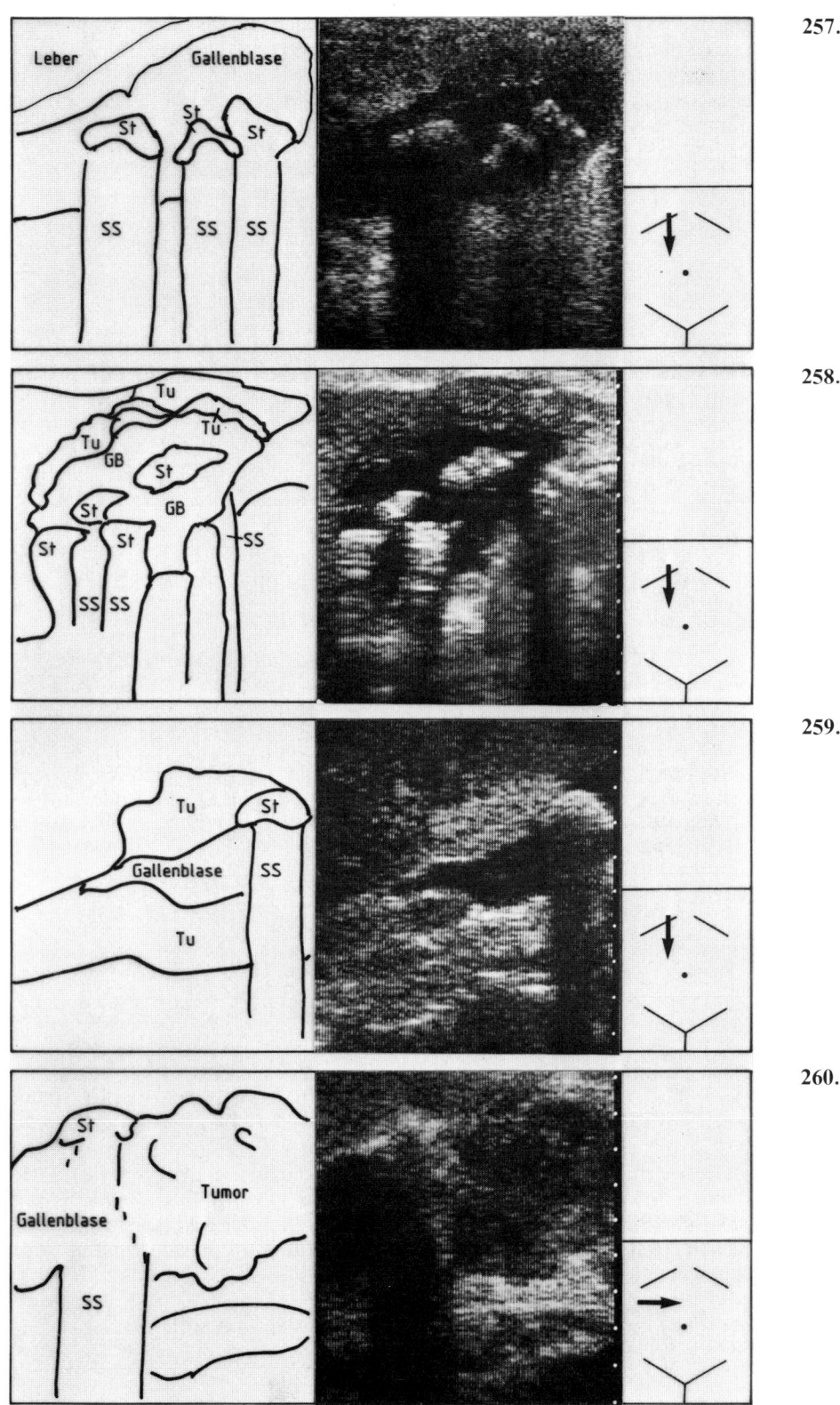

257.

258.

259.

260.

261. **Ductus choledochus nach Cholezystektomie:** Der Ductus choledochus ist in der Längsausdehnung langstreckig dargestellt, er ist 0,8 cm dick. Diese Weite darf nach Cholezystektomie noch als normal gelten. Die Weite von 0,8 cm entspricht etwa der röntgenologisch gesetzten Grenze von 1 cm. Die röntgenologisch höheren Grenzwerte sind
durch den Vergrößerungseffekt der Rö.-Aufnahme erklärbar, die Sonographie ermit-
telt exakte Größenmaße.

262. **Zustand nach Cholezystektomie mit rezidivierenden Cholangitiden:** Der Gallengang hier
ist geschlängelt, unregelmäßig kalibriert und mit 0,8 cm an der weitesten Stelle bei Zustand nach Cholezystektomie noch nicht dilatiert. Durch den geschlängelten Verlauf
ist die Kreuzung mehrerer Gefäße dargestellt, die ebenfalls durch die entzündlichen
Umgebungsveränderungen leicht verzogen sind. So kreuzt der Ductus choledochus
den Ramus dexter der A. hepatica propria sowie eine Verzweigung des Ramus sinister.
Bakterielle Cholangitiden sind sonographisch im akuten Stadium schwer von Leber-
entzündungen anderer Art zu differenzieren. Bei chronischen Verläufen kommt es oft
zu einer Verbreitung der Gallengangswand, wodurch uferbefestigungsähnliche Bilder
entstehen.

263. **Luft in den Gallenwegen:** Peripher im rechten Leberlappen ist hier eine kräftige Lamelle mit dorsalem Schallschatten zu erkennen. Eine Differenzierung zwischen Luft
und Steinen in den Gallenwegen ist oft schwierig, gelingt jedoch durch Umlagerung
des Patienten: die Luft steigt in den Gallenwegen im Stehen weiter unter die Zwerchfellkuppel an, während der Stein entweder an Ort und Stelle eingeklemmt liegen bleibt
oder nach kaudal absinkt.

264. **Choledocholithiasis mit multiplen Konkrementen und Schlick im Ductus hepatocholedochus:** Der geschlängelt verlaufende Ductus hepatocholedochus ist nur streckenweise
eindeutig von der Leber zu differenzieren, da er weitgehend mit reflexkräftigem Material gefüllt ist. Nur im mittleren Drittel kommen reflexlose Anteile zur Darstellung.
Der Gang ist geschlängelt, unregelmäßig in der Weite und trägt außer dem kräftig reflektierenden, jedoch nicht schattengebenden Material mehrere kleine und einen großen reflexkräftigen Stein mit Schallschatten. Der Gang ist deutlich gestaut, der eigentliche Verschlußstein lag auch in diesem Fall hinter der Duodenalluft präpapillär und
war nicht zu erkennen.

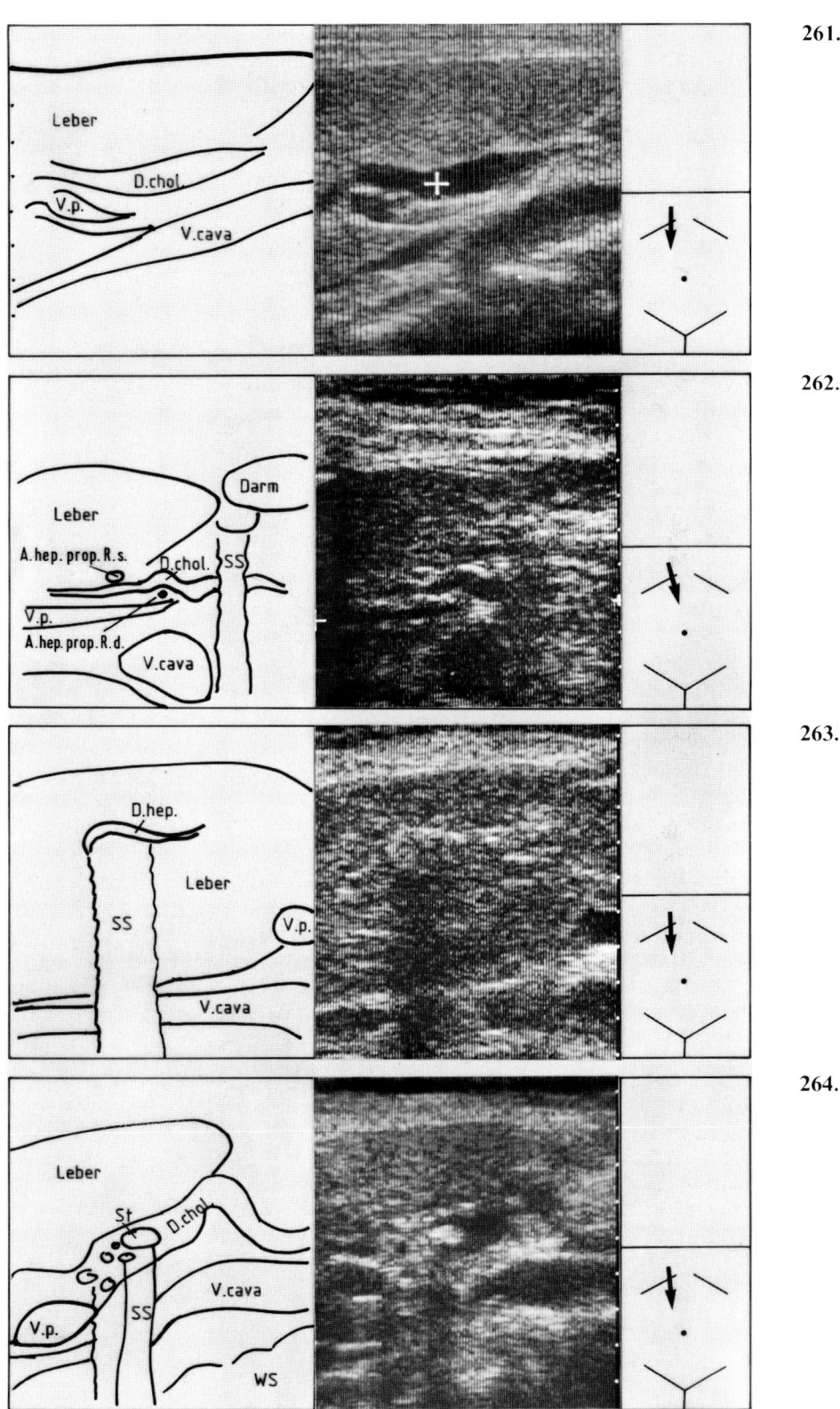

261.

262.

263.

264.

265. **Intrahepatische Gallenwege:** Dieser subkostale Schrägschnitt ist sehr weit kranial gewendet. Man erkennt vor der Wirbelsäule unmittelbar kaudal des Diaphragmas die V. cava und darüber einen Ast der V. hepatica dextra, sowie ein angeschnittenes Portalfeld mit der Portalvenenverzweigung. Ventral davon liegt ein filiformes Gebilde, das dem Ramus dexter des Ductus hepaticus entspricht. Der Ductus hepatocholedochus ist innerhalb der Leber im Normalfall als filiformes, ventral die Portalvenen begleitendes Gefäß im Bereich der Pforte oder etwas weiter peripher davon zu erkennen. Die peripheren Gallenwege sind erst in gestautem Zustand darstellbar.

266. **Gallenwege im Bereich der Pforte:** Wie die Gallenblase sind auch der Ductus cysticus und seine Einmündung in den Ductus hepaticus großen Variationen unterworfen. In diesem Bild mündet der Ductus cysticus nach kurzem Verlauf in den Hepatikus. Der anschließende Ductus choledochus ist durch die, von der Gallenblase ausgehende, dorsale Schallverstärkung überlagert und wirkt filiform.

Der Ductus hepatocholedochus hat im Normalfall eine Weite von 0,3-0,4 cm, häufig ist er nur filiform zu erkennen. Die Meinungen über die zulässige maximale Weite des Choledochus sind diskrepant, es werden Werte zwischen 0,4 und 0,8 cm angegeben. Nach eigener Erfahrung sind Weiten des Ductus hepatocholedochus distal der Pforte von über 0,5 cm auf jeden Fall kontrollbedürftig.

267. **Morbus Caroli:**

267a. Längsschnitt entlang des Ductus hepatocholedochus. Bereits der Ductus hepaticus ist deutlich dilatiert. Ab der Zystikusmündung schwillt der Choledochus mächtig an, er ist zystisch erweitert. Gleichzeitig erkennt man einen nach ventral ausschwingenden, ebenfalls dilatierten, langgestreckten Ductus cysticus, der schließlich in eine nach medial gependelte Gallenblase übergeht. Die übrigen Gefäße sind unauffällig.

267b. Im Querschnitt kranial des Pankreaskopfes erkennt man den auf 4 cm erweiterten, zystisch wirkenden Ductus choledochus. Ventral davon kommt der geschlängelt verlaufende Ductus cysticus zur Darstellung, medial ein präpapillär gestauter Ductus Wirsungianus, der durch die Verlagerung und die Abknickung des Ganges aufgestaut ist, wohingegen die unmittelbar intrapapillär verlaufenden Wirsungianusanteile nicht gestaut sind. Der Befund wurde operativ bestätigt.

268a. **Umschriebene Erweiterung des Ductus hepatocholedochus bei distalem Choledochusverschluß und Cholangitis:** In differentialdiagnostischer Unterscheidung zu dem vorangegangenen Morbus Caroli ist hier eine langstreckige Dilatation des Ductus hepatocholedochus zu erkennen, verursacht durch einen Pankreaskopftumor. Die mächtig geschwollene Gallenblase hat den Ductus hepatocholedochus etwas nach medial verdrängt. Dorsal des Hepatikus sind A. hepatica und Pfortader zu erkennen.

268b. **Pankreaskopftumor mit Aufstau der Gallenwege:** Derselbe Patient wie in Abb. 268a. Der Querschnitt ist durch den Pankreaskopftumor gelegt, der nur 1,5 cm groß ist, jedoch bereits in die Leber metastasiert hat. Der Ductus Wirsungianus ist ebenfalls auf 0,5-1 cm gestaut und bricht plump ab.

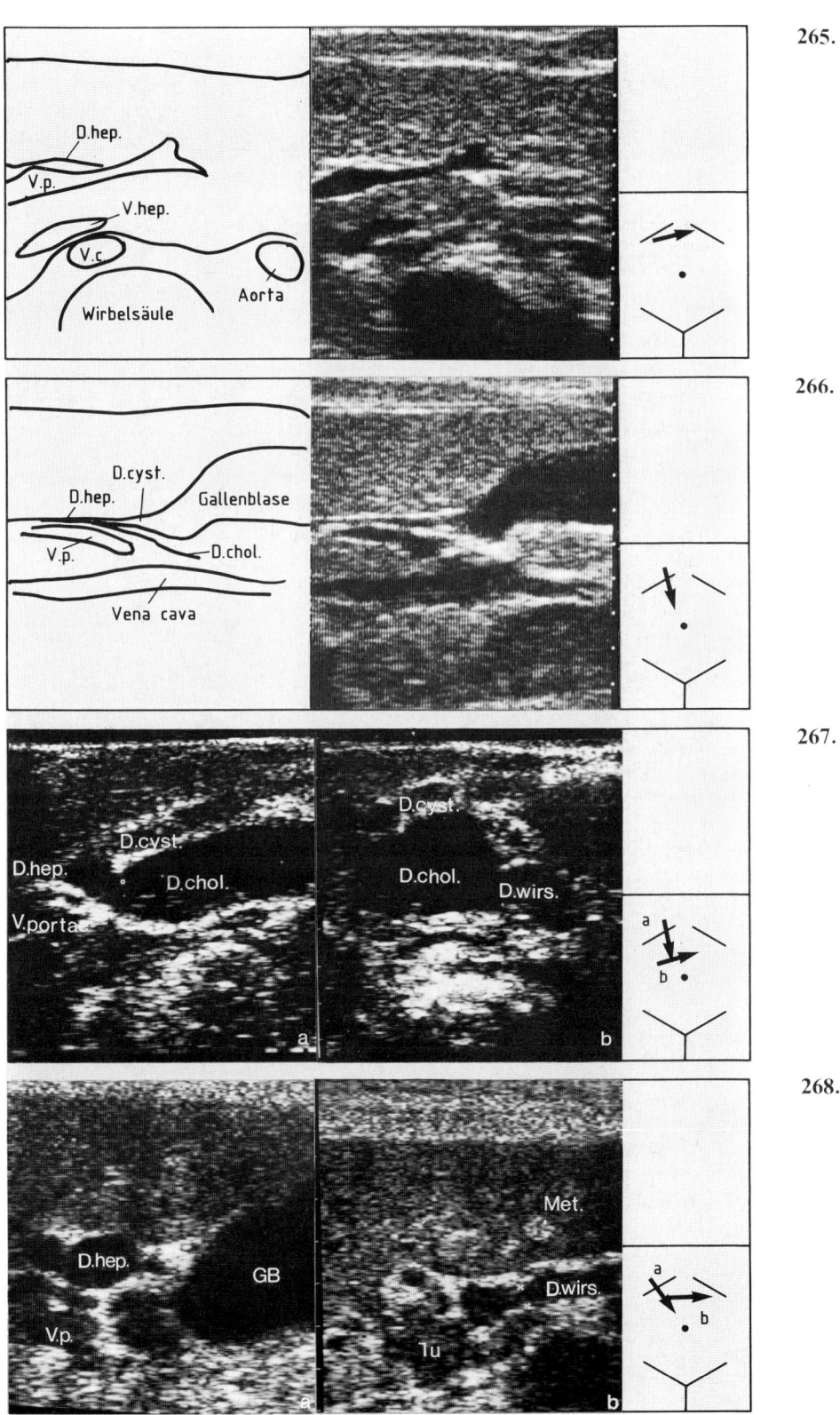

265.

266.

267.

268.

269. **Gefäßkonstellation der Pforte bei peripherem Gallengangsverschluß mit gestautem Ductus choledochus:** Der mächtig dilatierte Choledochus ist langstreckig verfolgbar. Dahinter kommen die Gefäße der Pforte gut zur Darstellung. In dieser Schnittebene, die streng dem Hepatocholedochus-Verlauf folgt, ist die V. portae schräg angeschnitten. Zwischen Ductus hepatocholedochus und V. portae verläuft der rechte Ast der A. hepatica propria. Ursache des langsam zunehmenden Verschlusses war ein Pankreaskopftumor.

270. **Dilatierte V. portae bei portaler Hypertension:** Differentialdiagnostisch wichtig ist die Erkennung der in der Pforte kreuzenden Gefäße. Wiederum ist ventral der jetzt dilatierten Pfortader die A. hepatica propria zu erkennen. Der normal weite Ductus hepatocholedochus wird als zierliches, am weitesten ventral liegendes Gefäß dargestellt. Dorsal der genannten Gefäße verläuft nach kranial leicht deszendierend die V. cava.

Mit den heutigen Geräten gelingt es meist, neben den klassischen drei Gefäßen die A. hepatica propria als viertes zur Darstellung zu bringen. Schwierigkeiten bei der Deutung der Gefäße werden durch die Verfolgung der Gefäße zu ihren Abgängen aus (oder Zusammenflüssen mit) größeren Gefäßstämmen ausgeräumt. Der linke Ast der A. hepatica ist nur selten darstellbar. In 18% der Fälle geht die A. hepatica propria aus der A. mesenterica superior hervor. In 15% der Fälle verläuft sie ventral des Ductus hepatocholedochus, in 5% der Fälle dorsal der Pfortader (RALLS).

271. **Gallengangserweiterung bei Pankreaskopftumor mit sog. Courvoisier-Zeichen:** Schrägschnitt durch die Pfortenregion.

Das sog. Autobahnzeichen der Doppelflintenzeichen ist hier deutlich zu erkennen. Dorsal der dilatierten Gallenblase erkennt man zwei kräftige Gefäße von je etwa 1 cm Kaliber. Dabei handelt es sich ventral um den Ductus hepatocholedochus, dorsal um die Pfortader. Wie eine Verkehrsinsel liegt dazwischen der quergetroffene rechte Ast der A. hepatica propria, der beide Gefäße leicht imprimiert. Ganz dorsal, wiederum schräg angeschnitten, die V. cava.

272. **Pankreaskopftumor mit Verschluß des Ductus choledochus und sog. Courvoisier-Zeichen:** Derselbe Patient wie in Abb. 271. Jetzt ist die Schnittebene leicht nach medial gedreht, entlang dem Verlauf der A. hepatica propria, die längerstreckig dargestellt ist. Wiederum erkennt man dorsal des Gallenblasenhydrops den dilatierten Ductus choledochus, die gut dargestellte A. hepatica propria, die leicht nach dorsal ausweichende V. portae und ganz am Boden des Bildes die V. cava.

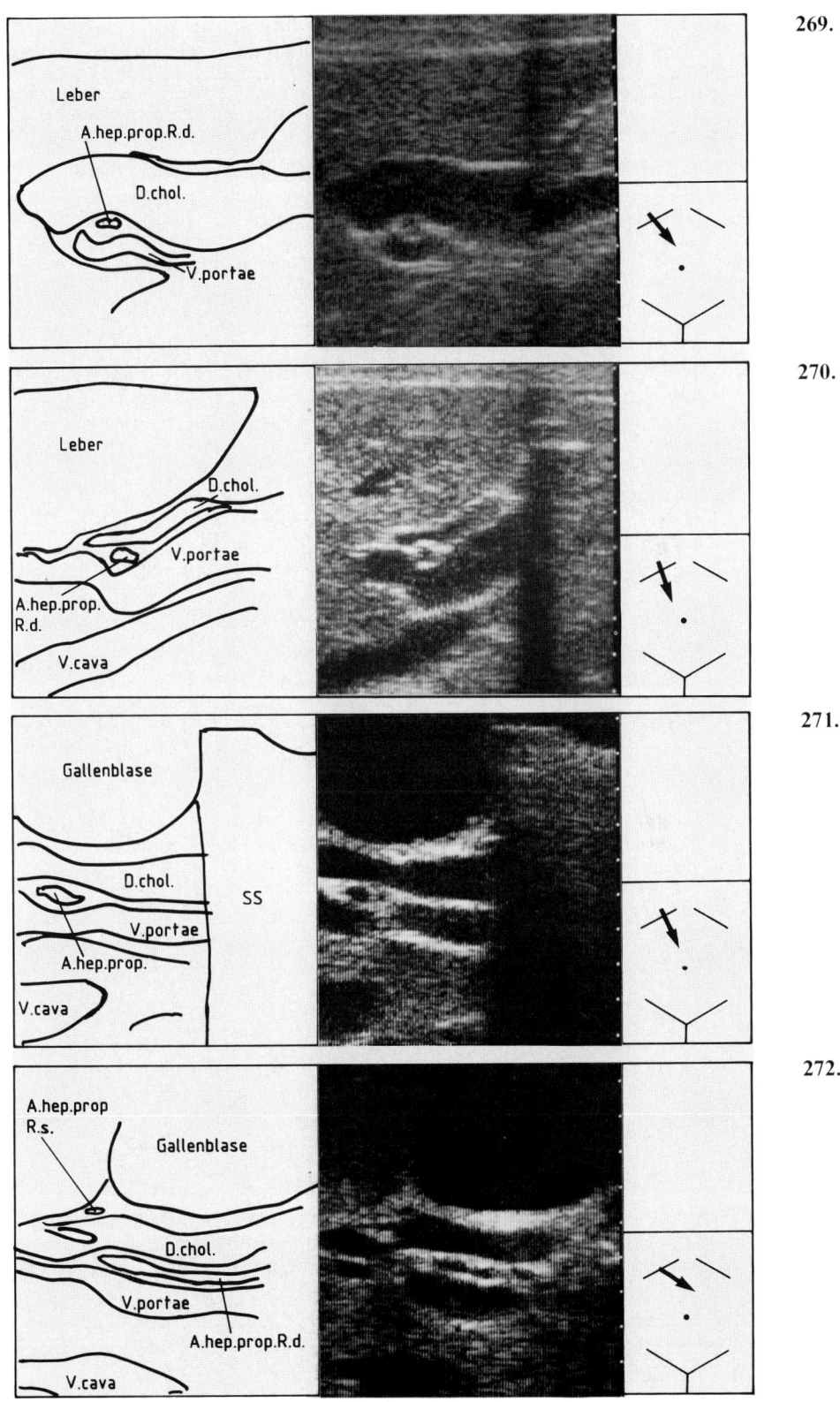

269.

270.

271.

272.

273. **Choledocholithiasis:** Ventral der V. portae ist der deutlich dilatierte Ductus choledochus zu erkennen, in dessen Lumen zentral ein kleiner Stein liegt, erkennbar an dem kräftigen Reflex und dem zarten Schallschatten. Auch distal des Steins ist der Ductus choledochus erweitert, er verschwindet jedoch kurz unterhalb des Steins in der Duodenalluft, der verschließende Stein ist hier nicht abgebildet.

274. **Choledocholithiais mit hochsitzendem Hepatikusstein:** Man erkennt zunächst das typische Gewirr erweiterter Gallengangsäste, dann jedoch einen kräftigen Reflex innerhalb eines erweiterten Hepatikusastes mit Schallschatten. Somit kann man annehmen, daß außer dem nachgewiesenen Stein noch mehrere Steine innerhalb des Gallengangssystems verteilt sind oder zumindest ein präpapilläres Konkrement den Verschluß mit Aufstau verursacht hat. Allerdings kann man sich bei einem hochsitzenden Stein innerhalb des Gallengangssystems oder gar bei einer Cholezystolithiasis nicht darauf verlassen, daß der Verschluß durch einen Stein verursacht ist, wenn man ihn selbst nicht darstellen kann. Auch das Nebeneinander von Stein und Tumor ist möglich. Nur die positive Diagnose ist sicher.

Unter Berücksichtigung dieser strengen Kriterien ist die Artdiagnose des Verschlusses beim Verschlußikterus nur in 61% der Fälle möglich.

275. **Gallengangskarzinom in Höhe der Pforte:** Der Tumor ist dem umgebenden Lebergewebe in seiner Struktur sehr ähnlich, so daß er nur schwer in seiner Ausdehnung abgegrenzt werden kann. Der tumoröse Prozeß hat zu einer Kompression und zu einem Abbruch der Gallenwege geführt. Das Nebeneinander von tumorösen und durch Dilatation der Gallenwege verursachten pseudozystischen Arealen ist für den Gallengangstumor typisch. Kleinere Gallengangstumoren sind jedoch meist nur an dem von ihnen verursachten Verschluß zu erkennen.

276. **Zentral sitzendes Gallengangskarzinom mit Kompression des Ductus hepaticus:** Auch hier sieht man sehr gut die deutlich erweiterten, dann spitzwinklig abbrechenden Gallenwege, die durch den polyzyklisch begrenzten Tumor komprimiert werden. Der hier weit fortgeschrittene Tumor hat den Gallengang völlig abgeklemmt, er ragt in die lagunenartig erweiterten Gallengänge ein. Auch hier sieht man, daß das Binnenreflexmuster des Tumors sich nur gering von dem der umgebenden Leber unterscheidet. Eine differentialdiagnostische Unterscheidung von Tumoren anderer Genese ist sonographisch natürlich nicht möglich, jedoch kommt es bei Karzinomen anderer Genese erst spät zu einer derart hochgradigen Gallenwegskompression.

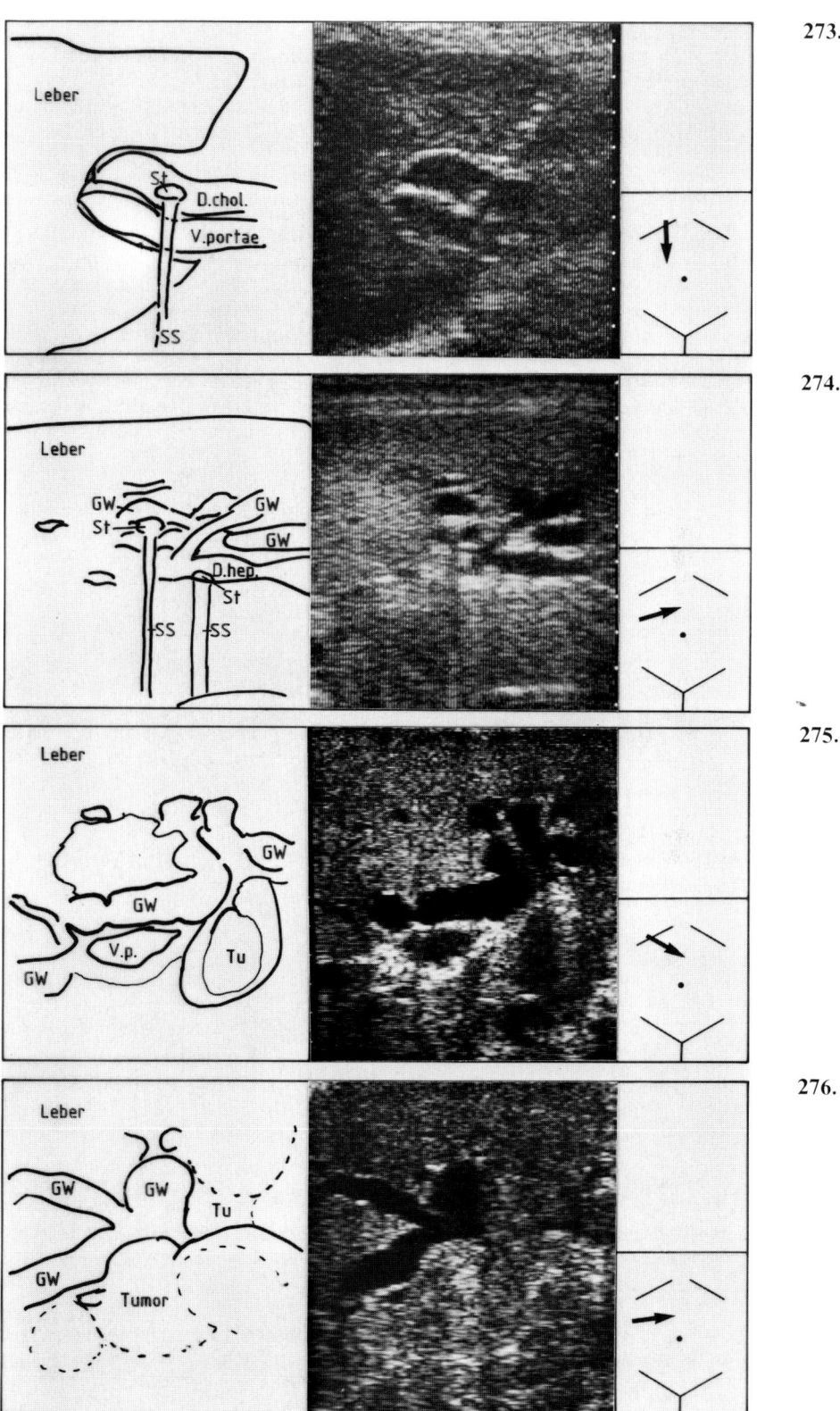

273.

274.

275.

276.

277. **Choledochusverschluß bei Pankreaskarzinom:** Der mächtig aufgetriebene, klobige, bis zu 2 cm weite, im Bereich des reflexarmen Tumors spitz zulaufende Ductus choledochus ist hier von der Pforte bis zum Tumorabbruch erkennbar. Bei langsam fortschreitendem Verschluß kommt es z. T. zu enormer Dilatation des Ductus choledochus bis auf 3 cm und darüber, wobei die Dilatation dem Ikterus vorausgeht. Ventral des erheblich erweiterten Ductus choledochus erkennt man die intrahepatisch ebenfalls dilatierten Gallenwege. Die Diagnose eines Tumorverschlusses macht in diesem Fall keine Schwierigkeiten.

Die Unterscheidung zwischen parenchymatösem und Verschlußikterus gelingt ab einem Bilirubinwert von 4 mg% in 100% der Fälle. Die Lokalisation des Verschlusses ist leicht. Die Artdiagnose des Verschlusses gelingt nur, wenn die Verschlußstelle nicht luftüberlagert ist. Da dies jedoch im Bereich der Papille meist der Fall ist, ist der exakte Nachweis der Verschlußursache sonographisch nur in 61% der Fälle möglich.

278. **Den Ductus hepaticus ummauernder Tumor mit Aufstau der intrahepatischen Gallenwege:** Die mächtig dilatierten Gallenwege beherrschen das Bild vollständig. Ihr geschlängelter, knorriger, unregelmäßiger Verlauf macht die anatomische Situation unübersichtlich. Der Ductus hepaticus ist ebenfalls unregelmäßig weit geschlängelt und weist durch den Tumor verursachte Verjüngungen und Impressionen auf. Der Tumor selbst ist hier reflexkräftig und daher gegen die begleitenden Uferbefestigungen innerhalb der Pfortenregion in seiner Ausdehnung nicht exakt abzugrenzen.

279. **Gallenblasenkarzinom mit Invasion in die Leber und Kompression der Gallenwege:** Bei ausgedehnter Invasion des Gallenblasenkarzinoms in die Leber kann es zu einer Kompression oder zum vollständigen Verschluß angrenzender Gallengangsäste oder gar des Hepatikusstammes selbst kommen. Typisch ist dabei das Bild des Gallenblasenkarzinoms: die innerhalb der Gallenblase liegenden Steine werden von dem Tumor während des Wachstums mitgenommen und liegen dann weit verstreut innerhalb des Tumors.

280. **Choledochusverschluß bei Choledocholithiasis und Cholezystolithiasis:** Hier liegt ein eindeutiger, aber selten so gut darstellbarer Befund vor: neben der Gallenblase, an deren Boden Steine mit Schallschatten zu erkennen sind, ist im Querschnitt der dilatierte Choledochus präpapillär zu erkennen. Auch hier mehrere kleine höckrige Steine mit Schallschatten. Ist die Sicht im Bereich der präpapillären Abschnitte so gut wie hier, gelingt auch sonographisch derart diagnostische Nachweis des Verschlusses.

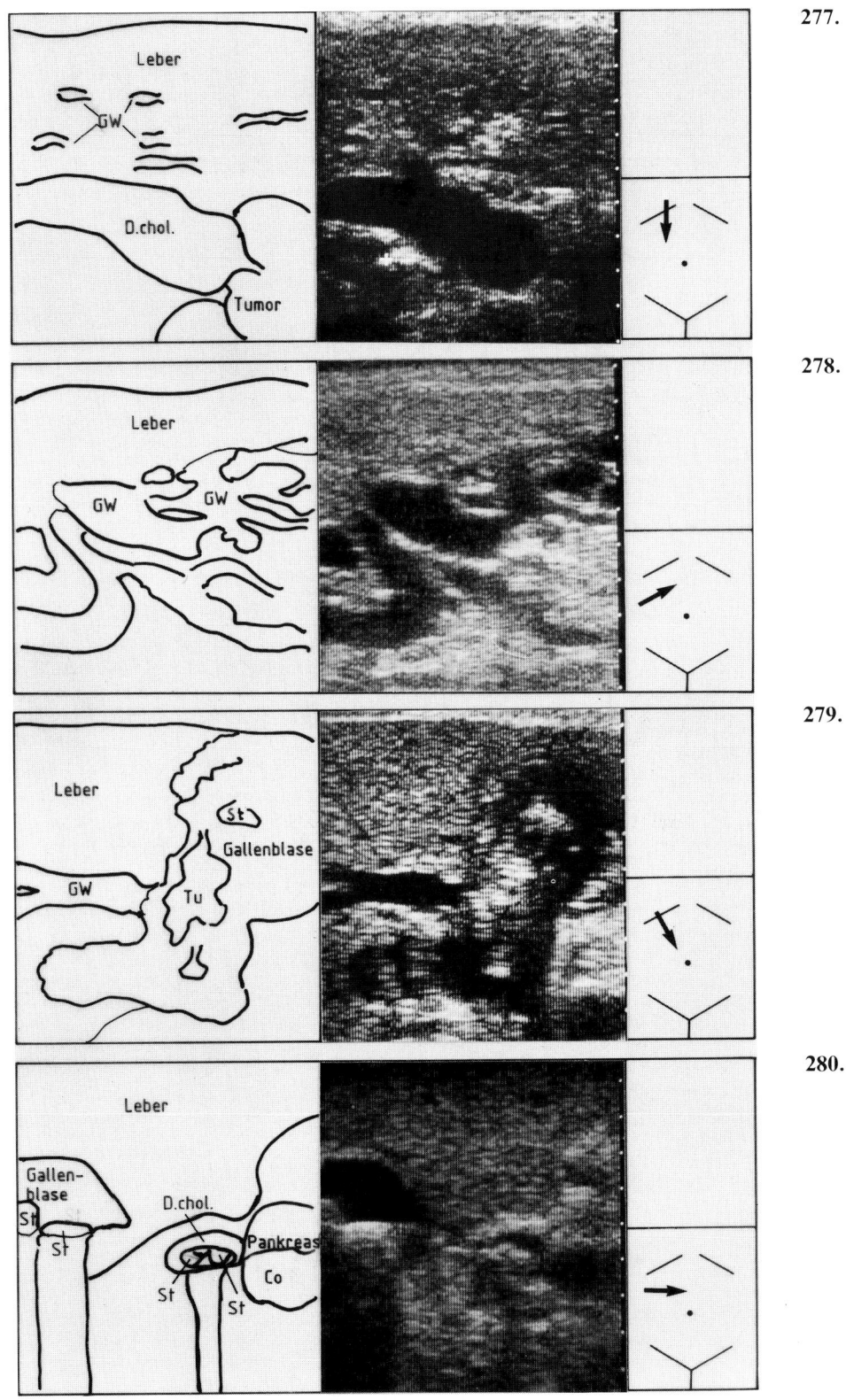

277.

278.

279.

280.

281. **Ausgedehntes Gallengangskarzinom mit Infiltration der Leber und Teilverschluß der intrahepatischen Gallenwege:** Die sonographische Situation ist unübersichtlich. Im subkostalen Schrägschnitt erkennt man multiple, z. T. zystisch anmutende, erweiterte Gallengänge, die z. T. zusammenhängen, z. T. durch reflexkräftige Tumormassen komprimiert oder voneinander getrennt werden. Das typische Nebeneinander von Tumormassen und Gallenseen verschiedener Ausdehnung ist typisch für das Gallengangskarzinom.

282. **Metastase eines Gallengangskarzinoms mit Einbruch in einen Hauptast des Ductus hepaticus:** Die intrahepatischen Gallenwege sind mächtig erweitert durch einen im Bereich der Pforte sitzenden Verschluß. Metastasen dieses Tumors komprimieren die Gallenwege und brechen in diese ein. Zum Teil werden sie von gestauten Gallenwegen umspült.

283. **Sogenanntes verlorenes Drain bei malignem Gallengangsverschluß:** Zur palliativen Therapie eines malignen Verschlusses durch ein Gallengangskarzinom wurde dieses verlorene Drain in die kranialen gestauten Gallengangsabschnitte gelegt. Das Drain stellt sich kräftig reflektierend mit zentralem Lumen dar. Noch immer sind die Gallenwege etwas gestaut, die Lage des Drains ist gut zu verfolgen, es durchbohrt den obturierenden Tumor und erreicht die gestauten Gallenwege kranial des Tumors.

284. **Sogenanntes verlorenes Drain im subkostalen Schrägschnitt:** Der Ductus hepaticus ist hier quer getroffen. Man sieht innerhalb des gestauten Gallengangs das Drain liegen. Medial davon die nicht gestaute Gallenblase, der Verschluß liegt kranial des Zystikusabgangs.

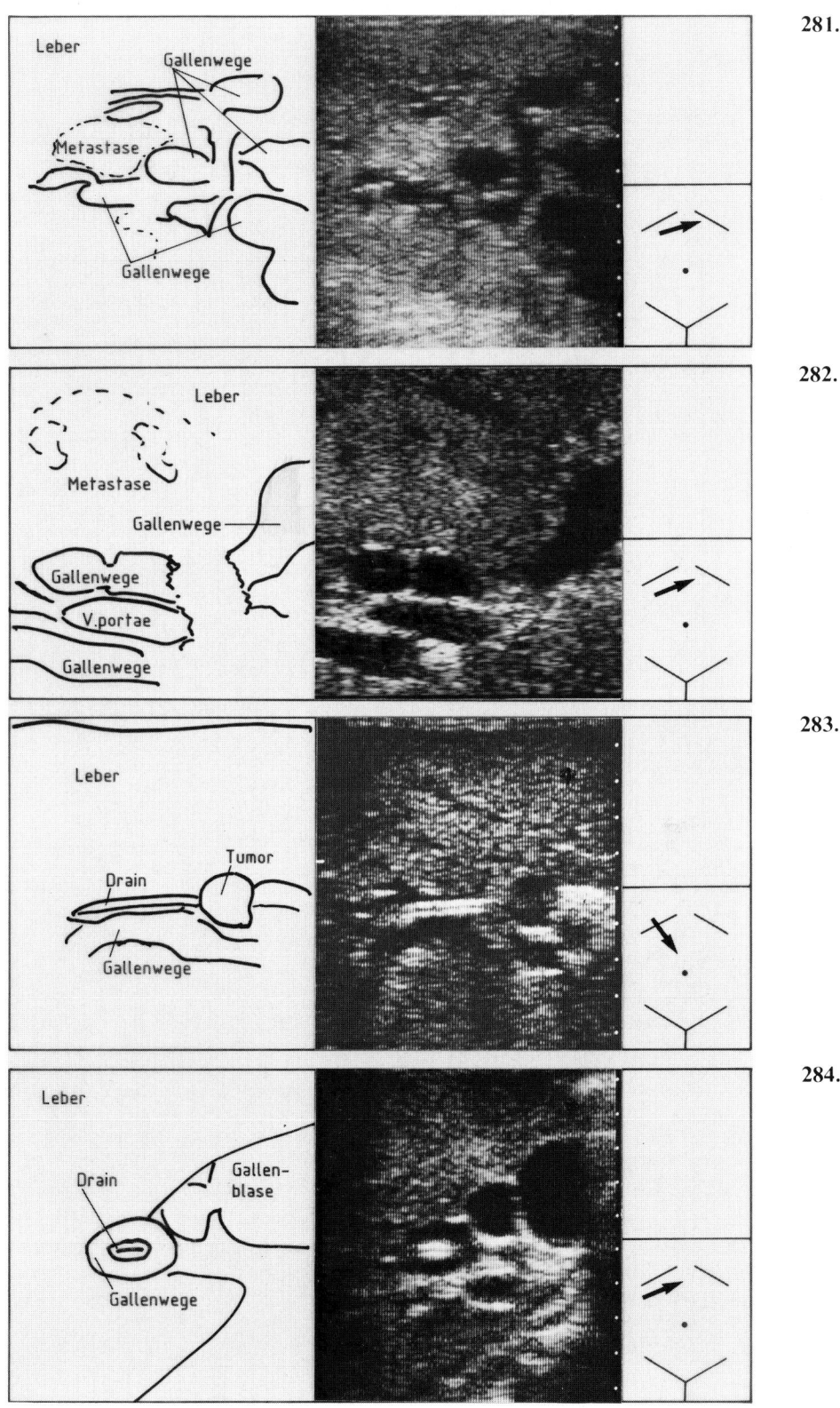

281.

282.

283.

284.

Literatur

1. Anderson JC, Harned RK (1977) Gray scale ultrasonography of the gallbladder, an evaluation of accuracy and report of additional ultrasound signs. AJR 129/6: 975–977
2. Araki T, Itai Y, Tasaka A (1980) CT of choledochal cyst. AJR 135: 792–734
3. Barkin JS, Smith FR, Pereiras R Jr, Isikoff M, Levi J, Livingstone A, Hill M, Rogers AJ (1981) Therapeutic percutaneous aspiration of pancreatic pseudocysts. Dig Dis Sci 26: 585–586
4. Bass EM, Funston MR, Shaff MI (1977) Caroli's disease: an ultrasonic diagnosis. Br J Radiol 50: 366–369
5. Beau WJ, Calonje MA, Aprill CN, Geshner J (1979) Percutaneous catherization of the gallbladder with ultrasonic guidance. South Med J 72: 612–614
6. Berger M, Smith E, Holm HH, Mascatello V (1977) Utility of ultrasound in the differential diagnosis of acute cholecystitis. Arch Surg 112: 273–275
7. Bolondi L, Gandolfi L, Rossi A, Caletti GC, Fontana G, Labo G (1979) Ultrasound in the diagnosis of cholestatic jaundice. Am J Gastroenterol 71: 168–176
8. Bondestam S (1981) Urgent real-time cholecystosonography in suspected acute cholecystitis. Gastrointest Radiol 6: 257–259
9. Braun B, Schwerk W (1978) Ultraschalldiagnostik der Cholelithiasis. Ein Vergleich mit röntgenologischen Untersuchungsverfahren. Dtsch Med Wochenschr 103: 1101–1107
10. Burger J, Enderlin F (1976) Sonography as a preliminary diagnostic technique in the icteric patient. Chir Gastroenterol 10: 441–444
11. Capron J-P, Joly J-P, Braillon A, Besson P, Delamarre J, Dupas J-L, Lorriaux A (1980) Aspects scanographiques de la maladie de caroli. Gastroenterol Clin Biol 4: 793–798
12. Conrad MR, Landay MJ, Janes JO (1978) Sonographic „parallel channel" sign of biliary tree enlargement in mild to moderate obstructive jaundice. AJR 130: 279–286
13. Conrad Mr, Janes JO, Dietchy J (1979) Significance of low level echoes within the gallbladder. AJR 132: 967–972
14. Cooperberg PL (1978) High-resoultion real-time ultrasound in the evaluation of the normal and obstructed biliary tract. Radiology 129: 477–480
15. Crow HC, Bartrum RJ, Foote SR (1976) Expanded criteria for the ultrasonic diagnosis of gallstones. J Clin Ultrasound 4: 289–284
16. McCune BR, Weeks LE, O'Brien TF Jr, Martin JF (1977) „Pseudostone" of the gallbladder ultrasound, findings and case report. Gastroenterology 73: 1149–1151
17. Cunningham JJ (1977) Atypical cholesonograms in primary and secondary malignant disease of the biliary tract. J Clin Ultrasound 5: 12–15
18. Deitch EA (1981) Utility and accuracy of ultrasonically measured gallbladder wall as a diagnostic criteria in biliary tract disease. Dig Dis Sci 26: 686–693
19. Detwiler RP, Kim DS, Longerbeam JK (1980) Ultrasonography and oral cholecystography. Arch Surg 115: 1096–1098
20. Doust BD, Maklad NF (1974) Ultrasonic B-mode examination of the gallbladder. Radiology 110: 643–647
21. Engel JM, Deitch EA, Sikkema W (1980) Gallbladder wall thickness: sonographic accuracy and relation to disease. AJR 134: 907–909
22. Everson GT, Braverman DZ, Johnson MJ, Kern F (1980) A critical evaluation of real-time ultrasonography for the study of gallbladder volume and contraction. Gastroenterology 79: 40–46
23. Filly RA, Moss AA, Way LW (1979) In vitro investigation of gallstone shadowing with ultrasound tomography. J Clin Ultrasound 7: 255–262
24. Goldberg BB (1979) Ultrasonic cholangiography. Radiology 118: 401–404
25. Goldstein A, Madrazo BL (1981) Slice-thickness artifacts in gray-scale ultrasound. J Clin Ultrasound 9: 365–375
26. Gonzales AC, Johnson JA III (1978) Ultrasonic examination of the gallbladder, a review. Clin Radiol 29: 171–176
27. Gooding GAW (1981) Food particles in the gallbladder mimic cholelithiasis in a patient with a cholecystojejunostomy. J Clin Ultrasound 9: 346–347
28. Gregg JA, McDonald DG (1979) Endoscopic retrograde cholangiopancreatography and Gray-scale abdominal ultrasound in the diagnosis of jaundice. Am J Surg 137: 611–615
29. Grossmann M (1978) Cholelithiasis and acoustic shadowing. J Clin Ultrasound 6: 182–184

30. Gosink BB (1978) Gallbladder. In: de Vlieger M (ed) Handbook of clinical ultrasound. John Wiley & Sons, New York Chichester, pp 311–319
31. Kaplan RP, Kaplan L, Panish J, Treiman R (1980) Hemobilia endoscopic diagnosis and association with pancreatitis. Dig Dis Sci 25: 140–144
32. Klapdohr R, Scherer K, Sepehr H, Klöppel G (1977) The ultrasonically guided puncture of the gallbladder in animals. Endoscopy 9: 166–169
33. Koppers B (1978) Grauwertsonographie bei Cholelithiasis, besonders bei negativem Cholezystoradiogramm. Med Klin 73: 279–283
34. Koss JC, Coleman BG, Mulhern CB, Arger PH, Tuchman DN (1981) Mucocutaneous lymph node syndrome with hydrops of the gallbladder diagnosed by ultrasound. J Clin Ultrasound 9: 477–479
35. Kremer H, Schierl W, Ingrisch H, Frey KW, Zöllner N (1978) Sonographische oder radiographische Cholezystographie? MMW 120: 1453–1456
36. Laing FC, Jeffrey RB (1980) The psuedo-dilated common bile duct: ultrasonographic appearance created by the gallbladder neck. Radiology 135: 405–407
37. Lawson TL (1977) Gray scale cholecystosonography. Radiology 122: 247–251
38. Lee TG, Henderson SC, Ehrlich R (1977) Ultrasound diagnosis of common bile duct dilatation. Radiology 124: 793–797
39. Levine E, Maklad NF, Wright CH, Rak Lee K (1979) Computed tomographic and ultrasonic appearance of primary carcinoma of the common bile duct. Gastrointest Radiol 4: 147–151
40. MacDonald FR, Cooperberg PL, Cohen MM (1981) The WES triad – a specific sonographic sign of gallstones in the contracted gallbladder. Gastrointest Radiol 6: 39–41
41. Malini S, Sabel J (1977) Ultrasonography in obstructive jaundice. Radiology 123: 429–433
42. Marchal G, Crolla D, Baert AL, Fevery J, Kerremans R (1978) Gallbladder wall thickening: a new sign of gallbladder disease visualized by gray scale cholecystosonography. J Clin Ultrasound 6: 177–179
43. Marchal G, van de Voorde P, van Dooren W, Ponette E, Baert A (1980) Ultrasonic appearance of the filled an contracted normal gallbladder. J Clin Ultrasound 8: 439–442
44. Muhletaler CA, Gerlock AJ Jr, Fleischer AC, James AE Jr (1980) Diagnosis of obstructive jaundice with nondilated bile ducts. AJR 134: 1149–1152
45. McIntosh DMF, Penney HF (1980) Gray-scale ultrasonography as a screening procedure in the detection of gallbladder disease. Radiology 136: 725–727
46. Neiman HL, Mintzer RA (1977) Accuracy of biliary duct ultrasound comparison with cholangiography. AJR 129: 979–982
47. Olken SM, Bledsoe R, Newmark H (1978) The ultrasonic diagnosis of primary carcinoma of the gallbladder. Radiology 129: 481–482
48. Perlmutter GS, Goldberg BB (1976) Ultrasonic evaluation of the common bile duct. J Clin Ultrasound 4: 107–111
49. Philbrick TH, Kaude JV, McInnis AN, Wright PG (1981) Abdominal ultrasound in patients with acute right upper quadrant pain. Gastrointest Radiol 6: 251–256
50. Ponhold W, Czembirek H (1980) Die Sonographie zur Diagnose intrahepatischer Cholangiektasie. Roentgenblatt 33: 80–86
51. Prian GW, Norton LW, Eule J Jr, Eiseman B (1977) Clinical indications and accuracy of gray scale ultrasonography in the patient with suspected biliary tract disease. Am J Surg 134: 705–711
52. Purdom RC, Thomas SR, Kereiakes JG, Spitz HB, Goldenberg NJ, Krugh KB (1980) Ultrasonic properties of biliary calculi. Radiology 136: 729–732
53. Ralls PW, Halls J, Lapin SA, Quinn MF, Morris UL, Boswell W (1982) Prospective evaluation of the sonographic murphy sign in suspected acute cholecystitis. J Clin Ultrasound 10: 113–115
54. Rebmann W (1978) Intrahepatische Luft in den Gallengängen. Sonographisches Bild und Bedeutung. In: Kratochwil A, Reinold E (Hrsg) Ultraschalldiagnostik. Thieme, Stuttgart, S 162–165
55. Rice J, Sauerbrei EE, Semogas P, Cooperberg PL, Burhenne HJ (1981) Sonographic appearance of adenomyomatosis of the gallbladder. J Clin Ultrasound 9: 336–337
56. Sanders RC (1980) The significance of sonographic gallbladder wall thickening. J Clin Ultrasound 8: 143–146
57. Sapala MA, Steel WB, Resto Soto AD, Sapala JA (1977) Ultrasonic scanning in postcholecystectomy choledocholithiasis. Surgery 82: 420–424
58. Scheible FW, Davis GB (1981) Oriental cholangiohepatitis: preoparative radiographic and ultrasonographic diagnosis. Gastrointest Radiol 6: 269–271

59. Schulman A, Roman T, Dalrymple R, Fataar S, Morton P (1982) Sonography of biliary worms (ascariasis). J Clin Ultrasound 10: 77–78

60. Shawker TH, Jones BL, Girton ME (1981) Distal common bile duct obstruction: an experimental study in monkeys. J Clin Ultrasound 9: 77–82

61. Shlaer WJ, Leopold GR, Scheible FW (1981) Sonography of the thickened gallbladder wall: a nonspecific finding. AJR 136: 337–339

62. Strijk SP, Boetes C, Rosenbusch G (1981) Floating stones in a nonopacified gallbladder: ultrasonographic sign of gas-containing gallstones. Gastrointest Radiol 6: 261–263

63. Suramo I, Hyvärinen S, Kairaluoma M (1980) Gray-scale ultrasonography and jaundice. Scand J Gastroenterol 15: 705–709

64. Taylor KJW, Rosenfield AT (1977) Grey-scale ultrasonography in the differential diagnosis of jaundice. Arch Surg 112: 820–825

65. Thomas JL, Zornoza J (1980) Obstructive jaundice in the absence of sonographic biliary dilatation. Gastrointest Radiol 5: 357–360

66. Tokano M, Sanefuji S, Takada S, Takahashi I, Kawashima K (1970) Ultrasonic diagnosis of the diseases of liver and biliary tract. Gastroenterol Jpn 4: 256–257

67. Triller J, Knutti D (1978) Sonographische Diagnostik der Cholezystopathie. Schweiz Med Wochenschr 108: 380–386

68. Trought WS, Morgan CL, Jackson DC, Johnsrude IS (1980) Evaluation of the biliary tree: a comparison of percutaneous transhepatic cholangiography and ultrasonography. South Med J 73: 1592–1593

69. Ulreich S, Foster KW, Stier SA, Rosenfield AT (1980) Acute cholecystitis. Arch Surg 115: 158–160

70. Vallon AG, Lees WR, Cotton PB (1979) Gray-scale ultrasonography in cholestatic jaundice. Gut 20: 51–54

71. Weiss H (1979) Sonographischer Nachweis des Gallenblasen-Carcinoms. Med Welt 30: 1892–1895

72. Weiss H (1981) Die Pharmakosonographie: Ein Fortschritt für die Gallenblasendiagnostik? In: Rettenmaier G, Loch E-G, Hausmann U, Trier HG (Hrsg) Ultraschalldiagnostik. Thieme, Stuttgart New York

73. Weiss H (1978) Warum nicht Sonographie? Dtsch Med Wochenschr 103: 478

74. Weiss H, Deck G, Weiss A, Rethel R (1981) Das Gallenblasenkarzinom: Erlaubt die Sonographie eine rechtzeitige Diagnose? Therapiewoche 31: 8547–8552

75. Weiss H, Schoppé N (1982) Pharmako-sonographische Vergleichsbeurteilung der spasmolytischen Wirksamkeit verschiedener Substanzen auf die Gallenblase von Gesunden und Gallensteinträgern. In: Kratochwil A, Reinold E (Hrsg) Ultraschalldiagnostik 81. Thieme, Stuttgart New York, S 152–153

76. Weiss H (1981) Eine neue Technik zur sonographischen Darstellung kleiner Gallensteine. Roentgenpraxis 34: 497–498

77. Weill F, Eisencher A, Zeltner F (1978) Ultrasonic study of the normal and dilated biliary tree. The „shotgun" sign. Radiology 127: 221–224

78. Zegel HG, Kurtz AB, Perlmutter GS, Goldberg BB (1981) Ultrasonic characteristics of bilomas. J Clin Ultrasound 9: 21–24

Pankreas

Indikationen: Verdacht auf akute und chronische Pankreatitis. Verlaufskontrollen. Erfassung von Begleitreaktionen des Pankreas bei Infektionskrankheiten und systemischen Erkrankungen.
Erkennung und Differenzierung von Tumoren und Zysten.
Klärung und Zuordnung unklarer Raumforderungen im Oberbauch.

Aussagekraft: Normales Pankreas in 70–90% der Fälle darstellbar.
Akute Pankreatitis: hohe Übereinstimmung zwischen klinischem Verlauf, Laborwerten und sonographischen Kriterien.
Chronische Pankreatitis: in 85–100% der Fälle erkennbar.
Pankreastumoren und Zysten: ab 1,5 cm Größe darstellbar, ab 3 cm in 90–100% der Fälle.

Grenzen: Normales Pankreas in 8–16% der Fälle nicht darstellbar.
Besonders bei kleinem linken Leberlappen, pyknischem Habitus, Adipositas und Meteorismus.
Schlechte Darstellbarkeit bei postoperativen Zuständen.
Frühdiagnostik von Pankreastumoren nicht möglich (keine kurative Operation der sonographisch entdeckten Karzinome).

Normalmaße: Längste Ausdehnung im Kopfbereich im Längsschnitt: 8 cm max. apikokaudale Ausdehnung. Sagittaldurchmesser im Kopfbereich 1,5–3 cm, im Korpus 1,5–2,8 cm und im Schwanzbereich wiederum 1,5–3 cm. Dicken über 2,5 cm sind kontrollbedürftig.
Große Form- und Größenvariationen.

Reflexmuster: Ähnlich dem der Leber. Eher etwas reflexkräftiger als das Leberreflexmuster.

Lage des Patienten: Rückenlage; zur Darstellung des Pankreasschwanzes evtl. Bauch- und Rechtsseitenlage (Darstellung durch Niere oder Milz).

Untersuchungsablauf: Längsschnitte, in Höhe der Aorta beginnend, nach rechts bis über den Pankreaskopf und zurück bis zu dem Pankreasschwanz, dann Querschnitte entlang des Pankreasverlaufs, also mit nach links kranial gedrehtem Schallkopf, in tiefer Inspiration des Patienten, wobei die Schallrichtung transhepatisch etwas nach kaudal gerichtet wird. Landmarke: V. lienalis.

Wichtige Hinweise und Tips: Einfingerpalpation zur Überprüfung der lokalen Druckdolenz und der Geschmeidigkeit des Organs unbedingt notwendig. Bei Nichtdarstellbarkeit des Pankreas gelingt häufig doch noch eine Darstellung durch den flüssigkeitsgefüllten Magen (der Patient trinkt über ein Röhrchen etwa 1 l Wasser oder Saft, er sitzt bei der Untersuchung an der Kante der Liege, evtl. kann zusätzlich Buscopan gegeben werden).

285. **Normales Pankreas im Längsschnitt über der Aorta:** Ventral der Aorta stellt sich das Pankreas als ovales, 2–2,5 cm dickes Organ dar. Das Binnenreflexmuster ist gleichmäßig, etwas kräftiger als das der darüberliegenden Leber. Am Oberrand der Bauchspeicheldrüse ist die V. lienalis angeschnitten. Die A. mesenterica superior verläuft leicht links der Aorta, dorsal des Pankreas. Vom Truncus coeliacus ist nur die A. lienalis etwas links nach ihrem Ursprung angeschnitten.

286. **Pankreaskopf im Längsschnitt über der V. cava:** In tiefer Inspiration ist die Leber über den Pankreaskopf tiefer getreten. Dieser mißt 7 × 2 cm, ist flach oval, von etwas geringerer Reflexibilität als die darüberliegende reflexvermehrte Leber. Durch den Applikatordruck ist es zu einer leichten Impression der V. cava gekommen.
Eine Längsausdehnung des Pankreas im Bereich des Processus uncinatus bis zu 8 cm ist nicht ungewöhnlich; eine physiologische Impression der V. cava läßt sich durch Valsalva-Druckversuch ausgleichen.

287. **Normales Pankreas im leicht nach kranial gewendeten Querschnitt:** Hinter der inspiratorisch nach kaudal getretenen Leber ist das Pankreas in ganzer Länge abgebildet. Man erkennt gut die unterschiedlichen Dicken von Pankreaskopfkorpus und -schwanz. Typisch und als Landmarke verwertbar die A. mesenterica superior mit dem sie umgebenden Fettpfropf, der wie ein Heiligenschein wirkt. Dorsal des Pankreas liegen die V. cava, die Aorta und angedeutet erkennbar die Nierenarterien.

288. **Normales Pankreas im Querschnitt mit V. lienalis:** Hier ist es nicht gelungen, den Magen völlig aus der Pankreasregion zu verdrängen. Der Pankreasschwanz ist durch einen schütteren Schallschatten eingeschränkt beurteilbar. Gut zu erkennen sind V. cava, Aorta, A. mesenterica superior und die das Pankreas dorsal oder dorsokranial langstreckig begleitende V. lienalis. Im Pankreaskopfbereich schwillt die V. lienalis durch die Aufnahme der V. mesenterica zum Confluens splenoportalis an. Der Ductus Wirsungianus ist mit einer Weite von 1 mm im Pankreaskorpus gut darstellbar, er ist von den typischen reflexkräftigen Banden begleitet.

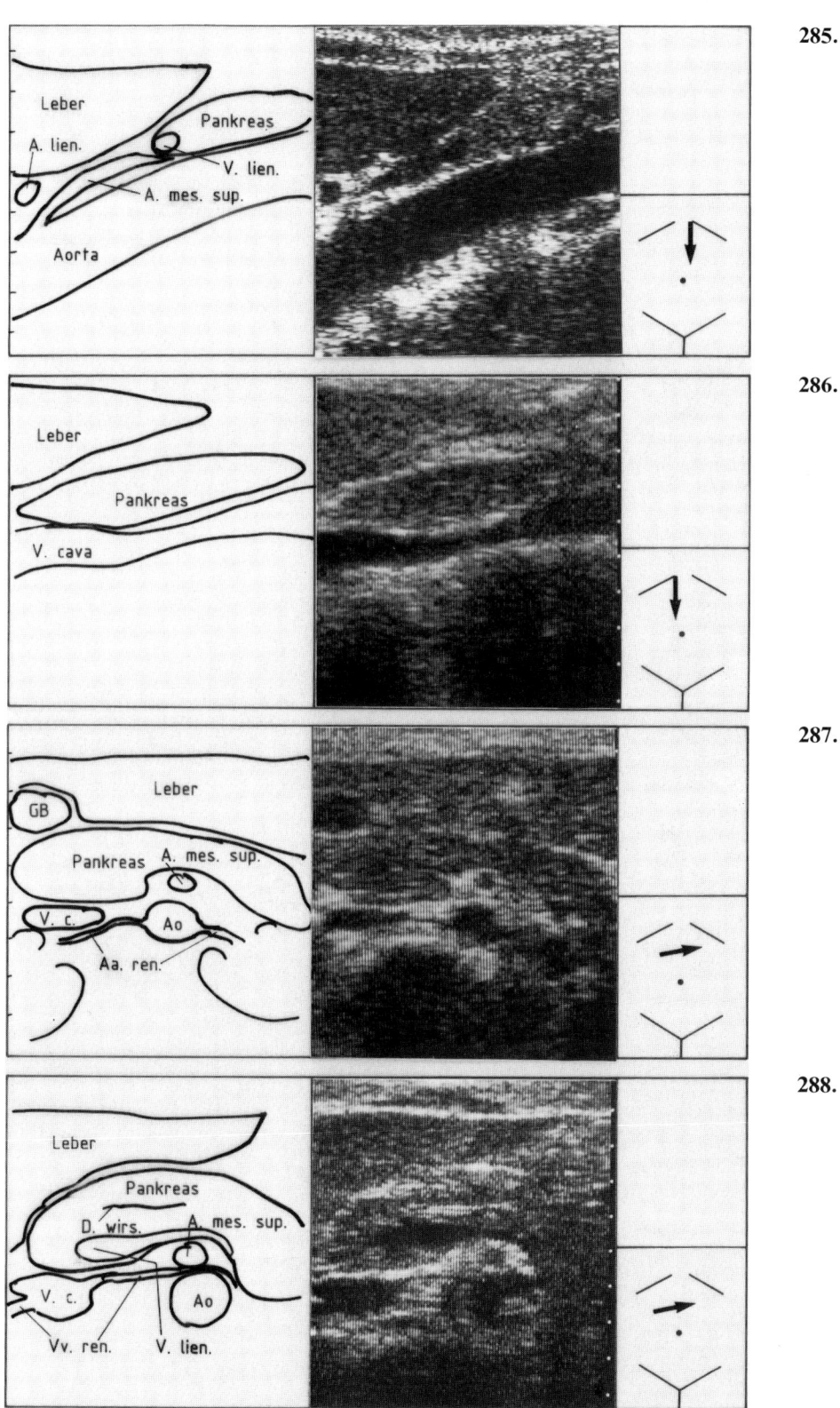

285.

286.

287.

288.

289. **Normales Pankreas mit Ductus Wirsungianus:** Im leicht nach kranial gewendeten Querschnitt durch den Oberbauch erkennt man das Pankreas im Kopf und Korpus, sowie z. T. im Schwanzbereich, wobei der restliche Schwanzbereich luftüberlagert ist. Darunter die Gefäße: V. lienalis, A. mesenterica superior, V. cava und Aorta. In ganzer Korpuslänge ist der Ductus Wirsungianus erkennbar, der jetzt etwas breiter ist als auf der Vorabbildung und keine Reflexbanden trägt.
Je nach Umgebung, Wandstärke und Füllungsgrad ist der Ductus Wirsungianus als reflexloses Band mit und ohne Begleitbanden oder lediglich als reflexkräftige filiforme Formation zu erkennen.

290. **Normales Pankreas mit Darstellung des Ductus Wirsungianus im Kopfbereich:** Neben den typischen, das Pankreas begleitenden Gefäßen tritt der Confluens splenoportalis prominent hervor. Darüber – wiederum von zwei kräftigen Reflexstreifen begleitet – der zierliche Ductus Wirsungianus. Bei dem stark gewundenen Verlauf des Pankreas und des Ductus Wirsungianus ist dieser im Normalfall nie in ganzer Länge darstellbar.

291. **Altersatrophie des Pankreas:** Entlang der V. lienalis ist ein schmales (1 cm), reflexkräftiges, deutlich vom Leberparenchymmuster zu unterscheidendes, etwas grobgemustertes Pankreas erkennbar, dessen Konturen schwer vom umgebenden Fettgewebe abgrenzbar sind.
Dieses Bild ist typisch für den „pankreasgesunden" und – besonders den adipösen – älteren Menschen. Das Pankreas ist verschmälert, reflexkräftig und schwer vom umgebenden Fettgewebe differenzierbar.

292. **Altersatrophie des Pankreas im Längsschnitt:** Auch hier gelingt es nur schwer, das schmale Pankreas ventral der A. mesenterica superior, kaudal der V. lienalis abzugrenzen. Es ist reflexkräftig und nur durch die umgrenzenden Organe bzw. Gefäße differenzierbar.

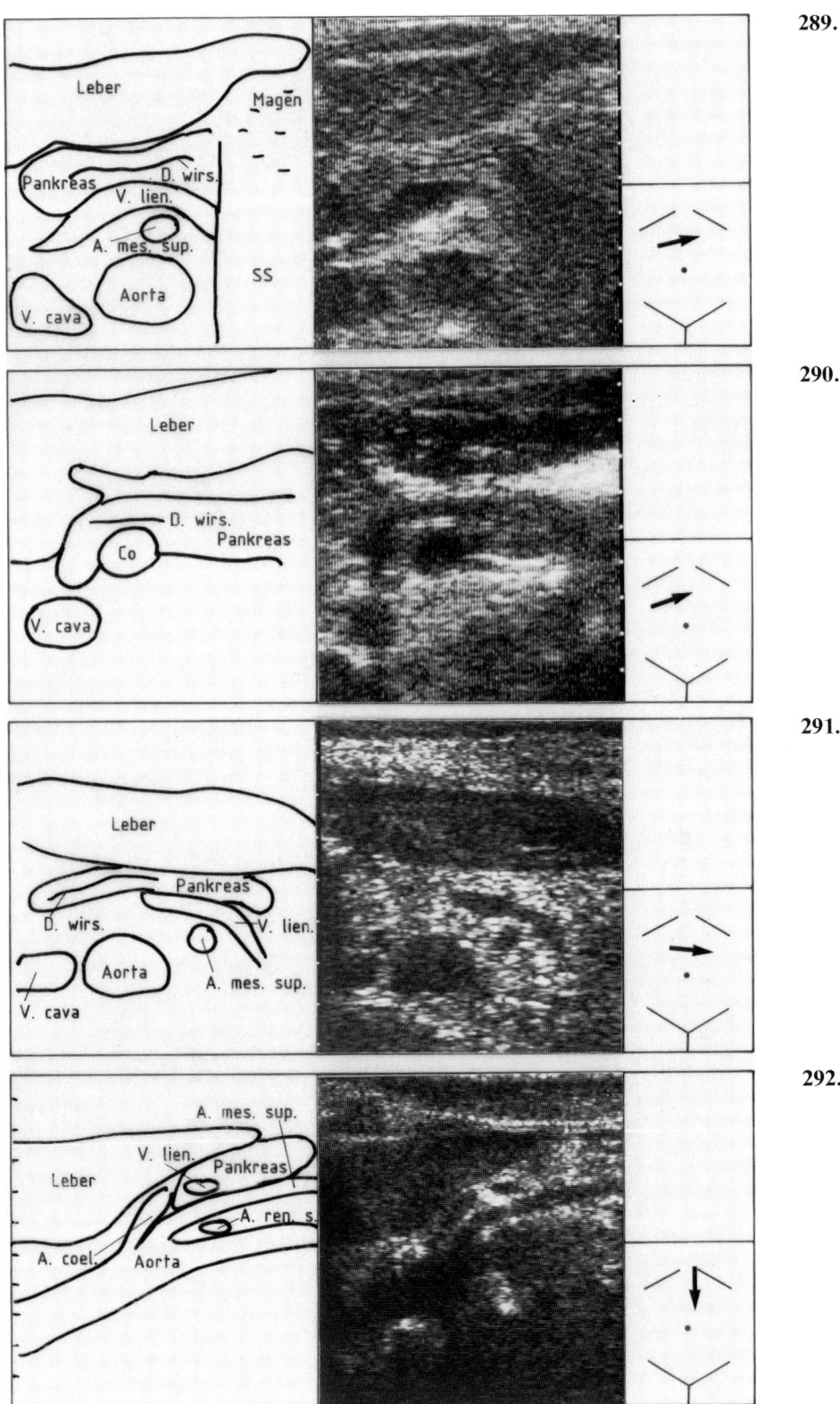

289.

290.

291.

292.

293. **Geringe entzündliche Veränderungen des Pankreas:** Das Pankreas wirkt insgesamt versteift, wurstförmig. Die Konturen sind etwas unscharf, das Binnenreflexmuster ist vermindert. Die normale Dicke ist noch erhalten.

Dies ist ein Befund, wie man ihn häufig bei pankreatitischer Reizung verschiedener Ursachen oder bei Begleitreaktionen des Pankreas im Rahmen von Infektionskrankheiten (Hepatitis, Mononukleose, Salmonellosen etc.) findet.

294. **Pankreatitis I. Grades bei Choledocholithiasis:** Das Pankreas ist noch normal dick, die Konturen sind nur gering unscharf. Das Reflexmuster ist vermindert. Der Ductus pancreaticus major ist, wie häufig in diesen Fällen, gut abgrenzbar, ohne daß er erweitert ist.

295. **Akute Pankreatitis I. Grades:** Nun erkennt man deutlich die Unschärfe der Kontur. Das Organ paßt sich in die vorgegebenen Nischen ein, es wird reflexärmer und schwillt an. Die umgebenden Gefäße werden, soweit dies möglich ist, imprimiert oder verdrängt.

In der Beurteilung der akuten Pankreatitis hat sich die, mit der Klinik korrelierende, Einteilung in 3 Stadien bewährt. Stadium I: Pankreasödem mit Anschwellung, Konturunschärfe und Reflexverminderung. Stadium II: Teilnekrose mit umschriebener Reflexlosigkeit im Bereich des angeschwollenen Organs. Stadium III: Totalnekrose mit vollständiger Verflüssigung oder Nekrotisierung des Organs.

296. **Akute Pankreatitis I. Grades im Längsschnitt über der V. cava:** Unterhalb der reflexvermehrten Leber ist das über 8 cm lange, 2,5 cm dicke Pankreas mit zerfließender, unruhiger Kontur und vermindertem Binnenreflexmuster erkennbar. Das geschwollene Organ dehnt sich nach ventral aus. Die Leber, die alle Zeichen einer Verfettung trägt, wird nach ventral angehoben, die V. cava dadurch nicht merklich imprimiert. Einzelne reflexkräftige Areale innerhalb des reflexverminderten Organs weisen auf eine vorbestehende chronische Pankreatitis hin.

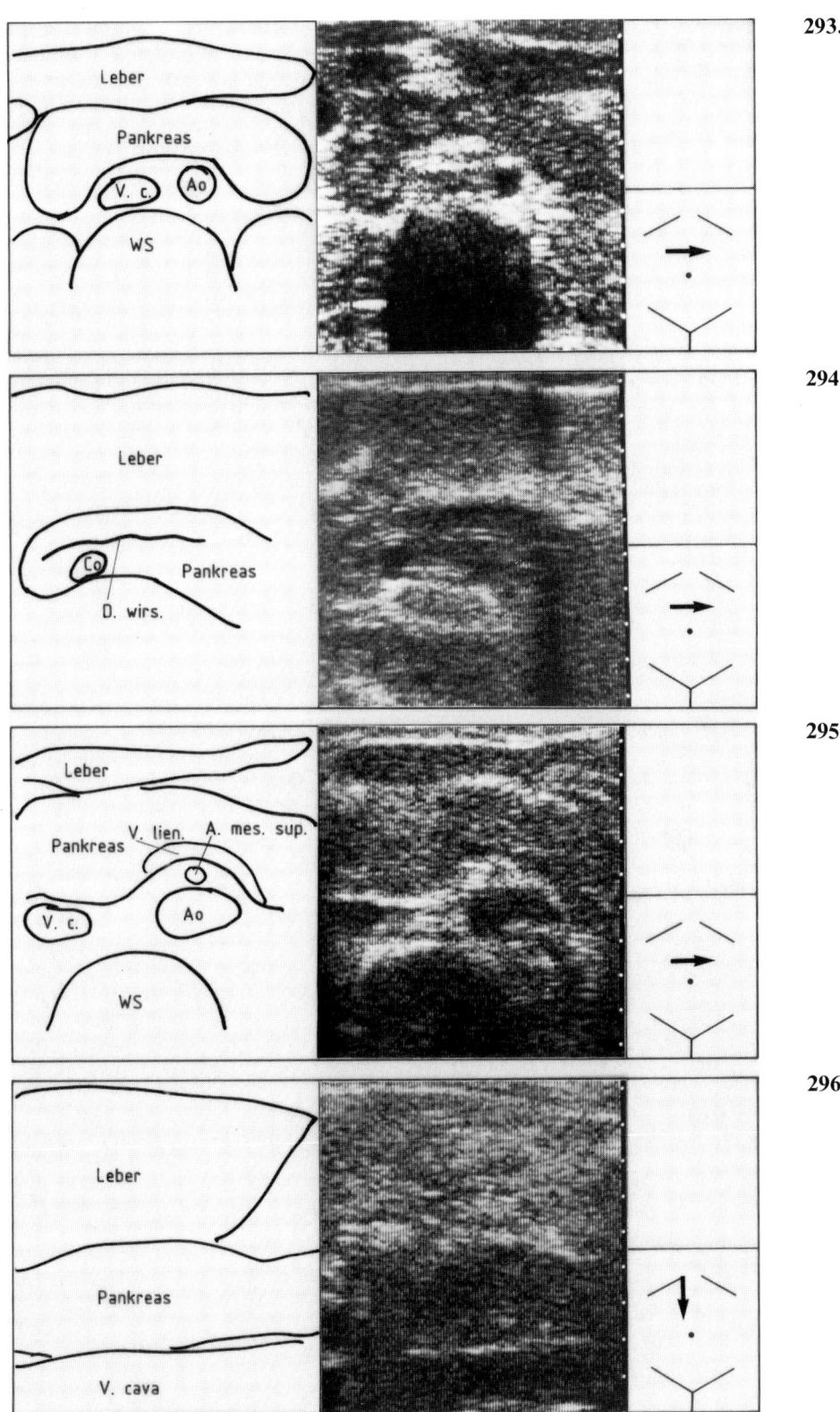

293.

294.

295.

296.

297. **Pankreatitis I. Grades im Längsschnitt vor der V. cava:** Reflexarmes, unregelmäßig und unscharf begrenztes Pankreas im Bereich des Pankreaskopfes, ventral der V. cava mit leichter Impression der V. cava und Anschwellung auf max. 3 cm Dicke. Das Pankreasödem oder die Pankreatitis I. Grades entsprechen der „Totalschwellung" nach Weill.

298. **Abklingende Pankreatitis Stadium I, Querschnitt durch den Oberbauch:** Das gleichmäßig 3 cm dicke, plumpe Organ ist noch etwas reflexvermindert. Die Konturen bereits wieder scharf, der Ductus Wirsungianus eben erkennbar.
Dieser Befund kann noch Wochen nach Abklingen der klinischen und laborchemischen Zeichen der akuten Pankreatitis bestehen bleiben.

299. **Abklingende Pankreatitis Stadium I im Längsschnitt:** Das Organ ist glatt begrenzt, noch leicht vergrößert, das Binnenreflexmuster bereits wieder reflexkräftiger und nahezu ebenso kräftig wie das, der darüberliegenden Leber.
Auch ein derartiger Befund kann über Wochen nach dem völligen Verschwinden der klinischen Symptomatik fortbestehen.

300. **Abklingende Pankreatitis I. Grades:** Das Organ ist bereits wieder geschweift, die normale Dicke erreicht, die Konturen etwas unscharf.
Ohne klinische Daten ist die abklingende Pankreatitis nur noch zu vermuten.

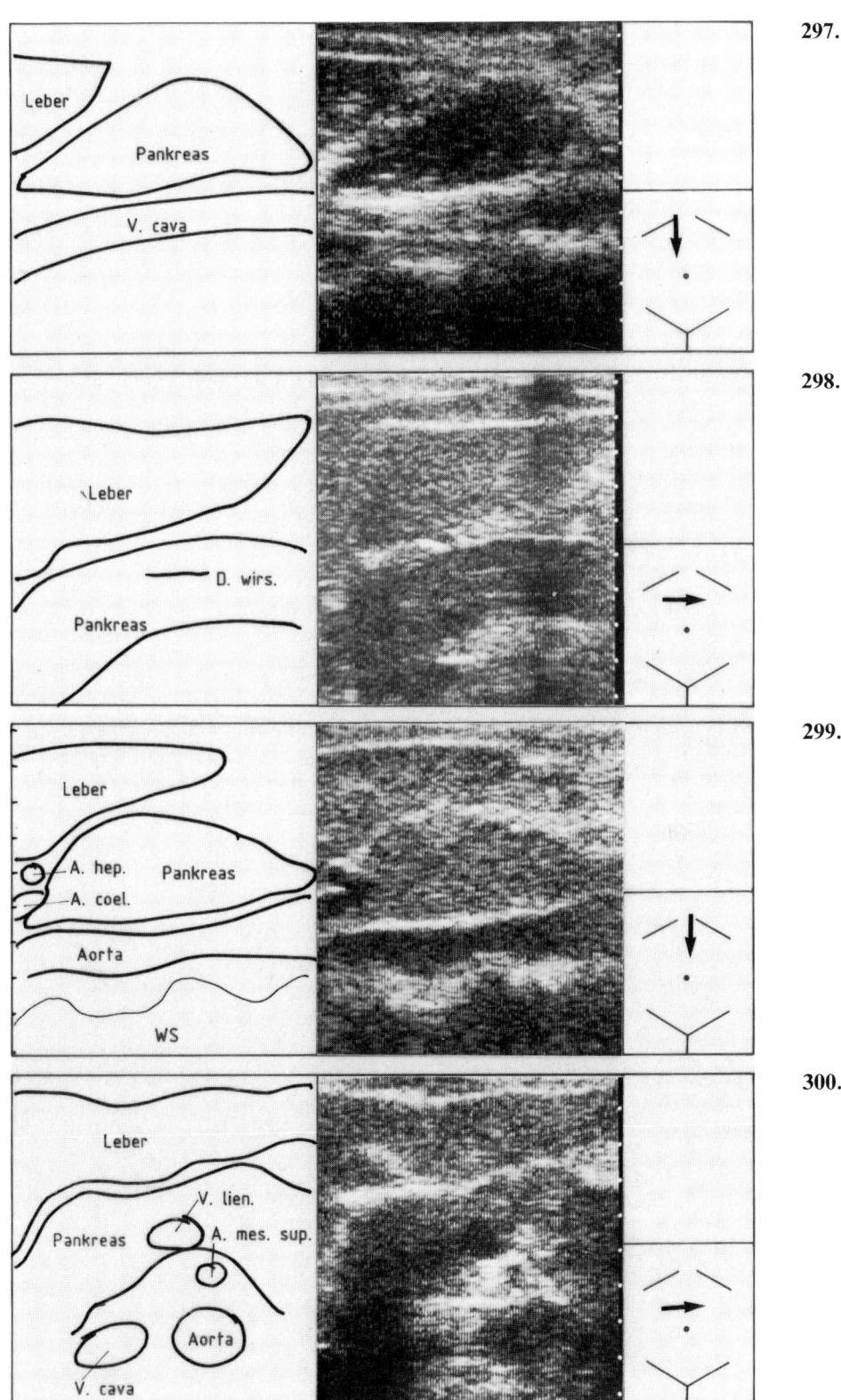

297.

298.

299.

300.

301. **Entstehungen einer Teilnekrose des Pankreaskopfes bei akuter Pankreatitis:** Die reflexarme, noch nicht völlig reflexfreie Nekrose innerhalb des deutlich angeschwollenen Pankreaskopfes demarkiert sich unscharf gegen das 4 cm dicke Organ.

Meist ist das Auftreten der Nekrosen von klinischen und laborchemischen Zeichen, wie akutem Oberbauchschmerz, Schock, sowie Leukozytose und ansteigenden Amylasen begleitet.

Nach eigenen Untersuchungen korrelieren die sonographischen Kriterien sehr gut mit den klinischen und den laborchemischen in der Verlaufsbeurteilung der akuten Pankreatitis und insbesondere in der Erfassung des Überganges eines Stadiums in das nächste und des Auftretens von Komplikationen.

302. **Akute Pankreatitis Stadium II-III:** Im Querschnitt durch den Oberbauch erkennt man eine nahezu reflexlose, mit einzelnen wenigen Reflexen ausgestattete, unscharf begrenzte Formation im Bereich des Pankreas als Ausdruck einer ausgedehnten Pankreaskopfnekrose.

Die Übergänge zur Totalnekrose sind fließend, laufen in Schüben oder als „Drama in einem Akt" ab. Die klinische Situation ist gekennzeichnet durch Oberbauchschmerz, Anstieg der Leukozyten und der Pankreasenzyme sowie Organkomplikationen, wie Niereninsuffizienz, Schocklunge, Ileus, Pleuraergüsse oder Aszites.

303. **Pankreasnekrose mit Durchbruch in die Bursa omentalis minor:** In diesem Querschnitt erkennt man neben einzelnen reflexkräftigen Arealen ein die Nischen ausfüllendes, reflexloses Material, entsprechend ausgedehnten Nekrosemassen, die noch einzelne Pankreasinseln erkennen lassen. Die V. lienalis ist komprimiert. Kaudal des Prozesses erkennt man die großen Oberbauchgefäße.

Der Befund war begleitet von einer fulminanten klinischen Symptomatik.

304. **Sogenanntes Kissing-Phänomen bei akuter Pankreatitis und Pankreaskorpus- und -schwanznekrose (Pankreatitis III):** Das völlig nekrotische Pankreas ist als reflexlose Zone mit einzelnen reflexkräftigen Gewebsresten erkennbar. Durch eine Milzvenenthrombose ist es zur Splenomegalie gekommen, wobei sich Leber und vergrößerte Milz ventral des Magens berühren. Die V. lienalis selbst ist innerhalb des nekrotischen Areals nicht mehr darstellbar.

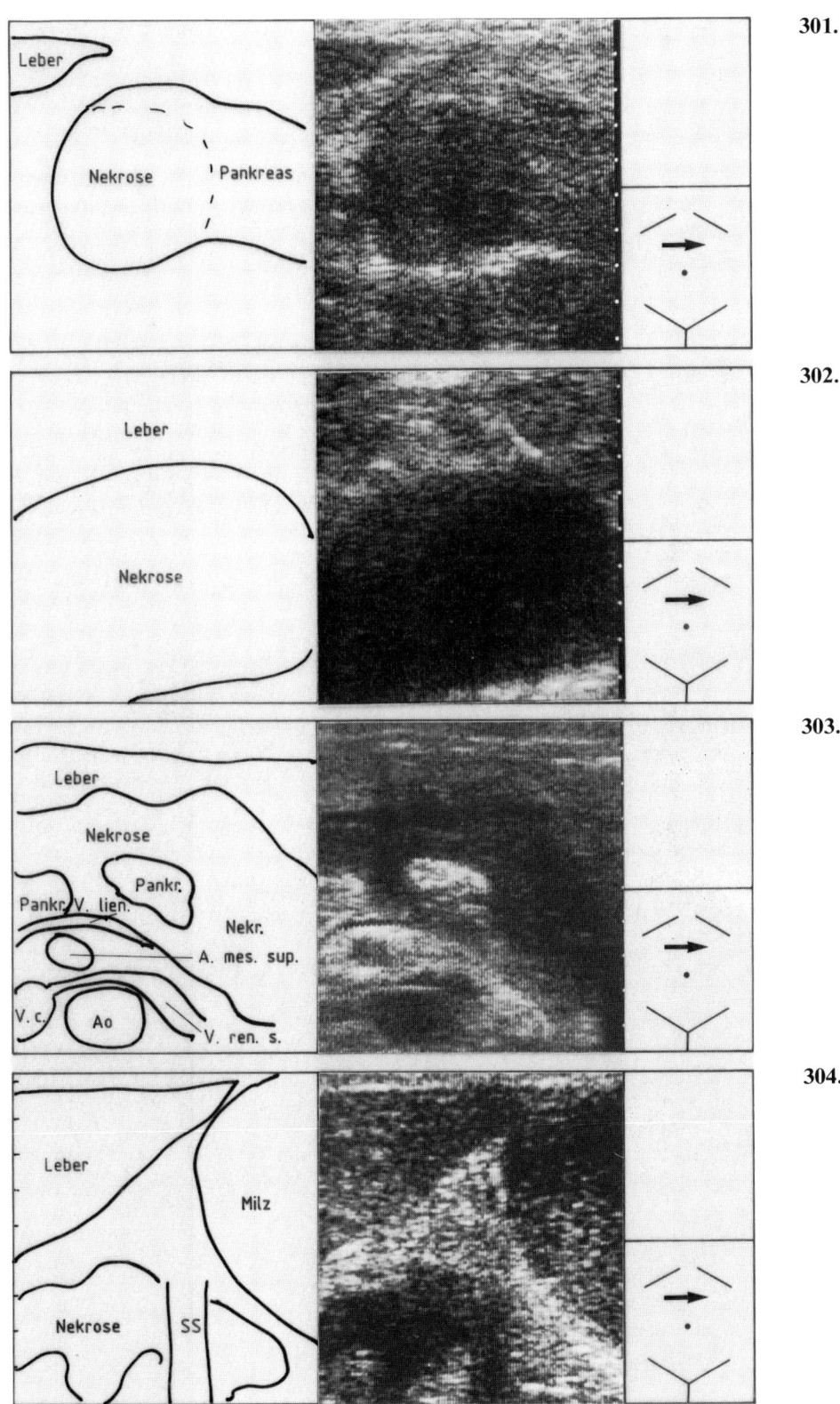

301.

302.

303.

304.

305. **Pankreaspseudozyste im Schwanzbereich bei rezidivierender Pankreatitis:** Die Bauchspeicheldrüse ist im Querschnitt dargestellt. Sie ist reflexvermehrt, teilweise verkalkt, sie ist reflexkräftig und als Organ nicht sicher abgrenzbar. In diesem Oberbauchquerschnitt erkennt man im Pankreaskopf-Korpus-Übergangsbereich den Confluens splenoportalis. Der ganze Pankreasschwanz ist in eine riesige, reflexlose Pankreaspseudozyste umgewandelt.

Die Pseudozysten entstehen in der Umgebung des Pankreas, wobei ihre Entstehung aus Pankreasnekrosen sonographisch verfolgt werden kann. Häufig sind sie jedoch asymptomatisch im Verlauf einer chronisch-rezidivierenden Pankreatitis entstanden. Ihre Zuordnung ist dann erschwert, wenn sie nicht in der Pankreasregion liegen.

306. **Pankreaspseudozyste in der Milzhilusregion:** Diese streng im Milzhilus liegende, noch dazu die Milzgefäße verdrängende, reflexlose, kugelige Formation mit dorsaler Schallverstärkung ist sonographisch alleine einem der umgebenden Organe nicht eindeutig zuzuordnen. Differentialdiagnostisch kommt ebensogut eine Pankreasschwanzzyste, wie eine Milzzyste oder gar eine Nebennierenzyste in Frage. Im vorliegenden Fall wies die Anamnese einer chronisch-rezidivierenden Pankreatitis mit akuten Schüben auf die Genese dieser Zyste hin. Im Verdachtsfall kann eine ultraschallgezielte Feinnadelbiopsie durch den Nachweis von Pankreasenzymen im Zysteninhalt die Diagnose sichern helfen. Dieser Nachweis gelingt jedoch nur bei frisch entstandenen Zysten.

307. **Pankreasschwanzpseudozyste:** In diesem Längsschnitt durch die linke Niere und die Milz erkennt man deutlich eine von der linken Niere abgesetzte, dorsal der Milz liegende, kugelige, reflexlose Formation mit dorsaler Schallverstärkung. Auch hier ist die differentialdiagnostische Unterscheidung zwischen Pankreaspseudozyste, Milzzyste und Nebennierenzyste schwer. Eine Nierenzyste scheint weniger wahrscheinlich, da das Gebilde deutlich von der Niere abgesetzt ist.

Pankreaspseudozysten können überall im Bauchraum vorkommen. Häufig läßt sich ein Zystenstiel in die Pankreasregion verfolgen, wodurch die Zuordnung erleichtert wird.

308. **Riesige Pankreaspseudozyste mit z. T. solide wirkendem Inhalt:** Diese große Mittelbauchzyste, die von der Pankreasregion bis weit unter den Nabel reicht, war sonographisch nur z. T. reflexlos. Die basalen Anteile waren reflexreich, schienen somit solide. Bei Umlagerung des Patienten und Tapotement sind Teile des Materials aufzuschütteln, wodurch der Nachweis von Zelldetritus in der Pseudozystenflüssigkeit gelingt.

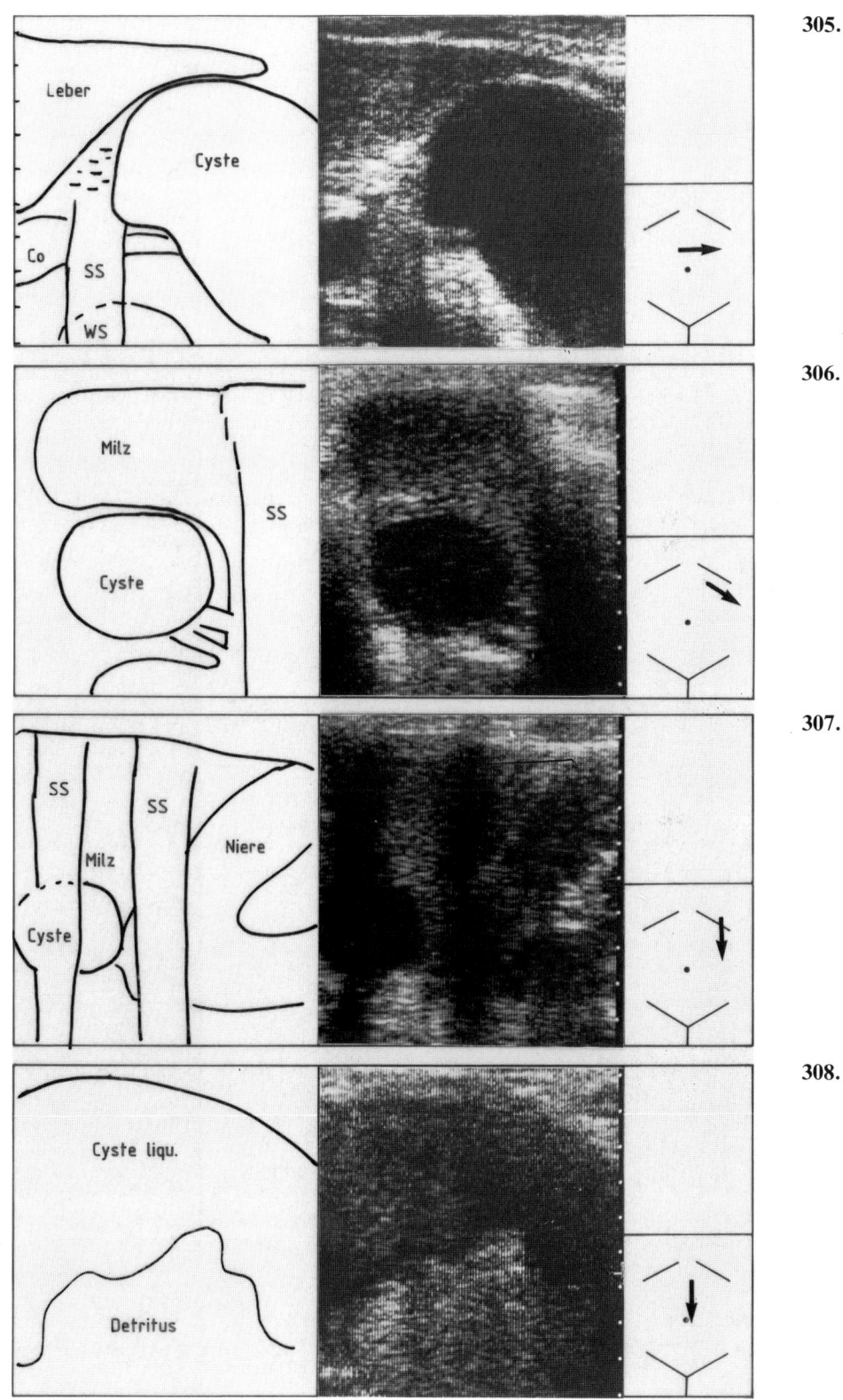

305.

306.

307.

308.

309. **Pankreaskopfzyste im Querschnitt:** Dorsal des kugeligen, reflexlosen Areals mit dorsaler Schallverstärkung erkennt man Reste des erhaltenen Pankreasparenchyms. Ein Aufstau des Ductus choledochus ist noch nicht feststellbar.

Als Restbefund abgelaufener Pankreatitiden bleiben oft Pseudozysten zurück, die dann wiederum zu einem Rezidiv der Pankreatitiden Anlaß geben können. Die Reifung der Pankreaszysten dauert in der Regel 6 Tage bis 8 Wochen. Sie entstehen bei 3,8% der akuten Pankreatitiden und 22% der chronischen Pankreatitiden. In 40% der Fälle ist eine spontane Auflösung zu erwarten.

310. **Chronische Pankreatitis mit Pankreaskopfpseudozyste:** Zwei nebeneinanderliegende Pseudozysten im Längsschnitt. Das Restgewebe des Pankreas wird etwas nach dorsal und kaudal verdrängt, die V. mesenterica superior bogenförmig über die Zysten hinweggeleitet, der Confluens nach kranial verschoben.

Das Auftreten derartiger Zysten führt oft zu erheblicher Veränderung der Anatomie. Nur durch Verfolgung der Gefäße und Gänge zu ihren Ursprüngen und Zusammenflüssen gelingt es sonographisch, die verwirrende anatomische Situation zu klären.

311. **Große Pankreaspseudozyste im Pankreaskopf-Korpus-Bereich:** Diese Pseudozyste hat zu einer Kompression des Choledochus und des Duodenalknies geführt, wobei das obere Duodenalknie wie ausgewalzt erscheint. Die Pars descendens ist zwischen Pankreaszyste und ektatischer Gallenblase eingeklemmt.

Obwohl die Zyste in der Regel dem passierenden Speisebrei ausweicht, kann es bei weiterer Größenzunahme zur Duodenalstenose kommen. In einzelnen Fällen ist von der spontanen Ruptur der Zysten in angrenzende Darmabschnitte berichtet worden, teilweise ohne klinische Symptomatik.

312. **Choledochuskompression durch eine Pankreaskopfpseudozyste:** Der deutlich erweiterte Ductus choledochus scheint in die Zyste überzugehen. In Wahrheit wird er durch diese komprimiert und läuft filiform aus, wobei er sich von der Zyste auf über 1 cm Dicke aufstaut. Die darunterverlaufende V. portae erscheint dagegen eher zierlich.

Nach BRADLEY ist in 41% der Fälle von Pseudozysten mit Komplikationen zu rechnen (Verdrängung von Nachbarorganen, Ruptur in die freie Bauchhöhle oder in das Retroperitoneum, Ruptur in angrenzende Magen- und Darmabschnitte, Arrosion der Milz und der Nierengefäße).

309.

310.

311.

312.

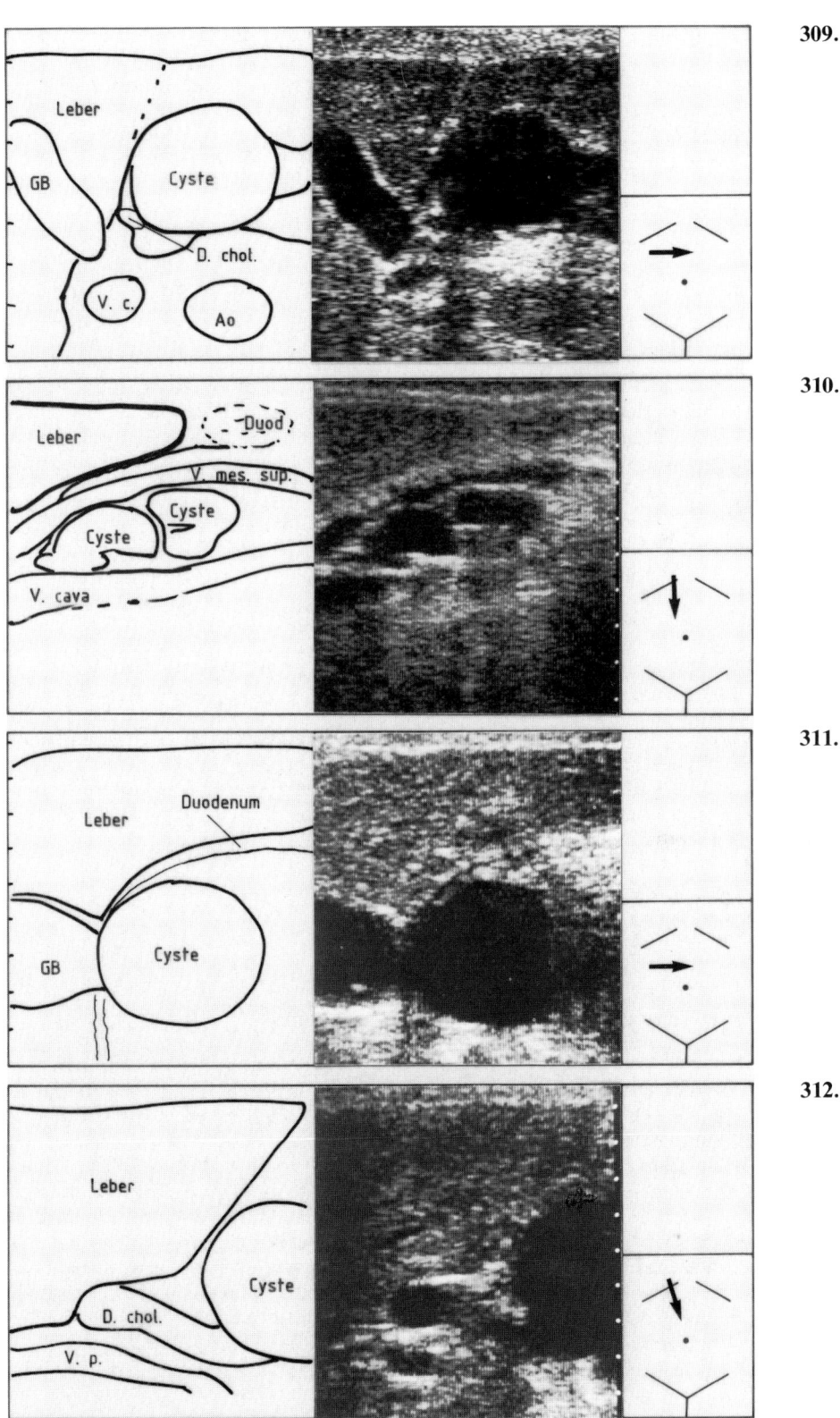

313. **Chronische Pankreatitis im Intervall:** Hinter der reflexvermehrten Leber ist das normaldicke Pankreas erkennbar. Es ist klobig, das Binnenreflexmuster fleckig, scheckig, unregelmäßig, wobei große, grobe Einzelreflexe im Pankreaskopf und Korpus als Ausdruck der Vernarbungen und Verkalkungen erkennbar sind. Bei Einfingerpalpation weicht das verhärtete, derbe Organ en bloc aus. Es ist druckdolent, die umliegenden Gefäße sind durch das konsistenzvermehrte Organ komprimierbar.

314. **Chronische Pankreatitis mit Dilation des Ductus Wirsungianus:** Bei normaler Pankreasdicke ist ein deutlich erweiterter (3 mm) Ductus Wirsungianus mit leichten Kaliberschwankungen erkennbar. Je höhergradig die narbigen Veränderungen und je ausgeprägter die Erweiterung des Ductus Wirsungianus sind, um so längerstreckig ist dieser innerhalb des Organs verfolgbar.

315. **Chronisch-kalzifizierende Pankreatitis im Längsschnitt:** Das Pankreas ist gar nicht mehr abgrenzbar. Im Bereich des Pankreas erkennt man eine hellaufleuchtende Reflexmasse, die Schallschatten wirft. Multiple kleinere und größere Verkalkungen bilden ein Konglomerat einer einzigen kalzifizierten Region. Die dahinterliegende V. cava wird durch den Schallschatten überlagert.

316. **Kalzifizierende Pankreatitis im Querschnitt:** Auch hier sind die dorsal des Pankreas liegenden Organe nahezu vollständig durch Schallschatten, die von den Pankreasverkalkungen ausgehen, überlagert.

Die **Charakteristika** der chronischen Pankreatitis sind auf den vorausgegangenen Abbildungen deutlich: das Organ ist normal dick bis leicht vergrößert; klobig, die Konturen unregelmäßig, wie ausgefranst, das Binnenreflexmuster unregelmäßig, zerrissen, scheckig, mit Schallschatten im Fall der Verkalkungen (70% der Fälle). Das Organ weicht bei Einfingerpalpation en bloc aus, häufig sind Pseudozysten und ein dilatierter, gewundener Ductus Wirsungianus mit Kaliberschwankungen feststellbar. Die Diagnose der chronischen Pankreatitis und ihre Abgrenzung vom Pankreaskarzinom gelingt in 85–100% der Fälle.

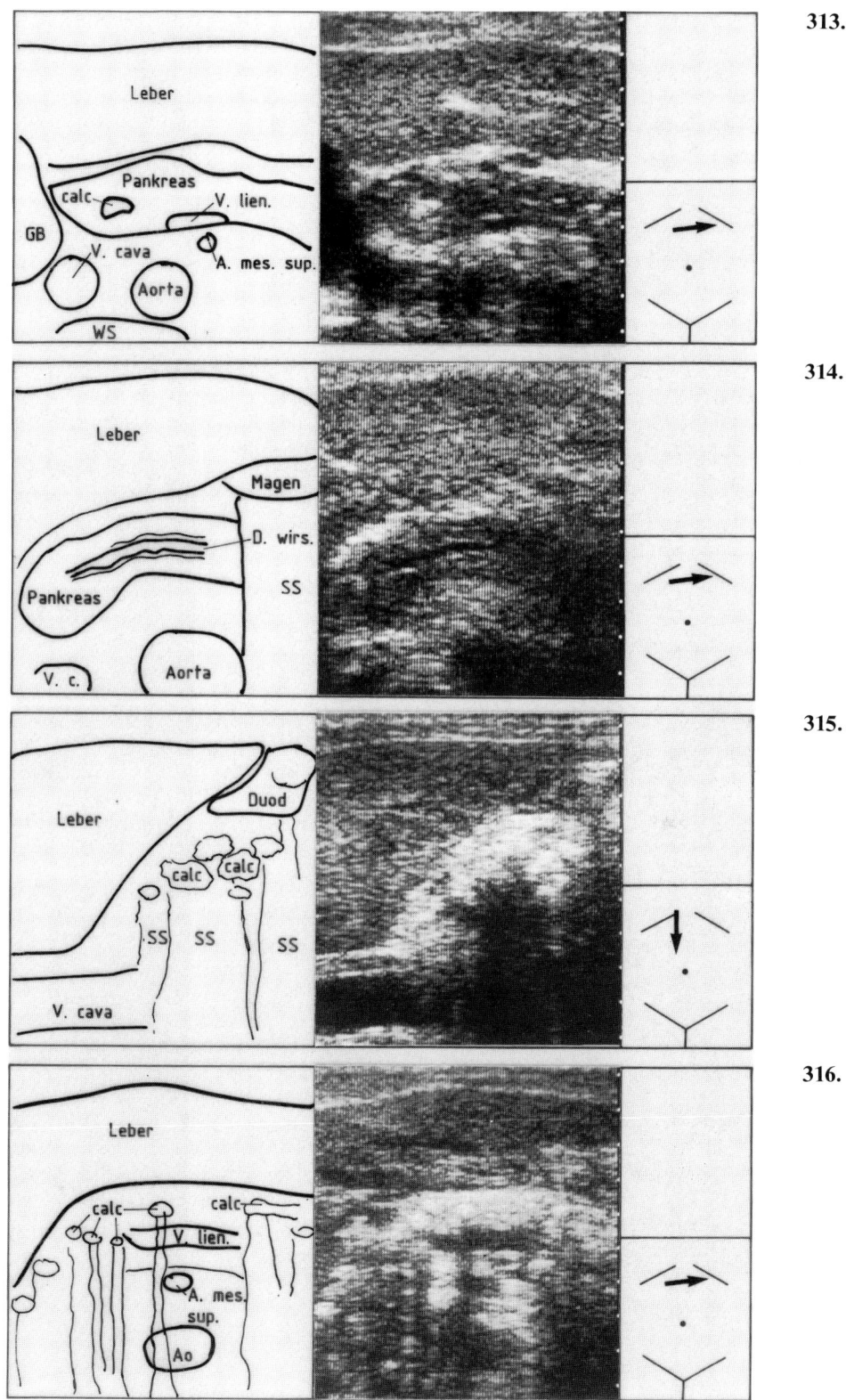

313.

314.

315.

316.

317. **Pankreaskopftumor im Längsschnitt über der V. cava:** Unregelmäßige Begrenzung, scheckiges reflexverarmtes Binnenreflexmuster, deutliche Vergrößerung des Pankreaskopfes mit einzelnen pseudopodienartigen Ausläufern in Richtung auf die V. cava und zur Leber charakterisieren dieses Pankreaskopfkarzinom. Eine Differenzierung zwischen Pankreaskopfkarzinom, distalem Choledochuskarzinom und Papillenkarzinom ist jedoch nicht möglich.

318. **Kompression der V. cava durch ein Pankreaskopfkarzinom:** Bei Zunahme der Karzinomgröße kommt es zu einer Kompression der umliegenden Gefäße. Im Gegensatz zum entzündlich veränderten Organ weicht das karzinomatös infiltrierte Organ den großen Gefäßen nicht aus. Es komprimiert die Gefäße.
      Pankreastumoren sind ab 1,5 cm Größe erkennbar, ihr Nachweis gelingt ab 3 cm in 80–95% der Fälle. Eine rechtzeitige Diagnostik mit anschließender kurativer Therapie ist jedoch nicht möglich. Uns ist kein Fall eines sonographisch erfaßten, kurabel operierten Pankreaskarzinoms bekannt.

319. **Pankreaskorpuskarzinom mit Lymphknotenmetastasierung:** Unregelmäßiger, reflexarmer, strahlig auslaufender Pankreaskorpustumor mit mehreren reflexarmen Arealen in der Umgebung, die Lymphknotenmetastasen entsprechen.
      Die Lymphknotenmetastasen treten relativ früh auf, wenn der Tumor die Organgrenzen des Pankreas noch nicht überschritten hat und dadurch selbst schwer abgrenzbar ist. Auch Lebermetastasen sind in diesem Stadium bereits beschrieben worden.

320. **Pankreaskopfkarzinom mit Kompression des Ductus choledochus:** Im Längsschnitt durch die Pfortenregion erkennt man den auf über 1 cm aufgestauten Ductus choledochus, der an dem kugeligen, reflexarmen 2,5 cm großen Pankreaskopfkarzinom endet. Auch hier ist es bereits zu Lymphknotenmetastasen in der Umgebung gekommen.
      Die vorausgegangenen Abbildungen demonstrieren die typischen Zeichen des Pankreaskarzinoms: unregelmäßige Kontur des umschrieben aufgetriebenen Pankreas, Reflexarmut, „Spinnenfüße", Invasion in die umgebenden Organe und Lymphknoten, Impression der umgebenden Gefäße.

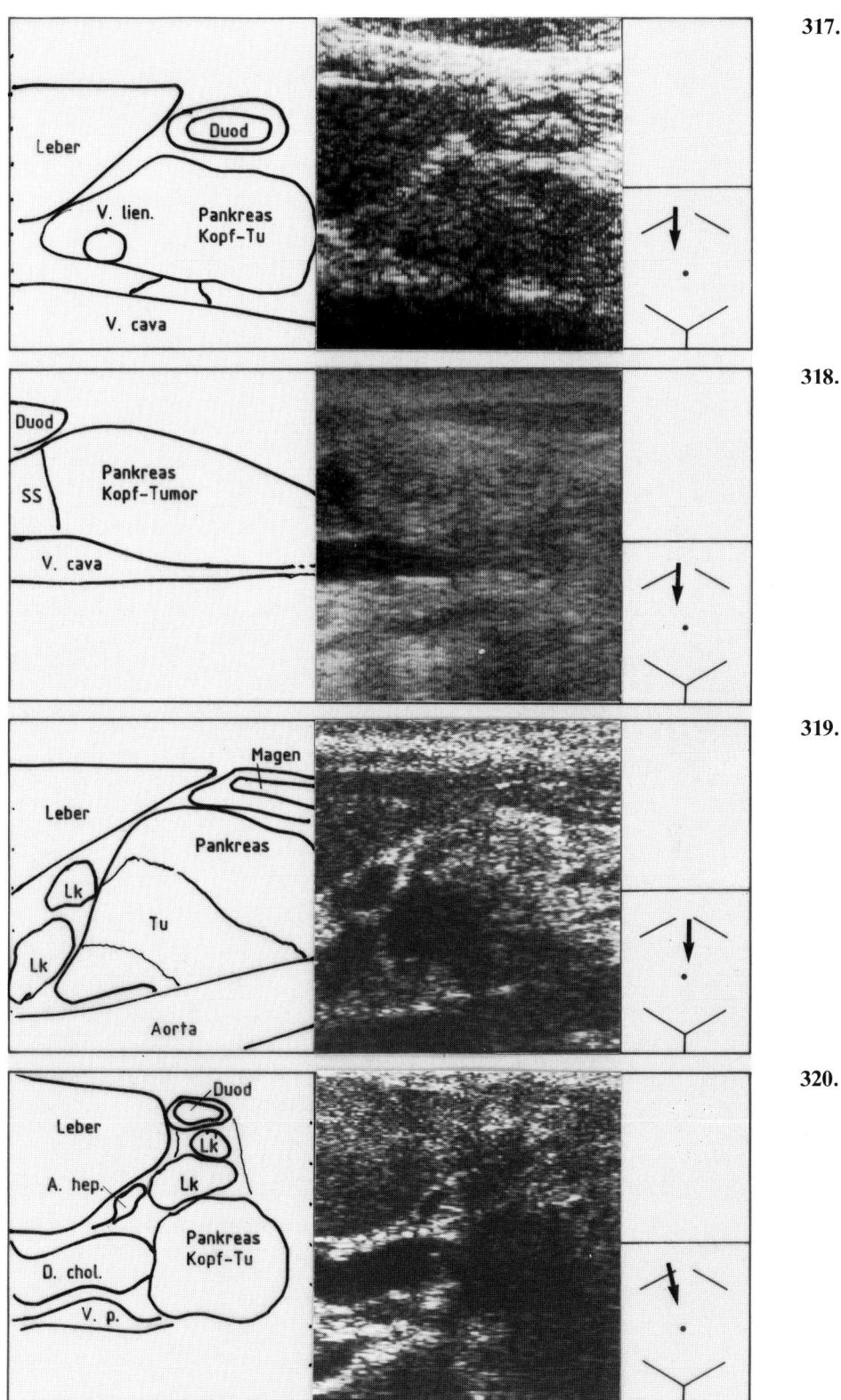

317.

318.

319.

320.

321. **Pankreaskorpustumor mit Lymphknotenmetastase:** Ventral des mit 1 × 1,5 cm Größe eben erkennbaren Pankreaskorpustumors erkennt man eine vergleichsweise große Lymphknotenmetastase, die den Platz des Magens einnimmt. Dieser ist nach ventral kaudal abgedrängt. Der Tumor war nur aufgrund dieser großen Lymphknotenmetastase erkennbar. Wiederum ein Beweis für die frühzeitige Metastasierung relativ kleiner Pankreaskarzinome.

322. **Pankreaskopftumor mit Einschmelzung:** In diesem Längsschnitt ist der Pankreaskopf als deutlich vergrößerte, reflexarme Formation mit zentraler Reflexlosigkeit erkennbar. Das Vorhandensein von Pankreaspseudozysten schließt eine karzinomatöse Veränderung nicht aus. Auch langsam wachsende oder schlecht gefäßversorgte Pankreastumoren können einschmelzen, wie dieser Fall einer nekrotisierenden Veränderung im Pankreaskopf bei einem Pankreaskopfkarzinom zeigt. Auch können diese Tumoren eine rezidivierende oder akute Pankreatitis unterhalten, die wiederum zu Einschmelzungen führt.

323. **Kleiner Pankreaskopftumor mit leichter Kompression der V. lienalis:** Liegen die Pankreastumoren unter der normalen Pankreasdicke, ist eine Differenzierung oft nur schwer möglich. Hier erreicht der Tumor gerade eben die Grenze von 2,5 cm. Er ist erkennbar, da die Kontur des Pankreas etwas überschritten wird. Das Binnenreflexmuster ist nahezu identisch mit dem des angrenzenden Pankreaskorpus und des Schwanzes.
   In Einzelfällen ist eine karzinomatöse Umwandlung des gesamten Pankreas beschrieben worden. Diese Veränderung ist sonographisch schwer faßbar.

324. **Wenig über 1 cm großer Tumor im Bereich des Pankreaskorpus-Schwanz-Übergangs:** Dieser kleine Tumor ist nur durch einen leichten Randwall vom Pankreasgewebe abgrenzbar. Er überschreitet die Konturen des Organs nicht. Diese Tumoren werden entweder zufällig entdeckt oder wenn eine klinische Symptomatik besteht, wie dies z. B. bei Insulinomen der Fall ist. Pankreaskarzinome dieser Größe können symptomlos bereits in die regionalen Lymphknoten metastasieren.

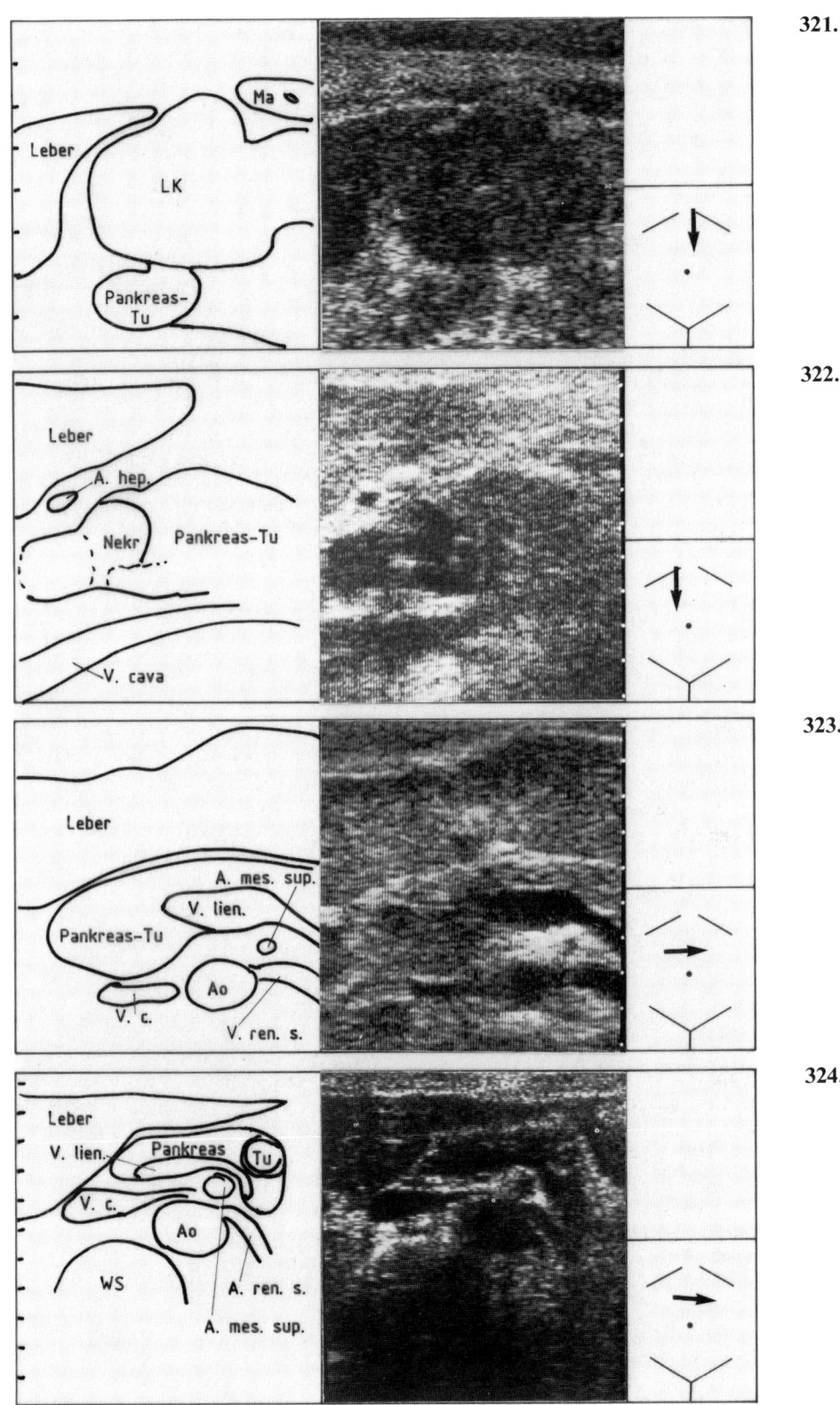

325. **Kleiner Pankreastumor im Papillenbereich:** In diesem Querschnitt erkennt man eine deutliche Dilatation sowohl des Ductus Wirsungianus als auch des Ductus choledochus. Beide Gänge sind verschlossen durch einen sonographisch nicht sicher vom übrigen Pankreasgewebe abgrenzbaren Tumor. Man erkennt lediglich den Verschluß der beiden Gänge, dieser könnte ebenso durch einen Papillentumor verursacht sein, auch in diesem Fall war bereits eine Metastasierung in die Leber erfolgt.

326. **Pankreaskopfkarzinom mit Choledochusverschluß:** In diesem Längsschnitt erkennt man, daß der maximal dilatierte Ductus choledochus plötzlich filiform ausläuft. Diese Stenosierung ist durch ein Pankreaskopfkarzinom verursacht, das sich im Gewebscharakter kaum vom umgebenden Pankreasgewebe abgrenzt. In gleicher Weise wird der Ductus Wirsungianus komprimiert, der geschlängelt zur Papille verläuft. Ebenfalls ist es zu einer Kompression der V. portae durch den Tumor gekommen. Tumorös infiltrierte Lymphknoten sind vom Tumor selbst abgrenzbar. Sie sind deutlich reflexärmer als der Primärtumor.

327. **Dilatation des Ductus choledochus bei Pankreaskopftumor:** Bei langsam entstandenem Verschluß kommt es oft zu einer monströsen Erweiterung des Ductus choledochus oberhalb des Tumors. Intrahepatisch werden durch das reflexlose Lumen des erweiterten Gallengangs die angrenzenden Uferbefestigungen noch reflexkräftiger abgebildet. Eine gleichzeitige eitrige Cholangitis verstärkt diesen Effekt. Eine tumoröse Infiltration der Gallengangsumgebung ist nicht auszuschließen.

328. **Pankreaskarzinom mit extremer Dilatation des Ductus Wirsungianus:** Der Schrägschnitt durch den Oberbauch zeigt einen mächtig aufgestauten Ductus Wirsungianus, der wiederum die V. lienalis komprimiert. Auch hier ist der Pankreaskopftumor unscheinbar und nur schwer vom angrenzenden Pankreasgewebe zu unterscheiden. Die extreme Dilatation des Ductus Wirsungianus weist auf das langsame Wachstum des Pankreaskarzinoms hin.

Die Erweiterung durch Kompression und der Abbruch des Ductus Wirsungianus und des Ductus choledochus sowie die Verdrängung der Gefäße, gelten als indirekte Zeichen des Pankreaskarzinoms. Pseudozysten treten selten auf.

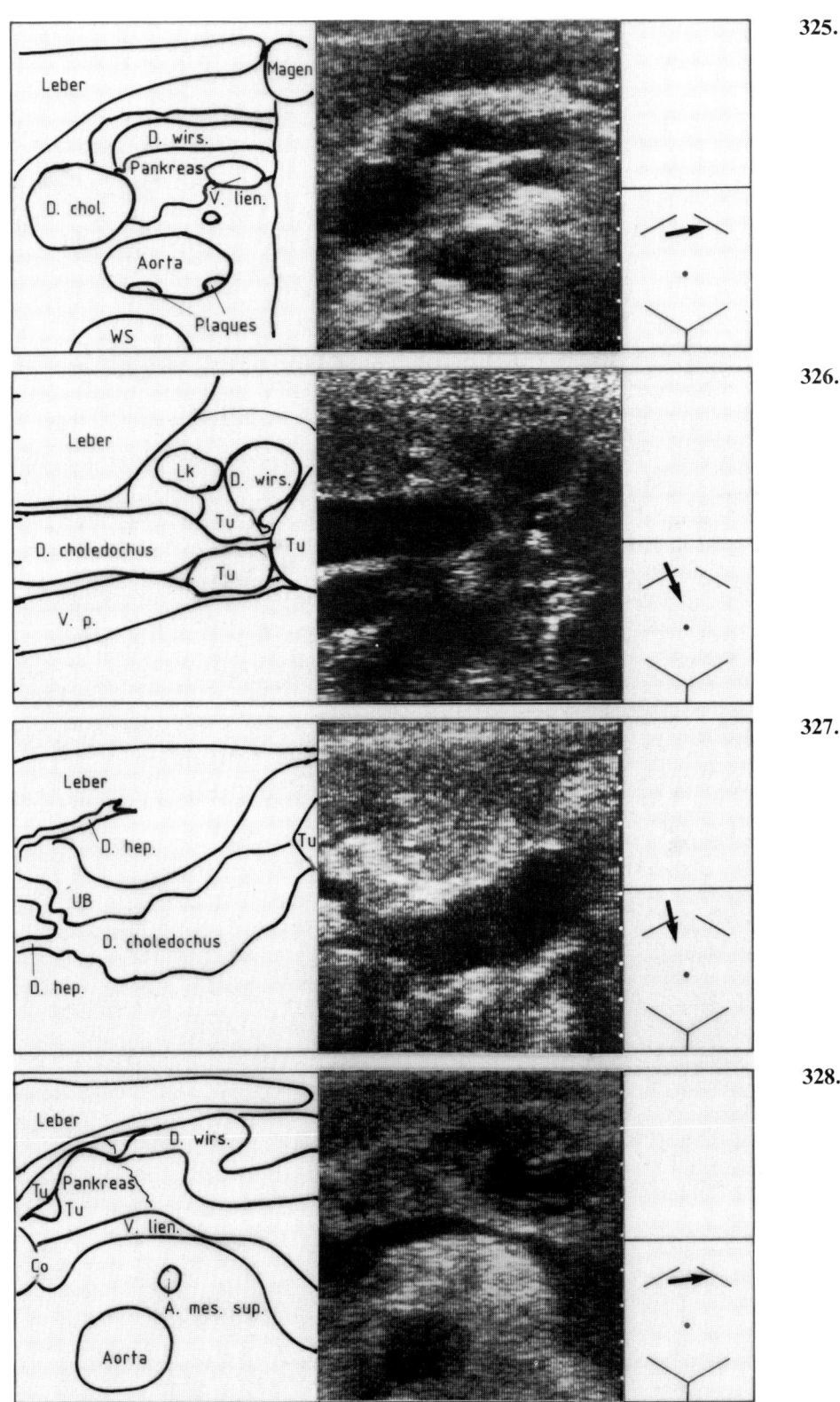

Literatur

1. Altstädt F, Hoffmeister A, Manegold BC, Weiss H (1978) Ultrasonically guided percutaneous fine-needle biopsy ERCP and pancreatic secretion cytology in diagnosing carcinoma of the pancreas. 3rd European congress on ultrasonics in medicine, Bologna 1–5 October 1978
2. Barkin J, Vining D, Miale A Jr (1977) Computerized tomography, diagnostic ultrasound, and radionuclide scanning. Comparison of efficacy in diagnosis of pancreatic carcinoma. JAMA 238: 2040–2042
3. Berger LA, Agnew JE, Chudleigh PM, Rhodes JM, Horrocks RA, Elias E, Summerfield JA (1979) Screening for pancreatic disease: a comparison of grey-scale ultrasonography and isotope scanning. Lancet I: 633–635
4. Bernades P, Callet B, Dupuy R (1975) Étude clinique et évolutive de 102 cas de pancréatite chronique. Nouv Presse Med 4: 149–152
5. Bindewald H, Meyer G, Brecht-Krauss D (1980) Zur Treffsicherheit der Pankreassonographie. Med Welt 31: 1169–1170
6. Bookstein JJ, Reuter SR, Martel W (1969) Angiographic evaluation of pancreatic carcinoma. Radiology 93: 757–764
7. Bradley EL III, Clements LJ (1975) Spontaneous resolution of pancreatic pseudocysts. Am J Surg 129: 23–28
8. Bradley EL III, Clements JL Jr, Gonzales AG (1979) The natural history of pancreatic pseudocyst: a unified concept of management. Am J Surg 137: 135–139
9. Bryan PJ (1982) Appearance of normal pancreatic duct: a study using real-time ultrasound. J Clin Ultrasound 10: 63–66
10. Burger J, Blauenstein UW (1974) Current aspects on ultrasonic scanning of the pancreas. AJR 122: 406–412
11. Clouse ME, Gregg JA, McDonald DG, Legg MA (1977) Percutaneous fine needle aspiration biopsy of pancreatic carcinoma. Gastrointest Radiol 2: 67–69
12. Conrad MR, Landay MJ, Khoury M (1978) Pancreatic pseudocysts: unusual ultrasound features. AJR 130: 265–268
13. Cotton PB, Lees WR, Vallon AG, Cottone M, Croker JR, Champman M (1980) Gray-scale ultrasonography and endoscopic pancreatography in pancreatic diagnosis. Radiology 134: 453–459
14. Bradley WG, Brown TW, Jacobs RP (1980) Mobile mesenteric adenopathy: sonographic distinction from pancreatic mass. AJR 135: 849–850
15. Röder E (1939) Über das Schicksal der in den Jahren 1920–1938 in der Chirurgischen Universitätsklinik Breslau beobachteten Pankreaszysten. Inaugural-Dissertation 1939 aus der Breslauer Medizinischen Fakultät
16. Struve C (1980) Pankreaspseudozysten. Verlauf und therapeutische Konsequenzen. Med Welt 31: 1171–1173
17. Toledo-Pereyra LH, Zeskind HJ, Mittal VK (1982) Ultrasound imaging of clinical pancreatic organ transplants. J Clin Ultrasound 10: 121–124
18. Dale G, Baumann R, Dale M, Weill JP, Kempf F, Gros C (1979) Über die Pankreasdiagnostik von 52 Patienten mit Ultraschall und ERCP. Elektromedica 1: 20–26
19. Dardenne AN, Marchal G (1976) Notre experience de l'échotomography pancréatique. Acta Gastroenterol Belg 34: 465–489
20. Doust BD, Pearce JD (1976) Gray-scale ultrasonic properties of the normal and inflamed pancreas. Radiology 120: 653–657
21. Duncan JG, Imrie CW, Blumgart LH (1976) Ultrasound in the management of acute pancreatitis. Br J Radiol 49: 858–862
22. Eisenscher A, Weill F (1979) Ultrasonic visualisation of wirsung's duct dream or reality. J Clin Ultrasound 7: 41–44
23. Elliott DW (1975) Pancreatic pseudocysts. Surg Clin North Am 55: 339–360
24. Engelhart G, Blauenstein W (1970) Ultrasound in the diagnosis of malignant pancreatic tumors. Gut 11: 443–449
25. Feinberg SB, Schreiber DR, Goodale R (1977) Comparison of ultrasound pancreatic scanning and endoscopic retrograde cholangiopancreatograms: a retrospective study. J Clin Ultrasound 5: 96–100
26. Filly RA, London SS (1979) The normal pancreas: acoustic characteristic and frequency of imaging. J Clin Ultrasound 7: 121–124

27. Freise J, Gebel M, Wellmann W, Huchzermeyer H (1981) Sonographie und endoskopische retrograde Pankreatikographie – Alternative oder komplementäre Untersuchungsverfahren in der Diagnostik der chronischen Pankreatitis und des Pankreaskarzinoms? Ultraschall 2: 65–69

28. Gebhardt J, Mundschenk K, Klinggräff von G, Sloty M (1978) Sonographische Langzeitkontrolle von Pankreaspseudozysten. Dtsch Med Wochenschr 49: 1941–1942

29. Gold RP, Seaman WB (1981) Computed tomography and the dilated pancreatic duct: an ominous sign. Gastointest Radiol 6: 35–38

30. Gooding GAW (1977) Pseudocyst of the pancreas with mediastinal extension: an ultrasonographic demonstration. J Clin Ultrasound 5: 121–123

31. Gosink BB, Leopold GR (1978) The dilated pancreatic duct: ultrasonic evaluation. Radiology 126: 475–478

32. Gould L, Khademi M, Guarnaccia M, Patel NK (1980) Pancreatic pseudocyst simulating an intrahepatic mass. Am J Gastroenterol 72: 75–78

33. De Graaff CS, Taylor KJW, Simonds BD, Rosenfield AJ (1978) Gray-scale echography of the pancreas. Radiology 129: 157–161

34. Haber K, Freimanis AK, Asher WM (1976) Demonstration and dimensional analysis of the normal pancreas with gray-scale echography. AJR 126: 624–628

35. Hall TJ, Cooper M, Hughes RG (1977) Pancreatic cancer screening. Analysis of the problem and the role of radionuclide imaging. Am J Surg 134: 544–548

36. Herrera L, Glassman CI, Komins JI (1980) Mucinous cystic neoplasm of the pancreas demonstrated by ultrasound and endoscopic retrograde pancreatography. Am J Gastroenterol 73: 512–515

37. Hildell J, Aspelin P, Wehlin L (1979) Gray-scale ultrasound and endoscopic ductography in the diagnosis of pancreatic disease. Acta Chir Scand 145: 239–245

38. Huck L, Knop P, Hausamen TU (1981) Sonographische Pankreasdiagnose bei unklaren Oberbauchbeschwerden. Dtsch Med Wochenschr 106: 71–76

39. Husband JE, Meire HB, Kreel L (1977) Comparison of ultrasound and computer-assisted tomography in pancreatic diagnosis. Br J Radiol 50: 855–862

40. Jacobson P, Crade M, Taylor KJW (1978) The upright position giving water for the evaluation of the pancreas. J Clin Ultrasound 6: 353–354

41. Johnson ML, Mack LA (1978) Ultrasonic evaluation of the pancreas. Gastrointest Radiol 3: 257–266

42. Kamin PD, Berardino ME, Wallace S, Jing BS (1980) Comparison of ultrasound and computed tomography in the detection of pancreatic malignancy. Cancer 46: 2410–2412

43. Kaplan RP, Kaplan L, Panish J, Treiman R (1980) Hemobilia: endoscopic diagnosis and association with pancreatitis. Dig Dis Sci 25: 140–144

44. Kaude JV, Wood MB, Cerda JJ, Nelson EW (1979) Ultrasonographic demonstration of the pancreatic duct. Gastrointest Radiol 4: 239–244

45. Kline TS, Goldstein F, Neal HS (1974) Pancreatic carcinoma, pancreatitis, and needle aspiration biopsy. Arch Surg 109: 578–579

46. Kremer H, Gebauer A, Scherer U, Rothe R, Schierl W, Heimhuber B, Lissner S, Zöllner N (1979) Sonographische und computertomographische Pankreasdiagnostik im Vergleich. Verhlg Dtsch Ges Inn Med 84: 1028–1031

47. Kressel H, Margulis AR, Gooding GW, Filly RA, Moss AA, Korobkin MK (1978) CT scanning and ultrasound in the evaluation of pancreatic pseudocysts: a prelimininary comparison. Radiology 126: 153–157

48. Lackner K, Frommhold H, Grauthoff H, Mödder U, Heuser L, Braun G, Buurman R, Scherer K (1980) Wertigkeit der Computertomographie und der Sonographie innerhalb der Pankreasdiagnostik. Fortschr. Roentgenstr 132: 509

49. Laing FC, Gooding GAW, Brown T, Leopold GR (1979) Atypical pseudocysts of the pancreas: an ultrasonographic evaluation. J Clin Ultrasound 7: 27–33

50. Lees WR, Vallon AG, Denyer ME, Vahl SP, Cotton PB (1979) Prospective study of ultrasonography in chronic pancreatic. Br Med J 1: 162–164

51. Lorenz-Meyer H, Scherk WB, Lehmann F (1979) Eine retrospektive Pilot-Studie zur Wertigkeit der ERCP im Vergleich zur Sonographie in der Diagnostik des Verschlußikterus. Vhdlg Dtsch Ges Inn Med 84: 1031–1033

52. Lukes PJ, Wihed A, Almersjö O (1981) Ultrasound and hypotonic duodenography in biliary obstruction. Acta Radiol [Diagn] (Stockh) 22: 267–270

53. Lutz H (1975) Sonographische Pankreasdiagnostik. Elektromedica 2–3: 2–5

54. Lutz H, Petzold R, Hofmann KP, Rösch W (1975) Leistungsfähigkeit der Ultraschalldiagnostik bei Pankreaserkrankungen im Vergleich zur endoskopisch retrograden Pankreasgangdarstellung. Klin Wochenschr 53: 419–424

55. Lutz H, Petzold R, Fuchs HF (1976) Ultrasonic diagnosis of chronic pancreatitis. Acta Gastroenterol Belg 31: 458–463

56. Magno EP Di, Malagelada J-R, Taylor WF, Go VLW (1977) A prospective comparison of current diagnostic tests for pancreatic cancer. N Engl J Med 297: 737–742

57. Miller CE, Cooperberg PL, Cohen MM (1978) Pitfalls in the ultrasonographic diagnosis of the pancreatic pseudocyst. J Can Assoc Radiol 29: 239–242

58. Muhrer KH, Filler D, Schwemmle K (1977) Chirurgie der Bauchspeicheldrüse. Allg Med 53: 783–791

59. Patel S, Bellon EM, Haaga J, Park CH (1980) Fat replacement of the exocrine pancreas. AJR 135: 843–845

60. Piétri H, Rosello R, Aimino R, Serafino X (1977) Tumeurs du pancréas: exploration par échographie avec représentation tridimensionnelle. Nouv Presse Méd 6: 3933–3942

61. Raghavendra BN, Glickstein ML (1981) Sonography of islet cell tumor of the pancreas. Report of two cases. J Clin Ultrasound 9: 331–333

62. Rettenmaier G (1978) Pancreas. In: de Vlieger M (ed) Handbook of clinical ultrasound. John Wiley & Sons, New York Chichester, pp 335–343

63. Rice NT, Woodring JH, Mostowycz L, Purcell M (1981) Pancreatic plasmacytoma: sonographic and computerized tomographic findings. J Clin Ultrasound 9: 46–48

64. Sarti DA (1977) Rapid development and spontaneous regression of pancreatic pseudocysts documented by ultrasound. Radiology 125: 789–793

65. Spehl-Robberecht M, Baran D, Dab I, Perlmutter-Cremer N (1981) Ultrasonic study of pancreas in cystic fibrosis. Ann Radiol (Paris) 24: 49–52

66. Sugawa C, Walt AJ, Sankaran S, Bouwman D, Weaver D (1977) Pancreatic pseudocysts communicating with the stomach. Arch Surg 112: 1050–1053

67. Suramo I, Lehtola J, Leinonen A, Kairaluoma M (1979) The diagnostic accuracy of gray-scale ultrasonography compared with ERP and arteriography in the detection of pancreatic carcinoma. Scand J Gastroenterol 14: 993–996

68. Schönborn H, Kümmerle F, Neher M, Schuster HP (1976) Akute Pankreatitis, Entwicklung eines kombinierten konservativ operativen Therapiekonzepts. Med Welt 27: 1293–1296

69. Taylor KJW, Buchin PJ, Viscomi GN, Rosenfield AT (1981) Ultrasonographic scanning of the pancreas. Radiology 138: 211–213

70. Toledo-Pereyra LH, Zeskind HJ, Mittal VK (1982) Ultrasound imaging of clinical pancreatic organ transplants. J Clin Ultrasound 10: 121–124

71. Vicary FR, Shirley I (1978) Ultrasound and carcinoma of the pancreas recent advances in ultrasound diagnosis. Excerpta Med Int Congr Ser 436: 315–319

72. Vick CW, Simeone JF, Ferrucci JT, Wittenberg J, Mueller PR (1981) Pancreatitis-associated fluid collections involving the spleen; sonographic and computed tomographic appearance. Gastrointest Radiol 6: 247–250

73. Weill F, Bourgoin A, Eisenscher A, Gillet M (1976) Aspects ultrasonores des pancréatites aigues. Etude de 49 patients examinés en temps réel et avec échelle des gris. Arch Fr Mal Appar Dig 65: 443–454

74. Weinstein DP, Weinstein BJ (1979) Ultrasonic demonstration of the pancreatic duct: an analysis of 41 cases. Radiology 130: 729–734

75. Weinstein DP, Wolfman NT, Weinstein BJ (1979) Ultrasonic characteristics of pancreatic tumors. Gastrointest Radiol 4: 245–251

76. Weiss H, Weiss A, Hoffmeister AW (1978) Sicherheit zytologischer Untersuchungen bei ultraschallgezielter Feinnadel-Biopsie von Pankreas-Tumoren. In: Kratochwil A, Reinold E (Hrsg) Ultraschalldiagnostik. Thieme, Stuttgart, S 129–131

77. Weiss H, Weiss A (1980) Pankreasblindpunktion. MMW 122: 363–364

78. Weiss H, Weiss A, Keller W, Rethel R, Ranft K (1980) Der Stellenwert der Sonographie in der Diagnostik und Therapie der akuten Pankreatitis. Intensivmedizin 17: 80–84

79. Weiss H, Sommer W, Weiss A, Büsing CM, Rethel R (1982) Die ultraschallgezielte Feinnadel-Biopsie umschriebener Pankreas-Prozesse – Ein Resümee nach 150 eigenen Punktionen. Ultraschalldiagnostik, Graz 1981. Thieme, Stuttgart New York

80. Weiss A, Sommer W, Rethel R (1982) Der Wert der ultraschallgezielten Feinnadel-Biopsie für die Beurteilung umschriebener Pankreas-Prozesse. 88. Tagung der Deutschen Gesellschaft für Innere Medizin Wiesbaden, 18–22 April 1982

81. Wittich G, Czembirek H, Fürst K, Schneider F (1981) Qualitätskriterien der Pankreassono-
    graphie. Fortschr Roentgenstr 135: 68–72
82. Wolson AH, Walis WJ (1976) Ultrasonic characteristic of cystadenoma of the pancreas. Ra-
    diology 119: 203–205
83. Wright CH, Maklad F, Rosenthal SJ (1979) Grey-scale ultrasonic characteristics of carcinoma
    of the pancreas. Br J Radiol 52: 281–288

Milz

Indikationen: Die Sonographie ist die Methode der Wahl zur Bestimmung der Milzgröße.
Verlaufsbeurteilung der Milzgröße bei Systemerkrankungen oder Infektionskrankheiten.
Differentialdiagnostische Beurteilung der Grundkrankheit durch Rückschluß von der Milzgröße auf den Schweregrad der Grundkrankheit.
Bestimmung und Qualifizierung umschriebener Milzveränderungen (Tumoren, Zysten, Infarkte, Hämatome).
Nachweis oder Ausschluß traumatischer Milzveränderungen.

Aussagekraft: Die Sonographie ist die einfachste und exakteste Methode zur Bestimmung der Milzdurchmesser als Grundlage der Volumenberechnung.
Umschriebene Milzveränderungen können ab 0,5–1 cm Durchmesser erkannt werden, sofern sich ihr Reflexmuster von dem des Milzgrundgewebes unterscheidet.

Grenzen: Die Darstellung sehr kleiner, unter das Zwerchfell geschmiegter Milzen ist mit Parallelscannern schwierig. Auch im Normalfall ist der kraniale Milzpol nicht abbildbar, dies gelingt jedoch gut mit Sektor- oder Compound-Scannern.
Magere Patienten bieten Ankopplungsprobleme.
Reflexarme, umschriebene Milzveränderungen sind schwer zu erkennen.

Normalgröße: $11 \times 7 \times 4$ cm (Abmessungen s. Bildteil) gelten als normale max. Durchmesser in den 3 Achsen. Andere Autoren geben $12 \times 8 \times 9$ cm (LUTZ) oder $14 \times 12 \times 8$ cm (WEILL) an. Die größte Fläche errechnet sich aus Länge $\times$ Breite $\times$ 0,8.

Untersuchungstechnik: In Rückenlage oder leichter Rechtsseitenlage des Patienten wird interkostal die Milz während der Atembewegung beurteilt. Die exakte Messung erfolgt im Längsschnitt entlang der längsten Milzachse und senkrecht dazu. Bei kleinen Milzen kann es hilfreich sein, den Patienten von dorsal zu untersuchen.

Hinweise und Tips: Die Darstellung des oberen Milzpols mit Parallelscannern gelingt meist doch noch im Querschnitt, wobei der Applikator unter den Rippenbogen gehebelt wird und der Patient max. einatmet. Während der Atembewegung können hinter Rippen verborgene Milzanteile eingesehen werden.

329. **Normale Milz im interkostalen Längs- und Querschnitt**

329a. Die Milz ist im Längsschnitt kranial durch die Luft im Sinus phrenicocostalis begrenzt, deren Schallschatten den oberen Milzpol abschneidet. In den dorsalen Anteilen (+) ist das Zwerchfell eben erkennbar. Die Ventralkontur ist glatt, die Spitze scharf, die Milz bedeckt die Niere etwa zu einem Drittel bis zur Hälfte.

329b. Im Querschnitt erkennt man die angedeutete Bumerangform der Milz. Der Querschnitt erfolgte an der dicksten Stelle der Milz. Auch hier ist dorsal das Zwerchfell eben erkennbar (D). Zur Ausmessung der Milz benutzten wir die 3 Durchmesser: Länge (0 – $\oplus$) : Breite (0 – 0) : Tiefe (0 – +) = 11 : 7 : 4 cm. Zur orientierenden Größenbestimmung erscheint uns die von LINHARD (persönliche Mitteilung) empfohlene Entfernung vom unteren Milzpol bis zum Milz-Zwerchfell-Winkel zweckmäßig ($\otimes$ – +), die nicht größer als 11 cm sein soll.

330. **Milzhilus im Längs- und Querschnitt**

330a. Im leicht gedrehten Interkostalschnitt erkennt man die Einknickung der Milz im Bereich des Milzhilus mit der sehr kräftigen Milzvene, die innerhalb der Milz aus vielen Ästen gespeist wird.

330b. Querschnitt in Höhe des Milzhilus. Die ventrale Arterie und die dorsale Vene sind nun gut dargestellt. Auch hier enden beide Gefäße an der Milzoberfläche. Wiederum ist die Milz bumerangartig im Hilus eingeknickt, das Reflexmuster gleichmäßig und zart.

331. **Nebenmilz:** Querschnitt in Höhe des oberen Nierenpols: im Milzhilus liegt eine 2 cm große, kugelige Formation, deren Reflexmuster mit dem der Milz identisch ist. Eine Brückenbildung zur Milz war nicht erkennbar, so daß es sich um eine Nebenmilz handeln muß.

332. **Rezidivmilz nach Milzexstirpation:** Im Längsschnitt sieht man im Bereich des ehemaligen unteren Milzpols eine kugelige Formation, die in ihrer Reflexarmut an die ehemalige Milz erinnert. Der Prozeß hatte vor der Milzexstirpation und direkt danach noch nicht bestanden. Somit kann eine Pseudomilz, also eine Hämatombildung in der Milzloge, wie sie häufig nach Milzexstirpation gefunden wird, ausgeschlossen werden. Da bei diesem Patienten ein Morbus Hodgkin besteht, ist differentialdiagnostisch auch an ein Lymphom in der Milzloge zu denken.

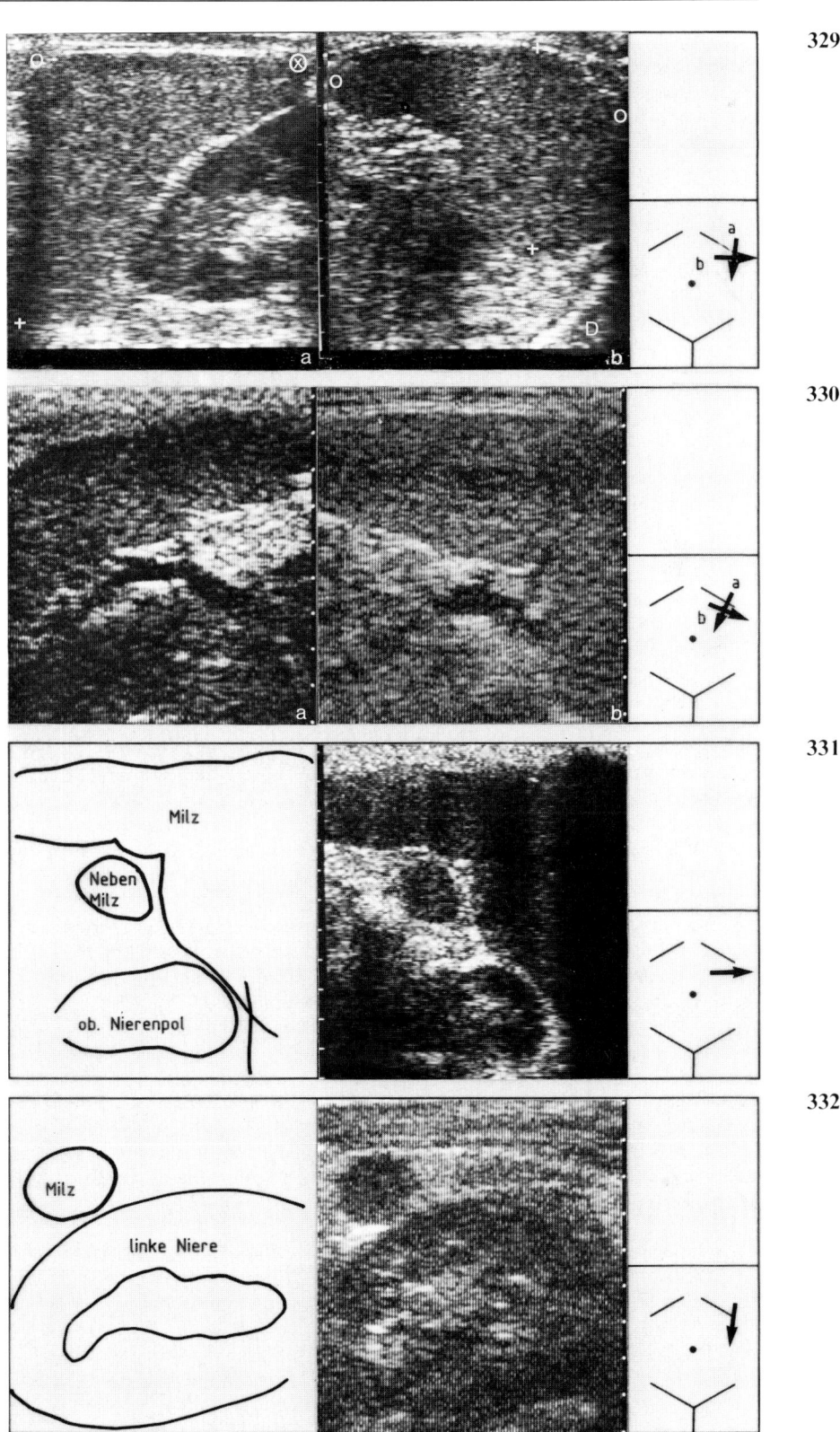

329.

330.

331.

332.

333. **Milz bei Malaria:** Die Milz ist vergrößert, verquollen, das Binnenreflexmuster vermehrt und verdichtet. Diese Reflexvermehrung kommt häufig bei Milzvergrößerungen vor, wobei verschiedene Autoren verschiedene Ursachen für die Reflexvermehrung beschreiben. So haben die einen eine reflexvermehrte Milz bei Morbus Hodgkin, bei Leukosen, bei Osteomyelosklerose, aber auch bei der Thorotrastmilz, bei Tuberkulose, Brucellose und Sarkoidose gesehen. Andere finden eine reflexvermehrte Milz eher bei chronischen Entzündungen oder chronischen Stauungen. Nach eigenen Erfahrungen kommen alle diese Ursachen in Frage, wobei vor allem mächtige Milzvergrößerungen zu einer deutlichen Reflexvermehrung führen, gleichgültig welchen Ursprungs die Vergrößerung der Milz ist. Eine kurzfristige, akute Stauung der Milz führt in der Regel zu einer Reflexverminderung und Größenzunahme, während länger bestehende Stauungen zu einer Reflexvermehrung führen.

334. **Chronisch-myeloische Leukämie mit mächtiger Anschwellung der Milz und umschriebenen Infiltraten:** Diese riesenhaft vergrößerte Milz ist reflexvermehrt und weist zentrale Infiltrationen auf, die vergleichsweise reflexvermindert erscheinen. Sie sind oval bis kugelig. Die Niere ist durch die vergrößerte Milz platt gedrückt und nach dorsal ausgewichen.

335. **Chronische Milzstauung bei Leberzirrhose mit erweiterter Milzvene:** Die Milz ist erheblich vergrößert, zentral erkennt man die dilatierte, etwas geschlängelt verlaufende, varikös wirkende Milzvene. Das Reflexmuster der Milz hat deutlich zugenommen. Die Reaktionsmöglichkeit der Milz auf verschiedene Grundkrankheiten ist uniform: sie schwillt an, evtl. verändert sich das Binnenreflexmuster. Aus dem Grad der Anschwellung hat KOGA Rückschlüsse auf die Beschaffenheit der Grundkrankheit ableiten wollen. Bei Überprüfung seiner Angaben stellten wir fest, daß bestimmte Grundkrankheiten eine in weiten Grenzen definierte verschieden starke Größenzunahme erwarten lassen. Dabei ist die Milz leicht vergrößert bei Infektionskrankheiten, Pankreatitis und Cirrhose cardiaque, deutlich vergrößert bei chronischer Entzündung und Leberzirrhose und stark vergrößert bei Systemerkrankungen.

336. **Sogenanntes Kissing-Phänomen bei Leberzirrhose und Hepatosplenomegalie:** Vor dem knollig, unregelmäßig strukturierten Pankreas, dessen Ductus Wirsungianus etwas erweitert zur Darstellung kommt, ist bei diesem Patienten mit Leberzirrhose die Leber nach links vergrößert, die Milz mächtig angeschwollen, beide Organe berühren sich in der Mittellinie vor dem Pankreas, wobei der Magen offenbar völlig ausgequetscht und luftleer ist.

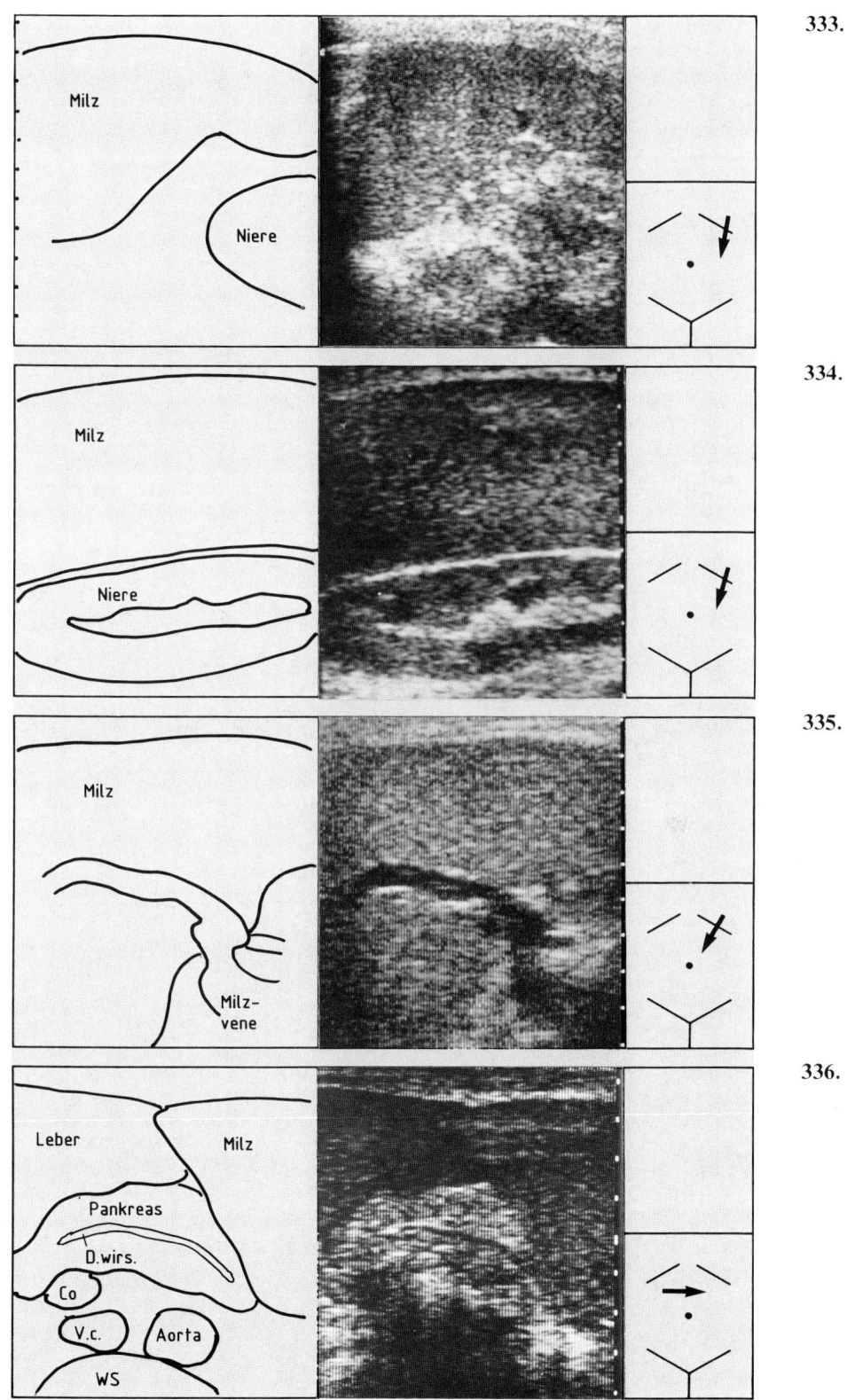

333.

334.

335.

336.

337. **Milzinfarkt:** Unscharf begrenzte, reflexarme Formation, die die Milzkapsel erreicht. Zentral davon eine kräftige, dilatierte Milzvene. Innerhalb des Infraktes beginnen sich Einschmelzungen anzudeuten. Dies ist das typische Bild eines frischen Milzinfarktes, der klinisch durch heftigen Peritonismus und auskultatorisch kräftiges Reiben zu erkennen ist. Im Gegensatz zu anderen Autoren halten wir den sonographischen Nachweis eines Milzinfarktes durchaus für möglich.

338. **In Resorption befindlicher Milzinfarkt:** Derselbe Patient wie in Abb. 337 14 Tage nach der 1. Untersuchung. Man erkennt, daß die reflexarme Formation, die die Milzkapsel etwas vorbuckelt, zunehmend Reflexe entwickelt und kleiner wird. Der Infarkt ist in Resorption übergegangen. Die periphere Milzvene ist nicht mehr dargestellt.

339. **Zustand nach Milzinfarkt mit Ausheilung und Verkalkung:** Als einziger Rest einer vor mehreren Jahren abgelaufenen Infarzierung ist jetzt noch eine Verkalkung unterhalb der Milzkapsel zu erkennen. Ohne Kenntnis der Anamnese ist die Genese einer derartigen Verkalkung allerdings nicht sicher. Differentialdiagnostisch kommen Traumata, verkalkte Echinokokkuszysten, Tuberkulome und Reste von Entzündungen anderer Art in Frage.

340a. **Verkalkte Milzzyste:** Bei diesem Patienten, der wegen einer spastischen Emphysembronchitis zur Aufnahme kam, fiel bei der sonographischen Oberbauchuntersuchung eine kugelige, glattbegrenzte, reflexkräftige Formation mit Schallschatten auf. Dem Patienten war eine verkalkte Milzzyste bereits seit Jahren bekannt. Beschwerden bestanden keine, so daß auf eine weitere Klärung des Prozesses verzichtet wurde.
Sowohl kongenitale Zysten, als auch Resorptionszysten und vor allem natürlich Echinokokkuszysten können eine Kalkschale entwickeln. Da der Prozeß nicht weiter geklärt wurde, sind hier alle drei Möglichkeiten als Ursache denkbar.

340b. **Multiple kleine Verkalkungen der Milz bei chronischer Milzstauung bei Silikose:** Bei diesem Patienten, mit einer chronischen Leber- und Milzstauung wurden diese stäubchenartigen Verkalkungen der Milz festgestellt, die röntgenologisch bestätigt wurden.

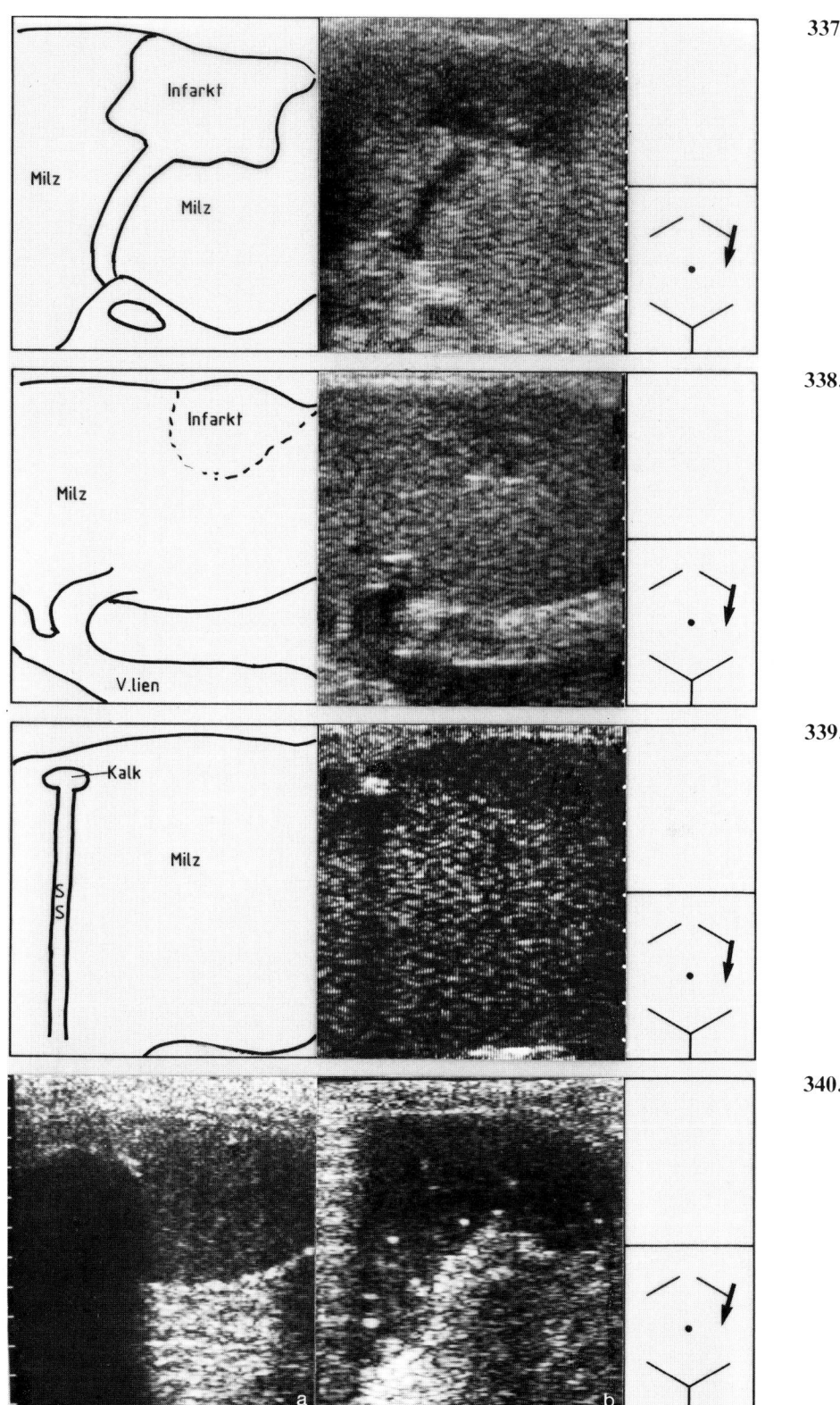

337.

338.

339.

340.

341. **Große, dorsal gelegene Milzzyste:** Kranial des oberen Nierenpols liegt in den dorsalen Milzabschnitten eine glatt begrenzte, kugelige, reflexlose Formation, die deutlich von der Milz abgesetzt ist. Zystische Veränderungen der Milz sind reflexlos, glatt begrenzt mit dorsaler Schallverstärkung. Sind sie so groß, wie in diesem Fall, kann die Abgrenzung zu den Nachbarorganen, also besonders zum Pankreasschwanz, der Niere und Nebenniere, schwer fallen. Durch atemabhängige Bewegungen oder durch Einfinger-palpation gelingt es, die Organe gegeneinander und damit auch gegen die Zyste zu verschieben. Die Unterscheidung zwischen kongenitaler und parasitärer Zyste im Frühstadium ist sonographisch nicht möglich. Der Echinokokkusbefall der Milz ist je-doch in unseren Breiten sehr selten. Unter 50 000 sonographischen Oberbauchuntersu-chungen haben wir noch keine isolierte, parasitäre Milzzyste gesehen.

342. **Große, dorsal gelegene Milzzyste:** Hier erkennt man einen zarten Randsaum aus Milz-pulpa, der um die Zyste herum erhalten geblieben ist. Der dorsale Milzpol ist mächtig aufgetrieben, die typischen Zystencharakteristika sind vorhanden. Die Milzzysten ent-stehen entweder kongential oder sie bilden sich aus Hämatomen der Milz durch Reini-gung.

343. **Kleines Hämatom am unteren Milzpol:** Direkt unter der Milzkapsel gelegen ist diese reflexlose, zentral mit einigen Reflexen ausgestattete Formation mit dorsaler Schall-verstärkung zu erkennen. Nach einem Motorradunfall kam dieser Patient polytrauma-tisiert, jedoch ohne abdominelle Beschwerden zur Aufnahme. Erst die sonographische Untersuchung enthüllte dieses kleine, subkapsuläre Hämatom der Milz, das auch in der Folge ohne Beschwerden weiter bestand und schließlich ausheilte. Auffällig und für die Milzprellung typisch ist die leichte Vergrößerung der Milz. Die reflexkräftigen Anteile innerhalb des Hämatoms entsprechen Koageln.

344. **Morbus Hodgkin mit spontaner Hämatombildung der Milz:** In dieser Abbildung sind die typischen Kriterien eines Milzhämatoms zu erkennen. Die Milz ist angeschwollen, sie ist reflexvermindert, zerfließlich, die Kapsel aber noch scharf abgegrenzt. Kaudal sind reflexlose Anteile zu erkennen, reflexarme und reflexlose Anteile sind übereinan-der geschichtet (Schichtungsphänomen).

Kommt es zusätzlich zur Ruptur, wird man außerdem freie Flüssigkeit im Bauch-raum finden, die nicht nur in der Umgebung der Milz, sondern auch in milzfernen Bauchabschnitten (Douglas-Raum) nachweisbar sein kann.

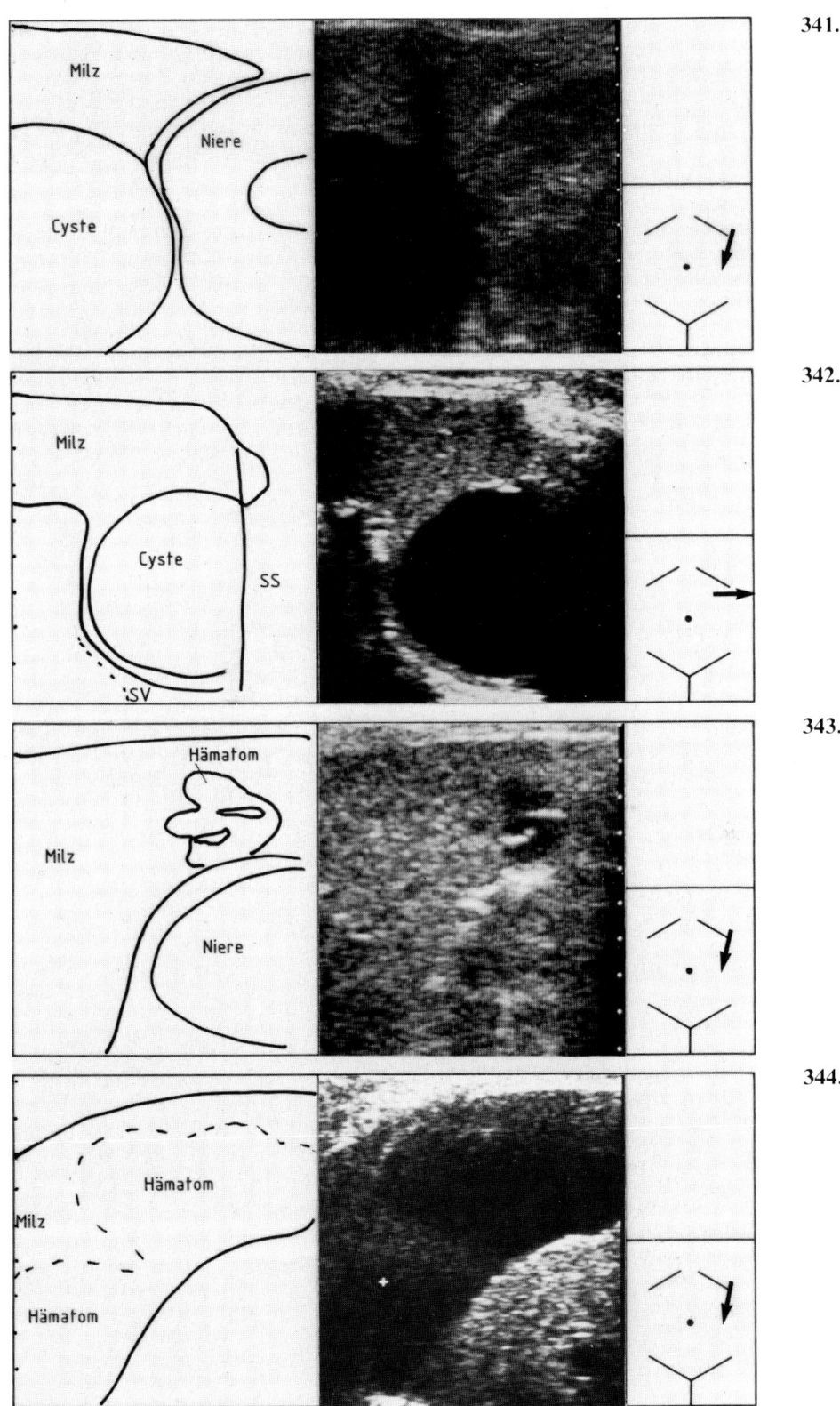

341.

342.

343.

344.

345. **Metastasen der Milz bei Prostatakarzinom:** Zentral in der angeschwollenen und etwas protuberant ausladenden Milz erkennt man reflexkräftige, unscharf begrenzte Anteile, den Metastasen eines Prostatakarzinoms entsprechend.

Metastasen der Milz sind selten, noch seltener sind sie sonographisch nachweisbar, da die häufig reflexarmen Metastasen in dem reflexarmen Milzgewebe kaum zu erkennen sind. Unregelmäßigkeiten des Reflexmusters der Milz sind somit immer pathologisch und müssen weiter geklärt werden.

Reflexkräftige Metastasen sind nach eigener Erfahrung häufig bei Tumoren der Prostata und der Ovarien nachweisbar. Differentialdiagnostisch muß an parasitäre Veränderungen im Fall eines Echinococcus alveolaris gedacht werden, jedoch können auch umschriebene Infiltrationen im Morbus Hodgkin reflexkräftig sein.

346. **Solitäre Metastase der Milz bei einem Ovarialkarzinom:** Wiederum erkennt man eine reflexkräftige, diesmal glatt begrenzte Formation im kranialen Anteil der Milz, unmittelbar an das Zwerchfell anschließend. Diese Veränderungen können schon ab 1 cm Größe nachgewiesen werden, wenn sie sich so deutlich vom Grundgewebe abheben.

347. **Kleine Metastase der Milz bei Ovarialkarzinom mit gleichzeitig bestehendem Aszites:** Diese reflexkräftige, wie ausgestanzt wirkende Veränderung der Milz wird auf Anhieb entdeckt. Gleichzeitig besteht bei einem ausgedehnten Ovarialkarzinom mit peritonealer Aussaat ein maligner Aszites, der unterhalb der Milz die Darmschlingen umspült.

348. **Reflexarme Metastase der Milz bei Non-Hodgkin-Lymphom:** Im Längsschnitt durch die Milzachse erkennt man mehrere reflexarme Areale in der leicht reflexvermehrten, vergrößerten Milz. Infiltrationen im Rahmen einer Systemerkrankung führen z.T. zu riesenhafter Anschwellung der Milz, dann ebenfalls mit Reflexvermehrung. Zwanzig Prozent der malignen Lymphome sollen zu sonographisch faßbaren, umschriebenen Milzinfiltrationen führen. Sicherlich ist nicht in jedem Fall eine umschriebene Veränderung der Milz erkennbar, die Milzgrößenzunahme und die Reflexvermehrung sind jedoch immer vorhanden.

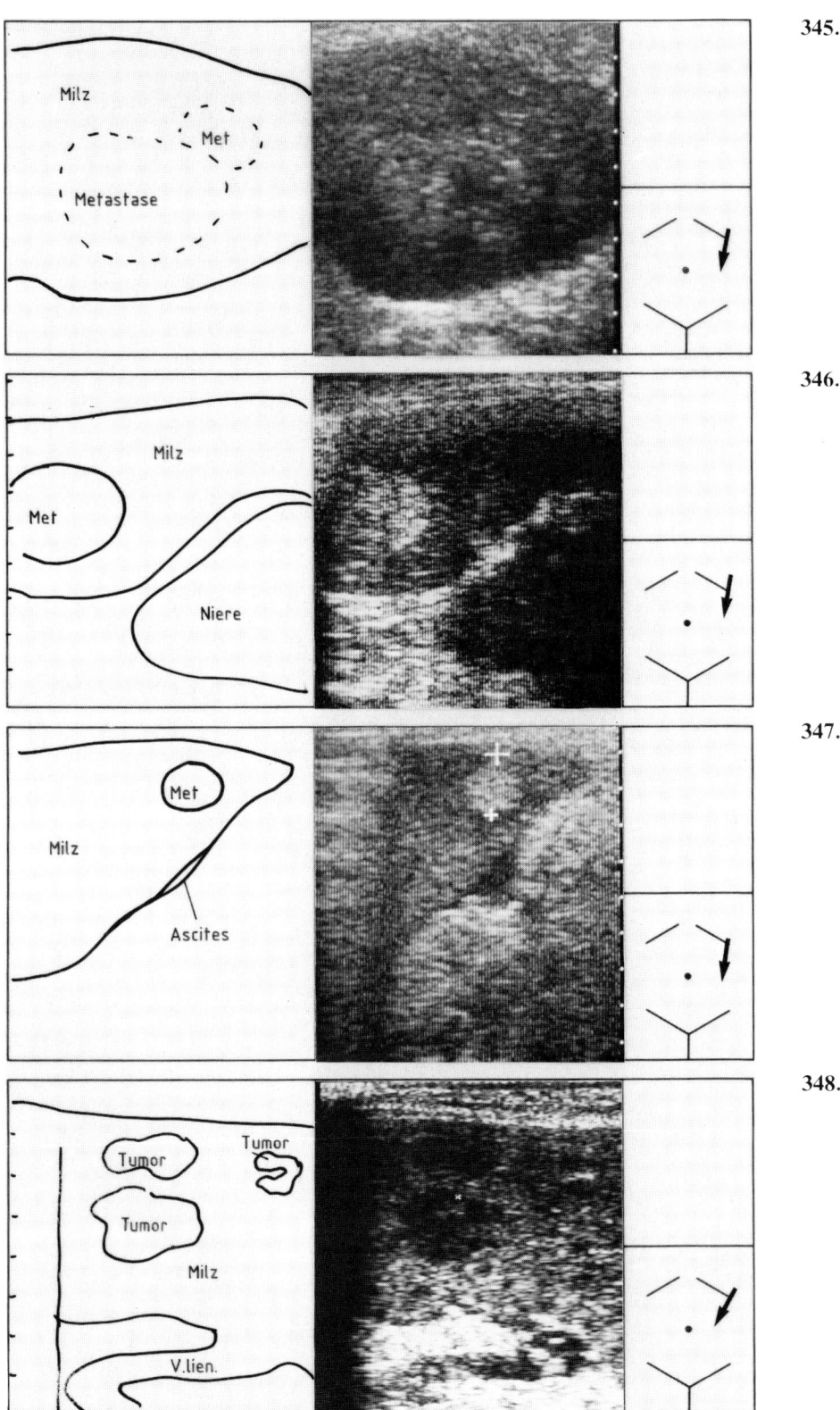

345.

346.

347.

348.

Lymphknoten

Indikationen: Nachweis vergrößerter Lymphknoten im gesamten Bauchraum und den einsehbaren Abschnitten von Thorax und Hals.
Staging und Restaging bei Systemerkrankungen. Nachweis von Lymphknoten in Regionen, die der Lymphographie nicht zugänglich sind. (Intraabdominell, retrohepatisch, Lymphknoten in Milz und Nierenhilus, postoperativ.)

Aussagekraft: Lymphknoten sind im gesamten Bauchraum ab einer Größe von 1 cm nachweisbar, sofern keine Luftüberlagerung stört.

Grenzen der Methode: Eine histologische Aussage ist sonographisch nicht möglich, eine Aussage über die Art des Primärprozesses bei Lymphknotenmetastasen ebenfalls nicht.
Intraabdominelle und retrointestinal gelegene Lymphknoten können bei Luftüberlagerung übersehen werden.
Die leere Harnblase verhindert eine Beurteilung der Lymphknoten im kleinen Bekken.

Normalgröße: 0,5–1,0 (1,5) cm, normal große Lymphknoten sind sonographisch nicht darstellbar.

Untersuchungstechnik: Zunächst im Längsschnitt entlang der großen Gefäße, von kranial nach kaudal fortschreitend bis zur Leiste. Dann in subkostalen Schrägschnitten (Pfortenregion) und Querschnitten nach kaudal fortschreitend. Einstellen von weit linkslateral im Längsschnitt. Der Patient wird in Rückenlage untersucht. Große Gefäße und Psoas sollten erkennbar sein; dann kann man sicher sein, daß die Sicht ausreichend gut ist.

Wichtige Hinweise und Tips: Zur Verlaufsbeurteilung ist eine exakte Dokumentation auf Videoband oder als Fotodokumentation in reproduzierbaren Längs- und Querschnitten mit unverrückbaren Landmarken (Wirbelsäule, Aorta) in Längs- und Querschnitten notwendig. Auch eine Dokumentation in Form einer Übertragung eines Abdominalquer- oder -längsschnitts auf transparentes Millimeterpapier ist zweckmäßig. Sind abdominelle Lymphknotenregionen luftüberlagert, gelingt oft eine Darstellung von rechts- oder linkslateral transrenal.

349. **Non-Hodgkin-Lymphom niedriger Malignität mit multiplen Pfortenlymphomen:** In diesem Oberbauchquerschnitt erkennt man die typische Verzweigung des Truncus coeliacus, in dessen Umgebung multiple, reflexarme bis nahezu reflexlos wirkende, kugelige Gebilde aufgereiht sind, die das Pankreas ummauern, ventral der A. hepatica die Leber und den Magen bedrängen und zur Seite drücken. Die ausgedehnte blastomatöse Ausmauerung des Bauchraumes kann bis zur vorderen Bauchwand reichen. Die Gefäße können dabei zur Seite, nach ventral oder dorsal verdrängt werden.

350. **Riesiges Lymphknotenpaket bei Non-Hodgkin-Lymphom:** Derselbe Patient wie in Abb. 349. Ein riesiges Lymphknotenpaket ist hier retroperitoneal in Höhe des rechten Leberlappens zu erkennen. Der rechte Leberlappen ist angehoben, sämtliche Nachbarorgane sind zur Seite weggedrängt. Die Lymphknoten können oft so reflexarm sein, daß sie zystenähnlich wirken oder in der Umgebung der Aorta mit einem Aneurysma verwechselt werden können. Die fehlende Pulsation, das meist doch noch vorhandene schüttere Reflexmuster, die Derbheit und Inkompressibilität sowie die kugelige bis ovale Gestalt beweisen dann jedoch den blastomatösen Charakter.

351. **Non-Hodgkin-Lymphom mit Lymphknotenbesiedelung der Pforte und Cholezystolithiasis:** Die vorbeschriebenen Lymphknoten ragen so weit in die Pforte und retrohepatisch ein, daß sie an die Gallenblase angrenzen, diese etwas komprimieren. Die V. cava wird plattgedrückt. Gut erkennbar ist die glattbegrenzte Gallenblase mit einem Gallenblasenkonkrement und Schallschatten. Die Ummauerung, besonders der venösen Gefäße kann z.T. zu einer erheblichen Funktionseinschränkung führen. Der Beweis wird durch den Valsava-Preßversuch erbracht, der nun nicht mehr zu einer Erweiterung der V. cava führt.

352. **Non-Hodgkin-Lymphom mit ausgedehnter Lymphknotenvergrößerung im Bereich des Milzhilus:** In diesem Schrägschnitt durch die Milz ist diese leicht nach ventral verdrängt, durch die Lymphknotenpakete imprimiert. Die Milzarterie weicht nach kaudal aus, bahnt sich aber nahezu unbehelligt den Weg zur Milzpforte. Bei diesem Patienten mit einem Non-Hodgkin-Lymphom war der gesamte Oberbauch mit z.T. riesigen Lymphknotentumoren ausgemauert.

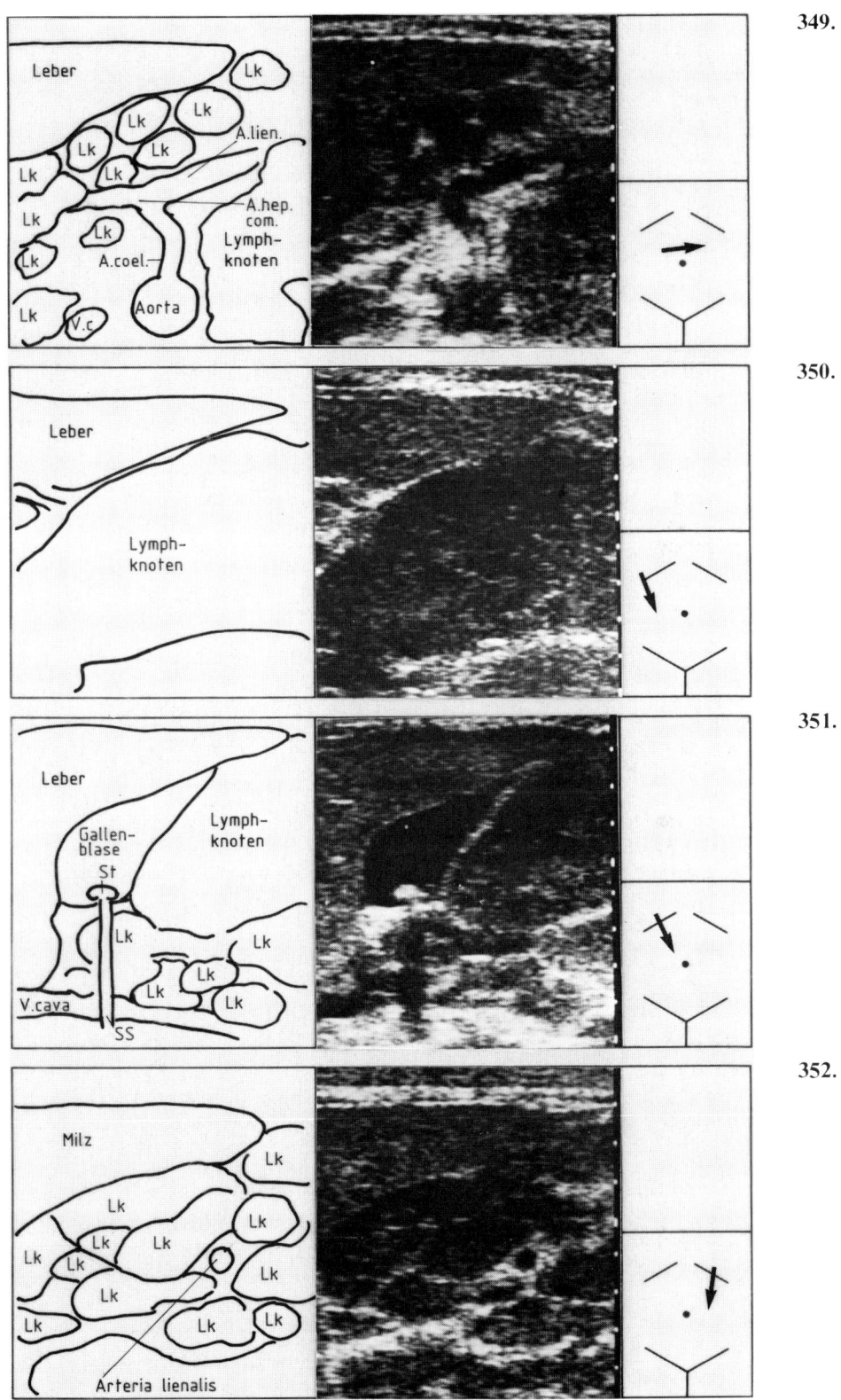

349.

350.

351.

352.

353. **Lymphome bei Morbus Hodgkin in der Umgebung des Pankreas:** Das Pankreas ist im Längsschnitt vor der Aorta gegen die kugeligen bis ovalen reflexarmen Gebilde nicht mehr zu differenzieren. Die quer zur Schnittebene verlaufende A. lienalis ist angeschnitten.

Die Sonographie erlaubt eine unbelastende Verlaufsbeobachtung von Lymphknotenvergrößerungen unter Therapie. Zur Dokumentation des Befundes ist eine Einstellung in typischen, reproduzierbaren Schnittebenen (Längsschnitt vor der Aorta, Bezugnahme auf bestimmte Wirbelkörper) dringend anzuraten.

354. **Morbus Hodgkin mit retrohepatischen Lymphomen:** Derselbe Patient wie in Abb. 353. Die Lymphknoten sind hier im Querschnitt vor der Aoarta und dorsal der, nach ventral angehobenen Leber erkennbar. Die V. lienalis ist aus ihrem typisch geschwungenen Verlauf verdrängt.

Auch die übrigen Gefäße sind etwas aus der gewohnten Position verdrängt, so die A. mesenterica superior, unter der ebenfalls ein Lymphknoten liegt und der mediale Anteil der linken Nierenvene.

355. **Abdominelle Manifestation eines bislang thorakalen Morbus Hodgkin:** Dieser kleine Lymphknoten hebt die V. cava von dorsal an. Die rechte Nierenarterie wird durch ihn leicht nach kranial verlagert.

Bei diesem Patienten war ein zentral erweichtes Lymphom des Mediastinums bereits operiert worden. Bei der Kontrolluntersuchung fand sich dieses Lymphom, so daß ein Stadiumwechsel eines Stadium II in ein Stadium III festgestellt wurde. Inzwischen ist der Lymphknoten unter zytostatischer Therapie wieder verschwunden.

356. **Retrokavaler Lymphknoten bei Morbus Hodgkin:** Derselbe Patient wie in Abb. 355. Im Querschnitt erkennt man nun sehr gut die langausgezogene A. renalis dextra ventral des kleinen Lymphknotens. Das Gefäß kommt durch die Lymphknotenunterfütterung wesentlich besser zur Darstellung als normalerweise. Die V. cava ist von dorsal eingedrückt, die V. renalis sinistra filiform ausgezogen.

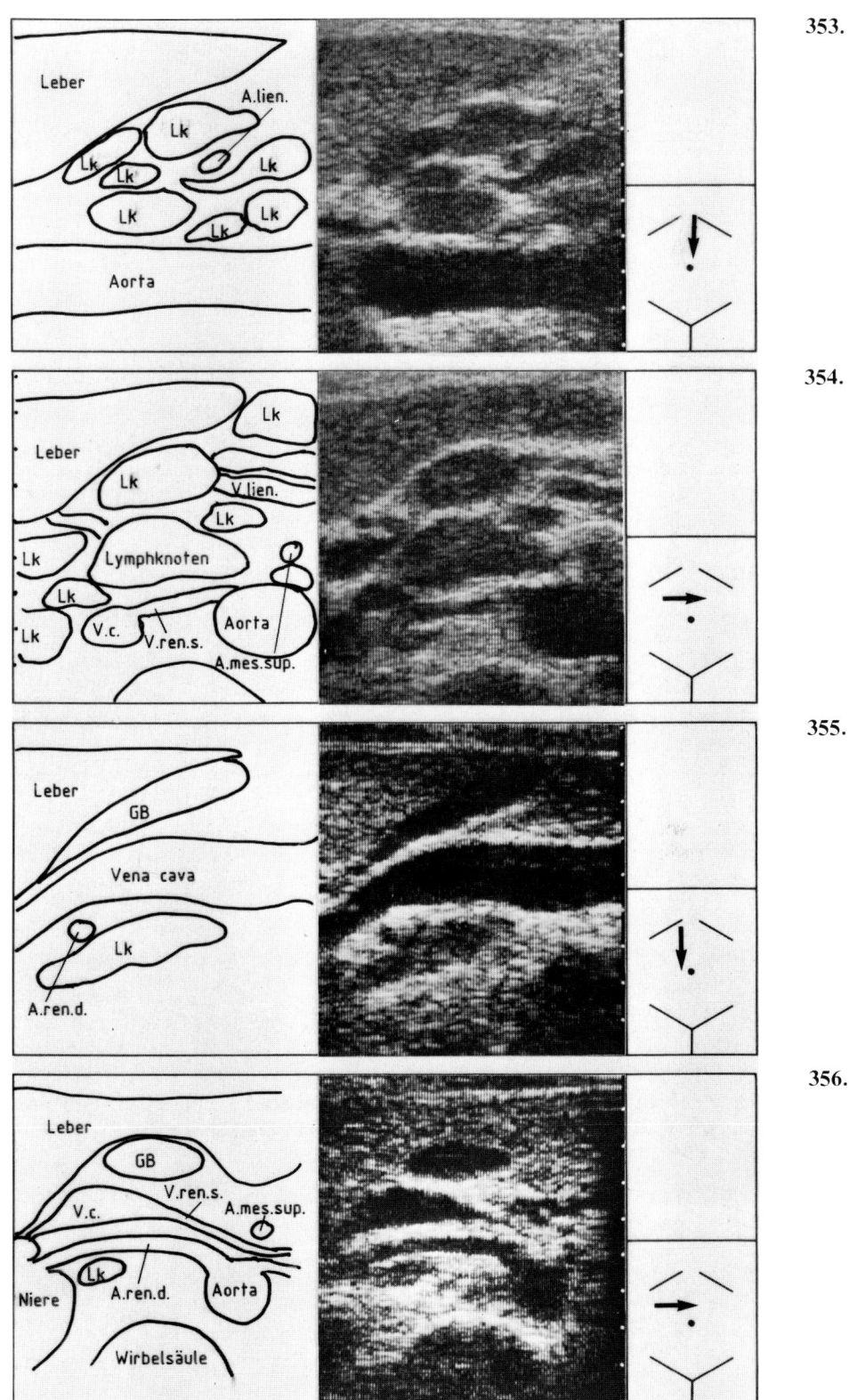

353.

354.

355.

356.

357. **Kleine prä- und retroaortale Lymphknoten bei Non-Hodgkin-Lymphom:** Sowohl ventral als auch dorsal der Aorta sind reflexarme polyzyklisch begrenzte Gebilde zu erkennen, die von der Aortenwand abgrenzbar sind. Während die ventrale Position dieser Lymphknoten häufiger ist, werden dorsal der großen Gefäße liegende Lymphknoten seltener angetroffen. Differentialdiagnostisch muß in Höhe der Bifurkation an die Venenkreuzung gedacht werden.

358. **Lymphknotenrezidiv in Höhe der Bifurkation bei chronisch-lymphatischer Leukose:** Der unscharf begrenzte, reflexarme Prozeß, mit zentralen Reflexen ist nach langjähriger zytostatischer Therapie in dieser Form nachweisbar gewesen.

Bestrahlungen und Teilresektionen führen zu ähnlichen Bildern. Die unter dem Lymphknoten verlaufende A. iliaca communis ist völlig unbehelligt.

359. **Paraaortale Lymphknoten bei einem Hypernephrom:** Der Tumor ist zwischen Aorta und V. cava als reflexarmes Gebilde erkennbar. Die V. renalis sinistra wird durch den Prozeß verdrängt und leicht nach ventral verlagert.

Derartige kleine Lymphknotentumoren sind sonographisch im Retroperitoneum schwer zu erfassen und nur bei subtiler Untersuchungstechnik nachweisbar. Da die Existenz einer Lymphknotenmetastase bei einem Nierentumor jedoch von entscheidender Bedeutung für das weitere therapeutische Vorgehen ist, sollte diese paraaortale Region stets sorgfältig mituntersucht werden. Die Treffsicherheit der Sonographie im Nachweis von Lymphknotentumoren im Bauchraum wird zwischen 74 und 85% angegeben.

360. **Kleiner Lymphknoten paraaortal bei Morbus Hodgkin:** Dieser Lymphknoten sitzt der V. renalis sinistra auf, sie weicht ihm nach dorsal aus, dadurch ist er gut erkennbar und von der Vene differenzierbar. Die linke Nierenvene kann auch im Normalfall vor der Knotenkreuzung zu erheblichem Kaliber anschwellen.

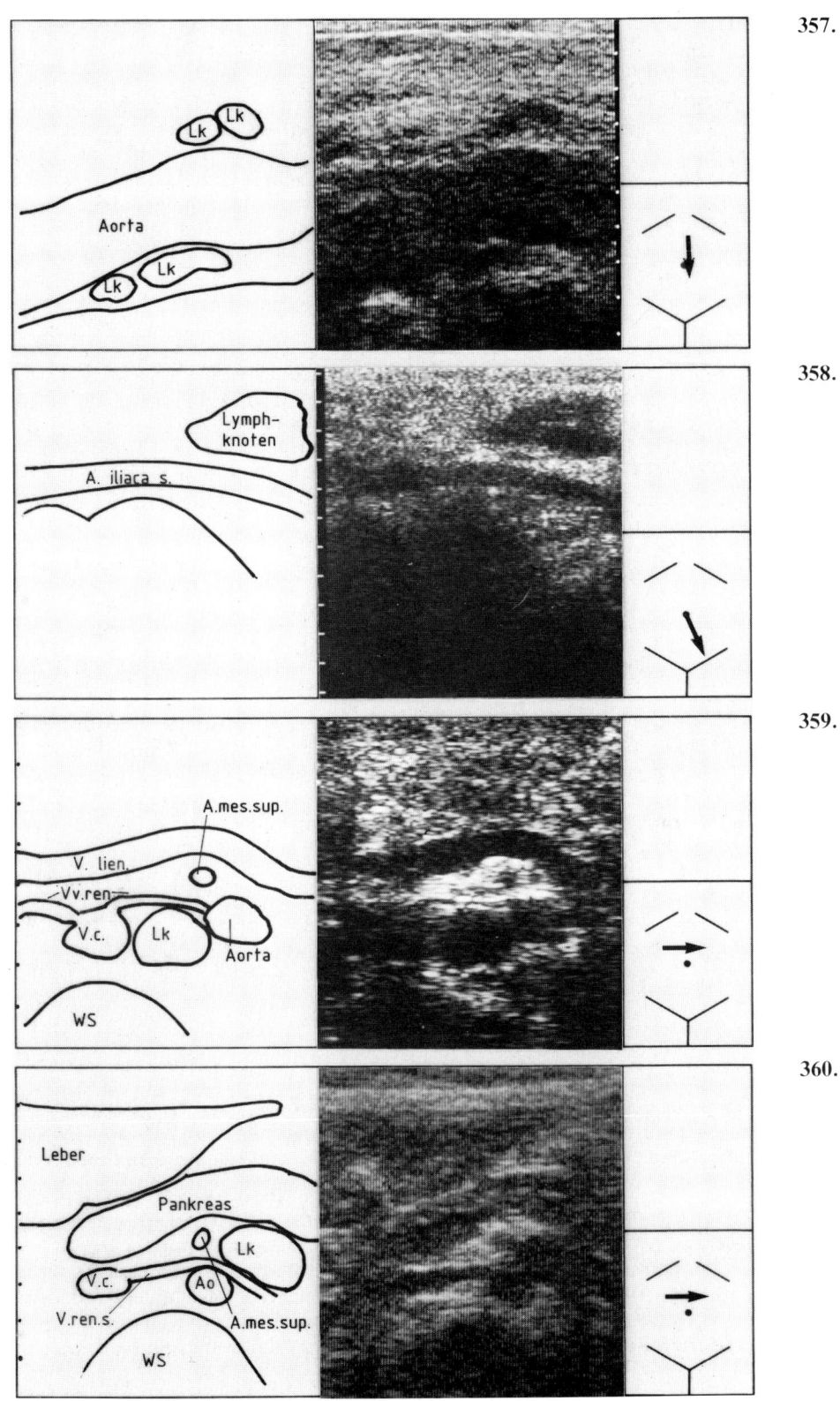

357.

358.

359.

360.

361. **Der Aorta aufsitzendes Lymphknotenpaket:** Dem reflexlosen Aortenrohr sitzt ein reflexarmes, aber nicht völlig reflexloses Gebilde auf, das die Aorta komprimiert. Die Aorta ist durch eine zarte Linie von diesem reflexkräftigeren Prozeß getrennt. Die Inspektion der paraaortalen Region gehört zur wichtigsten Aufgabe der Sonographie für die Verlaufsbeurteilung maligner Erkrankungen mit Lymphknotenmetastasen. Die differentialdiagnostische Unterscheidung von Aortenaneurysmen bietet dabei das größte Problem. Da Lymphknoten sehr reflexarm sein können, gelingt es manchmal nur schwer, hier eine Entscheidung zu treffen. Die verbliebenen Binnenreflexe, der kugelige Charakter, die leichte Verdrängung des Gefäßes nach dorsal und die im Querschnitt asymmetrisch der Aorta aufsitzende Gestalt sprechen für das Vorliegen eines Lymphknotens. Aneurysmen erfassen größere Aortenabschnitte, dehnen sich nach ventral aus, Thromben umgeben schalenförmig das Lumen.

362. **Lymphknotenpaket auf der V. cava bei Morbus Hodgkin:** Dieser präkavale, vergrößerte Lymphknoten führt zu einer Kompression der V. cava, die nur noch filiform ausgezogen ist. Er ist äußerst reflexarm, polyzyklisch begrenzt. Hier gelingt die Diagnose leicht. In Verlaufsuntersuchungen können Größenwachstum und Reflexverhalten der Lymphknoten überprüft werden. Unter zytostatischer oder Strahlentherapie kommt es häufig zu einer Reflexvermehrung der Lymphknoten. Diese tritt jedoch nicht regelhaft ein.

363. **Retrokavaler Lymphknoten mit Verdrängung der V. cava:** Bei diesem Patienten mit einem Non-Hodgkin-Lymphom hoher Malignität war dieser Lymphknoten zunächst der einzige pathologische Befund. Die Diagnose konnte nur operativ gestellt werden. Man erkennt, daß ein reflexarmer Prozeß die V. cava nach lateral auf die Gallenblase zu verdrängt. Die V. renalis sinistra zieht ausgespannt über den Prozeß hinweg.

364. **Verlaufskontrolle unter zytostatischer Therapie**

364a. **Von Tumormassen ummauerte Aorta bei einem malignen Lymphom:** Die Aorta wühlt sich geradezu einen Weg durch die Lymphknotenpakete, die sie sowohl ventral als auch dorsal umgeben. Aufgrund des Bildausschnitts ist ein Aortenaneurysma nur aufgrund der völlig intakt dargestellten Aortenwand abgrenzbar.

364b. **Zustand nach zytostatischer Therapie:** Man sieht, daß die Lymphknoten nahezu weggeschmolzen sind, lediglich ventral der Aorta erkennt man noch eine polsterartige Ansammlung tumorösen Materials. Zur exakten Beurteilung solcher Verläufe gehört die Reproduzierbarkeit der Dokumentation, die entweder auf Videoband, durch Abzeichnen vom Bildschirm auf Millimeterpapier oder photographisch unter Einbeziehung reproduzierbarer Fixpunkte (Wirbelsäule, große Gefäße) erfolgt.

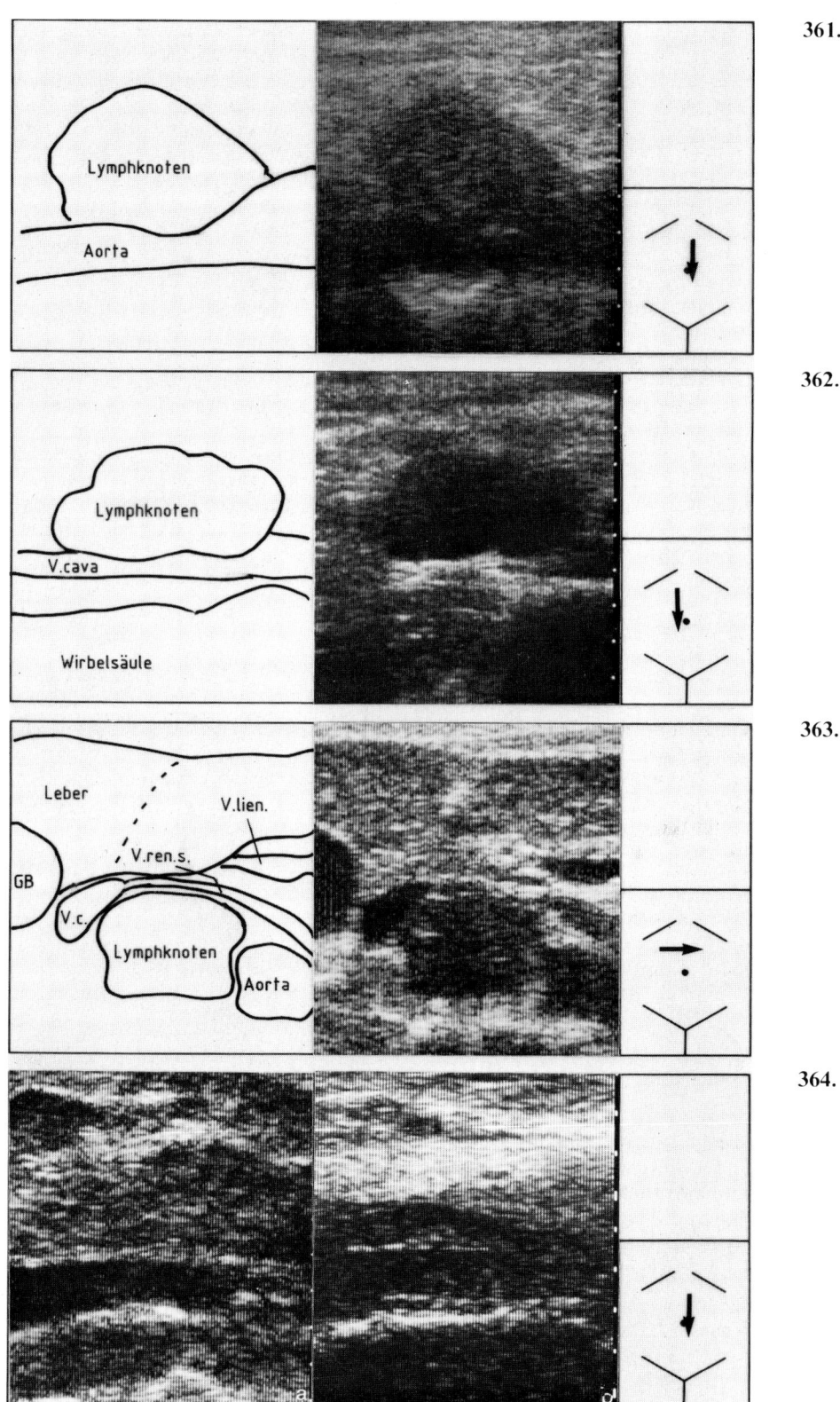

361.

362.

363.

364.

365. **Ausgedehnte Lymphknotenpakete retroperitoneal bei malignem Lymphom (Immunoblastom):** Dorsal von Leber und rechter Niere, ventral deutlich begrenzt durch die Nierenkapsel, erkennt man eine langgestreckte, reflexarme, mit zarten Reflexen ausgestattete Platte, die das gesamte Retroperitoneum ausfüllt. Als Zusatzbefund ist eine kleine Nierenzyste am oberen Nierenpol erkennbar. Im Vergleich zu diesem reflexlosen Gebilde sind die Lymphknoten doch deutlich reflexhaltig.

Ein ähnliches Bild, wenn auch nicht mit dieser Plattendicke, ist bei der retroperitonealen Fibrose zu erwarten. Bei sehr muskelkräftigen Personen (Turner, Tänzer) kann der M. psoas erhebliche Ausmaße erreichen. Er ist jedoch stets symmetrisch und langstreckig durch den gesamten Bauchraum paravertebral verfolgbar. Werden umschriebene retroperitoneale Veränderungen gefunden, müssen dystope Nieren oder Hufeisennieren ausgeschlossen werden.

366. **Großes retroperitoneales Lymphom bei akuter lymphatischer Leukose:** Hier sind die Lymphome reflexarm, nahezu reflexlos im Retroperitoneum erkennbar. Die Gefäße sind verdrängt.

Im Gegensatz zu Lymphknotenmetastasen von Karzinomen, die zu einer Invasion in die Gefäße neigen, führen selbst riesige Lymphknotenpakete bei hämatologischen Systemerkrankungen meist nur zu einer Verdrängung der Gefäße. Sie wachsen selten in Gefäße ein. Im Einzelfall kann es schwierig sein, derart reflexarme Prozesse von zystischen Veränderungen, z. B. retroperitonealen Hämatomen oder Abszessen zu differenzieren.

367a. **Vena-cava-Invasion durch Lymphknotenmetastasen eines hypernephroiden Karzinoms:** Ein breites Lymphknotenpaket hat hier die V. cava erreicht und wächst in diese polypös ein, wobei ein maligner Thrombus in der V. cava entsteht. Das Gefäß ist leicht nach ventral ausgewichen. Die Metastase ist reflexkräftig, wie dies häufig bei Lymphknotenmetastasen epithelialer Tumoren gefunden wird.

367b. **Verkalkte, retrokavale Lymphome bei Zustand nach Operation eines hypernephroiden Karzinoms vor 10 Jahren:** Retrohepatisch, retrokaval sind diese beiden kugeligen reflexkräftigen Veränderungen mit Schallschatten zu erkennen. Die V. cava (+) ist gegen die Leberdorsalkontur gepreßt und filiform ausgezogen.

Im Rahmen von Einschmelzungen mit Resorptions- und Vernarbungsprozessen kommt es in seltenen Fällen zu sonographisch faßbaren Verkalkungen.

368a, b. **Lymphknoten der Papillenregion mit und ohne Verschluß des Ductus hepatocholedochus**

368a. Der mächtig erweiterte Ductus choledochus ist aus der Pforte heraus verfolgbar. Er endet reusenartig verdünnt innerhalb eines 2 cm großen, reflexarmen Tumors. Lymphknotenvergrößerungen einer Systemerkrankung führen selten zu einer Kompression von Gefäßen oder Gallenwegen. Eine derartige Obstruktion ist nur bei ausgedehntem Lymphknotenbefall in der Pfortenregion zu erwarten, wenn sich die Lymphknotenpakete gegenseitig bedrängen.

368b. Knapp 2 cm großer Lymphknotentumor bei Morbus Hodgkin im Bereich des Pankreaskopfes ohne Verschlußsymptomatik. Schwieriger ist der Nachweis kleinerer, einzelner Lymphome, insbesondere in der unübersichtlichen Region der Pforte und des Pankreaskopfes. In diesem Fall fehlt ein Aufstau des Gallen- und Pankreasganges.

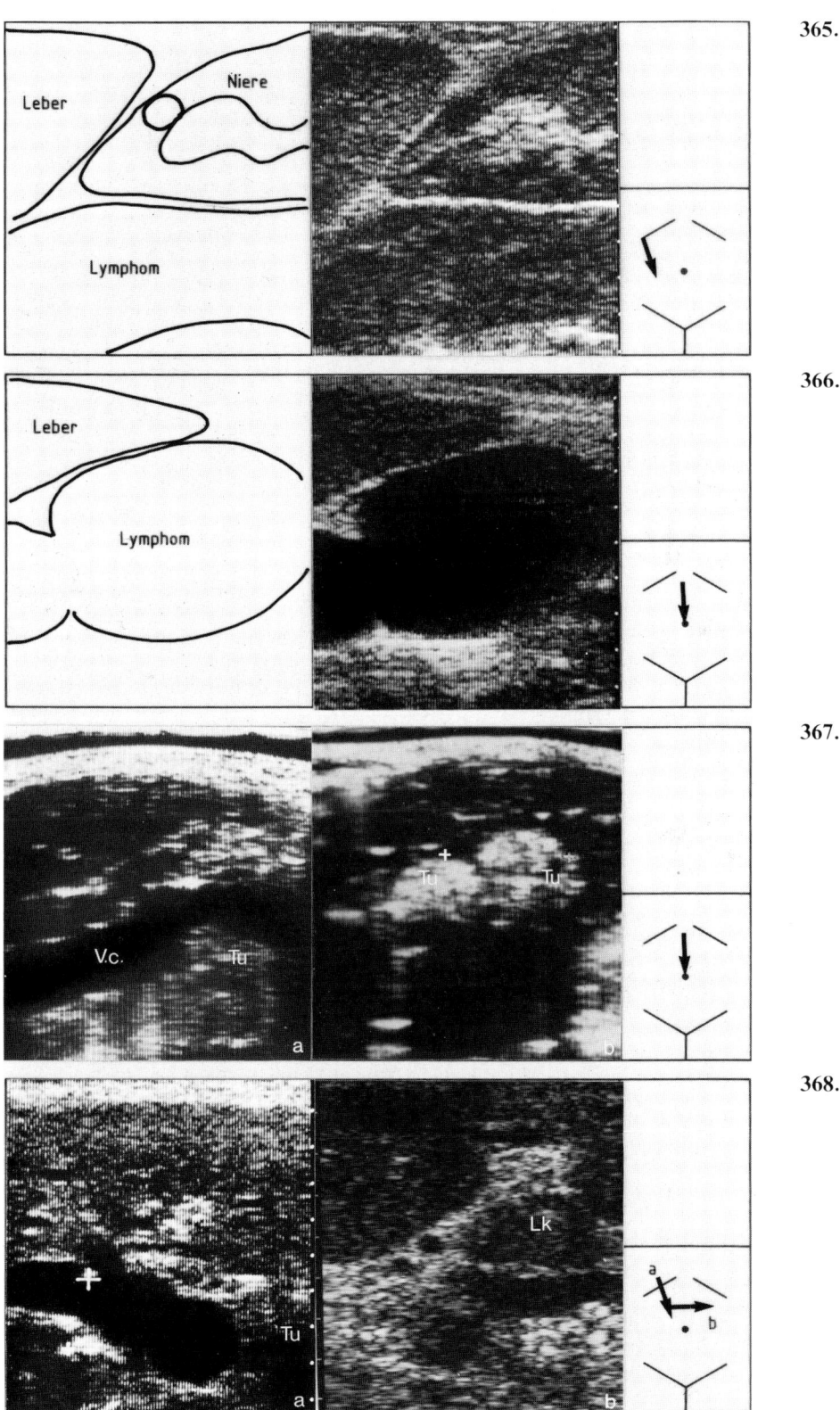

365.

366.

367.

368.

Literatur

1. Asher MW, Freimanis AK (1969) Echographic diagnosis of retroperitoneal lymph node enlargement. Ultrasound scanning technique and diagnostic findings. AJR 105: 438–445
2. Brinkley AA, Lee JKT (1981) Cystic hamartoma of the spleen: CT and sonographic findings. J Clin Ultrasound 9: 136–138
3. Bradley WG Jr, Brown TW, Jacobs RP (1980) Mobile mesenteric adenopathy: sonographic distinction from pancreatic mass. AJR 135: 849–850
4. Chevrel JP, Amouroux J, Busonne M (1976) Abcès chronique de la rate à forme pseudonéoplasique. Med Chir Dig 5: 43–46
5. Douville EL, Bèlanger R (1972) Delayed rupture of the spleen. Int Surg 57: 880–882
6. Glees JP, Taylor KJW, Gazet JC, Peckham MJ, McCready VR (1977) Accuracy of grey-scale ultrasonography of liver and spleen in Hodgkin's disease and the other lymphomas compared with isotope scans. Clin Radiol 28: 233–238
7. Gregory A, Behan M (1981) Lymphoma of the kidneys: unusual ultrasound appearance due to infiltration of the renal sinus. J Clin Ultrasound 9: 343–345
8. Heckemann R, Schiftzel M (1978) Strukturarme Tumoren im echographischen Bild. In: Kratochwil A, Reinold E (Hrsg) Ultraschalldiagnostik. Thieme, Stuttgart, S 290–292
9. Heckemann R, Teske HJ (1978) Sonographische und lymphographische Befunde bei retroperitonealen Lymphknotentumoren. In: Kratochwil A, Reinold E (Hrsg) Ultraschalldiagnostik. Thieme, Stuttgart, S 293–295
10. Koga T (1978) Spleen. In: de Vlieger M (ed) Handbook of clinical ultrasound. John Wiley & Sons, New York Chichester, pp 327–333
11. Koss J, Colemann VG, Mulhern CB Jr, Arger PH, Tuchman DN (1981) Mucocutaneous lymph node syndrome with hydrops of the gallbladder diagnosed by ultrasound. J Clin Ultrasound 9: 477–479
12. Kratochwil A (1978) Diseases of lymphoreticular system. In: de Vlieger M (ed) Handbook of clinical ultrasound. John Wiley & Sons, New York Chichester, pp 399–408
13. Lutz H, Sturm G, Hartwich G (1973) Vergleichende sonographische und lymphographische Untersuchungen der retroperitonealen Lymphknoten bei maligen Lymphomen. Verh Dtsch Ges Inn Med 79: 507–508
14. Miller KB, Kuligowska E, Rich DH (1981) Ultrasonic demonstration of splenic rupture in infectious mononucleosis. J Clin Ultrasound 9: 519–520
15. Murphy JF, Bernadino ME (1979) The sonographic findings of splenic metastases. J Clin Ultrasound 7: 195–197
16. Paling MR, Shawker TH, Dwyer A (1981) Ultrasonic evaluation of therapeutic response in tumors: its value and implications. J Clin Ultrasound 9: 281–288
17. Propper RA, Weinstein BJ, Skolnick L, Kisloff B (1979) Ultrasonography of hemorrhagic splenic cysts. J Clin Ultrasound 7: 18–20
18. Selroos O (1976) Sarcoidosis of the spleen. Acta Med Scand 200: 337–340
19. Taylor KJW, Milan J (1976) Differential diagnosis of chronic splenomegaly by grey-scale ultrasonography: clinical observation and digital A-scan analysis. Br J Radiol 49: 519–525
20. Weiss A, Weiss H, Ranft K (1981) Kontinuierliche Verlaufsbeobachtung maligner Lymphome mit dem schnellen B-Bild. In: Rettenmaier G, Loch E-G, Hausmann U, Trier HG (Hrsg) Ultraschalldiagnostik in der Medizin. Thieme, Stuttgart New York
21. Weiss A, Weiss H, Ranft K (1982) Seltene Manifestationen maligner Lymphome – sonographisch erfaßt. In: Kratochwil A, Reinold E (Hrsg) Ultraschalldiagnostik. Thieme, Stuttgart New York

Gefäße

Indikationen: Erkennung der Größe, Lage, Form und des Verlaufs der großen Gefäße des Abdomens, des Halses und der Extremitäten als anatomischer Status. Erkennung von Gefäßanomalien und Aneurysmen, von degenerativen Arterienveränderungen, Stauung und Thrombosierung venöser Gefäße, Überprüfung der Kompetenz von Shunts.
Auffinden von Gefäßen als Markierungspunkte zur Topographie (z.B. V. lienalis ≙ Dorsalseite des Pankreas).
Indirekte Tumordiagnostik durch Nachweis der tumorbedingten Gefäßverlagerung einschließlich einer Verlaufskontrolle unter zytostatischer Therapie.

Aussagekraft: Die großen Gefäße des Oberbauchs sind heute fast immer darstellbar. Der Verlauf entlang des Pankreas und der Leber erleichtert die topographische Abgrenzung dieser Organe. Aneurysmatische Erweiterungen sind in 95–100% der Fälle nachweisbar und zuzuordnen. Der Nachweis abnormaler Gefäßverläufe ist bei subtiler Untersuchungstechnik möglich. Er ist als OP-Vorbereitung wesentlich.

Grenzen: Kleine Gefäße, insbesondere bei gewundenem Verlauf sind nicht immer nachweisbar oder exakt zuzuordnen (z.B. A. gastroduodenalis). Die Erkennung von Gefäßverlaufsanomalien kann Schwierigkeiten bereiten. Häufig besteht im Fall einer arteriellen Embolie oder einer Venenthrombose gleichzeitig ein heftiger Meteorismus, der die Beurteilung erschwert.

Untersuchungstaktik: Die Untersuchung der großen Gefäße Aorta und V. cava erfolgt im Längs- und Querschnitt in Rückenlage des Patienten, Aufsuchen ihrer Äste bzw. Zuflüsse, also der A. mesenterica superior, des Truncus coeliacus mit seinen Aufzweigungen, der Nierenarterien, der Aa. iliacae und der entsprechenden Venenabschnitte, einschließlich der intrahepatischen Venen und des Portalgefäßnetzes. Darstellung der Halsgefäße in Längs- und Querschnitt und Darstellung der Becken- und Femoralarterien und evtl. auch peripheren Beinarterien in den dem Gefäßverlauf folgenden Längsschnitten und dazu senkrechten Querschnitten.

Besondere Hinweise und Tips: Ein ruhiger Untersuchungsablauf ist notwendig zum Erkennen von Pulsationen und somit zur Differenzierung zwischen Arterien und Venen. Funktionsuntersuchungen der Venen möglich durch Valsalva-Preßversuch oder Stehversuch (die V. cava und ihre Äste füllen sich im Stehen deutlich besser auf). Bessere Darstellung der kranialen Aortenabschnitte im Stehen bei Tiefertreten der Leber in Inspiration.

369. **Normaler Gefäßstatus des Oberbauchs:** Hinter dem linken Leberlappen sind die beiden von der Aorta abgehenden Oberbaucharterien A. mesenterica superior und Truncus coeliacus (A. coeliaca) zu erkennen. Letzterer teilt sich sofort nach seinem Abgang in die A. hepatica communis und die A. lienalis auf. Der Abgang und Verlauf dieser Arterien ist großen Variationen unterworfen. Typisch und als Landmarke zu bewerten ist die Kreuzung der linken V. renalis zwischen Aorta und A. mesenterica superior.

370. **Verlauf der Aorta durch das Abdomen:** Ventral der Wirbelsäule, deren Wirbelkörper nach ventral konvexbogig dorsal im Bild zu erkennen sind, verläuft geschwungen die Aorta. Sie tritt links neben der Wirbelsäule in den Bauchraum ein und wendet sich dann leicht nach rechts auf die Wirbelsäule hinauf. Kurz vor der Aufzweigungsstelle in die Aa. iliacae weist sie hier bereits ventral und dorsal einige arteriosklerotische Gefäßveränderungen mit Plaques (+), reflexkräftigem Kalk und Schallschatten auf. Die intraabdominelle Aorta reicht vom 1.–5. Lendenwirbelkörper, so daß diese Wirbelkörper als Fixpunkte bei der Beurteilung der Aorta benutzt werden können. Die Weite des Gefäßes beträgt in Höhe des Xyphoids 2–2,5 cm, in Höhe des Nabels 1,5 cm. Die maximale Weite der Aorta wird diskrepant angegeben. Manche Autoren geben 3 cm als Außendurchmesser in Höhe des Zwerchfelldurchtritts noch als normal an, während andere bereits ab 2,5 cm von einer Ektasie sprechen. Nach eigener Erfahrung sind Aortenweiten über 3 cm als pathologisch anzusehen.

371. **Gefäßkreuzungen in Höhe der Bifurkation:** Die Kenntnis der anatomischen Situation ist für die Interpretation sonographischer Befunde unerläßlich. Die Aorta teilt sich etwa in Höhe des 4. LWK oberhalb des Promontoriums in die Aa. iliacae auf. An derselben Stelle vereinigen sich die Vv. iliacae zur V. cava inferior. Die Venen verlaufen dorsal der Arterien, d.h. daß (wie auf diesem Bild sonographisch dargestellt) die rechte A. iliaca über die V. cava bzw. die rechte V. iliaca verläuft, während die linke A. iliaca ventral der linken Vene zu suchen ist.
Während im Oberbauch die Aorta und die V. cava weit auseinanderliegen, nähern sie sich im Bereich des Promontoriums immer stärker und liegen dort unmittelbar nebeneinander. Das Lumen sowohl der großen Arterien, als auch der Venen ist sonographisch exakt zu bestimmen. Es differiert nach großen Untersuchungen von den angiographisch gemessenen Werten max. um 6%.

372a,b. **Gefäßverläufe im Becken:** Durch Drehung des Applikators lassen sich die Aa. und Vv. iliacae communes in ihrem zueinander parallelen Verlauf durch das Becken einstellen. Die Venen verlaufen auch hier dorsomedial der Beckenarterien, wenden sich in Höhe des Inguinalbandes nach medial und unterqueren dieses streng medial der Arterien.

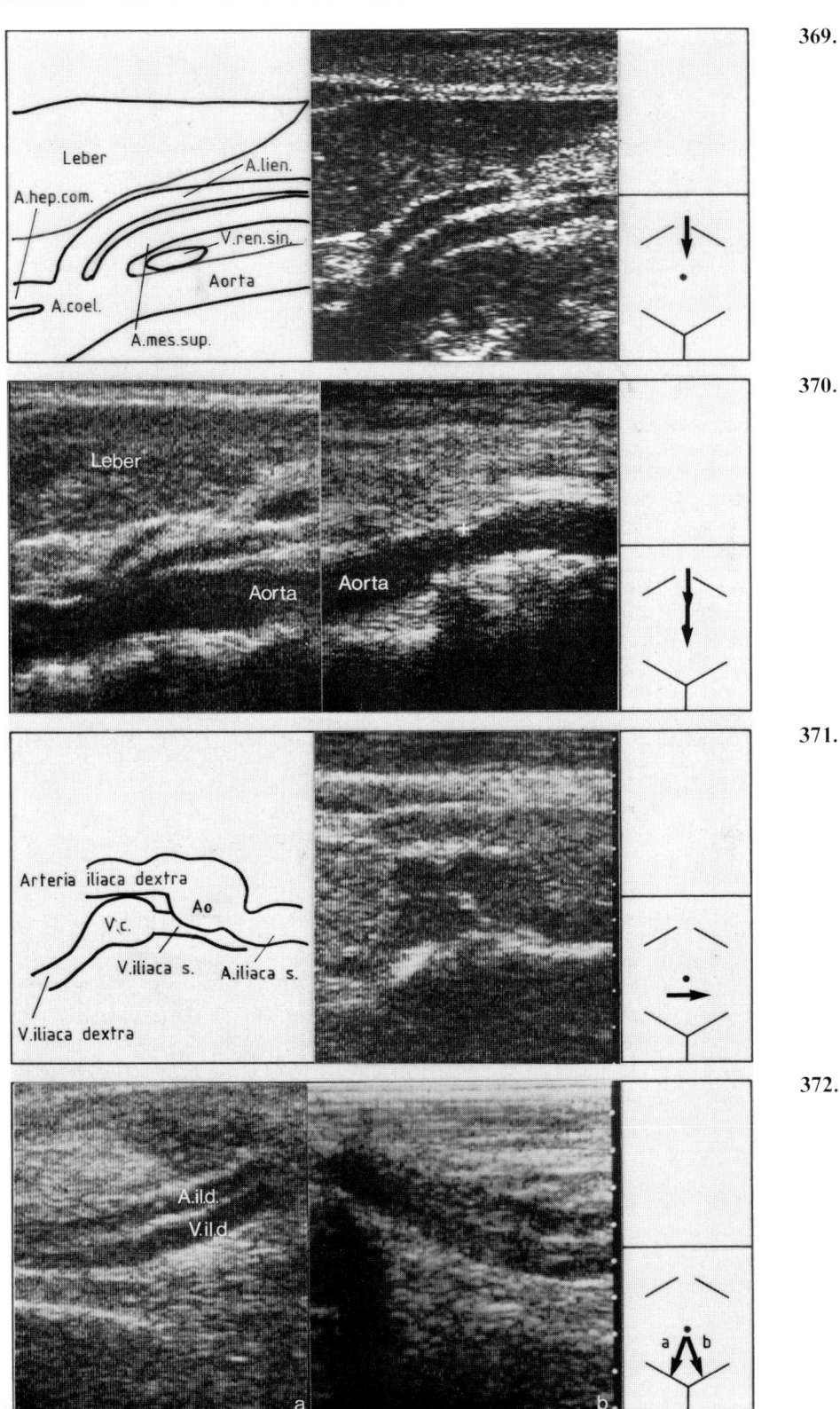

369.

370.

371.

372.

373. **Normaler Verlauf der V. cava in Höhe der Pforte:** Hinter der Leber wird die V. cava durch die Leber imprimiert, ventral der V. cava verläuft die Pfortader. Die V. cava wird durch die A. renalis dextra im rechten Winkel unterkreuzt. Diese Impressionsfigur ist charakteristisch und kann als Landmarke benutzt werden. Im Querschnitt ist die Nierenarterie bis zur Aorta verfolgbar. Dadurch gelingt die differentialdiagnostische Unterscheidung von einem retrokavalen kleinen Lymphknoten. Die V. cava verläuft beim liegenden Patienten nahezu horizontal rechts neben der Wirbelsäule, sie weist den typischen Venenpuls mit der doppelten Ventralbewegung während eines jeden Pulszyklus auf (Flapping nach HOLM), läßt sich durch Valsalva-Preßversuch oder im Stehen kräftiger füllen und ist durch Andrücken mit dem Applikator kompressibel.

374a,b. **Normale V. cava bei Exspiration und Inspiration**

374a. **Längsschnitt durch die Leber in Höhe der V. cava in Exspiration:** Die Pfortader ist hier schräg angeschnitten, die V. cava 1,5 cm weit, glatt begrenzt, reflexlos bis auf einzelne stäubchenförmige quirlige Echos, die in den kranialen Abschnitten der V. cava und der Lebervenen häufig anzutreffen sind. Es handelt sich hierbei offensichtlich um Turbulenzen, die durch die wechselnden Flußgeschwindigkeiten des Blutes in den großen Körpervenen entstehen.

374b. **Dieselbe Situation in Inspiration:** Durch den Druckabfall kommt es zur raschen Aspiration des Blutes, die V. cava kollabiert für wenige Sekunden, um sich dann wieder kräftig aufzufüllen.

375. **Normaler Gefäßsitus im Oberbauchquerschnitt:** Die Gefäßanatomie im Oberbauch kann zunächst etwas verwirren zumal eine große Variabilität im Verlauf sowohl der Arterien als auch der venösen Gefäße besteht. In der Mehrzahl der Fälle wird die hier vorliegende Situation gefunden: ventral der Wirbelsäule sind zunächst Aorta und V. cava zu erkennen. Die Aorta ist im Querschnitt rund, die V. cava etwas abgeflacht, sie wird erst im Fall des Valsalva-Versuchs im Stehen oder bei Kavastauung oval bis rund. In die letztere münden die Nierenvenen, die bis zu den Nieren zurückzuverfolgen sind. Ventral der Aorta ist ebenfalls im Querschnitt die A. mesenterica superior zu sehen, hier mit einem Seitenast der A. pancreaticoduodenalis inferior. Weiter ventral liegt die V. lienalis, die langstreckig dorsal oder kaudal des Pankreas verfolgbar ist. Sie ist in der Mehrzahl der Fälle (59% nach WEILL) kaudal des Ursprungs der A. mesenterica superior zu finden. Bei guter Einsehbarkeit der Oberbauchverhältnisse bietet die Realtime-Diagnostik den Vorteil, daß Gefäßverläufe verfolgt werden können.

376. **Normale Gefäße im linken Oberbauch:** Die V. renalis sinistra ist ventral der Aorta und dorsal des Fettpropfes der A. mesenterica superior langstreckig dargestellt. Dieser Fettpfropf, der die A.-mesenterica-Wurzel in typischer Weise umgibt, wirkt im sonographischen Querschnitt wie ein Heiligenschein. Es handelt sich hierbei nicht um die Gefäßwand. Wiederum ventral dieses Gefäßes liegt die V. lienalis und schließlich der Ductus Wirsungianus, der auf einer Strecke von 3 cm im Bereich des Isthmus dargestellt werden kann. Wie man hier sieht, muß das Pankreas also nicht kranial der Nierengefäße verlaufen. Im leicht nach unten gewendeten Querschnitt können sowohl Pankreas-, als auch Nierengefäße in einer Schnittebene dargestellt werden.

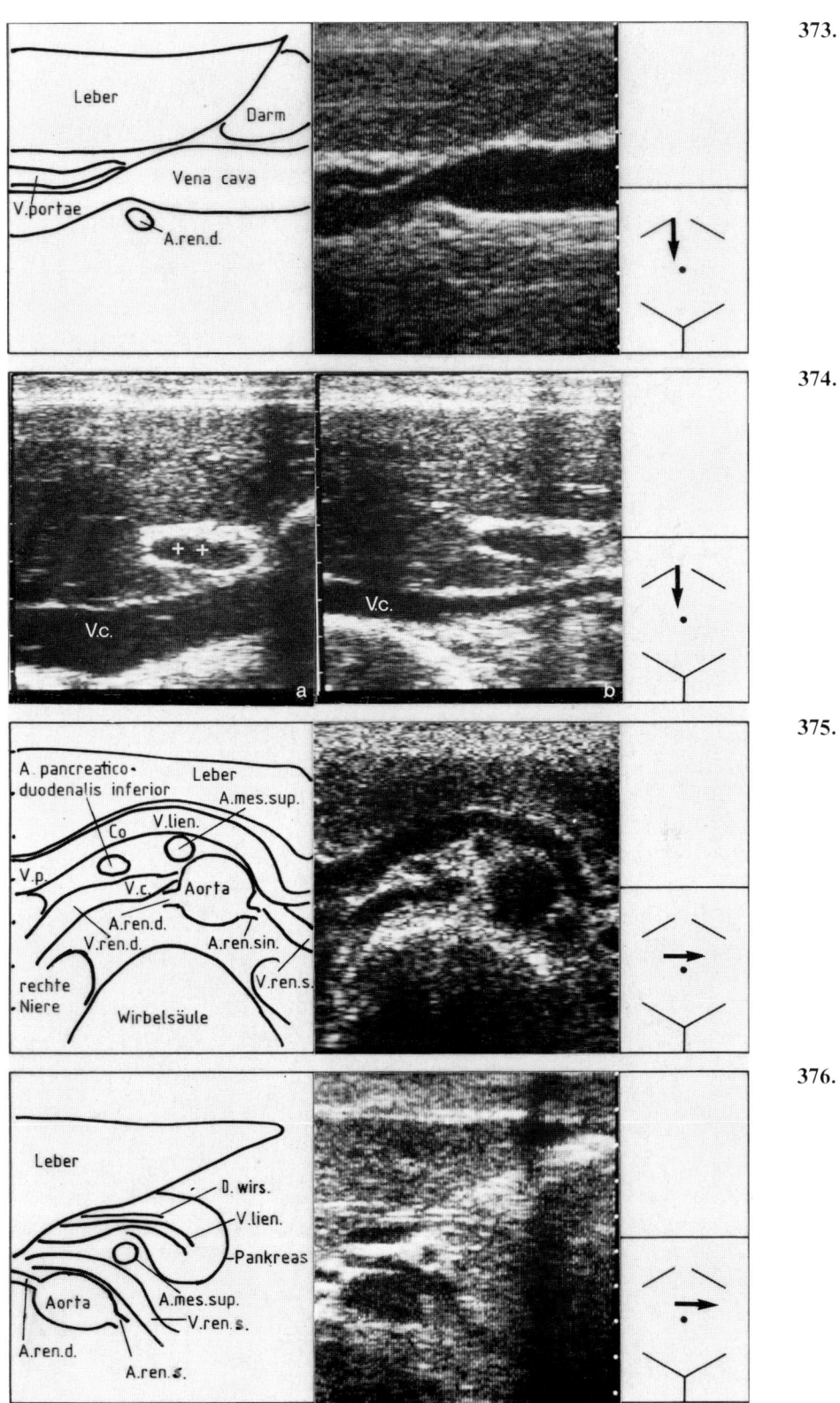

373.

374.

375.

376.

377. **Oberbauchquerschnitt mit Darstellung des Truncus coeliacus:** Der Abgang des Truncus coeliacus ist großen Variationen unterworfen. Die typische Geweih- oder Palmenfigur in der Aufteilung in die A. lienalis und die A. hepatica communis ist manchmal im Längs-, meist im Quer- oder Schrägschnitt zu erkennen. In diesem Fall ist die Aufteilung gespreizt und am besten in der Transversalebene darstellbar. Der Truncus coeliacus liegt kranial des Pankreas, die A. hepatica communis ist als kraniale Begrenzung des Pankreas als Orientierung zu benutzen.

378. **Oberbauchquerschnitt in Höhe der V. renalis:** In diesem strengen Querschnitt ist hinter dem linken Leberlappen eben noch der Pankreasschwanz getroffen. Ventral der Aorta und der A. renalis dextra liegt die V. renalis sinistra, die filiform ausgezogen zwischen A. mesenterica superior und Aorta hindurchzieht und vor der Kreuzung auf ein Kaliber von 0,5 cm anschwillt. Dieser Befund ist sehr häufig, der Durchmesser der V. renalis sinistra kann vor der Aortenkreuzung bei schlanken Normalpersonen auf bis zu 1,5 cm anschwellen, ohne daß ein pathologischer Befund vorliegen muß. Langstreckig ist in dieser Ebene die V. lienalis mit Übergang in die V. portae abgebildet ohne Erweiterung in Höhe der Mündung der V. mesenterica superior. Die leicht geschlängelte A. hepatica communis ist am unteren Leberrand eben angeschnitten. Die oft verwirrende Vielfalt der Gefäße dieser Region erfordert eine sorgfältige Schritt-für-Schritt-Untersuchung, um auch Gefäßverlagerungen oder Anomalien zu erfassen.

379. **Vena mesenterica superior und V. portae:** In diesem leicht gedrehten Längsschnitt geht die V. mesenterica superior harmonisch geschwungen ohne Kaliberänderung in Höhe der Mündung der V. lienalis in die Pfortader über.

Die Pfortader hat eine normale Weite von 0,6 ± 0,3 cm, jedoch sind noch im Normbereich Grenzen zwischen 0,8 und 2,5 cm Durchmesser zulässig. Trotzdem sollten Pfortaderweiten über 1,5 cm als suspekter Befund kontrolliert werden und es sollte nach einer portalen Hypertension gesucht werden.

380. **Vena mesenterica superior mit Durchquerung des Pankreas:** Die V. mesenterica superior zieht kaliberstark ventral der V. cava durch den Pankreaskopf und nimmt am oberen Ende des Pankreas die im rechten Winkel auftreffende V. lienalis auf. Auch in diesem Bereich sind die Gefäßverläufe großen Variationen unterworfen. Die V. lienalis verläuft meist am oberen Pankreasrand oder zumindest im oberen Drittel des Pankreas dorsal der Drüse. Die V. mesenterica superior, im allgemeinen dorsal des Pankreas zu erwarten, kann jedoch auch das Pankreas durchqueren, so daß Anteile des Pankreas dorsal des Gefäßes liegen.

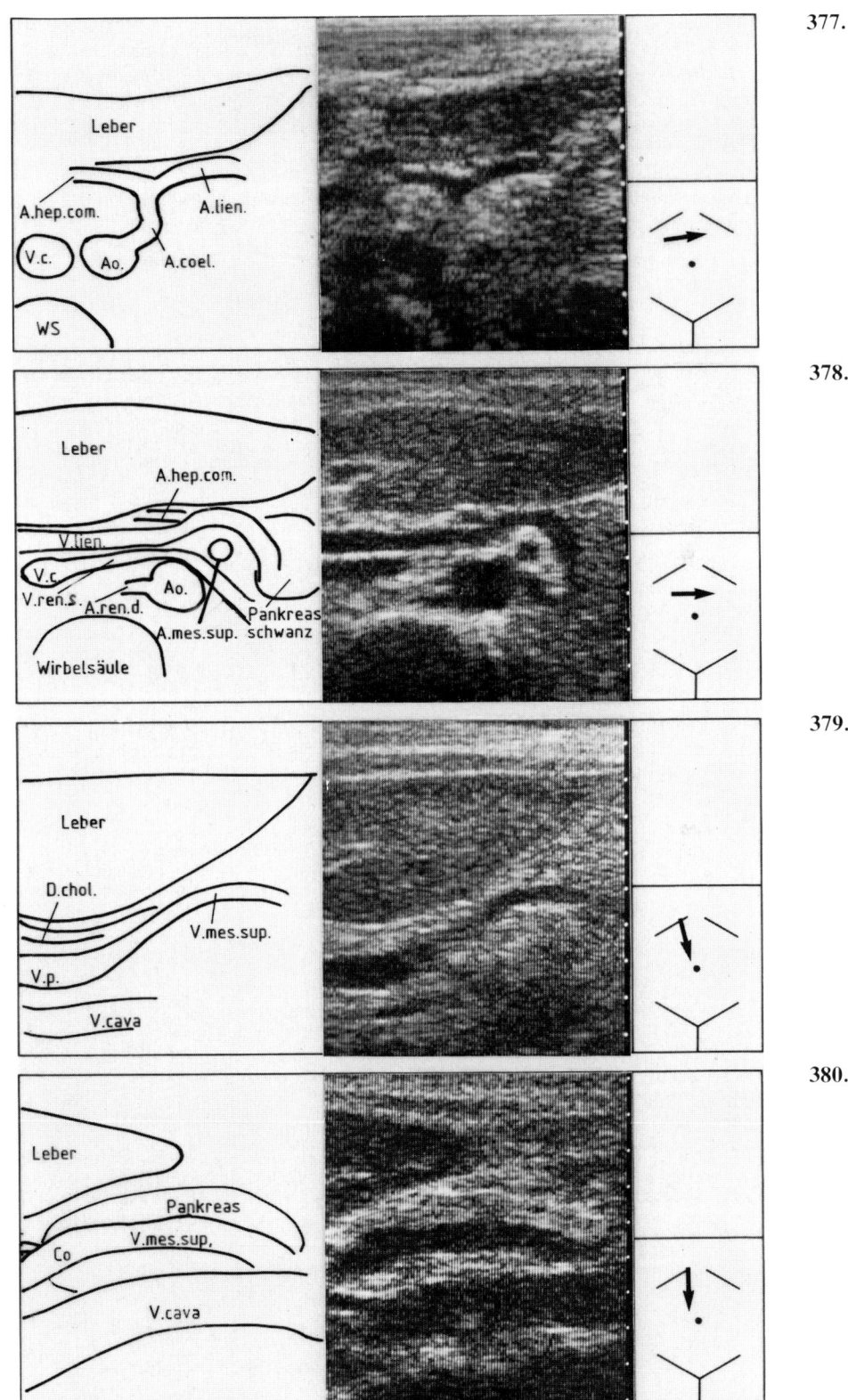

377.

378.

379.

380.

381. **Altersveränderungen der Aorta:** Bei noch normaler Weite der Aorta erkennt man eine deutliche umschriebene Wandveränderung mit Wandverdickung und unregelmäßig in das Lumen einragendem arteriosklerotischem Plaque. Ventral der Aorta ist das Pankreas zu erkennen, das kranial von der V. lienalis begrenzt wird. Der Abgang der großen Oberbaucharterien erfolgt etwas links lateral der Schnittebene. Die typischen Altersveränderungen der Aorta (Schlängelung, Kaliberunregelmäßigkeit, Ektasie über 2 cm, fleckförmige reflexkräftige Wandveränderungen) sind sonographisch mit großer Genauigkeit zu erkennen. Sowohl der äußere Durchmesser des Gefäßes, als auch der Durchmesser des freien Lumens können gemessen werden.

382. **Arteriosklerotische Veränderungen der Aorta mit Stenosierung der Gefäßabgänge von A. coeliaca und A. mesenterica superior:** Ein reflexkräftiger Plaque hat sich im Abgangsbereich der Oberbaucharterien entwickelt und zu einer Stenosierung geführt, wobei sonographisch das Lumen der großen Gefäße nicht mehr bis zur Aorta verfolgt werden kann. Es liegt eine poststenotische Dilatation vor. Offensichtlich kommt es jedoch trotzdem zu einer ausreichenden Blutversorgung. Eine Klinik im Sinne einer Angina abdominalis bestand nicht.

383a,b. **Aneurysmatische Erweiterung der A. iliaca dextra (a) Längsschnitt, (b) Querschnitt:** Kurz nach der Bifurkation erweitert sich die A. iliaca communis aneurysmatisch. Sie ist sowohl im Längs- als auch im Querschnitt ventral der V. cava als kugeliger bis ovaler Prozeß zu erkennen.

384a,b. **Aortenaneurysma (a) Längsschnitt, (b) Querschnitt:** Kurz unterhalb der Leber beginnt sich die Aorta auf bis zu 3 cm zu erweitern. Die Wand ist unregelmäßig verdickt und weist (+) Plaques auf, die in das Lumen einragen. Die dorsalen Wandanteile sind durch aufgelagertes thrombotisches Material gleichmäßig verdickt. Im Querschnitt etwas weiter kaudal erkennt man neben den wandständigen Thromben (+) eine ektatisch abgehende A. iliaca dextra (+ +) sowie eine dadurch leicht komprimierte unterkreuzende V. cava.

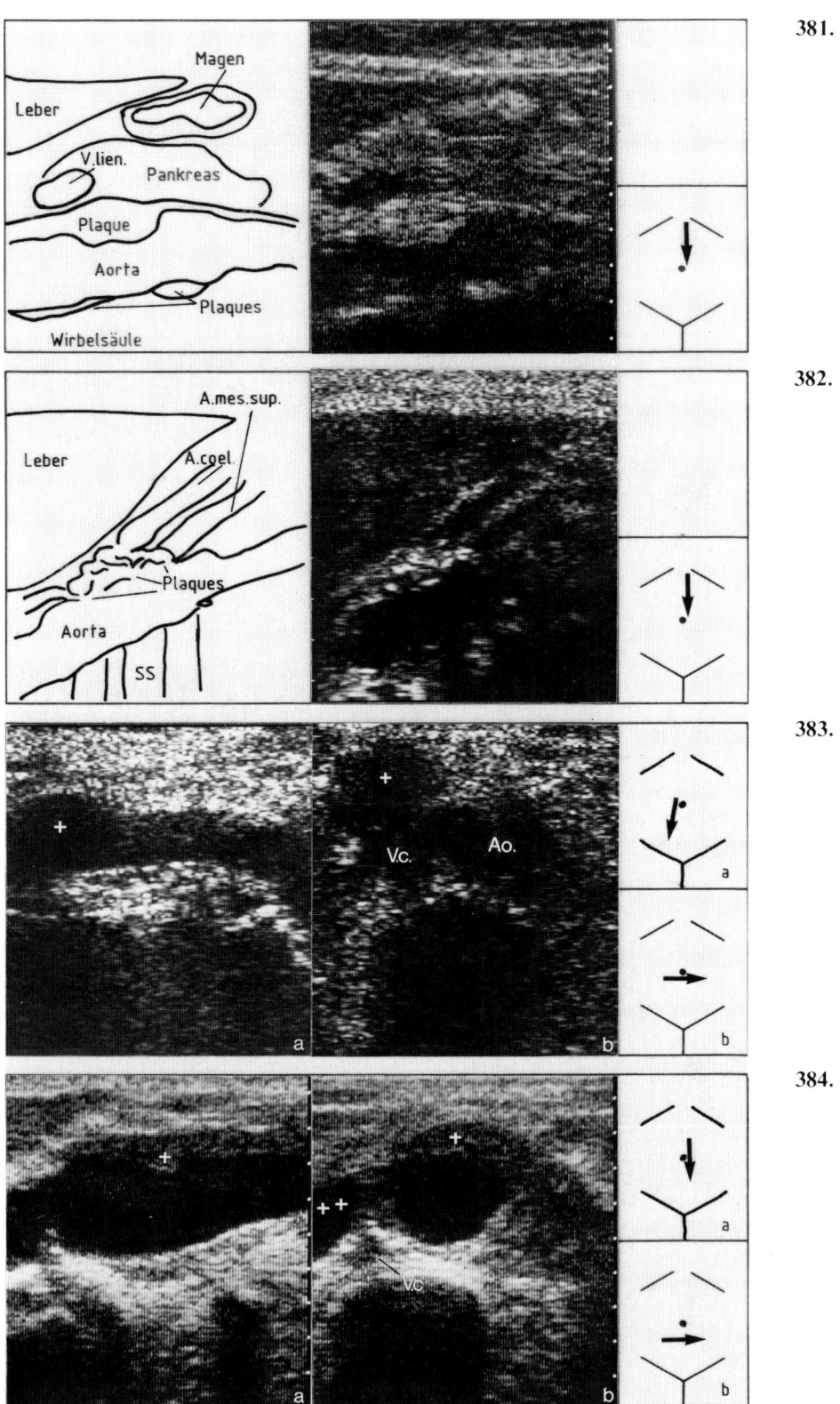

381.

382.

383.

384.

385a,b. **Großes Aortenaneurysma in Längs- und Querschnitt**

385a. Längsschnitt durch eine Aorta, deren Gesamtvolumen den Bildumfang überschreitet mit einer Wandstärke von über 3 cm und zentralem, ebenfalls 3 cm weitem unregelmäßig begrenztem Lumen. Thrombotische Massen haben die aneurysmatisch erweiterte Aorta ausgekleidet und ein neues Zentrallumen gebildet.

385b. Im Querschnitt ist die ventral 2 cm dicke, aus der Aortenwand und Thromben bestehenden Gefäßwand zu erkennen, die unregelmäßig gegen das Lumen begrenzt ist. Peripher ist die Aortenwand teilweise verkalkt (+).

386. **Langstreckiges Aortenaneurysma mit Kompression der Ureteren und Aufstau beider Nierenbeckenkelchsysteme:** Die Aorta ist dilatiert, die Dorsalbegrenzung gegen die Wirbelsäule unregelmäßig, die Wand bis zu 1,5 cm dick, die Kalkspangen ragen von der Aortenwand in das Lumen ein.

Aufgrund der vorgegebenen Möglichkeiten breiten sich die Aneurysmen in der Regel nach ventral, weniger häufig nach lateral und selten dorsal aus. Fusiforme, sakkuläre und dissezierende Erscheinungsformen sind dabei sonographisch unterscheidbar.

387a,b. **Langstreckiges Aortenaneurysma mit Kompression der Ureteren und Aufstau beider Nierenbeckenkelchsysteme.** Derselbe Patient wie in Abb. 386.

387a. Im atypischen Schrägschnitt ist der linke Ureter durch die mächtig dilatierte, mit einem thrombotischen Wall versehene Aorta komprimiert. Es liegt ein Aufstau des Nierenbeckenkelchsystems vor.

387b. Im Querschnitt sieht man, daß die Aorta mächtig nach lateral dilatiert ist, die Wand ist verdickt. Die Aorta hatte sich unter den Ureter geschoben und ihn nach ventral abgeknickt. Auch die V. cava war ausgewalzt, filiform verschmälert, die Nierenvene nicht darstellbar.

Die Beteiligung der Nierengefäße empfiehlt HOLM folgendermaßen auszuschließen: durch den Oberrand des Aneurysmas wird eine Horizontale gezogen. Trifft diese die tieferstehende Niere unterhalb des Hilus, so ist nicht damit zu rechnen, daß bei dem horizontalen Verlauf der Nierengefäße diese durch das Aneurysma beeinträchtigt sind.

388. **Langstreckiges Aortenaneurysma, rechte Niere:** Derselbe Patient wie in Abb. 386 u. 387. Besonders ausgeprägt war die Kompression des rechten Ureters. Das Aneurysma ragte weit nach rechts. Das Nierenbeckenkelchsystem war hier längerfristig gestaut und bis weit peripher sackartig erweitert.

Es bestand eine zunehmende Niereninsuffizienz mit Kreatininwerten bis zu 10 mg/ 100 ml, weshalb präoperativ eine Entlastung des Nierenbeckenkelchsystems durch Anlage einer ultraschallgezielten transkutanen Nephrostomie notwendig wurde. Nach Normalisierung der Nierenfunktion wurde die operative Überbrückung des Aneurysmas mit Erfolg durchgeführt.

Da 50% der Aneurysmen innerhalb eines Jahres rupturieren, sollte im Fall eines sonographisch nachweisbaren Aneurysmas eine strenge Verlaufskontrolle und auch beim älteren Menschen eine Operation durchgeführt werden, wenn das Aneurysma einen Durchmesser von 6 cm erreicht oder überschreitet.

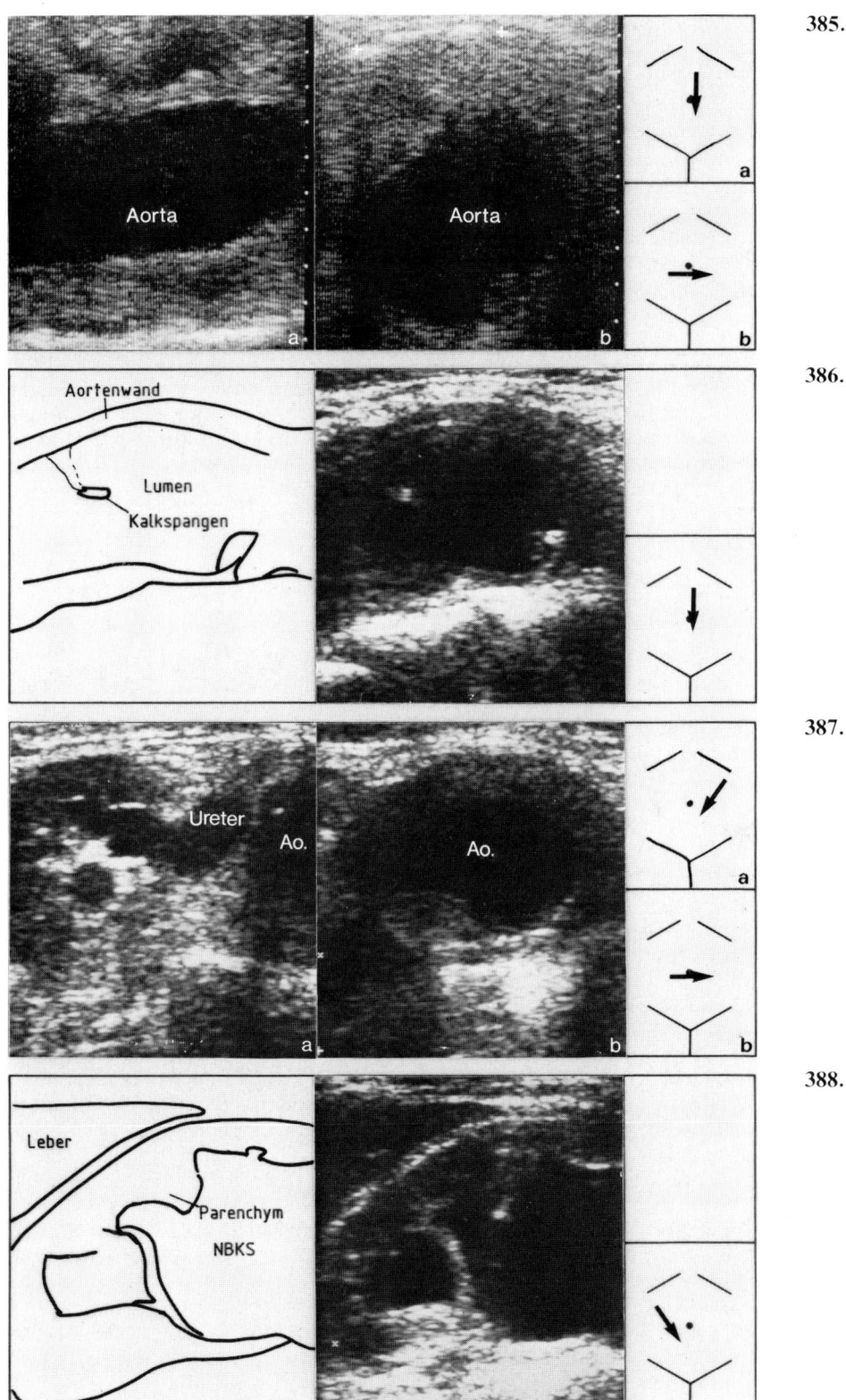

385.

386.

387.

388.

389a. **Leberstauung, Lebergefäße:** Der leicht gedrehte subkostale Schrägschnitt eignet sich am besten zur Darstellung der intrahepatischen Lebervenen. Im Fall einer Rechtsherzinsuffizienz kommt es zur Erweiterung der Gefäße und zur Einschränkung der atemabhängigen Beweglichkeit. Die starren, gestreckt bis leicht bogig verlaufenden Gefäße sind dann bis zur Leberperipherie verfolgbar. Die normale Weite der Lebervenen beträgt etwa 5 mm, venöse Lebergefäße über 1 cm sind als pathologisch anzusehen.

389b. **Budd-Chiari-Syndrom:** Im subkostalen Schrägschnitt erkennt man eine kräftig erweiterte V. cava. Die rechte Lebervene ist stark eingeengt, die mittlere überhaupt nicht zu erkennen und die linke im Mündungsteil stenosiert, prästenotisch dilatiert. Die Dilatation der Gefäße war bis in die Peripherie nachvollziehbar. Ursache der Thrombosierung war eine Kompression durch einen gefäßnah liegenden tumorösen Prozeß.

Neben der Anschwellung der gesamten Leber ist für das Budd-Chiari-Syndrom vor allem die isolierte Auftreibung des Lobus caudatus charakteristisch.

390. **Gestaute V. iliaca sinistra:** Setzt sich die Stauung entlang der V. cava bis zu den Venen des kleinen Beckens fort, kommt es in Höhe der Kreuzung zu einer Doppelgefäßfigur, wobei die gestauten Venen die Arterien etwas nach ventral anheben und die Kreuzung besser dargestellt ist, als dies normalerweise der Fall ist.

391. **Portokavaler Shunt:** Unmittelbar vor dem Eintritt der V. portae in die Leber knickt diese nach dorsal ab und ist durch eine Anastomose von 1 cm Weite mit der Kava verbunden, die ab diesem Punkt deutlich an Umfang zunimmt, während die V. portae dünnerkalibrig wird. Die Überprüfung der Shuntverhältnisse ist durch den bei Leberzirrhotikern häufigen Meteorismus beeinträchtigt. Gelingt es, die Pfortenregion ausreichend gut einzusehen, kann die Shuntfunktion überprüft werden: durch den Valsalva-Druckversuch kommt es zu einer Erweiterung des distalen Portalvenenschenkels.

392. **Splenorenaler Shunt bei einem 10jährigen Jungen:** Die gewohnte Gefäßsituation in der Pankreasregion ist auffällig verändert. Die ohnehin oft ektatische laterale V. renalis sinistra ist hier auf 2 cm erweitert, sie läuft konisch zu und ist mit der V. lienalis anastomosiert. Die exakte Darstellung des Shunts gelingt bei stark abgewinkelten Gefäßen nur durch Darstellung in mehreren Ebenen. Diese Region ist schon natürlicherweise stark luftüberlagert. Dies verstärkt sich bei einer Leberzirrhose, wodurch die Überwachung splenorenaler Shunts sonographisch unbefriedigend wird.

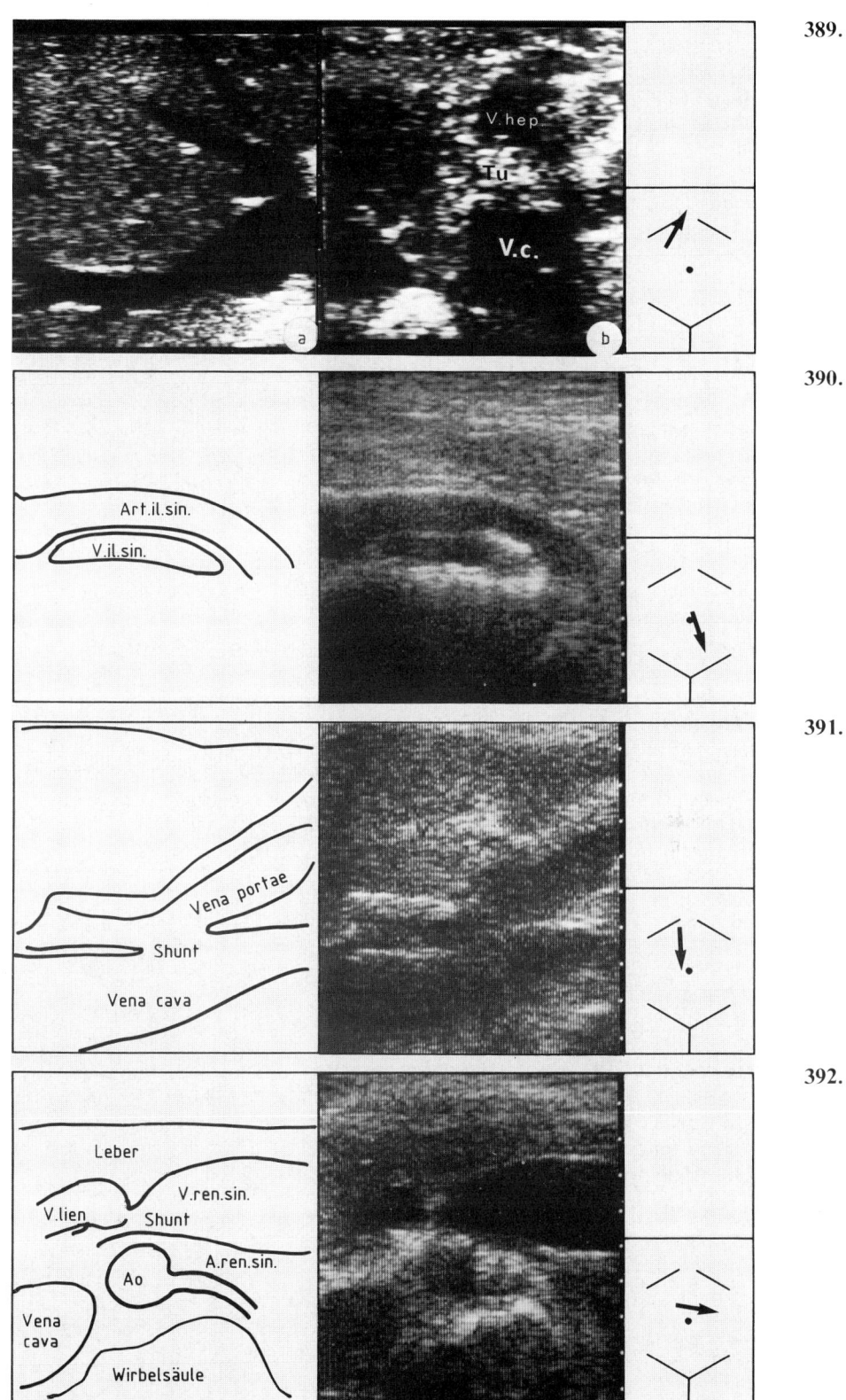

389.

390.

391.

392.

393. **Thrombose der V. cava und der linken Nierenvene:** In diesem typischen Querschnitt durch den rechten Oberbauch erkennt man hinter dem Pankreas und vor der Wirbelsäule die Aorta. Anstelle des üblichen flach-ovalen Lumens der V. cava inferior ist jedoch nur ein schmales Band mit zentral-reflexkräftigen Anteilen zu erkennen. Im Anschluß an die Operation eines hypernephroiden Karzinoms war es zu einer Vena-cava-Thrombose gekommen, die bis in die Höhe der Nierenvenen reichte. Die linksseitige Nierenvene ist noch nicht thrombosiert. Der Nachweis einer Vena-cava-Thrombose gelingt aufgrund der Unbeweglichkeit des Gefäßes, der Zunahme von reflexkräftigem Material im Gefäßlumen und evtl. dem Nachweis sich ausbildender Kollateralgefäße.

394. **Thrombus und Plaque der Aorta:** Ventral der Wirbelsäule verläuft eine normal weite Aorta, die an ihrer dorsalen Begrenzung eine reflexkräftige Formation aufweist, die in das Lumen einragt, auf der ein reflexkräftiger Prozeß mit Schallschatten aufsitzt. Es handelt sich um eine arteriosklerotische Wandveränderung mit aufgeplatztem Plaque und Ansammlung thrombotischen Materials auf dem Ulkusgrund.

395. **Thrombose der V. lienalis:** Innerhalb der auf 1,5 cm erweiterten V. lienalis im Bereich des Konfluens erkennt man einen kugeligen reflexkräftigen Prozeß, der in das Lumen einragt. Bei dieser Patientin kam es zu einer Ösophagusvarizenblutung bei Leberzirrhose und primärem Leberzellkarzinom. Der Befund wurde angiographisch bestätigt. Der Thrombus löste sich spontan auf, bei späteren Nachuntersuchungen war er vollständig verschwunden.

396. **Umgehungskreislauf bei Leberzirrhose:** Über das sog. Cruveilhier-von-Baumgarten-Syndrom wurde bereits im Kapitel Leberzirrhose berichtet. Bei diesem 6jährigen Jungen war der Umgehungskreislauf über die V. gastrica dextra von der Pfortader bis zur Magenwand verfolgbar. Der Übergang zu den Ösophagusvarizen war dann hinter der Magenluft verborgen und nicht mehr weiter darstellbar.

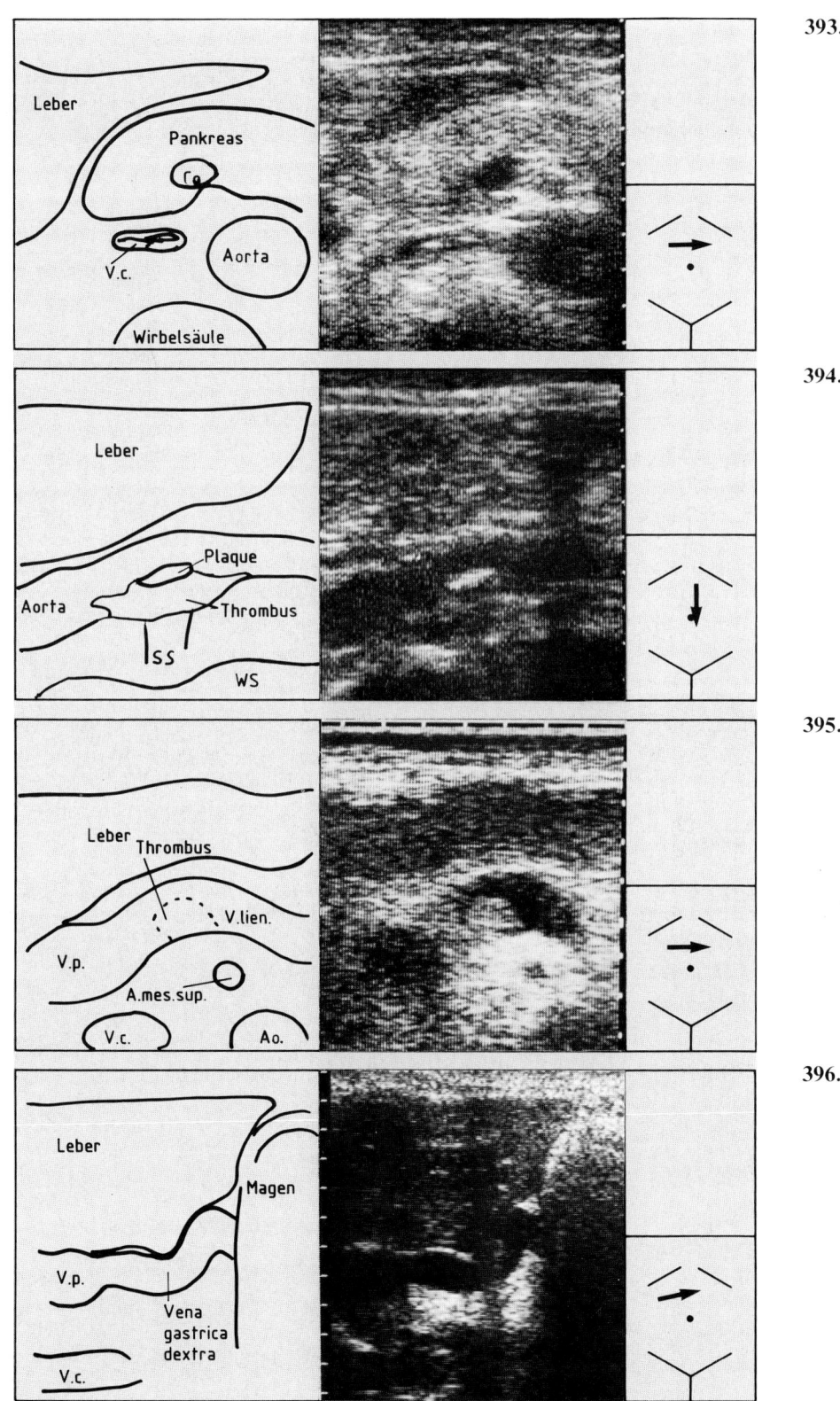

397. **Mündung der V. jugularis in die V. subclavia:** Bei oberer Einflußstauung erkennt man hier die kräftig gefüllte V. subclavia, wie sie die V. jugularis communis aufnimmt. Die Untersuchung wurde mit einem 5-MHz-Schallkopf durchgeführt. Die Gefäßwand ist glatt zu erkennen. Bei oberer Einflußstauung ist das venöse Gefäßsystem dilatiert und atemabhängig nicht beweglich.

398a. **Venöse und arterielle Halsgefäße:** Selten gelingt es sowohl die V. jugularis interna als auch die Carotis communis mit ihrer Verzweigung in die Carotis interna und externa simultan darzustellen, da die Carotiden nach ihrer Verzweigung aus der Längsachse abweichen und erst nach einigem Suchen in einer Ebene darstellbar sind.

398b. **Stenosierung der A. carotis interna:** Die Carotis communis ist glattwandig und etwas geschlungen verlaufend dargestellt, ebenso die Carotis externa, wohingegen die Interna (×) kurz nach dem Abgang eine Lumeneinengung aufweist. Diese Lumeneinengung kann bei schlechter Einstellung des Applikators auch scheinbar auftreten, wenn das Gefäß seine Richtung ändert. Eine sorgfältige Untersuchung der Halsorgane ist deshalb notwendig, um jedes Gefäß langstreckig darzustellen.

399a. **Plaque der A. carotis communis:** Mit noch stärkerer Vergrößerung werden auch kleine Wandveränderungen sichtbar, wie diese in das Lumen der Carotis communis vorragende Kalklamelle, die sich etwas im Blutstrom bewegt. Eine Korrelation zwischen dem sonographischen Ausmaß der Stenose und dem dopplersonographisch meßbaren hämodynamischen Parameter besteht nach unserer Erfahrung nicht oder nicht immer. (7,5 MHz.)

399b. **Ausgeprägte Stenosierung der A. carotis interna:** Bogenförmig und leicht im Abgang stenosiert erkennt man die Carotis externa, wie sie aus der Communis entspringt, wohingegen im Bereich des Interna-Abganges (×) nur ein breiter reflexkräftiger Bezirk mit Schallschatten zu erkennen ist. Die Stenosierung war in diesem Fall auch hämodynamisch wirksam. (5 MHz.)

400. **Axillofemoraler Bypass:** Die Fotomontage gibt nur einen kurzen Ausschnitt des subkutan rechts verlegten, axillofemoralen Bypass wieder. Die Kunststoffprothese ist schalltransparent, sie ist in ihrer ganzen Länge darstellbar. In der rechten Bildhälfte verläuft sie unmittelbar unter der Bauchhaut, in der linken in Höhe der Brust submammär. Die Gefäßwände sind langstreckig glattwandig. Thrombotische Auflagerungen, die das Lumen weitgehend verlegen, sind sowohl im Bauch- als auch im Brustteil der Prothese nachweisbar. Eine hämodynamische Relevanz dieser Prozesse bestand zum Zeitpunkt der Untersuchung nicht.

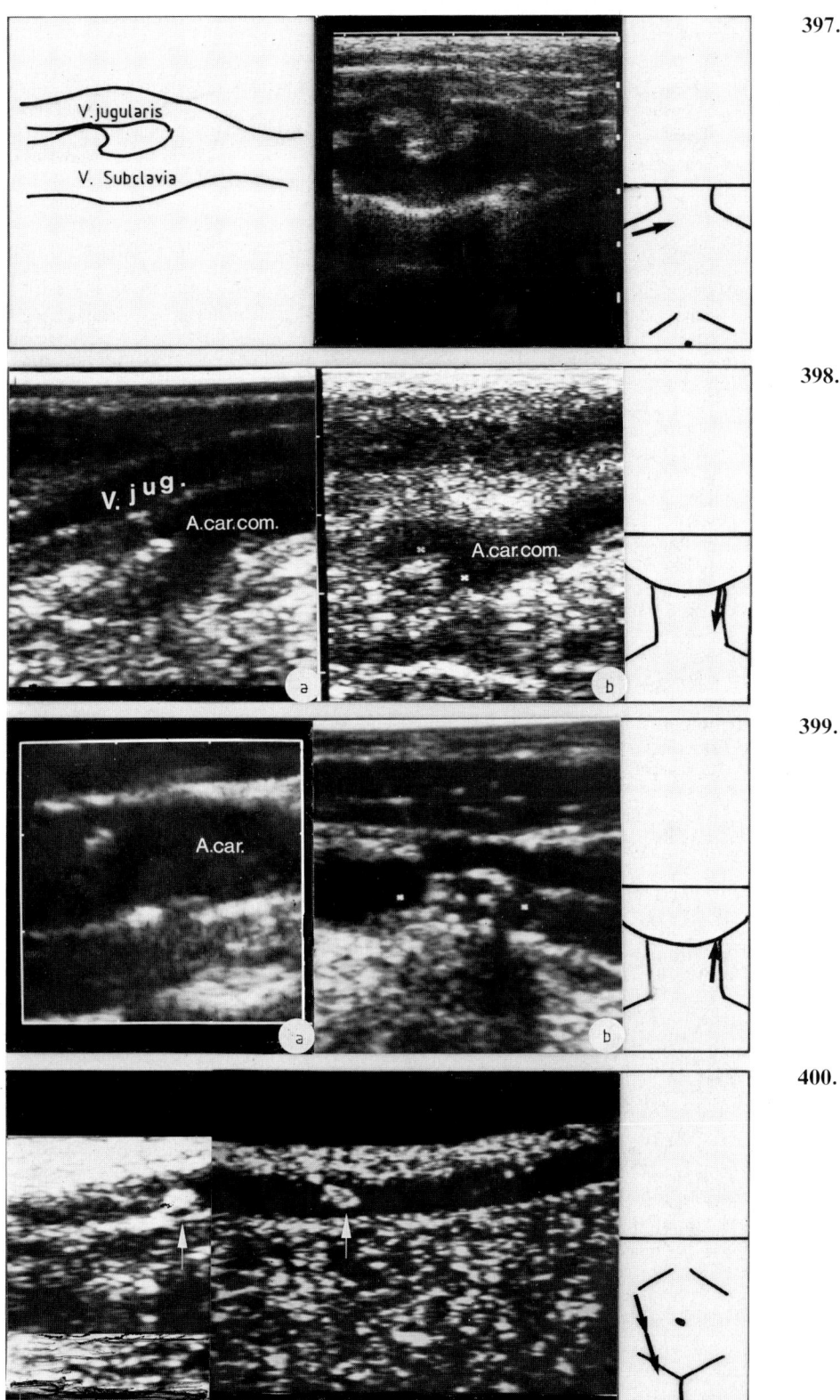

397.

398.

399.

400.

Literatur

1. Bernardino ME, Libshitz HJ, Green B, Goldstein HM (1978) Ultrasonic demonstration of inferior v. cavae involvement with right adrenal gland masses. J Clin Ultrasound 6: 167–168
2. Braun B, Kujat C, Bierbach H (1979) Aneurysma einer Jejunalarterie. Med Welt 30: 30–32
3. Carlsen EN, Filly RA (1976) Newer ultrasonographic anatomy in the upper abdomen: I. The protal and hepatic venous anatomy. J Clin Ultrasound 4: 85–90
4. Durante E, Belcastro S, Pampolini M (1978) L'ecografia nella diagnosi degli aneurismi dell'aorta abdominale. Minerva Med 69: 547–552
5. Filly RA, Laing FC (1978) Anatomic variation of portal venous anatomy in the porta hepatis ultrasonographic evaluation. J Clin Ultrasound 6: 83–89
6. Gooding GAW (1981) Ultrasound of a superior mesenteric artery aneurysm secondary to pancreatitis: a plea for real-time ultrasound of sonolucent masses in pancreatitis. J Clin Ultrasound 9
7. Herzler GM, Silver TM, Graham LM, Stanley JC (1981) Ce'iac artery aneurysm: ultrasonic diagnosis. J Clin Ultrasound 9: 141–143
8. Kurtz AB, Dubbins PA, Zegel HG, Cole-Beuglet C, Goldberg BB (1981) Normal left renal vein mimicking left renal artery aneurysm. J Clin Ultrasound 9: 105–108
9. Marchal G, Kint E, Nijssens M, Baert AL (1981) Variability of the hepatic arterial anatomy: a sonographic demonstration. J Clin Ultrasound 9: 377–381
10. Mets T, Afschrift M, Verdonk G (1980) Strong, intravascular reflections revealed by real-time sonography in some large vessels. Ultrasound Med Biol 6: 292–293
11. Miller EI, Thomas RH (1979) Protal vein invasion demonstrated by ultrasound. J Clin Ultrasound 7: 57–59
12. Mörl H (1978) Aneurysmen und Aneurysmaruptur. Dtsch Aerztebl 33: 1861–1865
13. Pauls CH (1981) Ultrasound and computed tomographic demonstration of portal vein thrombosis in hepatocellular carcinoma. Gastrointest Radiol 6: 281–283
14. Perlmutter GS, Goldberg BB (1978) Identification of the abdominal vessels. In: de Vlieger M (ed) Handbook of clinical ultrasound. John Wiley & Sons, New York Chichester, pp 271–289
15. Preim D, Bundschu HD, Bardos P, Hust W, Persigehl M (1980) Aneurysmen der Bauchaorta im sonographischen Bild. In: Hinselmann M, Anliker M, Meudt R (Hrsg) Ultraschalldiagnostik in der Medizin. Thieme, Stuttgart New York, S 122–125
16. Prendes JL, McKinney WM, Buonanno FS, Jones AM (1980) Antomic variations of the carotid bifurcation affecting Doppler scan interpretation. J Clin Ultrasound 8: 147–150
17. Ralls PW, Quinn MF, Rogers W, Halls J (1981) Sonographic anatomy of the hepatic artery. AJR 136: 1059–1063
18. Sanders RC, Conrad MR, White RI Jr (1977) Normal and abnormal upper abdominal venous structures as seen by ultrasound. AJR 128: 657–662
19. Silver TM, Washburn RL, Stanley JC, Gross WS (1977) Gray scale ultrasound evaluation of popliteal artery aneurysms. AJR 129: 1003–1006
20. Stevens RK, Fried AM, Hood TR (1982) Ultrasonic diagnosis of jugular venous aneurysm. J Clin Ultrasound 10: 85–87
21. Strohm WD, Uher B (1979) Korrelation zwischen Lebervenenverschlußdruck und sonographisch bestimmtem Durchmesser von Pfortader und Milz bei Leberkranken. Z Gastroenterol 10: 695–703
22. Taboury J, Tubiana J-M (1977) Etude échotomographique des vaisseaux du foie et des voies biliaires. J Radiol Electrol Med Nucl 58: 773–784
23. Teng SS, Laing FC (1978) Ultrasonographic demonstration of inferior vena cava invasion. J Clin Ultrasound 6: 424–426
24. Triller J (1977) Gray-Scale-Sonographie der normalen vasculären Strukturen im Oberbauch. Fortschr Roentgenstr 127: 89–97
25. Walls WJ, Templeton W (1977) The ultrasonic demonstration of inferior vena caval compression: a guide to pancreatic head enlargement with emphasis on neoplasm. Radiology 123: 165–167
26. Webb LJ, Berger LA (1977) Grey-scale ultrasonography of portal vein. Lancet 1: 675–677

Magen

Indikationen: Darstellung des normalen Magens (besonders mit 5-MHz-Schallköpfen) im Bereich des Korpus, des Antrums und insbesondere des Pylorus.
Magenwandveränderungen sind ab 0,5 cm Dicke erfaßbar, eine histologische Zuordnung ist nicht möglich.
Erfassung und Ausmessung umschriebener Magenveränderungen, speziell szirrhöser und polypöser Karzinome und extragastraler Tumoren (Leiomyome, Leiomyosarkome).
Erfassung der Beteiligung des Magens im Fall einer Systemerkrankung oder einer karzinomatösen Veränderung der Umgebung (Pankreas).
Überprüfung der Motilität. Transgastrale Darstellung der Pankreasregion durch Füllung des Magens mit luftarmer Flüssigkeit.

Aussagekraft: Im Bereich des Magenkorpus, des Antrums und des Pylorus sowie der Pars I des Duodenums ist die diagnostische Aussagekraft der Methode hoch: Veränderungen können schon ab 0,3–0,5 cm Größe nachgewiesen werden. In 90% der Fälle lag nach eigenen Untersuchungen dem sonographisch erfaßten pathologischen Befund ein pathologisch-anatomisches Substrat zugrunde.

Grenzen der Methode: Nach wie vor sind endoskopische und röntgenologische Untersuchungen durch die Methode nicht zu ersetzen, allenfalls einzusparen.
Insbesondere die Regionen Kardia, Fundus und die kranialen Korpusanteile sind durch Luftüberlagerung nicht ausreichend beurteilbar.
Frühkarzinome sind nicht erfaßbar.

Normalmaße: Die normal dicke Magenwand mißt zwischen 0,2 und 0,8 cm. Der obere Grenzwert wird während peristaltischer Kontraktionen oder im Bereich des Pylorus erreicht. Ausgedehnte oder umschriebene Magenwandverdickungen über 1 cm sollten endoskopisch geklärt werden. Der normale Magen ist peristaltisch oder durch Einfingerpalpation verformbar und verschieblich.

Untersuchungstechnik: Der Magen wird in Rückenlage des Patienten in Längs- und Querschnitten untersucht. Der gefüllte Magen wird am sitzenden Patienten zur Darstellung der dorsalen Wandanteile und retrogastralen Organe untersucht.

Wichtige Hinweise und Tips: Die Untersuchung des Magens sollte nur mit Real-time-Geräten durchgeführt werden. Eine bessere Übersicht vermittelt ein 3,5-MHz-Schallkopf. Die Wandbeurteilung erfolgt am besten mit 5- oder 7-MHz-Applikatoren. Ein ruhiger Untersuchungsablauf zur Beurteilung der peristaltischen Wellen ist notwendig. Scheinbare Magenwandverdickungen können dadurch ausgeschlossen werden. Umlagerungen und Einfingerpalpationen ergeben weitere Aufschlüsse.
Zur Darstellung retrogastraler Anteile sollte luftarme Flüssigkeit, z. B. über einen Strohhalm getrunken werden.
Da die dorsale Magenwand dem Pankreas meist unmittelbar aufliegt, ist sie als ventrale Landmarke, besonders beim atrophischen oder schlecht darstellbaren Alterspankreas zu benutzen. Kleinere Protuberanzen der Pankreaskontur können durch eine Magenwandimpression erfaßt werden.

401. **Magen im Längsschnitt in Höhe des linken Leberlappens:** Die normale Magenkokarde ist je nach peristaltischem Zustand zwischen 2 und 5 mm dick, max. 8 mm. Sie ist von ovaler Gestalt, alle Wandanteile sind gleich dick, es sei denn, der Magen ist schräg angeschnitten. Magenwandstärken über 8 mm, insbesondere wenn sie exzentrisch sind, sind auf das Vorliegen einer Magenwandveränderung suspekt. Befunde dieser Art sollten endoskopisch geklärt werden. Eine weitergehende differentialdiagnostische Unterscheidung zwischen den verschiedenen Möglichkeiten einer Magenwandverdickung (Karzinom, Ulkus, Gastritis, Faltenhyperplasie) ist in der Regel nicht oder nur bei ausgedehnten Befunden möglich.

402. **Normaler Magen mit Speiseresten im Bereich des Pylorus:** Eine konzentrische muskelkräftige Kokarde ist im Augenblick der peristaltischen Öffnung des Pylorus dargestellt. Der Magensaft, bzw. Speisebrei ist zentral in dem kreisrunden Gebilde erkennbar. Wiederum erreicht die Magenwanddicke nicht mehr als 5 mm. Eine Magenwanddicke über 8 mm muß als pathologisch angesehen werden.

403. **Normaler Magenquerschnitt:** Etwa dem Antrum folgend ist dieser Querschnitt durch den Oberbauch gelegt. Man erkennt Magenvorder- und -hinterwand etwa vom Korpus-Antrum-Übergang bis zum Pylorus, wobei der Pylorus peristaltisch verschlossen ist und muskelkräftig wirkt. Der restliche, entleerte oder nur mit wenig Saft gefüllte Magen zeigt eine zierliche 2 mm dicke Wand.

404. **Normale Duodenalwand in der Nachbarschaft der Gallenblase:** Das obere Duodenalknie ist eine sonographisch leicht auffindbare typische Formation. Meist ist dort Flüssigkeit oder Luft gefangen und bereitet differentialdiagnostische Schwierigkeiten bei der Diagnostik der angrenzenden Organe.
In diesem Fall ist durch die Saftfüllung die Dorsalwand des Duodenums gut erkennbar. Das Bild ruft in Erinnerung, wie eng der anatomische Kontakt zwischen Gallenblase und Duodenum ist.

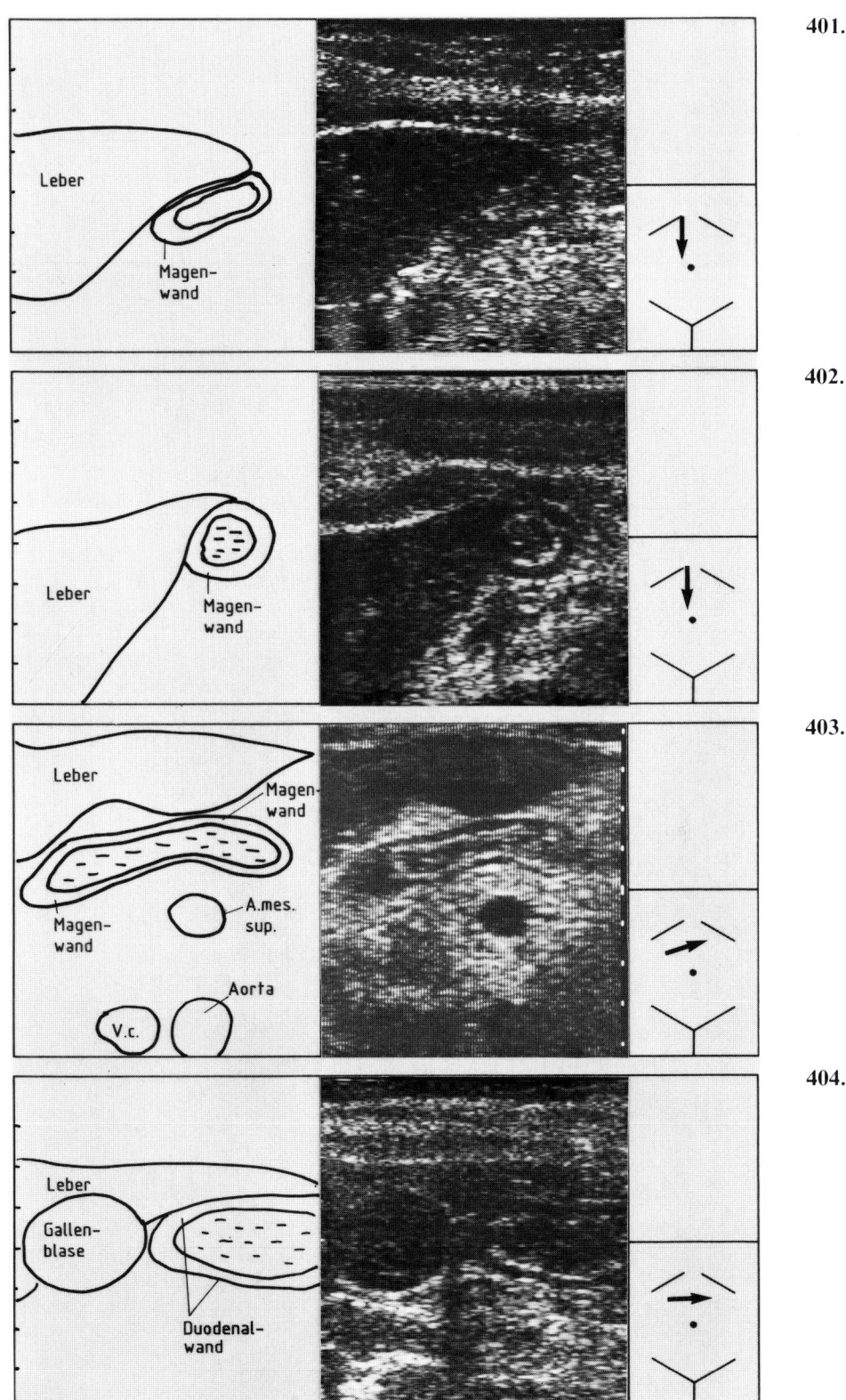

401.

402.

403.

404.

405. **Flüssigkeits- und speisegefüllter Magen:** Der Magen enthält Flüssigkeit, aber auch kräftige Luftreflexe mit Schallschatten und multiplen, soliden Partikeln, ebenfalls mit zarten Schallschatten. Das Bild macht deutlich, wie schwierig es ist, postprandial die dorsal des Magens liegenden Organe, insbesondere das Pankreas abzugrenzen, auch dann, wenn die Mahlzeit weitgehend, wie in diesem Fall, aus Flüssigkeit (Suppe) bestand oder wenn durch eine Magenausgangsstenose der Magen Flüssigkeit, Luft und Speisereste enthält. Die Ventralkontur des Magens ist gut beurteilbar, alle dorsal des Speisebreies liegenden Anteile sind der Beurteilung entzogen.

406. **Mit Speisebrei gefüllte Duodenalschlinge:** Die Partes I und II des Duodenums sind hier nahezu in ihrer Längsachse getroffen, dadurch entsteht ein Bild, wie wir es von der hypotonen Duodenographie gewohnt sind: zartwandig sind Vorder- und Hinterwand des Duodenums gut abgrenzbar. In unmittelbarer Nachbarschaft liegt die Gallenblase, sie sitzt dem oberen Duodenalknie nahezu auf. Die Abbildung verdeutlicht, daß eine Diagnostik auch postprandial noch durchführbar sein kann, insbesondere zur Beurteilung des Duodenums, das im nüchternen Zustand, luftgefüllt und schwer zu beurteilen ist. Man sollte also die Untersuchung eines Patienten, der gegessen hat, nicht primär ablehnen, sondern zunächst versuchen, aus der Situation diagnostisch das Beste zu machen.

407. **Flüssigkeitsgefüllter dilatierter Magen (Magenausgangsstenose):** Im Längsschnitt durch den Oberbauch erkennt man eine zarte Magenwand und ein flüssigkeitsgefülltes Lumen. Das Bild ähnelt dem einer Gallenblase. Je stärker der Magen dilatiert ist, um so dünner wird verständlicherweise die Magenwand, man kann diesen Effekt zur Bestimmung der Dehnbarkeit des Magens, z. B. bei Gastritis, bei Morbus Ménétrier, aber auch zur Abgrenzung eines szirrhös wachsenden Karzinoms benutzen: man läßt den Patienten Wasser trinken und beobachtet den peristaltischen Ablauf während der Magenfüllung. Trifft man einen derartigen Befund spontan, ohne vorangegangene Nahrungsaufnahme an, muß eine Magenausgangs- oder Duodenalstenose vorliegen, deren Lage mit dem Ende der Flüssigkeitssäule übereinstimmt.

408. **Darstellung des Pankreasschwanzes durch den flüssigkeitsgefüllten Magen:** Hinter dem flüssigkeitshaltigen Korpus-Antrum-Übergangsteil sieht man ein zart ausgezogenes Pankreas im Schwanzbereich mit der darunterliegenden V. lienalis.
Gelingt es auch bei wiederholter Untersuchung nicht, das Pankreas in ganzer Länge darzustellen, kann dieses Hilfsmittel versucht werden: dieser Patient hatte 1 l Leitungswasser über einen Strohhalm getrunken, der Magen ist flüssigkeitsgefüllt, wobei auch hier wiederum einzelne Schleimpartikel in der Flüssigkeit umhertreiben. Der Patient sitzt an der Kante seiner Untersuchungsliege, der Applikator ist nahezu horizontal eingestellt, der Schall erreicht durch den tiefergetretenen Magen in dieser Position das Pankreas am besten, das jetzt in ganzer Länge abgrenzbar und als unauffällig dokumentierbar ist.

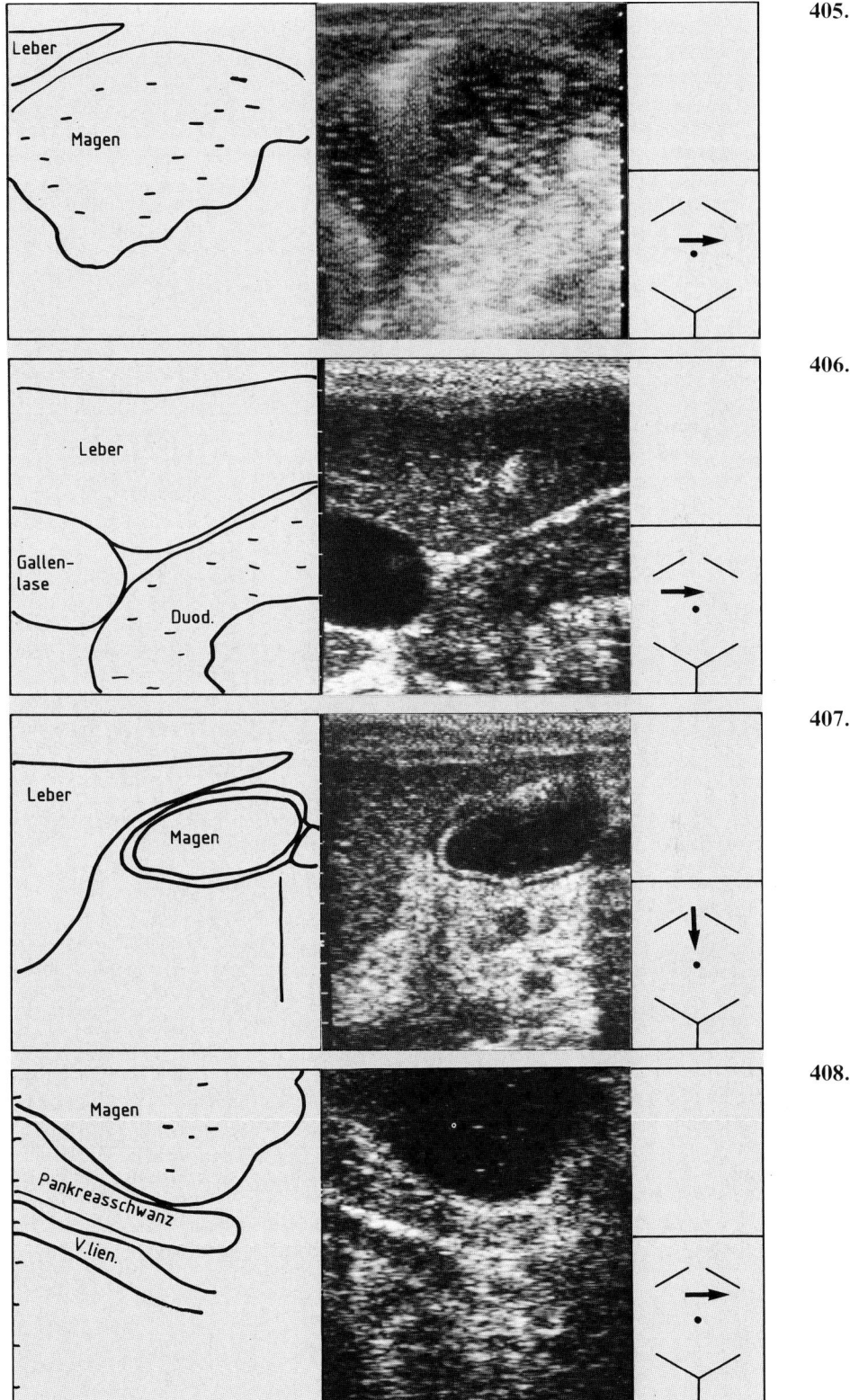

405.

406.

407.

408.

409. **Invasiv wachsendes Magenkarzinom:** Im Längsschnitt erkennt man eine asymmetrische Magenkokarde mit zentraler Luft im Magen. Die Kokarde hat eine Dicke bis zu 2,5 cm erreicht. Tentakelartige Ausläufer wachsen in die angrenzende Leber ein. Die Asymmetrie und das invasive Wachstum des Prozesses lassen auch sonographisch schon mit großer Sicherheit auf das Vorhandensein eines Karzinoms schließen, zumal wenn in der Umgebung der Invasion – wie es in diesem Fall war – Lebermetastasen nachweisbar sind.

410. **Ausgedehntes polypös wachsendes Magenkarzinom:** Man erkennt eine unregelmäßige Wandverdickung des Magens, wie sie bei Magenkarzinomen häufig ist, solange diese nicht die gesamte Magenzirkumferenz erreicht haben. Systemische Magenwandinfiltrationen dagegen sind häufiger gleichmäßig auf die gesamte Magenwand verteilt.

411. **Immunoblastom mit Infiltration des Magens:** Die Magenkontur ist hier glatter als die in Abb. 410, jedoch ebenfalls auf 2 cm verdickt und asymmetrisch.
Eine Artdiagnose der Magenwandverdickung ist sonographisch natürlich nicht zu stellen. Der Verdacht auf das Vorliegen einer malignen Infiltration wächst jedoch mit der Dicke der Magenwand. Die Sonographie eignet sich ausgezeichnet zur Verlaufsbeurteilung der Infiltration unter zytostatischer Therapie.

412a,b. **Mageninfiltration bei Non-Hodgkin-Lymphom in 2 parallelen Längsschnitten:** Auch in diesem Fall erkennt man eine reflexarme Wandverdickung des gesamten Magens: in Abb. 412a im Pylorusbereich, in Abb. 412b etwa 5 cm links davon, unter dem linken lateralen Leberlappen. Die Wand ist zirkulär verdickt, im kranialen Anteil weniger als im kaudalen. Ist in Abb. 412b die differentialdiagnostische Unterscheidung von einer Magenstauung, einem Morbus Ménétrier, einer akuten Schleimhautreizung oder einer erosiven Gastritis schwierig, kann man sich aufgrund von Abb. 412a doch weitgehend auf das Vorhandensein einer tumorösen Infiltration festlegen.

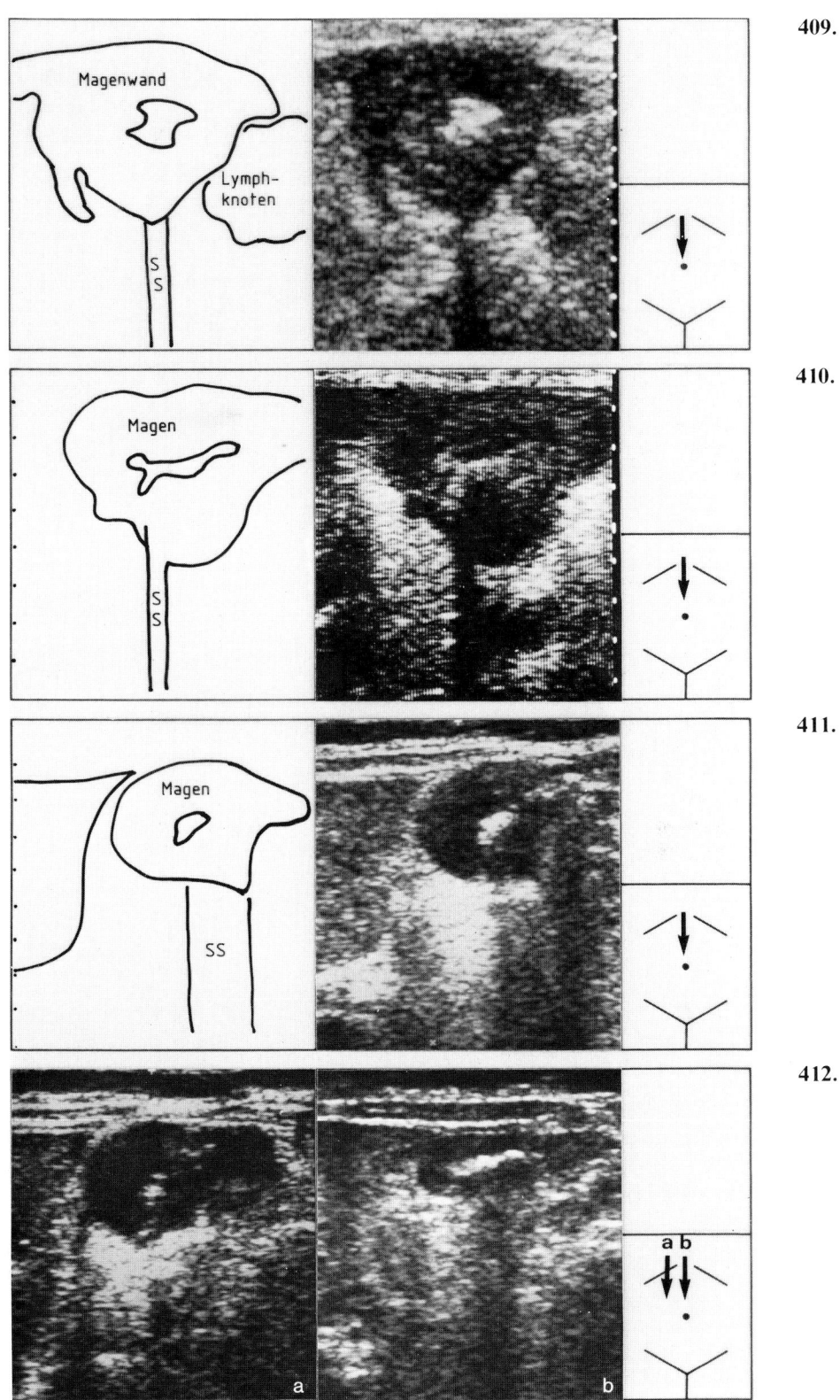

409.

410.

411.

412.

413. **Exzentrische Magenkokarde bei Neurinom des Magens:** Dieser röntgenologisch und endoskopisch unauffällige Magen wies sonographisch einen bis 4 cm großen, kugeligen, reflexarmen, kaudal in das Abdomen vorragenden Tumor auf, der sonographisch dem Magen im Bereich des Pylorus zugeordnet werden konnte. Ähnliche Gebilde haben wir bei Leiomyomen und Leiomyosarkomen gesehen. Da bei diesem Patienten nur Verdauungsbeschwerden und keine Tumorsymptomatik bestanden, hatten wir den Verdacht auf das Vorliegen eines gutartigen Magentumors geäußert. Die Operation bestätigte den Befund. Es lag ein Neurinom des Magens vor, das die Magenschleimhaut zwar imprimierte, jedoch nicht infiltrierte, weshalb der endoskopische Befund negativ war.

Hier ist eine Domäne der Ultraschalldiagnostik zu sehen: extragastral wachsende Tumoren können sonographisch erfaßt werden, auch wenn sie endoskopisch oder röntgenologisch nicht faßbar sind.

414. **Magenwandinfiltration bei Morbus Hodgkin:** In diesem Fall ist es zu einer zirkulären Infiltration des Magens mit einzelnen pseudopolypösen, in das Lumen einwachsenden Infiltrationen gekommen, die auch endoskopisch polypösen Charakter hatten. Die histologische Diagnose konnte erst durch endoskopische Zangenbiopsie gestellt werden.

415. **Polypös wachsendes Magenkarzinom mit exzentrischer Kokarde:** Die bis 3 cm nach kaudal ausladende Magenkokarde ist kranial an die Leber angeheftet. Bei Einfingerpalpation und Atembewegung war sie vom Leberunterrand nicht zu trennen, eine Invasion in die Leber ist jedoch nicht nachweisbar.

416. **Polypös wachsendes Magenkarzinom in verschiedenen Schnittebenen (5 MHz)**

416a. Polypöser Tumor im Bereich des Pylorus. Die Untersuchung wurde mit einem 5-MHz-Schallkopf bei einem schlanken Patienten durchgeführt. Sowohl die Magenvorderwand, als auch der zirkulär wachsende, z. T. polypös in das Lumen einspringende Tumor und die Magenhinterwand sind darstellbar.

416b. Etwas weiter kranial im Antrum ist lediglich die Hinterwand infiltriert, die Vorderwand zierlich ausgezogen dargestellt. Hier wird besonders der Unterschied zwischen einer normalen und einer tumorös infiltrierten Magenwand im dilatierten Zustand des Magens deutlich. Bei guten Untersuchungsbedingungen gelingt mit 5- oder 7-MHz-Schallköpfen eine Darstellung dieser Tumoren, die in ihrer Qualität der röntgenologischen ähnlich ist. Die Tiefenausdehnung des Tumors ist sonographisch exakt bestimmbar. Dies macht die Sonographie zu einer wertvollen, ergänzenden Methode.

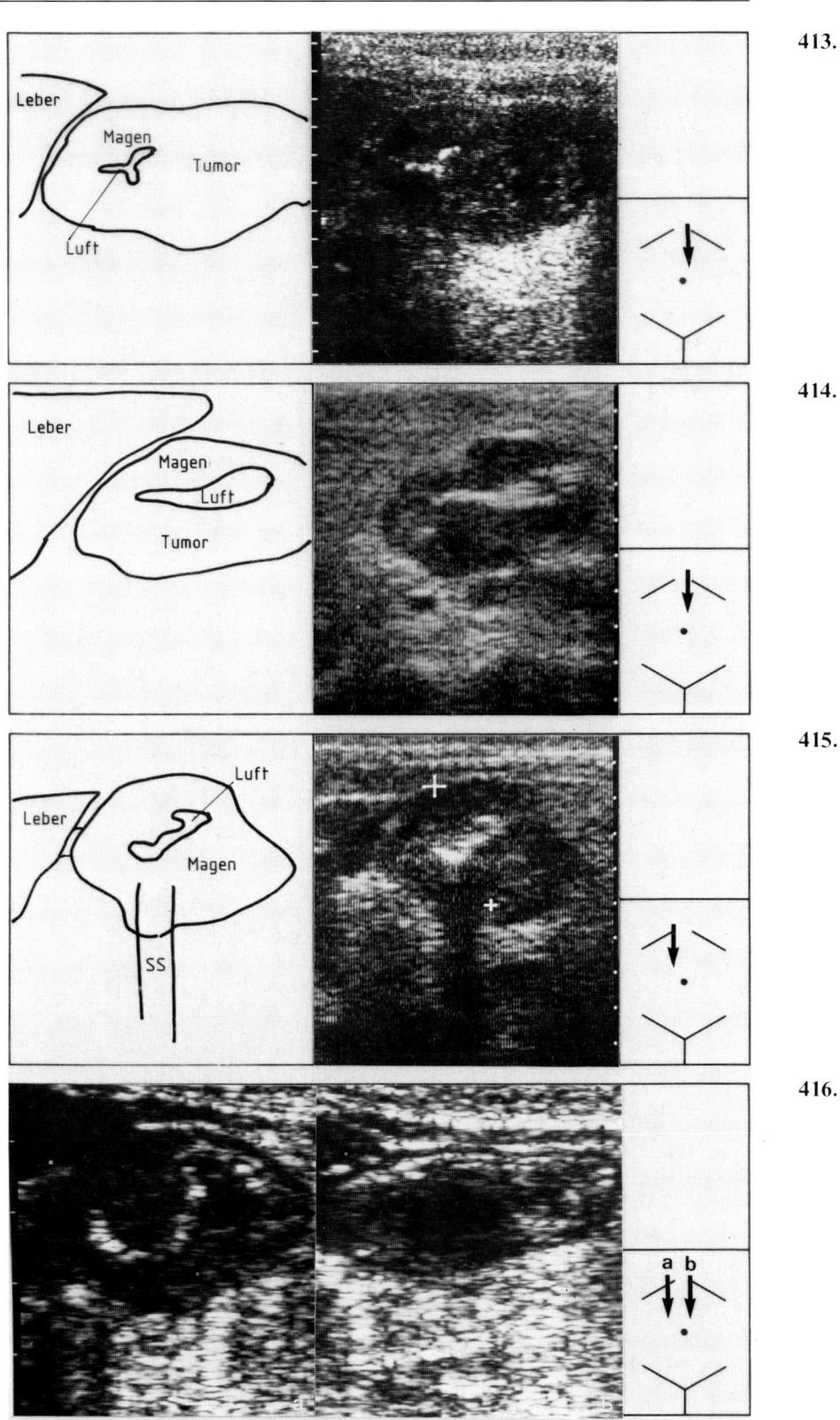

413.

414.

415.

416.

Dünndarm und Dickdarm

Indikationen: Erfassung und Zuordnung umschriebener oder langstreckiger Darmwandverdickungen.
Erkennung und differentialdiagnostische Unterscheidung verschiedener Ileusformen.
Annähernde Lokalisation des Verschlusses im Fall des mechanischen Ileus.
Verlaufsbeurteilung entzündlicher oder tumoröser Darmwandveränderungen.

Aussagekraft: Die Sonographie ist nicht die Methode der Wahl zur Erfassung entzündlicher oder tumoröser Darmveränderungen. Allerdings gelingt der primäre Nachweis von Veränderungen in 35–50%, in über 70% entsprechen Kokardenphänomene im Bereich des Dünn- und Dickdarms pathologisch-anatomischen Substraten.
Der Wert der Methode liegt in der Erkennung intraabdomineller Prozesse, die auf den Darm übergreifen oder von der Darmwand ausgehen sowie in der Verlaufsbeurteilung entzündlicher oder tumoröser Veränderungen.

Grenzen: Eine primäre Erfassung von entzündlichen oder tumorösen Veränderungen des Darms ist unsicher. Bei Meteorismus ist die Beurteilung erheblich beeinträchtigt. Die Lokalisation einer Darmwandkokarde gelingt nur ungefähr (Zuordnung zu Jejunum, Ileum oder Dickdarm). Dasselbe gilt für die Lokalisation der Obstruktion bei dem mechanischen Ileus.

Normalmaße: Der normale Dünndarm hat eine Wandstärke von 0,2 cm und ein Lumen, das bis 4 cm weit ist, der Dickdarm erreicht bei gleicher Wandstärke eine Weite von 6 cm.

Untersuchungstechnik: In Rückenlage des Patienten wird das ganze Abdomen, somit auch der Darm, in Längs- und Querschnitten abgesucht, Auffälligkeiten in Beziehung zu den Nachbarorganen dokumentiert. Bei ausgeprägtem Meteorismus kann die Untersuchung in Knie-Ellenbogen-Lage hilfreich sein.

Wichtige Hinweise und Tips: Kokarden im Bereich des Colon descendens sind bis zu einer Wandstärke von 0,4 cm physiologisch. Häufig findet man diese Veränderungen bei sog. spastischem Kolon oder bei Abführmittelabusus. Trotzdem sollten derartige Befunde kontrolliert werden. Nicht jeder flüssigkeitsgefüllte Darm ist gleich ein Ileus. Die Beurteilungskriterien müssen kritisch und nach mehrfacher Kontrolle angewendet werden.

417. **Normaler Dünndarm mit Luftfüllung:** Der Meteorismus ist das Hauptproblem für die Abdominalsonographie. Wie in dieser Abbildung, erkennt man oft nur die nebeneinander aufgereihten ventralen Darmwandanteile. Alle dorsal davon liegenden Abdominalorgane, einschließlich des Retroperitoneums sind dann der sonographischen Beurteilung entzogen.

418. **Peristaltische Kontraktion des Duodenums:** Im Querschnitt ist dorsal der Leber das obere Duodenalknie dargestellt.

Während des Ablaufs peristaltischer Wellen ändert das Darmlumen seine Weite, gleichzeitig wird die Darmwand während der Kontraktion dicker. Die Motilität dieser Darmabschnitte kann dadurch beurteilt werden. Ist der Darminhalt flüssig, wird die Darstellbarkeit der dorsalen Darmwand und der dorsal davon angrenzenden Organe, speziell des Pankreas verbessert.

419. **Normales Colon descendens mit Kotfüllung:** Das 3,5 cm weite Kolon ist vor der Defäkation voller Kot. Die Darmwand ist peristaltisch etwas kontrahiert, deshalb 2 mm dick. Der Kot füllt als amorphes reflexkräftiges Material das Darmlumen.

420. **Kotgefüllter Darm im Bereich der rechten Kolonflexur:** Das Colon transversum ist etwas schräg angeschnitten. Es hat einen maximalen Durchmesser von 3 cm. Die Wand ist wiederum filiform, 1–2 mm dick, das Lumen gefüllt mit reflexkräftigem Kot und etwas Luft. Diese Abbildungen sind natürlich Momentaufnahmen, die sich während der peristaltischen Bewegung des Darms permanent in ihrem Aussehen ändern. Eine Konstanz solcher Zustandsbilder weist auf eine Koprostase hin.

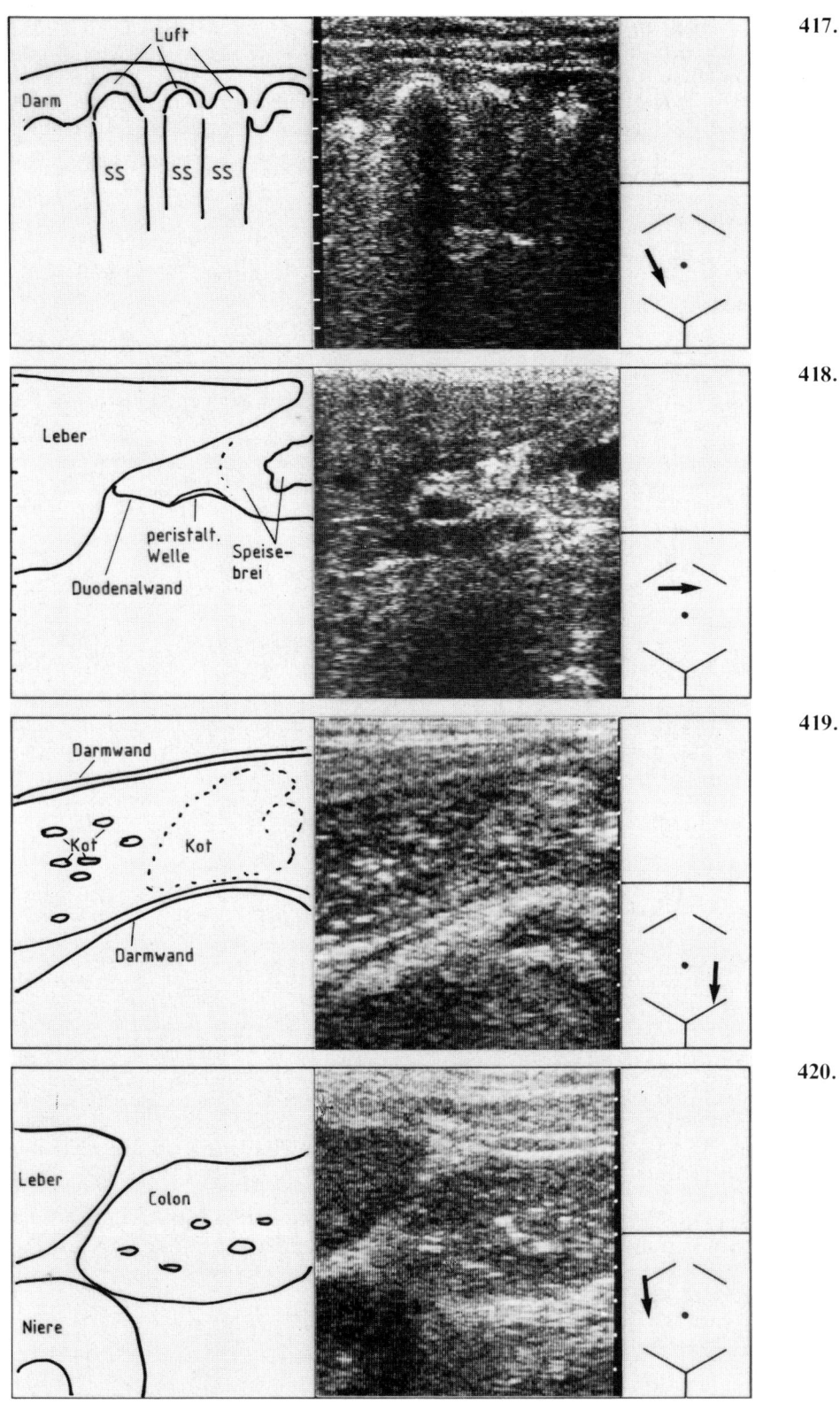

417.

418.

419.

420.

421. **Mechanischer Ileus:** Im rechten Unterbauch, kranial der Ileozäkalklappe, ist das typische Bild eines Ileus erkennbar: der Dünndarm, charakterisiert durch seine nicht durchgreifende Fiederung ist etwas dilatiert und mit Flüssigkeit und Kotanteilen gefüllt, wobei eine heftige Pendelperistaltik im Real-time-Bild eindrucksvoll zur Abbildung kommt. Die Lokalisation des Verschlusses ist in der Regel annähernd bestimmbar, in einzelnen Fällen ist die Ursache erkennbar, wenn eine tumoröse Veränderung des Darms die Stenose oder den Verschluß bedingt. Nicht jede Flüssigkeitsansammlung im Dünn- oder Dickdarm ist identisch mit einem Ileus, sie ist bei allen Formen der Diarrhö, seien sie alimentär, endogen oder iatrogen ausgelöst, zu finden.

422. **Längerbestehender mechanischer Ileus:** Die Flüssigkeitsansammlung im Darm hat zugenommen. Noch ist die typische Dünndarmfiederung erkennbar. Die Pendelperistaltik wird matter.

423. **Mechanischer Ileus des Dickdarms:** Man erkennt im Bereich der Ileozäkalklappe den Übergang des kräftig gefiederten Dünndarms in das weite dilatierte Zäkum, in dem sich Flüssigkeit und Stuhl befinden. Die Obstruktion muß somit weiter distal im Kolon liegen. In diesem Fall handelte es sich um einen Tumorverschluß des Querkolons.

424. **Längerbestehender Dickdarmileus des Colon descendens:** Die Fotomontage zeigt etwa den wirklichen Verlauf des Colon descendens. Der Darm ist erweitert, mit flüssigem Kot gefüllt. Die Darmwand gut abgegrenzt. Es besteht immer noch eine Pendelperistaltik, wobei die Flüssigkeitssäule bis zu dem Hindernis – in diesem Fall ein im Sigma gelegener Tumor – transportiert wird, dort anschlägt und zurückläuft. Kurzfristig wird der Darm dann durch heftige peristaltische Wellen erfaßt, die zu einer kräftigen Durchschnürung des Darms und Bewegung des Darminhalts führen. Dieses Phänomen korreliert mit dem auskultatorischen Plätschern.

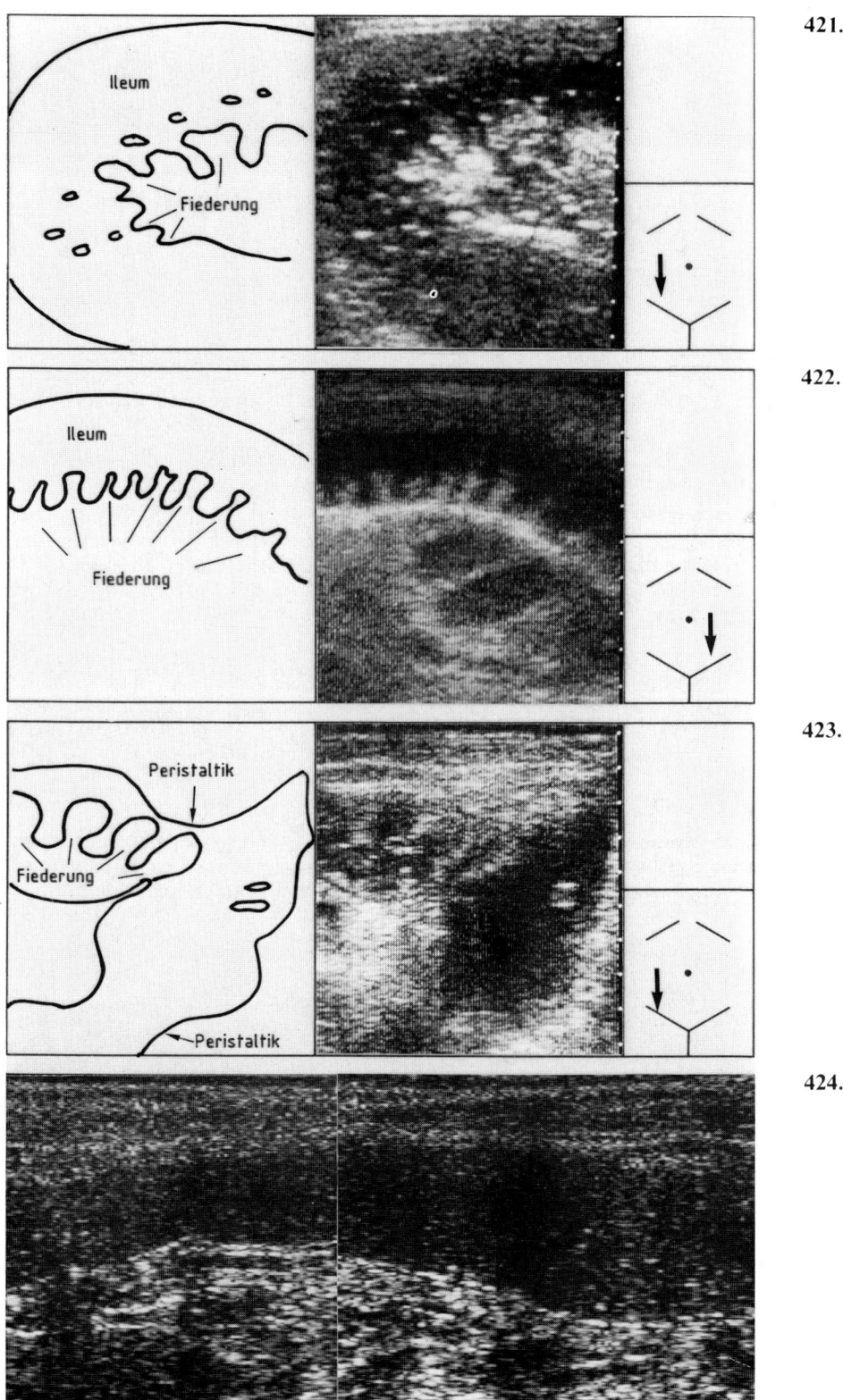

421.

422.

423.

424.

425. **Ileotransversostomie:** Über eine zierliche Verbindungsbrücke sind hier Ileum und Kolon miteinander verbunden. Die Anastomose ist sonographisch gut darstellbar.

Wenige Tage nach der Operation ist der Darm noch atonisch, das Übertreten des Darminhalts über die Anastomose ist im Real-time-Bild besonders schön darstellbar. Damit läßt sich die Kompetenz der Anastomose nachweisen, eine Nahtinsuffizienz aufgrund des Fehlens extraenteraler Flüssigkeitsansammlungen ausschließen.

Da gleichzeitig ein Anus praeter vorlag, konnten wir die Kompetenz der Anastomose durch den Übertritt der Flüssigkeit eines Einlaufs beweisen.

426a. **Darmwandverdickung bei unspezifischer Enteritis:** Langstreckig ist eine Darmschlinge dargestellt, deren ventrale und dorsale Wand leicht verdickt und etwas versteift sind: die Peristaltik läuft nur mühsam ab. Die Dünndarmwand ist normalerweise nur 1–2 mm dick, hier ist sie deutlich angeschwollen, dadurch leichter erkennbar. Die Fiederung ist etwas verplumpt bis verstrichen.

426b. **Mesenterialvenenthrombose:** Dieses Sektorscannerbild zeigt eine verdickte Darmschlinge, versteift und unbeweglich im Mittelbauch.

Der exsikkierte Patient klagte plötzlich über heftigste Oberbauchschmerzen. Die ödematöse unbewegliche Darmschlinge wies auf die Diagnose hin, die operativ bestätigt wurde.

427a. **Paralytischer Ileus:** Die Darmschlingen sind extrem dilatiert und flüssigkeitsgefüllt. Im Real-time-Bild ist keine Darmtätigkeit mehr zu erkennen. Werden die derart veränderten Darmschlingen quer zur Verlaufsrichtung geschnitten, erscheinen sie sonographisch wie nebeneinander aufgereihte reflexlose Kugeln.

427b. **Kotgefüllte Darmschlingen im Aszites:** Im Gegensatz zu Abb. 427a sind die Darmschlingen hier mit reflexkräftigem Kot gefüllt. Sie treiben entsprechend der Peristaltik in der freien Aszitesflüssigkeit, die den gesamten Bauchraum ausfüllt.

428. **Darmschlingen in entzündlichem Aszites:** Die Darmschlingen sind nicht völlig frei beweglich. In dem durch Fibrinfäden als entzündlich charakterisierten Aszites sind sie aneinander fixiert. Die Darmwand ist entzündlich verdickt, der flüssige Darminhalt treibt in Pendelperistaltik hin und her.

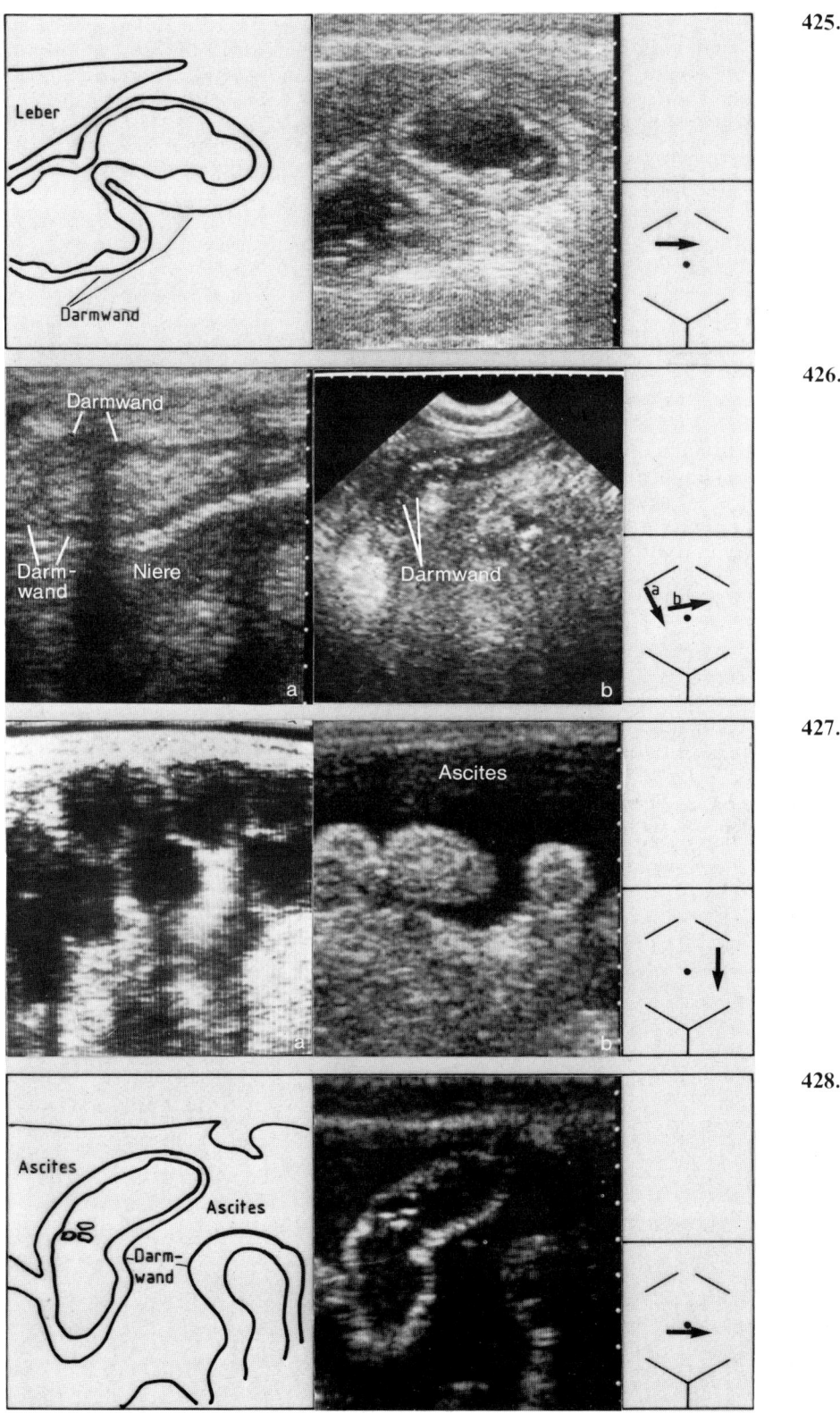

425.

426.

427.

428.

429. **Ausgedehntes Karzinom des Querkolons mit nekrotischem Tumorzerfall:** Die Wandverdickung im Colon transversum erreicht 3 cm. Der Tumor ist unregelmäßig begrenzt, Teile ragen polypös in das verschmälerte Lumen ein. Die kaudalen, dorsalen Anteile des Tumors sind nekrotisch eingeschmolzen. Dieser Prozeß war natürlich bereits palpabel. Die Diagnose wurde endoskopisch bestätigt. Der Wert der Methode liegt hier in der exakten Erfassung der Ausdehnung des Tumors.

430. **Kolonkarzinom der rechten Flexur mit Lymphknoteninfiltration:** Am oberen Bildrand erkennt man die Leber. Darunter eine asymmetrische Kolonkokarde mit einer Wandstärke bis zu 2 cm. Ventral und kranial anschließend 2 bereits infiltrierte Lymphknoten. Auch diese Diagnose wird leicht zu stellen sein: eine entzündliche Darmwandverdickung wird kaum diese Dicke erreichen, oder sie ist dann gleichmäßig auf die gesamte Kolonzirkumferenz verteilt.

Die Zuordnung zum Kolon fällt in diesem Fall leicht, da das Kolon kaudal der Leber und Milz anliegt. Liegt der Prozeß im Mittelbauch, kann eine Zuordnung zu Kolon oder Dünndarm schwer fallen.

431. **Rektumkarzinom im Längsschnitt:** Bei entleerter Harnblase ist die Rektumregion luftüberlagert. Ein Rektumkarzinom ist dann nicht darstellbar. Erst wenn, wie in diesem Fall, die Harnblase gefüllt ist und die Rektumwand deutlich verdickt ist (1,5 cm), gelingt es, die steife Doppelkontur des zirkulär wachsenden Rektumkarzinoms abzubilden.

432. **Rektumkarzinom im Querschnitt:** Derselbe Patient wie in Abb. 431. Die leicht exzentrisch, insgesamt jedoch die ganze Darmwand erfassende Infiltration ist hier hinter der mäßig gefüllten Harnblase gut erkennbar. Eine Infiltration der Nachbarorgane ist sonographisch nicht zu erkennen.

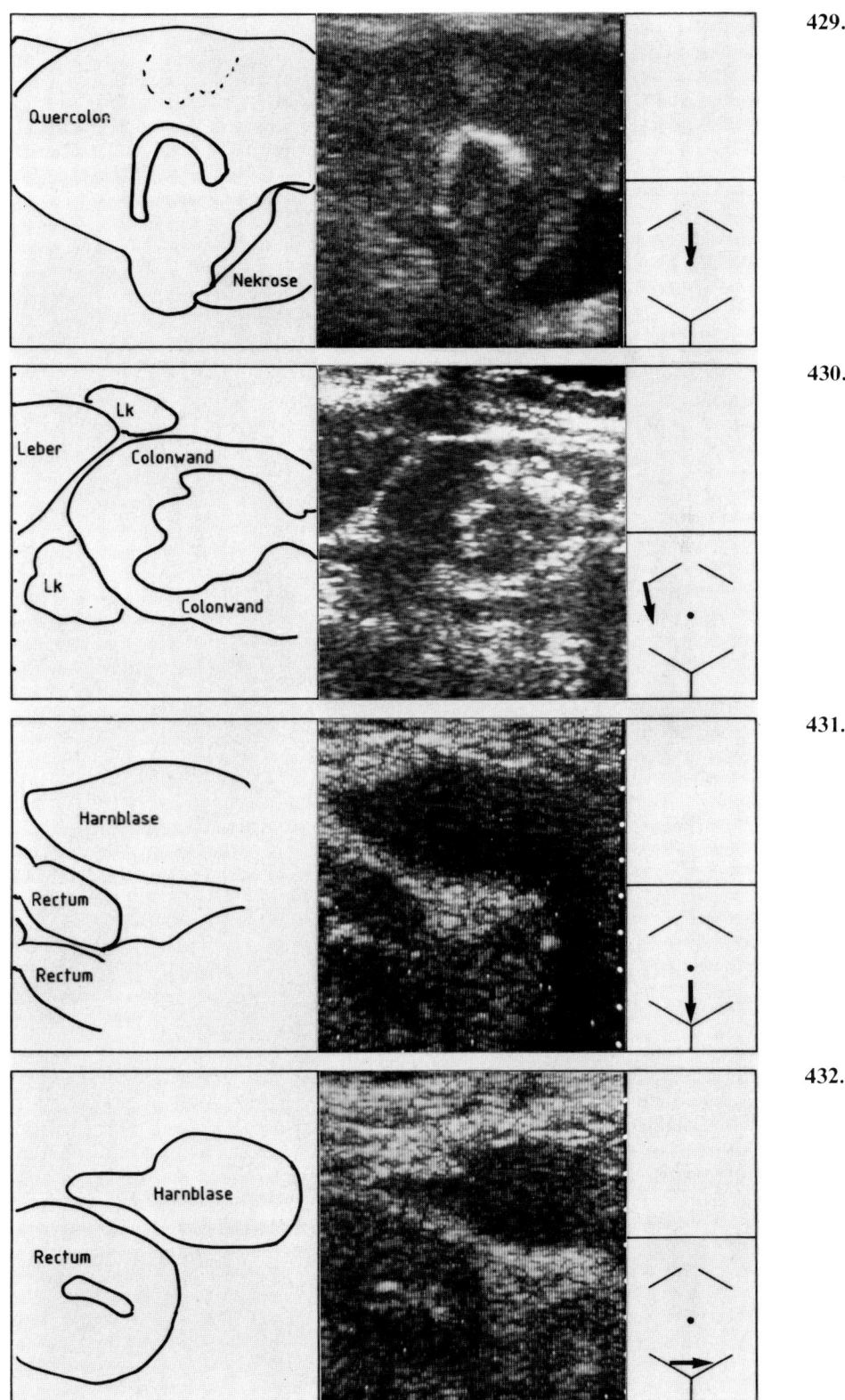

429.

430.

431.

432.

433.   **Dünndarmkonglomerate bei Morbus Crohn:** Die Darmschlingen sind wandverdickt, starr gewunden, teilweise miteinander verklebt und immobil. Die Darmwand ist stellenweise verdickt.

Die Sonographie erlaubt im Fall eines bekannten Morbus Crohn, eine Verlaufskontrolle unter Therapie. Dabei können sowohl die Wandstärke des Darms beurteilt werden, als auch evtl. Komplikationen der Erkrankung (Abszesse, Fisteln) erfaßt werden.

434.   **Abszeß bei Morbus Crohn:** Angrenzend an den gewunden verlaufenden, wandverdickten Dünndarm, erkennt man hier eine reflexlose Formation im rechten Unterbauch, die einer Abszedierung entspricht. Der Befund konnte feinnadelbioptisch bestätigt werden.

435.   **Diagnostischer Einlauf ohne pathologischen Befund bei einem 6jährigen Jungen:** Auf diese Möglichkeit der Sonographie soll am Rande hingewiesen werden, weiterreichende Erfahrungen liegen uns bisher nicht vor. Durch einen Einlauf unter sonographischer Kontrolle gelingt es, höhergradige Stenosierungen Lageanomalien und Fisteln ebenso nachzuweisen, wie die Kompetenz einer operativ angelegten Anastomose. Bei diesem Jungen galt es, einen Obturationsileus auszuschließen. Die tiefe Einschnürung der Kolonschlinge löste sich nach einiger Zeit auf. Sie war nur spastisch bedingt. (Einsparung von Röntgenstrahlen bei Jugendlichen.)

436.   **Kolonpolyp innerhalb einer Darmschlinge im Aszites:** Innerhalb dieses quergetroffenen Kolonabschnitts, der von Aszites umgeben ist, erkennt man eine reflexkräftige, von der Wand ausgehende, in das Lumen einragende, polypöse Formation. Bei diesem Patienten bestanden gleichzeitig eine Polypose des Dickdarms und eine Niereninsuffizienz mit Aszites. Die Beurteilung des Darms ist bei Existenz eines Aszites erleichtert. Der Nachweis von Dickdarmpolypen bei familiärer Polypose gelingt sonographisch häufig. Die Methode eignet sich jedoch nicht zum Ausschluß von Polypen.

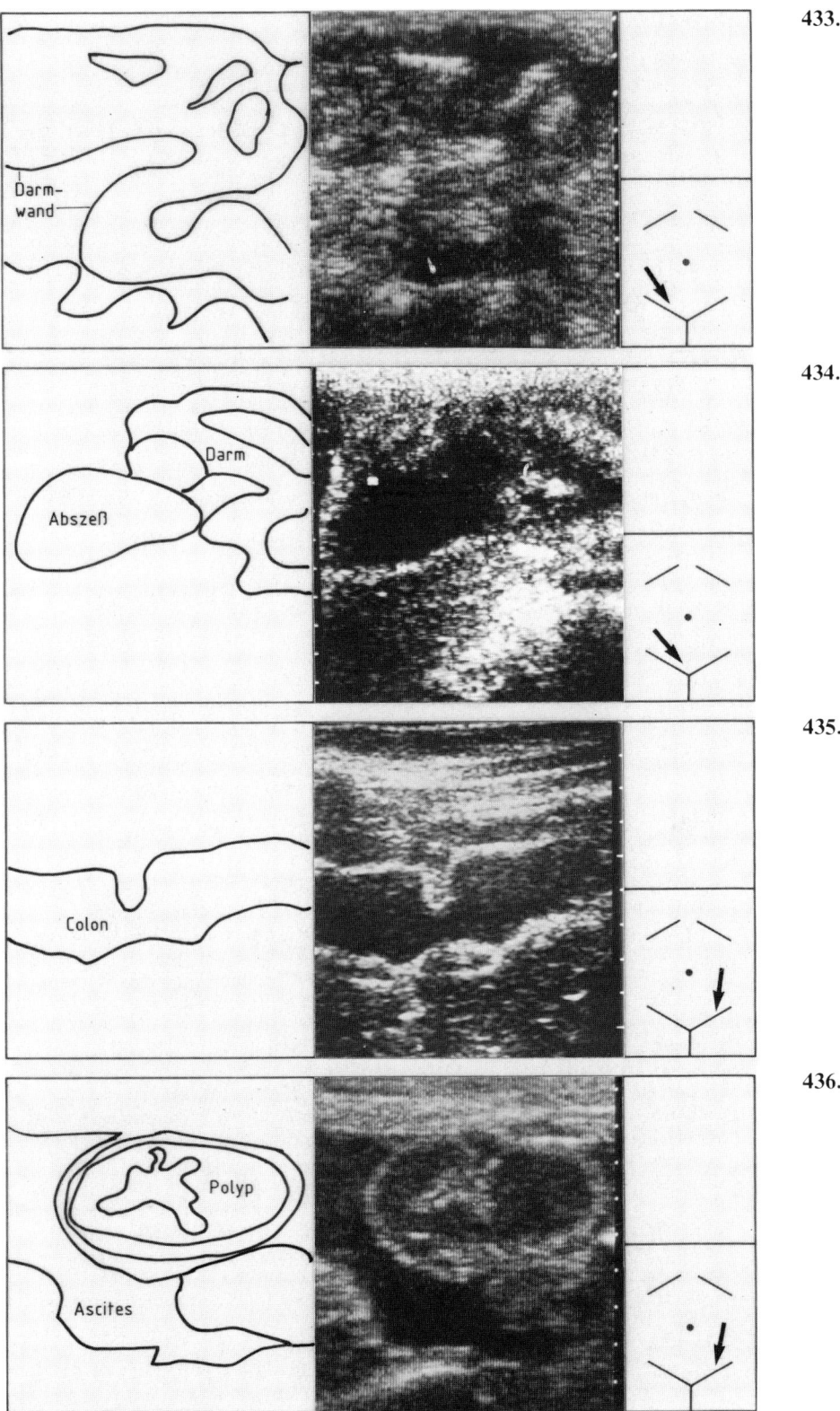

Literatur

1. Aufschnaiter M (1981) Das sonographische Bild des diffus infiltrierenden Magentumors. Fortschr Roentgenstr 134: 677–680
2. Birns MT, Katon RM, Keller F (1979) Intramural hematoma of the small intestine presenting with major upper gastrointestinal hemorrhage. Gastroenterology 77: 1094–1100
3. Busse H-J, Nilius R, Männchen E (1980) Beitrag der Sonographie in der Diagnostik von Kolontumoren. Ber Ges Inn Med 12: 221–224
4. Dubbins P, Nunnerley HB (1980) Intratumor gas- and ultrasound sign of tumour necrosis. Clin Radiol 31: 711–715
5. Ennis MG, MacERLEAN DP (1981) Biopsy of bowel wall pathology under ultrasound control. Gastrointest Radiol 6: 17–20
6. Farrant P (1980) The antenatal diagnosis of oesophageal atresia by ultrasound. Br J Radiol 53: 1202–1203
7. Frank P, Menges V, Klein M (1978) Die Ultraschalldiagnostik bei wandinfiltrativen Prozessen des Intestinaltraktes. Fortschr Roentgenstr 129: 90–98
8. Gooding GAW (1981) Ultrasonography of the cecum. Gastrointest Radiol 6: 243–246
9. Holt S, Samuel E (1978) Multiple concentric ring sign in the ultrasonographic diagnosis of intussusception. Gastrointest Radiol 3: 307–309
10. Holt S, McDicken WN, Anderson T, Stewart IC, Heading RC (1980) Dynamic imaging of the stomach by real-time ultrasound – a method for the study of gastric motility. Gut 21: 597–601
11. Jasinski R, Rubin JM, Beezhold C, Aisen A (1981) Ultrasound examination of the colon. J Clin Ultrasound 9: 206–208
12. Jenss H, Klott KJ, Malchow H (1980) Sonographie: Darstellung von Fistel und Abszessen beim Morbus Crohn. Leber Magen Darm 10: 317–320
13. Kremer H, Lohmoeller G, Zöllner N (1977) Primary ultrasonic detection of a double carcinoma of the colon. Radiology 124: 481–482
14. Kremer H, Stocker K, Walther B (1979) Der flüssigkeitsgefüllte Magen – ein „akustisches Fenster" zur verbesserten sonographischen Pankreasdiagnostik. Dtsch Med Wochenschr 104: 1090–1091
15. Kremer H, Gröbner W (1981) Sonography of polypoid gastric lesions by the fluid-filled stomach method. J Clin Ultrasound 9: 51–54
16. Morgan CL, Trought WS, Oddson TA, Clark WM, Rice RP (1980) Ultrasound patterns of disorders affecting the gastrointestinal tract. Radiology 135: 129–135
17. Morin ME, Blumenthal DH, Tan A, Li YP (1981) The ultrasonic appearance of ileocolic intussusception. J Clin Ultrasound 9: 516–518
18. Pernice H, Braun B (1981) Ultraschalluntersuchung in der Tumordiagnostik. Sonographische Darstellung eines Leiomyoms des Magens. Med Welt 32: 1081–1083
19. Räth U, Bartscher HK, Erchinger G, Leitner A, Talatzko H (1980) Die Kriterien der Darstellbarkeit wandinfiltrativer und stenosierender Prozesse des Colons. In: Hinselmann M, Anliker M, Meudt R (Hrsg) Ultraschalldiagnostik in der Medizin. Thieme, Stuttgart, S 92–95
20. Rettenmaier G (1980) Die sonographische Erfassung und Interpretation von neoplastischen und anderen Wandverdickungen am Magen. In: Hinselmann M, Anliker M, Meudt R (Hrsg) Ultraschalldiagnostik in der Medizin. Thieme, Stuttgart, S 85–86
21. Salem S, Hiltz CW (1978) Ultrasonography appearance of gastric lymphosarcoma. J Clin Ultrasound 6: 429–430
22. Schabel SI, Rittenberg GM, Bubanj R, Warren E (1979) Pedunculated gastric leiomyoma: a wandering abdominal mass demonstrated by ultrasound. J Clin Ultrasound 7: 211–212
23. Scheible W, Goldberger LE (1979) Diagnosis of small bowel obstruction: the contribution of diagnostic ultrasound. AJR 133: 685–688
24. Schuster SR, Teele RL (1979) An analysis of ultrasound scanning as a guide in determination of „high" or „low" imperforate anus. J Pediatr Surg 14: 798–800
25. Strohm WD, Jessen K, Phillip J, Classen M (1981) Endoskopische Ultraschalltomographie des oberen Verdauungstraktes. Dtsch Med Wochenschr 106: 714–717
26. Weissberg DL, Scheible W, Leoplod GR (1977) Ultrasonographic appearance of adult intussusception. Radiology 124: 791–792
27. Weiss H, Weiss A, Meissner J, Keller W, Deck G, Menges HW (in Vorbereitung) Die Möglichkeiten der Sonographie für die differentialdiagnostische Klärung und Verlaufsbeurteilung des paralytischen und des mechanischen Ileus. Intensivmedizin

Freies Abdomen

Indikationen: Nachweis und Differenzierung solider und zystischer Veränderungen des Bauchraums (Aszites, Zysten, Abszesse, Hämatome, Tumoren). Zuordnung unklarer Palpationsbefunde. Nachweis oder Ausschluß posttraumatischer oder postoperativer Komplikationen (Hämatome, Abszesse). Ultraschallgezielte Feinnadelbiopsie umschriebener Veränderungen im Abdomen.

Aussagekraft: Umschriebene Veränderungen im Bauchraum können – gute Einsehbarkeit vorausgesetzt – ab 2 cm Größe in 100% der Fälle nachgewiesen werden. Der Nachweis von Aszites gelingt in Knie-Ellenbogen-Lage ab 100 ml, ab 200 ml in Rechtsseitenlage. Die Klärung unklarer abdomineller Prozesse gelingt in 85% der Fälle.

Grenzen: Bei Luftüberlagerung und postoperativen Verbänden und Narben ist eine Beurteilung nicht oder eingeschränkt möglich. Eine Differenzierung massiver Flüssigkeitsmassen im Abdomen (Stauungsaszites und entzündlicher Aszites einerseits und Hämaskos andererseits) gelingt schwer. Die Differenzierung umschriebener Flüssigkeitsansammlungen (gekammerter Aszites, Blut, Eiter) kann ebenfalls schwierig sein.

Untersuchungstaktik: Das Abdomen wird in Rückenlage des Patienten oder bei Meteorismus in Links- oder Rechtsseitenlage in Längs- und Querschnitten untersucht. Auffällige Befunde werden unter Einbeziehung anatomischer Fixpunkte (Wirbelsäule, Gefäße, große Oberbauchorgane, Harnblase, Uterus etc.) dokumentiert.

Tips und besondere Hinweise: Bei starker meteoristischer Blähung kann der Patient in Knie-Ellenbogen-Lage untersucht werden. Flüssige Bestandteile des Abdomens sammeln sich, sofern sie frei ausfließen können, am tiefsten Punkt des durchhängenden Bauches. Die Untersuchung frisch operierter Patienten kann durch luftdichtes Abdecken der Wunde mit einer Operationsfolie ermöglicht werden. Die Zuordnung unklarer umschriebener Befunde wird durch die Beobachtung während der Atemtätigkeit und durch Einfingerpalpation erleichtert.

437. **Hämatom der Bauchdecke:** In den tiefen Schichten der Muskulatur war dieses reflexlose Areal entstanden. Der Prozeß imponierte klinisch als derbe Resistenz der Bauchdecke. Bei der Patientin war eine „low dose" Heparin-Therapie durchgeführt worden. Offenbar war die Applikation an dieser Stelle zu tief erfolgt.

438. **Epiperitoneales Hämatom:** Nach einem stumpfen Bauchtrauma war hier eine kleine reflexlose Zone an der inneren Begrenzung der Bauchdecke entstanden. Das Hämatom hängt tropfsteinartig von der Bauchdecke herab und ist vom Peritoneum bedeckt. Dorsal des Hämatoms erkennt man eine Niere, deren Parenchym als Zeichen einer gleichzeitigen Nierenprellung verdickt und unscharf begrenzt ist.

439. **In Resorption befindliches intramuskuläres Hämatom der Bauchdecke:** Das Hämatom war traumatisch entstanden. Oberhalb des Nabels ist die Bauchdecke verdickt, die Muskelschichten sind auseinandergedrängt durch einen reflexlosen Prozeß, der in der Peripherie bereits reflexkräftig wird, also in Organisation übergeht.

440. **Rhabdomyom der Bauchdecke:** Dieser tastbare knotige Prozeß erschien sonographisch reflexarm, nahezu reflexlos mit leichter Verdickung der Bauchdecke und geringfügigem Begleitödem. Histologisch handelte es sich um ein Rhabdomyom des M. rectus.

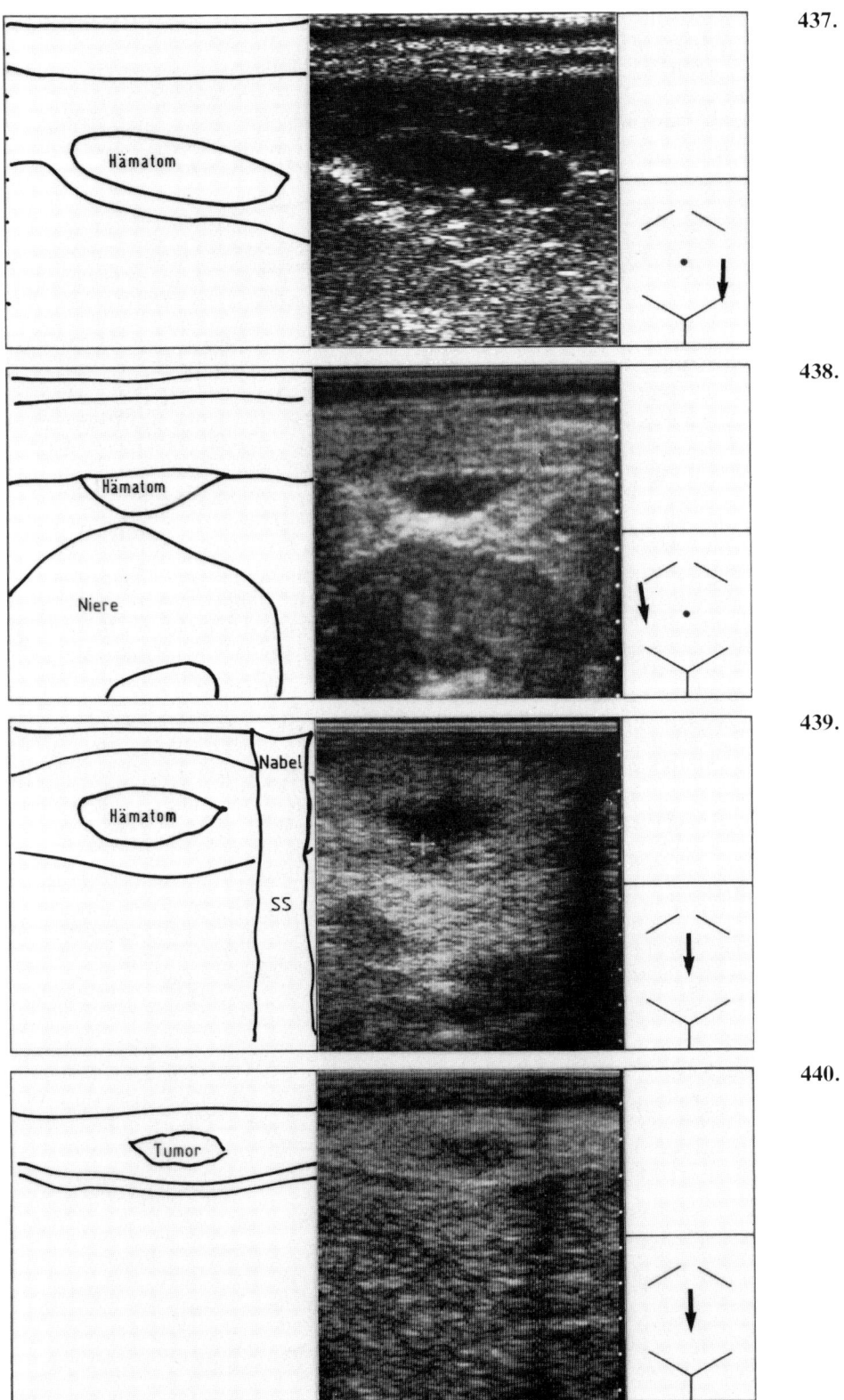

437.

438.

439.

440.

441. **Vier Zentimeter großer Bauchdeckentumor mit Verdrängung der umgebenden Gewebs-schichten:** Dieser reflexkräftige kugelige, gut abgesetzte Prozeß verdrängt Muskularis und Kutis. Er hat sich in die Haut „eingenistet". Insbesondere nach Operationen aus-gedehnter abdomineller Tumoren kommt es zum Aufschießen von sonographisch leicht nachweisbaren Bauchdeckenmetastasen, die meist reflexkräftig innerhalb der Bauchdecke zu erkennen sind oder sich epiperitoneal in die Bauchhöhle vorwölben.

442. **Ausgedehnter Abszeß im Bereich der linken Beckenschaufel nach Beckenkammbiopsie:** Der scheckig gemusterte, durch eine reflexkräftige Lamelle begrenzte Prozeß war lang-sam entstanden. Bei einem Patienten mit terminaler Niereninsuffizienz war wegen ei-ner Markdepression eine Beckenkammbiopsie durchgeführt worden. Die Punktions-nadel war abgerutscht. Es kam zu einem Hämatom, das sich bei dem resistenzge-schwächten Patienten superinfizierte und zum Abszeß entwickelte.

Abszesse können je nach Beschaffenheit des Eiters reflexarm, reflexreich oder ge-mischt reflektierend sein. Abszesse sind meist ellipsoid, unregelmäßig begrenzt, zu-nächst schwer abgrenzbar, bei längerem Bestehen mit einem Randsaum in Form einer reflexkräftigen Zone – wie in diesem Fall – versehen. Im Gegensatz dazu sind Hämã-tome zunächst echofrei, beginnen jedoch bereits nach 24 h Reflexe auszubilden. Ein Hämatom in Organisation wird dann zunehmend reflexkräftig.

443. **Subdiaphragmaler Abszeß und basale Pneumonie links bei Zustand nach Milzexstirpa-tion:** Unterhalb des Diaphragmas liegen eine reflexkräftige durch eine breite Kapsel markierte und daneben eine gut abgegrenzte reflexarme Formation. Nach Milzexstir-pation war zunächst ein Hämatom entstanden, das sich im Rahmen eines Antikörper-mangelsyndroms infizierte und in einen Abszeß überging. Kranial des scharf begrenz-ten Diaphragmas erkennt man die reflexarme Lunge. Ein derartiges Erscheinungsbild tritt nur dann auf, wenn die Lunge nicht mehr lufthaltig ist, wie dies im Fall einer In-filtration oder einer Atelektase der Fall ist.

Subphrenische Abszesse sind links meist kranial der Niere, kranial oder dorsome-dial der Milz oder entlang des Psoas bis zum Douglas-Raum zu verfolgen; auf der rechten Seite oberhalb von Leber und rechter Niere.

444. **Ausgedehnter retroperitonealer Abszeß mit Verdrängung der rechten Niere und Drehung der Nierenachse:** Dorsal dieser Niere liegt eine ausgedehnte reflexlose Formation, die die Niere nach ventral verlagert hat, wobei sich die Niere in ihrer Längsachse gedreht hat. Durch Feinnadelbiopsie wurde ein Abszeß nachgewiesen.

Bei entsprechendem klinischen Verdacht sind Abszesse intra- oder retroperitoneal in 90% der Fälle nachweisbar.

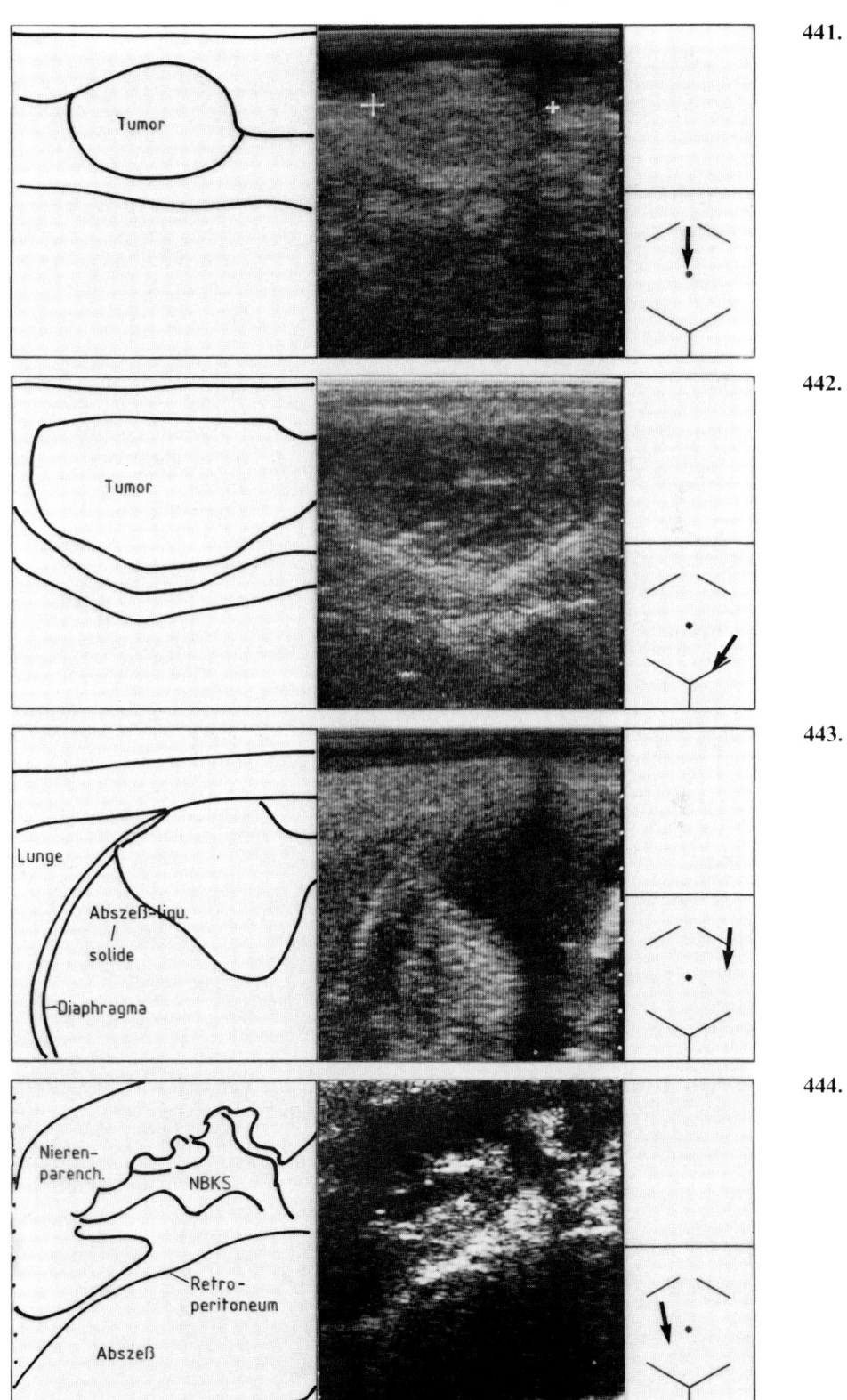

441.

442.

443.

444.

445. **Aszites:** Im Längsschnitt durch die rechte Niere und den rechten Leberlappen erkennt man, daß der Recessus hepatorenalis erweitert und mit Flüssigkeit gefüllt ist. Die Flüssigkeit liegt ventral unmittelbar der Leber an, dorsal ist sie durch die reflexkräftige Nierenkapsel von der Nierenoberfläche getrennt, kaudal wird sie begrenzt von unregelmäßig konturierten Darmschlingen. Die Flüssigkeitsansammlung liegt somit eindeutig intraperitoneal. Aszites ist als reflexlose form- und lagevariable Ansammlung im Bauchraum nachweisbar, wenn er 200 ml erreicht hat. Am besten läßt er sich in Rechtsseitenlage des Patienten nachweisen, wenn er zwischen Leber und Niere einläuft oder im Stehen bei gefüllter Harnblase im Douglas-Raum. In Knie-Ellenbogen-Lage sind bereits 100 ml Aszites am tiefsten Punkt des Bauches nachzuweisen. Stauungsaszites ist im Abdomen frei beweglich, entzündlicher oder maligner Aszites gefangen.

446. **Entzündlicher Aszites bei akuter Pankreatitis:** Die Darmschlingen sind etwas wandverdickt und durch Fibrinfäden miteinander verbunden. Sie werden umspült von Aszites, in dem ebenfalls einzelne Reflexe umhertreiben. Die Darmbewegung ist träge, bei Umlagerung fließt der Aszites nicht vollständig zum tiefsten Punkt ab. Er bleibt in Nischen und Höhlen zwischen den Darmschlingen hängen.

Die sonographische Unterscheidung zwischen entzündlichem (fibrinös, hämorrhagisch, eitrig) oder malignem Aszites ist nicht möglich. Beide Formen führen zum Verkleben von Darmschlingen.

447. **Entzündlicher Aszites bei aktiver Leberzirrhose:** Die Darmwand ist verdickt, die Darmschlingen treiben noch frei in dem massiven Aszites umher, der rasch entstanden war. Einzelne Fibrinfäden sind jedoch ebenfalls zu erkennen. Für die entzündliche Genese spricht darüber hinaus, daß auch das Peritoneum parietale leicht verdickt erscheint und reflexkräftig geworden ist. Je stärker die Verklebung der Darmschlingen ist, um so bizarrer werden die adhäsiven Veränderungen der Darmschlingen und um so wahrscheinlicher wird ein maligner Aszites.

448a,b. **Entzündlicher Aszites bei Leberzirrhose mit massiven Verklebungen und Subileus:** Es handelt sich um die Darstellung zweier unmittelbar nebeneinander aufgenommener Bilder eines massiven Aszites. Die Darmschlingen sind verklebt. Die Schlinge im rechten Bild rechts außen, ist wandverdickt und völlig versteift, während in der Mitte eines entleerte Darmschlinge mit Fibrinappositionen noch im Aszites umhertreibt. Im linken Bild sind die Darmschlingen flach ausgewalzt und verklebt, bäumchenartig ragen Fibrinfäden und Septen in den massiven Aszites hinein. Im Real-time-Bild kommt es insbesondere bei Tapotement des aszitesgefüllten Leibes zu bizarren, wasserpflanzenartig tanzenden Bewegungen dieser Fibrinfäden im Aszites.

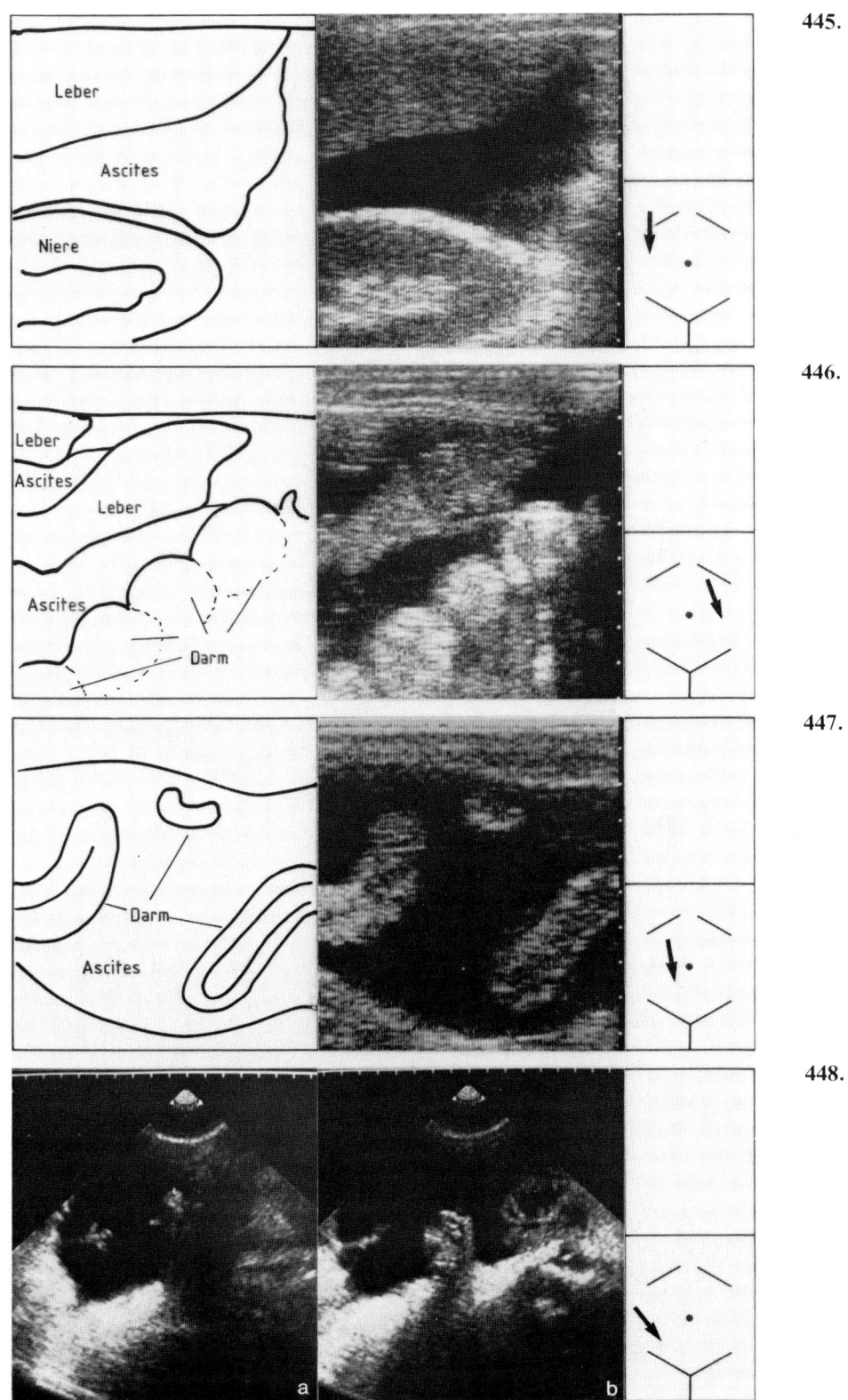

445.

446.

447.

448.

449. **Neurofibrom der linken Leiste:** Kugelige bis ovale reflexarme, zentral reflexlose Formation der linken Leiste, die durch zunehmende Größe auffiel. Der Patient war beschwerdefrei. Laborchemische Tumorzeichen fehlten. Durch Feinnadelbiopsie wurde tumorzellfreies hämorrhagisches Material gewonnen. Erst die histologische Untersuchung ergab ein Neurofibrom mit zentraler Erweichung. Der sonographische Aspekt des Prozesses war eher maligne, eine histologische Unterscheidung ist auch in diesem Fall sonographisch nicht möglich.

450. **Rezidiv eines im Jahr zuvor resezierten, riesigen, malignen Insulinoms:** Der Tumor füllte damals den gesamten Bauchraum. Er war zentral erweicht. Er wurde operativ weitestgehend reseziert, war jedoch 1 Jahr später bereits wieder auf 10 × 8 cm Größe nachgewachsen. Eine Hormonproduktion bestand nicht. Bei sehr ausgedehnten Prozessen gelingt sonographisch die Zuordnung schwer. Auch eine vollständige Darstellung des gesamten Tumors ist dann nicht mehr möglich.
Karzinometastasen sind selten derartig reflexarm. Die Reflexarmut, der zunächst schleichende Verlauf der Erkrankung und die riesige Größe des Prozesses machten eher ein Sarkom oder eine maligne Systemerkrankung wahrscheinlich.

451. **Reflexkräftige Metastase bei einem Rektumkarzinom:** Auch dieser 12 cm große Prozeß ist innerhalb einer Einstellung nicht abzugrenzen. Er war im Mittelbauch zwischen Kava und Aorta weit nach ventral sich vorwölbend nachweisbar. Eine Artdiagnose ist nicht möglich, eine karzinomatöse Infiltration jedoch wahrscheinlicher als eine systemische. Da ein Rektumkarzinom bekannt war, lag nahe, daß es sich hierbei um eine Metastase handele, was dann auch histologisch bestätigt wurde.

452. **Leiomyosarkom des Abdomens:** Die Fotomontage zeigt fast die gesamte Ausdehnung des Tumors, der sich durch den ganzen Bauchraum erstreckte und zentral liquide Areale aufwies. Tumoren, die langsam wachsen und eine derart enorme Ausdehnung erreichen, sind meist Sarkome, wobei insbesondere Leiomyosarkome gigantische Ausmaße erlangen können, bevor sie den Patienten ernstlich belästigen. Eine wesentliche Kompression der umliegenden Organe war auch in diesem Fall trotz des riesigen Umfangs des Tumors nicht vorhanden. Im Fall von zentral liquiden Prozessen im Bauchraum mit breiter reflexkräftiger Kapsel sollte man immer ein Aortenaneurysma mit Dissektion und Thrombosierung differentialdiagnostisch ausschließen.

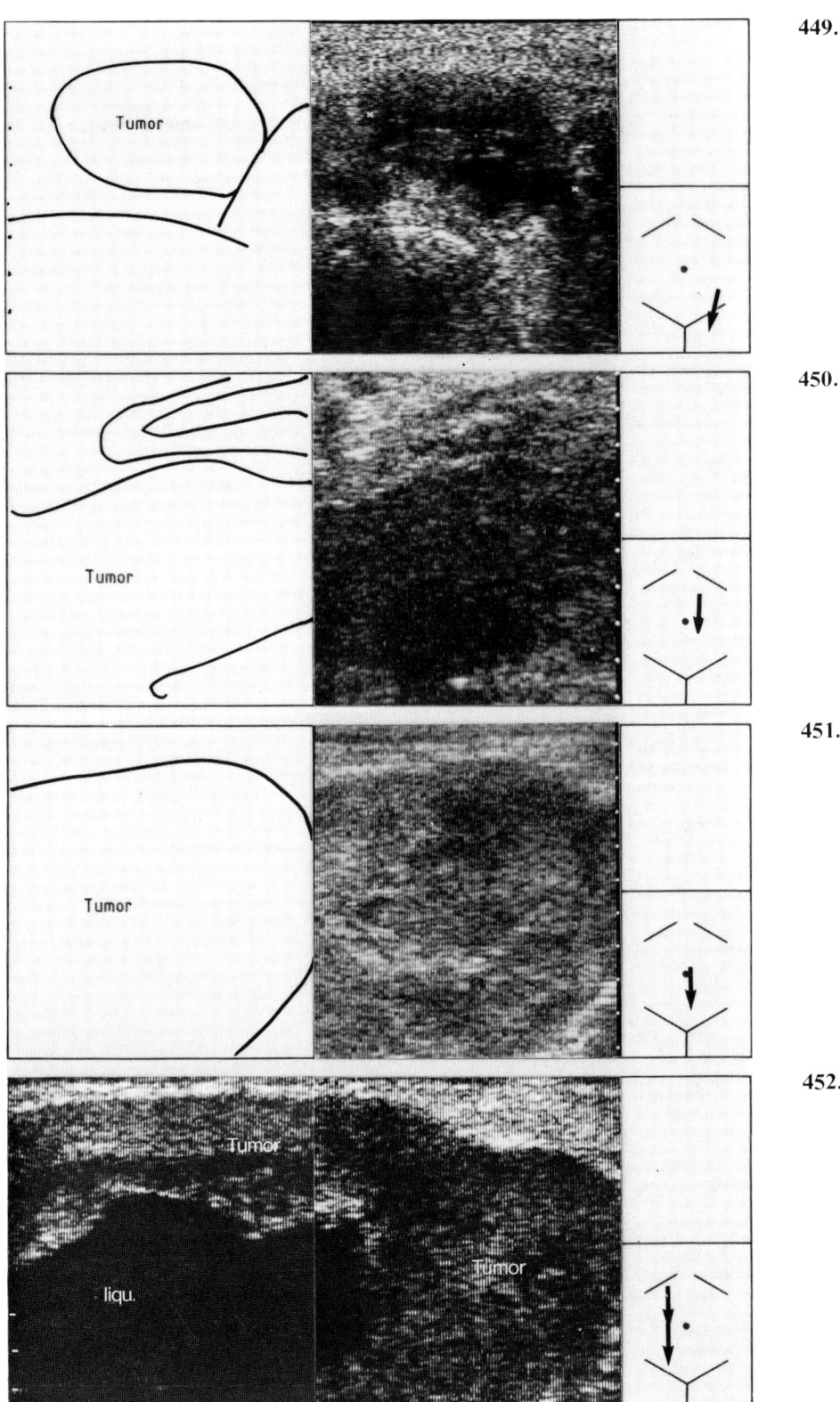

449.

450.

451.

452.

453. **Maligner Aszites bei einem Rektumkarzinom mit Peritonealkarzinose:** Das Peritoneum parietale ist gleichmäßig verdickt, der kotgefüllte Darm über eine breite Bride mit der ventralen Darmwand verklebt, der Aszites gekammert, in große, reflexlose, scheinbar unzusammenhängende Räume unterteilt.

Umschrieben gefangener Aszites kann schwer von Zysten einerseits und flüssigkeitsgefüllten Darmschlingen andererseits unterschieden werden. Die Zysten weisen jedoch eine glatte, durch eine Zystenwand markierte Begrenzung auf. Flüssigkeit innerhalb des Darms ist durch Umlagerung und Einfingerpalpation beweglich.

454a. **Ovarialkystom mit pseudomuzinösem Inhalt:** Unterhalb der Milz erkennt man durch eine glatte reflexkräftige Kapsel abgetrennt eine kugelige bis in den Unterbauch reichende Raumforderung, die das gesamte Abdomen ausfüllt und mit reflexkräftigem, stellenweise scheckig oder leicht unregelmäßig strukturiertem Material gefüllt ist. Der Prozeß ähnelt in seinem Aussehen einem riesigen reflexkräftigen Tumor, z. B. einem Liposarkom. Bei Einfingerpalpation läßt er sich jedoch prall-elastisch eindrücken, so daß der Verdacht auf eine Ovarialzyste mit reflexkräftigem Inhalt entsteht. Der Befund wurde operativ bestätigt.

454b. **Gekammerte Ovarialzyste:** Auch hier war der gesamte Bauchraum ausgefüllt von einem reflexlosen, durch Septen in mehrere Kammern unterteiltes Gebilde. Normalerweise bereitet die differentialdiagnostische Unterscheidung einer großen Zyste vom aszitesgefüllten Abdomen keine Probleme, da im Aszites umhertreibende Darmschlingen zu differenzieren sind.

455. **Frisch entstandene ausgedehnte Pseudozysten des Pankreas mit pseudotumorösen Parenchymresten:** Auch hier liegt eine ausgedehnte zystische Veränderung vor, die in diesem Fall auf den Oberbauch begrenzt ist. Im Querschnitt erkennt man eine zunächst sehr große, etwa im Pankreaskorpusbereich liegende Zyste, dazwischen den komprimierten lufthaltigen Dünndarm und nach rechts lateral eine kugelige, mit einer breiten Kapsel versehene, weitere Zyste, in die ein reflexkräftiges polypöses Gebilde einragt. Bei diesem Patienten lag eine chronisch-rezidivierende Pankreatitis vor. Die Untersuchung wurde kurz nach einem akuten Schub durchgeführt. Die Zysten waren als Tumoren bei dem schlanken Patienten tastbar. Die pseudopolypösen Einstülpungen entsprechen Gewebsresten.

456a. **Riesige Nierenzyste im rechten Ober- und Mittelbauch:** Derart riesenhafte zystische Prozesse sind auf Anhieb sonographisch nicht zuzuordnen. Bei der Lage im rechten Oberbauch kommen Leber-, Nebennieren- und Nierenzysten als wahrscheinlichste Diagnosen in Frage. Da die Leber von dem Prozeß angehoben wird, die Nebenniere meist nicht abgrenzbar ist und die Niere nach kaudal verschoben ist, sind alle drei Entstehungsmöglichkeiten denkbar. Eine Zugehörigkeit zur Leber läßt sich durch die atemabhängige Beweglichkeit des Prozesses gegen die Leber ausschließen.

456b. **Eindeutige Zuordnung der vorbeschriebenen Zyste zur rechten Niere:** Nach Punktion von 1 l Flüssigkeit ist die Nierenzyste teilweise kollabiert, die Niere ist unter den lufthaltigen Darmschlingen hervor in die Nierenloge zurückgeschlüpft. Man erkennt nun, daß der obere Nierenpol von der Zyste völlig aufgebraucht ist. Die Diagnose einer vom oberen Nierenpol rechts ausgehenden riesenhaften Nierenzyste ist damit gesichert. Auch dieser Befund wurde operativ bestätigt.

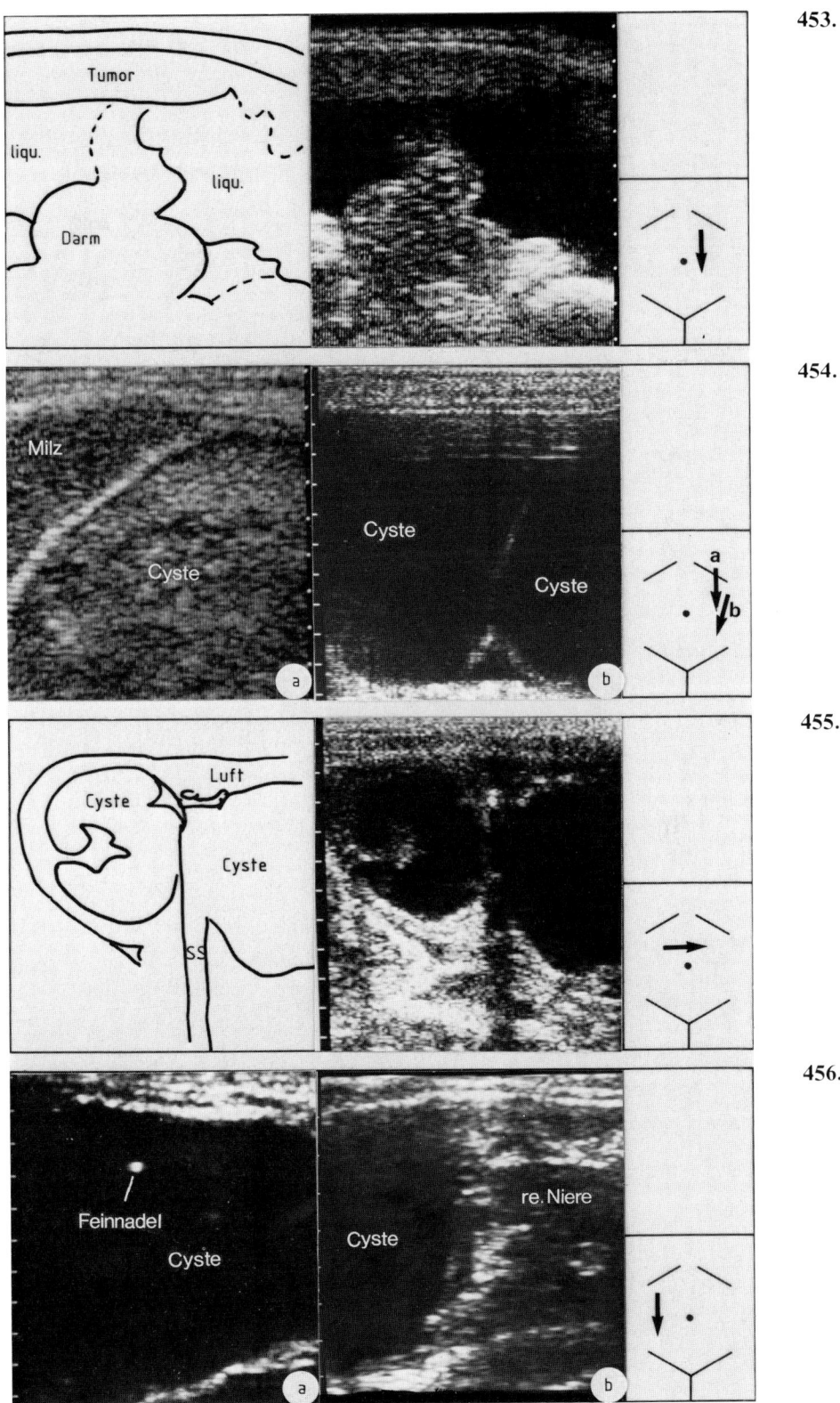

453.

454.

455.

456.

457. **Epiperitoneale Fetteinlagerung ventral der Leber:** Dieser Befund ist relativ häufig bei adipösen Patienten zu finden, besonders dann, wenn eine Rektusdiastase vorliegt. An der Stelle des M. rectus liegt eine reflexkräftige Lamelle, die während der Atembewegung eindeutig der Bauchdecke zuzuordnen ist.

458. **Epiperitoneale Fetteinlagerungen im Längsschnitt:** Dieselbe Fettlamelle ist im Längsschnitt als parallel zur Bauchdecke verlaufende, ebenfalls respiratorisch der Bauchdecke zuzuordnende Formation zu erkennen. Im Längsschnitt gelingt die Zuordnung leichter als im Querschnitt, da sie ohne Berücksichtigung der Respiration differentialdiagnostisch evtl. der Leber zugeordnet werden könnte.

459. **Peritonealdialyse:** Im kaudalen Abdomen, kranial durch das Netz begrenzt, erkennt man einen Peritonealdialyse-Katheter, der im Bereich der Linea alba kaudal des Nabels eingeführt wurde. Die Peritonealdialyse-Flüssigkeit ist aszitesartig um die Darmschlingen herum zu erkennen. Zur Lagekontrolle des Peritonealdialyse-Katheters eignet sich die Sonographie ausgezeichnet: In der Peritonealdialyse-Flüssigkeit ist der reflexkräftige Katheter gut verfolgbar.

460. **Urachuszyste:** Bei diesem einjährigen Kind zieht eine reflexlose Formation unterhalb der Haut vom Nabel zur Harnblase. Die Diagnose einer Urachuszyste ist sonographisch auf Anhieb zu stellen, auch wenn diese - wie hier - nur rudimentär vorhanden ist.

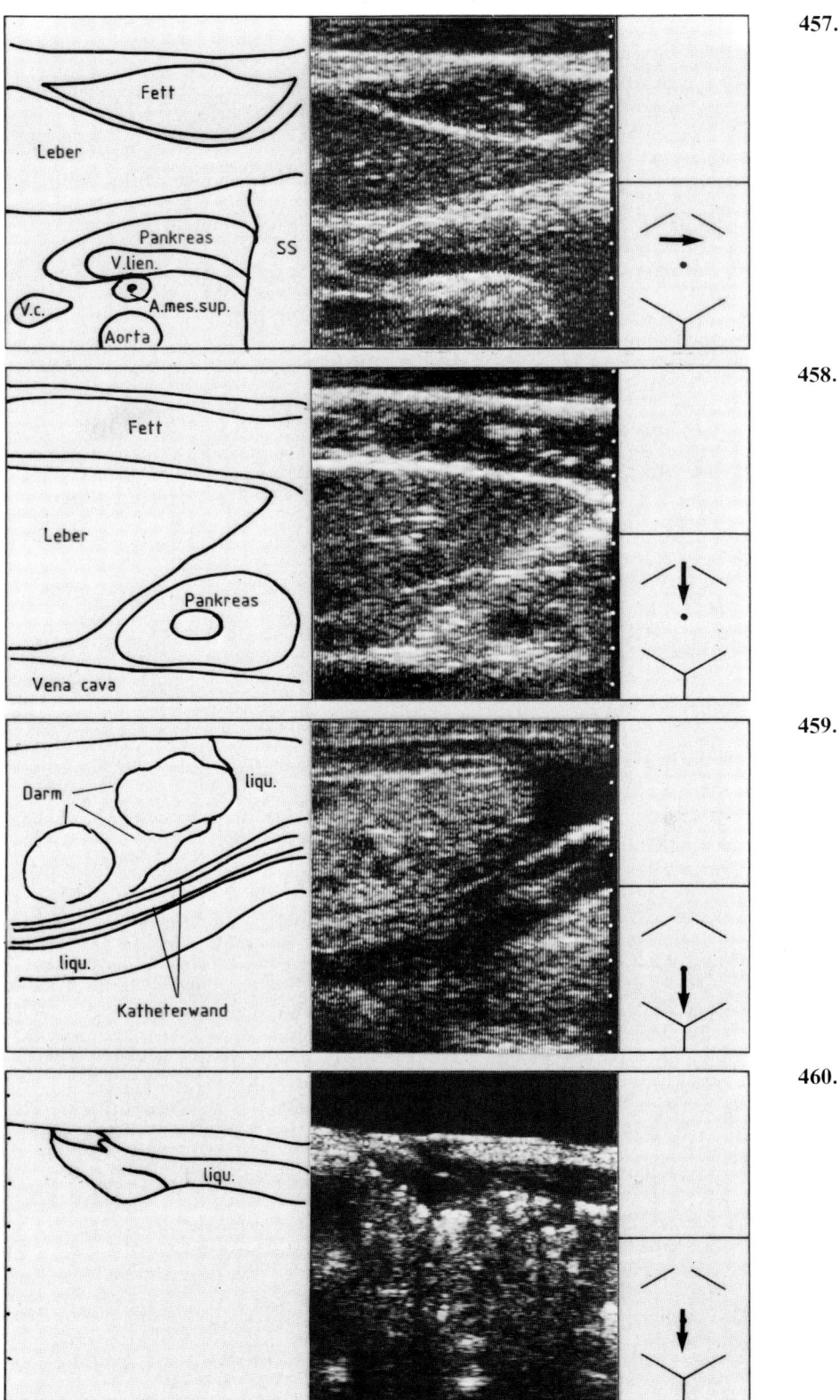

457.

458.

459.

460.

Literatur

1. Bergman AB, Neiman HL, Kraut B (1979) Ultrasonographic evaluation of pericholecystic abscesses. AJR 132: 201–203
2. Chung W-M, Ming-Ting Y, Gagliardi RA (1978) Ultrasonic diagnosis of retroperitoneal liposarcome. J Clin Ultrasound 6: 266–267
3. Doust BD, Thompson R (1978) Ultrasonography of abdominal fluid collections. Gastroenterol Radiol 3: 273–279
4. Dubbins P, Nunnerley HB (1980) Intratumour gas – an ultrasound sign for tumour necrosis. Clin Radiol 31: 711–715
5. Edell S, Gefter WB (1979) Ultrasonic differentiation of types of ascitic fluid. AJR 133: 111–114
6. Engelhart G (1971) Ultraschalldiagnostik retroperitonealer Prozesse. Schweiz Med Wochenschr 101: 745–747
7. Fagan CJ, Larrieu AJ, Amparo EG (1979) Retroperitoneal fibrosis: ultrasound and CT features. AJR 133: 239–243
8. Frank P, Klein M, Menges V (1979) Ultraschalldiagnostik abdomineller Raumforderungen mit dem Real-Time-Verfahren. Roentgenblatt 32: 337–354
9. Freimanis AK, Asher WM (1970) Development by diagnostic criteria in echographic study of abdominal lesions. AJR 108: 747–755
10. Goldberg BB, Goodman G-A, Clearfield WR (1970) Evaluation of ascites by ultrasound. Radiology 96: 15–22
11. Gordon MJ, Stumner TE (1975) Abdominal ultrasonography in a mesenteric cyst presenting as ascites. Gastroenterology 69: 761–764
12. Hill M, Sanders RC (1978) Gray scale B scan characteristic of intraabdominal cystic masses. J Clin Ultrasound 6: 217–222
13. Holm HH, Kristensen JK, Rasmussen SN, Pedersen JF (1972) Ultrasonic diagnosis of juxtarenal masses. Scand J Urol Nephrol 6: 83–88
14. Holm HH, Rasmussen SN, Kristensen JK (1972) Errors and pitfalls in ultrasonic scanning of the abdomen. Br J Radiol 45: 835–840
15. Hünig R, Kinser J (1973) The diagnosis of ascites by ultrasonic tomography (B-scan). Br J Radiol 46: 325–328
16. Kaftori JK, Aharon M, Kleinhaus U (1981) Sonographic features of gastrointestinal leiomyosarcoma. J Clin Ultrasound 9: 11–15
17. Kumar B, Alderson PO, Geisse G (1977) The role of ga-67 citrate imaging and diagnostic ultrasound in patients with suspected abdominal abscesses. J Nucl Med 18: 534–537
18. Kutzner J, Ernst H, Klose K, Kreienberg R (1980) Wertigkeit der Diagnostik postoperativer Lymphzysten im Becken. Fortschr Roentgenstr 133: 68–71
19. Levitt RG, Geisse GG, Sagel SS, Stanley RJ, Evens RG, Koehler RE, Jost RG (1978) Complementary use of ultrasound and computed tomography in studies of the pancreas and kidney. Radiology 126: 149–152
20. Lutz H (1975) Ultraschalldiagnostik in der Gastroenterologie. Fortschr Med 93: 339–343
21. Lutz H, Petzold R (1977) Dynamische Ultraschalluntersuchung der Oberbauchorgane. Klinikarzt 6: 386–396
22. Morley P, Barnett E (1978) Gastrointestinal problems. In: de Vlieger M (ed) Handbook of clinical ultrasound. John Wiley & Sons, New York Chichester, pp 255–270
23. Philbrick TH, Kaude JV, McInnis AN, Wright PG (1981) Abdominal ultrasound in patients with acute right upper quadrant pain. Gastrointest Radiol 6: 251–256
24. Pott G, Raidt H (1981) Neuere abbildende Diagnostik bei Erkrankungen des Abdomens: Sonographie im Vergleich mit endoskopischen und radiologischen Methoden. Therapiewoche 31: 3832, 3834, 3836, 3838, 3840, 3842, 3844
25. Rettenmaier G (1971) Intraabdominelle Bewegungsvorgänge im Ultraschallbild. In: Böck J, Ossoinig K (Hrsg) Ultrasonographia Medica III. 71–75, Wiener med. Akademie
26. Rettenmaier G (1971) Technik und Kriterien der Ultraschallschnittbilduntersuchung der Leber. Electromedica 3: 2–6
27. Rettenmaier G (1976) Sonographischer Oberbauchstatus. Internist 17: 549–564
28. Roters M, Scherer K (1978) Möglichkeiten der Diagnostik und Fehlinterpretation bei Ultraschalluntersuchungen im linken Oberbauch. In: Kratochwil A, Reinold E (Hrsg) Ultraschalldiagnostik. Thieme, Stuttgart, S 198–200

29. Sample WF (1977) Techniques for improved delineation of normal anatomy of the upper abdomen and high retroperitoneum with grey-scale ultrasound. Radiology 124: 197–202
30. Schwerk WB, Graul FH (1979) Sonographische Tumorfahndung. Dtsch Aerztebl 14: 947–954
31. Sekiba K, Akamatsu N, Niwa K (1979) Ultrasound characteristics of abdominal abscesses involving foreign bodies (gauze). J Clin Ultrasound 7: 284–286
32. Skolnick ML, Dekker A, Weinstein BJ (1978) Ultrasound guided fine-needle aspiration biopsy of abdominal masses. Gastrointest Radiol 3: 295–302
33. Taylor KJW, De Graaff C, McWasson JF, Rosenfield AT, Andriole VT (1978) Accuracy of grey-scale ultrasound diagnosis of abdominal and pelvic abscesses in 220 patients. Lancet 14: 83–84
34. Thurber LA, Cooperberg PL, Clement J, Lyons EA, Gramiak R, Cunningham J (1979) Echogenic fluid: a pitfall in the ultrasonographic diagnosis of cystic lesions. J Clin Ultrasound 7: 273–278
35. Uhrich PC, Sanders RC (1976) Ultrasonic characteristics of pelvic inflammatory masses. J Clin Ultrasound 4: 199–204
36. Vicary FR (1977) Progress report: ultrasound and gastroenterology. Gut 18: 386–397
37. Vogel H, Scherer K, Eckert P, Vogel-Karl B (1977) Sonographie und konventionelle Röntgendiagnostik bei postoperativen lokalen Infektionen der oberen Bauchhöhle. Fortschr Roentgenstr 127: 433–459
38. Weiss H, Keller W, Menges HW, Stempfle B (1981) Cavernöses Lymphangiohämangion des linken Oberbauches. Ultraschall Med 2: 97–98
39. Weiss H, Leiling A (in Vorbereitung) Möglichkeiten der sonographischen Diagnostik in der Unfall-Medizin. Unfallmedizinische Tagung des Landesverbandes Südwestdeutschland der gewerblichen Berufsgenossenschaften am 17. und 18. 10. 1981
40. Yeh HC, Wolf BS (1977) Ultrasonography in ascites. Radiology 124: 783–790
41. Yeh HC, Wolf BS (1977) Ultrasonography and computed tomography in the diagnosis of homogeneous masses. Radiology 123: 425–428

Niere

Indikationen: Erfassung von Lage-, Formanomalien und Mißbildungen der Nieren. Erfassung und Differenzierung akuter diffuser einseitiger oder beidseitiger Nierenparenchymschädigungen (Nierenversagen, akute Glomerulonephritis, akute Pyelonephritis, Nierenvenenthrombose, traumatische Nierenschädigung). Differentialdiagnostische Klärung der Niereninsuffizienz sowie der röntgenologisch stummen Niere (Aplasie, Schrumpfung, Hydronephrose, Tumorniere, Niereninfarkt, Nierenvenenthrombose).
Klärung des ein- oder beidseitigen Nierenschmerzes (Pyelonephritis, Nierenstein). Eingrenzung der Hämaturie, Erfassung chronischer Nierenveränderungen (Narben, Altersnieren, ein- oder beidseitige Schrumpfnieren), Erfassung und Differenzierung umschriebener Nierenveränderungen (Zysten, Tumoren, Steine).
Nierenuntersuchung bei allergischer Diathese und Gravidität, ultraschallgezielte Punktion der Nieren zur Gewinnung histologischen und zytologischen Materials. Ultraschallgezielte Nephrostomie. Überwachung des postoperativen Verlaufs.

Aussagekraft: Die normalen Nieren sind in nahezu 100% der Fälle darstellbar. Keine Projektionsfehler!
Diffuse Nierenschädigungen sind sonographisch in 80–95% der Fälle richtig erfaßbar. Die Ursache ist im Zusammenhang mit der Klinik zu vermuten, eine histologische Diagnose nicht zu stellen. Umschriebene Nierenveränderungen können ab 0,5–1 cm Größe nachgewiesen werden. Zysten und Tumoren werden ab 1 cm Größe differenziert. Die Unterscheidung von Abszessen und Hämatomen kann ohne Klinik schwer sein. Im Zweifelsfall erfolgt die Klärung durch die ultraschallgezielte Feinnadelbiopsie (Gesamttreffsicherheit 97%). Nierensteine sind ab 0,5 cm Größe nachweisbar.

Grenzen der Methode: Eine differentialdiagnostische Klärung diffuser Nephropathien ist nur begrenzt möglich. Die Unterscheidung zwischen benignen und malignen Tumoren sowie zwischen Nierenzysten mit Einblutung und Hämatomen oder Abszessen ist schwierig bis unmöglich. Die Methode ist ungeeignet zur Erfassung von Nierenbeckenkarzinomen. Der Nachweis von dystopen Nieren kann durch Luftüberlagerung und Drehung der Nieren um die Längsachse erschwert sein, das gleiche gilt für Mißbildungen der Nieren. Erschwerte Untersuchung besonders der linken Niere bei kachektischen Patienten und Luftüberlagerung.

Normalmaße: Die normale Niere ist 10–12 cm lang (max. 15 cm), 5–6 cm breit und 3 cm dick. Das Gesamtvolumen beträgt 4,3–4,8 ml/kg KG. Das Parenchym mißt 1,3–2 cm, das Parenchym-Pyelon-Verhältnis beträgt 2:1. Das Reflexmuster des Parenchyms ist ärmer als das der Leber, die Pyramiden sind in der Regel abgrenzbar. Das Pyelon ist als reflexkräftiges Zentrum von Parenchym umgeben, es besteht aus Fettgewebe, Bindegewebe, Gefäßen und Teilen des Nierenbeckenkelchsystems (NBKS). Der Größenunterschied zwischen rechter und linker Niere beträgt max. 1,5 cm.

Untersuchungstechnik: In Rückenlage des Patienten oder leichter Links- oder Rechtsseitenlage (10° angehoben), selten ist eine Untersuchung von dorsal notwendig (bei Kindern Darstellung von dorsal). Die Atembeweglichkeit wird überprüft.

Untersuchungsablauf: Längsschnitte in der Nierenlängsachse während der Atembewegung, danach Querschnitte von ventral oder lateral zur Darstellung insbesondere des Nierenhilus und der Nierengefäße.

Wichtige Hinweise und Tips: Jede Niere muß vollständig zur Darstellung gebracht werden. Kleine Zysten und Tumoren des unteren Nierenpols können leicht übersehen werden, ebenso die Brücke der Hufeisenniere. Ist die Niere nicht vollständig darstellbar, wird dies ausdrücklich im Befundbericht erwähnt.

Die Untersuchung muß wiederholt werden.

Untersuchung im Stehen zum Nachweis einer Senkniere empfehlenswert.

461.   **Normale rechte Niere:** Die Niere ist 10 cm groß, harmonisch gewölbt, die Kontur glatt, von einer zarten Fettkapsel umgeben. Das Parenchym mißt zwischen 1,5 und 2,5 cm. Prominent ragen die Pyramiden in das reflexkräftige Pyelon ein. Die Pyramiden sind teilweise in ihrer verminderten Reflexibilität von Nierenrinde und Columnae renales abgrenzbar. Intrarenale Gefäße und Kelche kommen nur angedeutet zur Darstellung.

462a.   **Normale rechte Niere im Längsschnitt:** Diese Niere ist 11 cm lang (Bildbreite 8,5 cm), das Parenchym gleichmäßig 1,5 cm dick, die Parenchym-Pyelon-Grenze scharf, das Pyelon reflexkräftig. Die Gefäßstrukturen im Pyelon entsprechen der Nierenvene mit ihren Zuflüssen, die wesentlich besser zu erkennen ist als die Nierenarterie.

462b.   **Normale rechte Niere im Querschnitt:** Hinter dem rechten lateralen Leberlappen erscheint die Niere im Querschnitt als hufeisenförmiges, zum Nierenbecken geöffnetes Gebilde. Von medial nimmt das Pyelon die zierlichen arteriellen und venösen Gefäße auf. Das NBKS ist auch im Normalfall während der Urinproduktion als flüssigkeitsgefülltes Hohlorgan darstellbar. Die zarte Fettkapsel ist als Trennlinie zwischen dem Nierenparenchym und der Leber erkennbar. Die Leber wird durch die Niere imprimiert (Impressio renalis), der Recessus peritonei hepatorenalis (Morrison-Sack) ist nur dann als Hohlraum zu erkennen, wenn er Flüssigkeit, also Aszites oder Eiter enthält.

463.   **Nierenbuckel:** Diese linke Niere ist im kranialen Anteil bis zu 2,5 cm verdickt. Umschriebene Verdickungen des Nierenparenchyms kommen häufig vor, gerade im Bereich der linken Niere, und dort bevorzugt kaudal des unteren Milzpols. Sie treten aber auch spontan ohne Impression durch angrenzende Organe auf. Ihre Konturen gehen harmonisch in das angrenzende, normal dicke Parenchym über. Das Reflexmuster ist identisch mit dem des angrenzenden Parenchyms. Die Buckel sind dadurch von Nierentumoren unterscheidbar. Häufig ist eine Renkulierung Ursache einer umschriebenen Parenchymverdickung.

464.   **Nierengefäße:** In diesem Schrägschnitt durch die rechte Niere erkennt man während eines Valsalva-Druckversuchs besonders gut die V. renalis mit ihren Zuflüssen bis zur V. cava, dorsal der Vene liegt die Arterie, die die V. cava unterkreuzt. Das ventrale und dorsale Nierenparenchym sind hier im Bereich des Nierenhilus lippenartig ausgezogen. Der rechte Leberlappen läuft flunderartig flach aus. Sind V. cava und V. renalis dextra zunächst nicht abbildbar, gelingt dies häufig durch tiefe Inspiration und Valsalva-Druckversuch. Häufig sind dann umhertreibende Echos in V. cava, Lebervenen und selten auch in den Nierenvenen zu erkennen, die durch Turbulenzen während der plötzlichen Flußverzögerung entstehen.

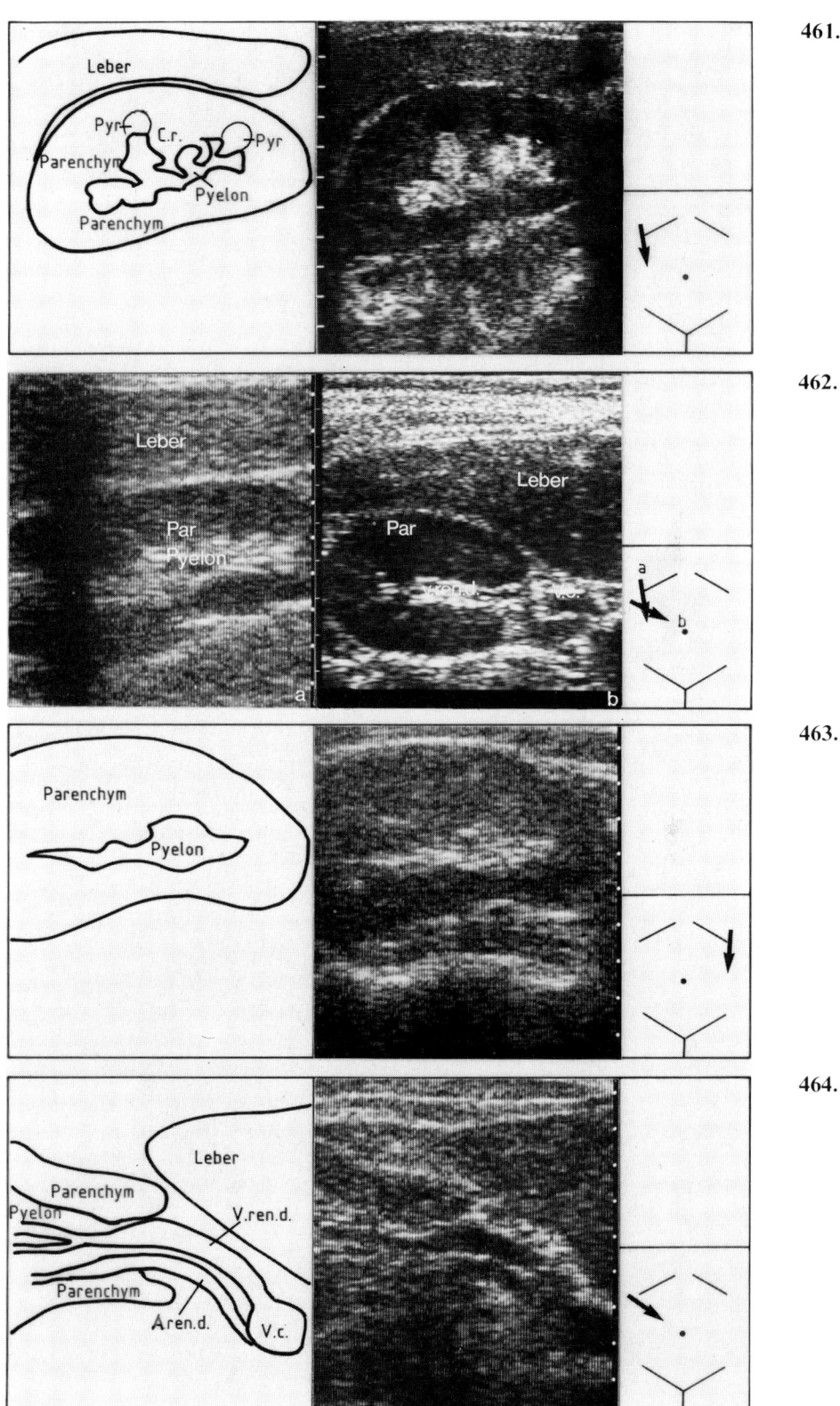

461.

462.

463.

464.

465. **Prominenter Nierenparenchymzapfen mit aufsitzenden Pyramiden:** Dieses bizarr anmutende Gebilde innerhalb des Nierenpyelons entsteht dadurch, daß während eines sonographischen Längsschnitts durch die Niere, ein prominenter in das Pyelon einragender Parenchymzapfen quer geschnitten ist, dem wiederum Pyramiden aufsitzen. Es entsteht dadurch das Bild eines zipfeligen pseudotumorösen Gebildes, das jedoch bei Nahbetrachtung gut in die Einzelteile gliederbar ist. Wenn Zweifel an der Gutartigkeit des Prozesses weiter bestehen, sollten kurzfristige Kontrollen erfolgen. Dieser Prozeß war im Computertomogramm und angiographisch unauffällig.

466. **Parenchymbrücke am unteren Nierenpol links mit aufsitzenden Pyramiden:** Hier liegt eine ähnliche Situation vor wie in Abb. 465. In dieser Schnittebene wird eine kaudale Kelchgruppe von der Hauptmasse des Pyelons „abgeschnitten". Eine tumoröse Veränderung in diesem Bereich ist nur schwer auszuschließen. Kontrolluntersuchungen über einen längeren Zeitraum ließen kein Wachstum dieses Prozesses erkennen, der auch angiographisch unauffällig war.

467. **Darstellung einer vergrößerten Pyramide mit zugehörigem Nierenkelch:** Diese Abbildung führt in die Feinanatomie der Niere: man erkennt eine in ihrer größten Ausdehnung angeschnittene Pyramide mit dem sie umgebenden Nierenkelch, der wenig Flüssigkeit enthält. Der ableitende Anteil des Kelches ist nicht im Bild zu sehen. Derartige Variationen kommen relativ häufig vor, müssen jedoch im Einzelfall durch Verlaufskontrollen von Tumoren unterschieden werden.

468a,b. **Nierengefäße (Vasa interlobares et arcuatae):** Innerhalb der Niere sind zierliche, im Real-time-Bild pulsierende Gefäße bis in die Peripherie verfolgbar. Die Arterien sind zierlicher und pulsieren, während die Venen kräftiger im Kaliber sind, aber keine Pulsation aufweisen. In Abb. 468a ist der arterielle Anteil filiform erkennbar, der venöse ist kräftig und reicht, sich kontinuierlich verjüngend, bis in die Peripherie. In Abb. 468b ist lediglich das venöse Gefäß erkennbar.

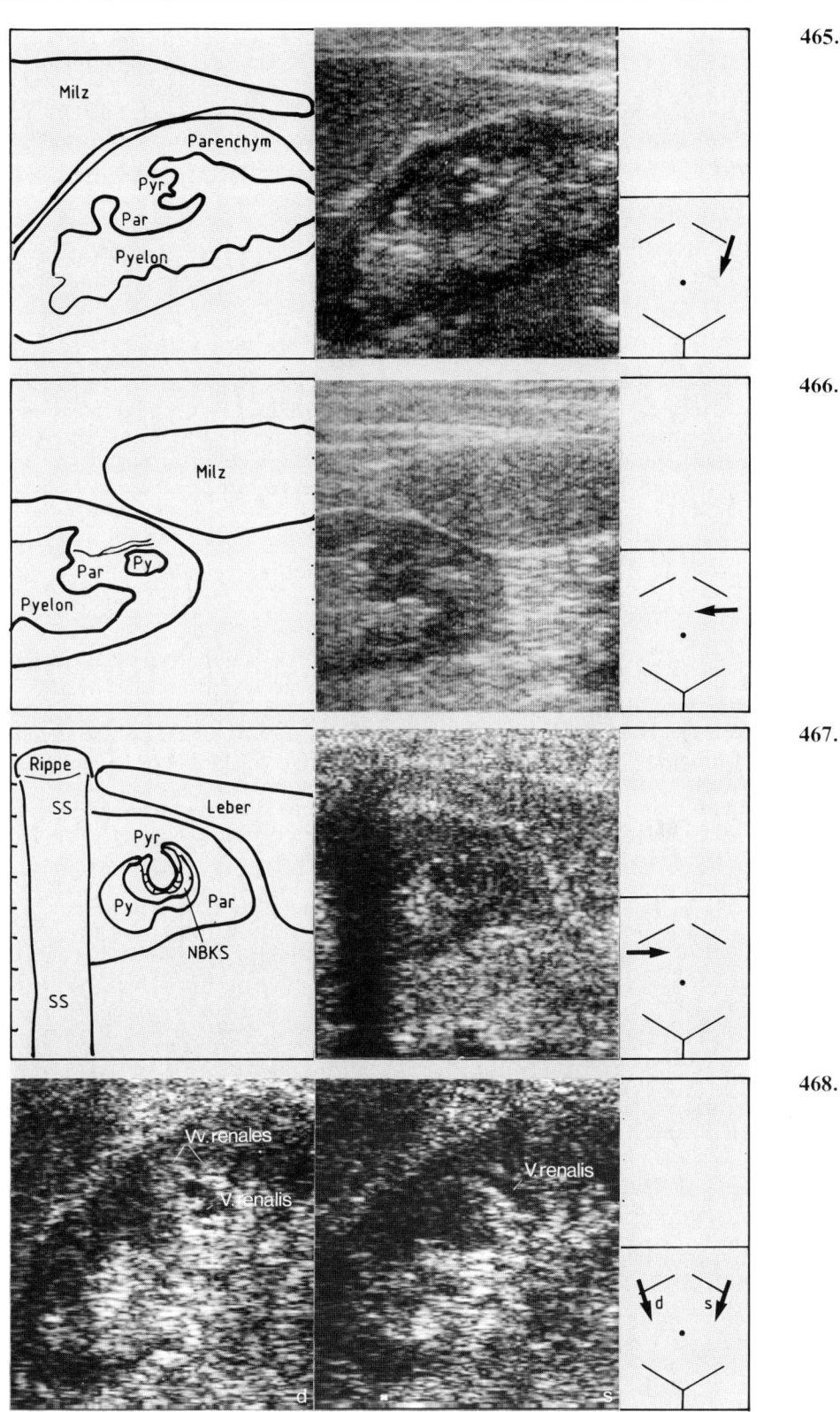

465.

466.

467.

468.

469. **Nierenbuckel links:** Durch eine Kerbe abgesetzt, ist hier eine Buckelung des mittleren ventralen Parenchymdrittels links zu erkennen. Die sog. Renkulierung der Niere führt z.T. zu tief einschneidenden, aber dünnen Kerben, die dadurch von reflexkräftigen breiten Narben zu unterscheiden sind. Das Reflexmuster und die Breite des Parenchyms sind unverändert, eine Verschmälerung, wie sie im Fall narbiger Einziehungen zu erwarten wäre, liegt nicht vor.

470. **Nierenbuckel mit gleichzeitig in das Pyelon einspringendem Parenchymzapfen:** Diese schräg angeschnittene Niere weist eine kräftige, weit in das Pyelon einragende, reflexarme, im Vergleich zum übrigen Nierenparenchym identisch reflektierende Veränderungen auf, die in diesem Bild geringfügig vom Nierenparenchym abgesetzt erscheint. Bei sorgfältiger Durchmusterung der Niere in mehreren Ebenen geht der Prozeß harmonisch in das Nierenparenchym über. Trotzdem wird man derartige Befunde längerfristig kontrollieren, da sie sonographisch alleine nicht eindeutig von Nierentumoren zu unterscheiden sind.

471. **Kräftiger Nierenbuckel im Bereich der Milzimpression:** Kaudal des unteren Milzrandes ist hier der typische linksseitige Nierenbuckel des mittleren lateralen Nierendrittels dargestellt, der auch röntgenologisch differentialdiagnostisch Schwierigkeiten bereiten kann. Dem Parenchymzapfen sind kuppenartig die Pyramiden aufgesetzt, er ragt dadurch asymmetrisch in das Pyelon ein; das zu dem restlichen Parenchym gleichartige Reflexmuster macht eine gutartige Variante wahrscheinlich.

472. **Parenchymbrücke bei sonographischer Doppelniere:** Im Längsschnitt durch die Nieren ist eine zentrale, das Pyelon teilende Gewebsbrücke zwischen dem ventralen und dorsalen Anteil des Nierenparenchyms erkennbar. Dieser Befund ist nicht identisch mit dem einer röntgenologisch nachgewiesenen Doppelniere, da die Teilung lediglich periphere Kelchgruppen betreffen kann, die sich dann doch zentral im gemeinsamen Nierenbecken sammeln. Andererseits bietet eine echte Doppelniere dasselbe Bild, so daß diese sonographisch nicht ausgeschlossen werden kann. Die differentialdiagnostische Unterscheidung gelingt sonographisch nur, wenn eines der beiden Kelchsysteme verändert, also z.B. gestaut oder chronisch-entzündlich deformiert ist.

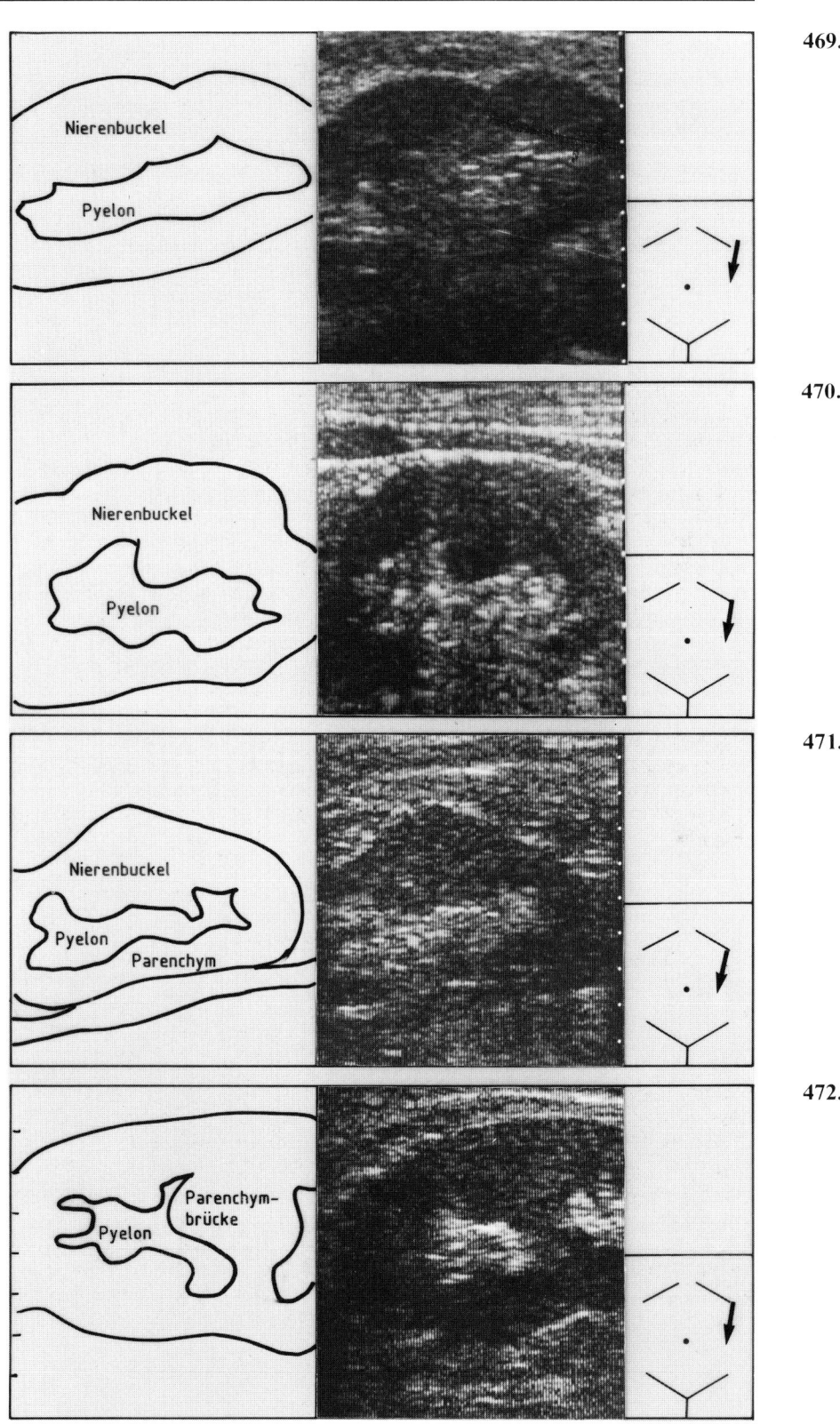

469.

470.

471.

472.

473. Mobile Niere rechts

473a. Im Liegen und Exspiration: die Niere steht schon in dieser Position etwas tief. Der untere Leberrand ist eben noch im Bild zu erkennen. Die Niere ist bezüglich Größe, Form, Parenchym-Pyelon-Verhältnis regelrecht.

473b. Im Stehen und bei tiefer Inspiration: die Niere rutscht nach kaudal und ventral. Sie liegt nun gut handbreit tiefer, ventral der Wirbelsäule.

Bei dieser Funktionsuntersuchung der Niere wird zunächst im Liegen und in Exspiration der Oberrand der Niere auf der Haut markiert, dann steht der Patient auf und inspiriert mehrmals tief. Eine erneute Markierung der neuen Position der Niere ergibt die Lageänderung. Ein Tiefertreten um 4 cm und mehr erlaubt die Diagnose einer mobilen Niere. Beobachtet man die tiefergetretene Niere längere Zeit, kann man häufig eine Abflußbehinderung der Niere erfassen.

474a,b. **Hufeisenniere:** In Abb. 474a ist eine normale rechte Niere mit leicht verdicktem unterem Nierenpol zu erkennen. Die Längsachse der Niere ist etwas nach medial gedreht. Bei guten Untersuchungsbedingungen läßt sich die Niere dann in Abb. 474b über eine Parenchymbrücke auf die linke Seite verfolgen, wo sie in eine wiederum leicht nach medial gedrehte linke Niere übergeht. Sind die Untersuchungsbedingungen nicht günstig und nur die kranialen Zweidrittel beider Nieren erkennbar, wird man Schwierigkeiten mit der Deutung einer ventral der Wirbelsäule und der großen Gefäße verlaufenden soliden Formation haben. Häufig wird die Fehldiagnose einer Raumforderung in diesem Bereich gestellt. Die leicht gedrehte Nierenachse im Zusammenhang mit dem Nachweis dieser Formation sollte jedoch immer an die Existenz einer Hufeisenniere denken lassen. Eine Pankreasvergrößerung wird durch exakte Darstellung des weiter kranial gelegenen unauffälligen Pankreas ausgeschlossen.

475. **Markschwammniere:** Dieses Krankheitsbild ist sonografisch charakterisiert durch normal große Nieren mit reflexkräftigen, im Parenchym gelegenen strahlenkranzartig um das Pyelon angeordneten Arealen mit dorsalem Schallschatten, die den zarten Verkalkungen im Röntgenbild entsprechen.

476. **Kleinzystische Nierendegeneration (Zystennieren vom juvenilen Typ):** Diese Nieren sind normal groß, ihre Konturen unregelmäßig polyzyklisch begrenzt, der Nierenbinnenraum ausgefüllt von multiplen, winzigen, bis sonographisch eben noch erkennbaren reflexlosen, ovalen bis rundlichen Arealen, die eine Unterscheidung zwischen Nierenparenchym und Pyelon unmöglich machen, und – ähnlich wie beim Erwachsenentyp – die gesamte Niere durchsetzen. Größere zystische Areale fehlen. Diese Anomalie ist häufig mit einer Fibrose der Leber vergesellschaftet. Auch in diesem Fall bestand eine kleinzystische Nierendegeneration mit Leberfibrose, portaler Hypertension, Splenomegalie und Mikroaneurysmen der Milzarterien. Die Erkrankung machte durch eine Ösophagusvarizenblutung auf sich aufmerksam.

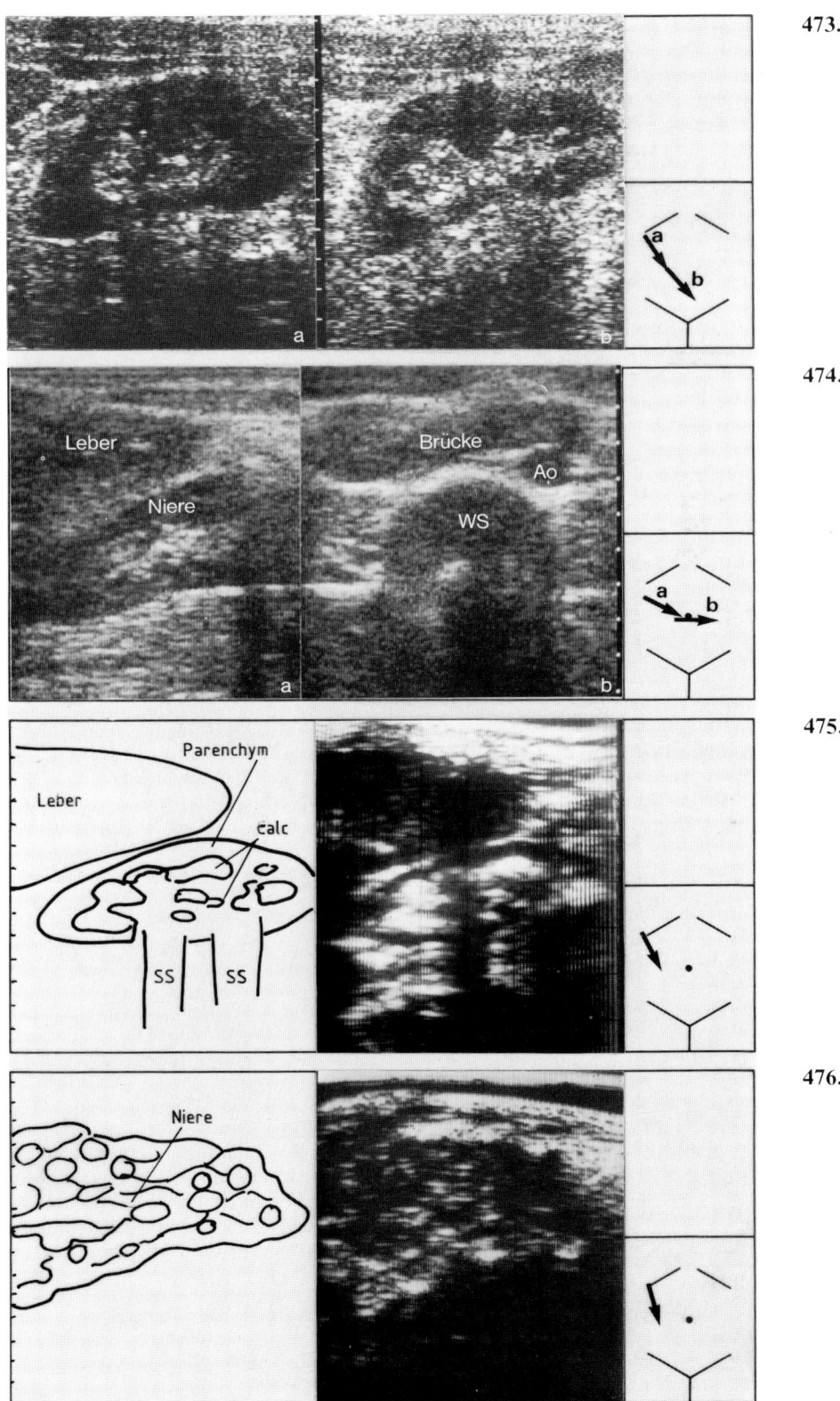

477. **Frischer Niereninfarkt:** Im mittleren Nierendrittel rechts liegt eine reflexarme, nahezu keilförmige Veränderung vor, die sich jedoch nur geringfügig von dem ebenfalls reflexarmen Nierenparenchym abhebt.

Die Diagnose eines frischen Niereninfarkts, dessen typisches Bild hier vorliegt, mit Teilausfall der Nierendurchblutung ist sonographisch schwer zu stellen. Der Infarkt war in diesem Fall bereits durch ein Computertomogram mit Angiografin und durch eine Angiographie gesichert. Die Veränderungen waren über 3 Wochen nahezu konstant, bis es zu einer Rekanalisation des Gefäßes kam.

478a. **Parenchymnarbe nach lange zurückliegendem Niereninfarkt:** Narbige Veränderungen der Niere sind durch Einziehungen des Nierenparenchyms und umschriebene Verschmälerungen erkennbar. Die Genese dieser Veränderung ist in Unkenntnis der Anamnese nicht zu klären. So führen pyelonephritische Veränderungen, Verletzungen oder Embolien zu denselben sonographischen Veränderungen, die sich als mehr oder weniger tiefe Einkerbungen des Nierenparenchyms darstellen.

478b. **Rezidivierende Niereninfarkte und Nierenschrumpfung bei Mitralvitium:** Durch wiederholte Embolien mit Infarkten und nachfolgender Vernarbung ist es hier zu weitgehender Rarefizierung des Nierenparenchyms mit tief durchgreifenden Narben gekommen, die sonographisch als tiefe Kerben im Nierenparenchym zu erkennen sind. Die Gesamtgröße der Nieren hat deutlich auf 7 cm abgenommen. Der Befund wurde autoptisch bestätigt.

479a,b. **Nierenvenenthrombose links:** Die rechte Niere (a) ist normal groß und weist ein regelrechtes Parenchym-Pyelon-Verhältnis auf. Die linke Niere (b) ist vergleichsweise kräftig angeschwollen, verplumpt, das Parenchym geschwollen.

Bei dieser Patientin, die an einer akuten myeloischen Leukose litt, war ein heftiger linksseitiger Flankenschmerz aufgetreten, die linke Niere war funktionslos. Die sonographische Diagnose einer Nierenvenenthrombose wurde phlebographisch bestätigt, nach Fibrinolyse kam es zu einer Normalisierung der Nierengröße und zu einem Wiederauftreten der Nierenfunktion.

480a. **Hämatom nach Nierenbiopsie:** Kleine Hämatome sind nach Nierenbiopsien häufig in der Umgebung der Niere nachweisbar. In diesem Fall findet man eine dorsal des oberen Nierenpols gelegene ausgedehnte reflexlose Formation, die die Nierenkapsel weit aufdehnt. Gleichzeitig bestand eine Hämaturie mit Koageln der Harnblase. Vorausgegangen war eine diagnostische Nierenbiopsie mit einer Travenol-Nadel (äußerer Durchmesser 1,2 mm). Wichtig für die Kontrolle nach Nierenbiopsie ist die Kenntnis des Befundes vor Biopsie. Da heute Nierenbiopsien überwiegend sonographisch gezielt durchgeführt werden, ist die exakte Anatomie der Nieren vor dem Eingriff bekannt.

480b. **Zustand nach Resektion des unteren Nierenpols links:** Der Längsschnitt durch den Nierenrest ähnelt dem Querschnitt einer Niere. Das verbliebene Nierenparenchym ist mit 1,5–2 cm Dicke kräftig, das Parenchym-Pyelon-Verhältnis regelrecht. Der resezierte Nierenpol fehlt sonographisch wie abgeschnitten, das Pyelon ist nach kaudal offen.

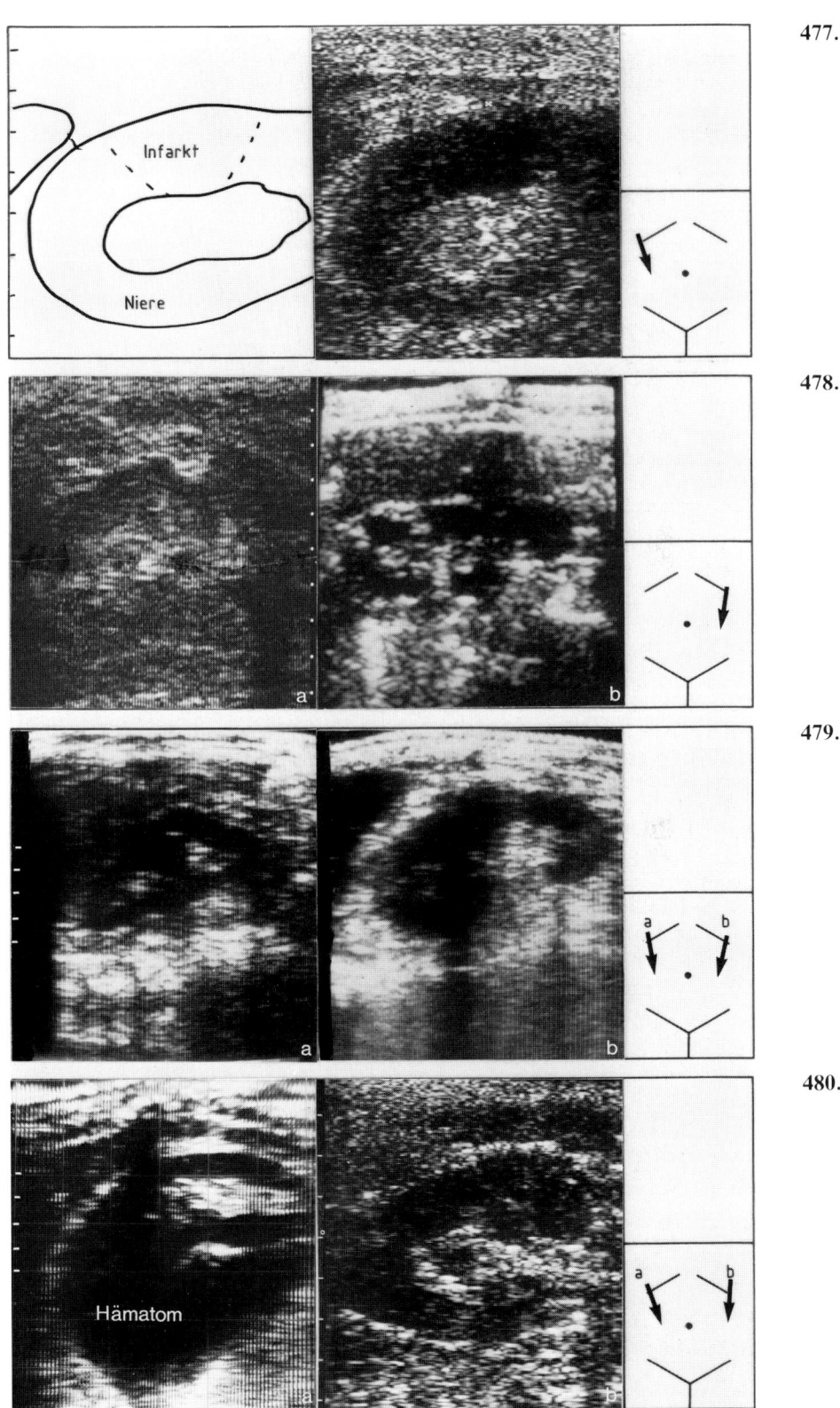

477.

478.

479.

480.

481. **Mäßiggradige akute Nierenschädigung:** Die Niere ist vergrößert, die Pyramiden treten prominent hervor, zentral ist eine Hyperplasie einer Columna renalis scharf abgegrenzt erkennbar. Die Parenchym-Pyelon-Grenze ist noch scharf, das NBKS flüssigkeitsgefüllt. Die Reaktion der Niere auf akute Schädigungen, seien sie infektiös, parainfektiös, toxisch, durch Stauung oder Schock bedingt, ist gleichförmig.

482. **Beginnendes akutes Nierenversagen:** Die Niere ist geschwollen, vergrößert, das Parenchym plump verdickt auf Kosten des Pyelons, das verschmälert erscheint. Die Parenchym-Pyelon-Grenzen sind verwaschen. Die Niere ist akut geschädigt, ohne daß die Ursache sonographisch differenzierbar ist (Pyelonephritis, Glomerulonephritis, akute Tubulusnekrose, Amyloidose, Venenthrombose, Infiltration bei Systemerkrankung oder toxisch als Beteiligung bei Infektionskrankheiten oder Pankreatitis).

483. **Akutes Nierenversagen:** Die Niere ist vergrößert, verplumpt, das Parenchym-Pyelon-Verhältnis zugunsten des Parenchyms verschoben, das mächtig angeschwollen ist. Dazwischen sieht man einzelne, dilatierte Kelchabschnitte.

Nach eigenen Untersuchungen sind mäßiggradige Zeichen eines Nierenversagens in 80%, das Vollbild des Nierenversagens in 95% der Fälle erkennbar. Eine sonographische Erkennung der Ursache ist jedoch nur in der Hälfte der Fälle sicher zu diagnostizieren.

Die Punktion der Niere zur histologischen Klärung des Befundes wird heute überwiegend ultraschallgezielt durchgeführt. In 95% der Fälle wird ausreichendes Gewebsmaterial gewonnen.

484. **Länger bestehendes akutes Nierenversagen:** Die Niere ist mächtig vergrößert, verplumpt, unscharf begrenzt, die Parenchym-Pyelon-Grenze völlig aufgehoben; die ganze Niere imponiert als großes, plumpes, mäßig reflexkräftiges Gebilde. Die Niere reagiert uniform auf schädigende Einflüsse.

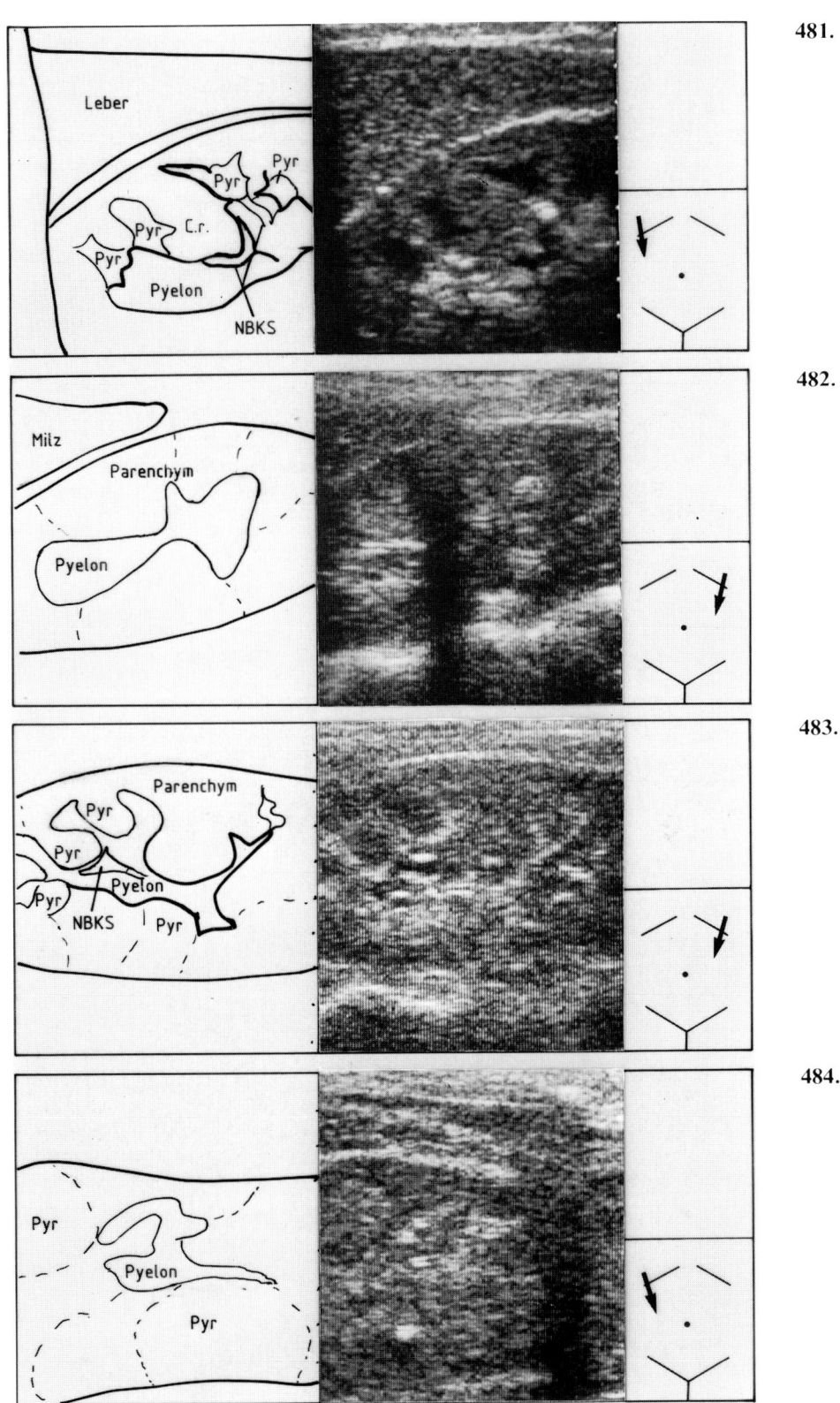

481.

482.

483.

484.

485. **Morbus Boeck der Nieren:** Die normal großen Nieren sind auffällig durch eine kräftige Demarkierung der Pyramiden von den Columnae renales. Stellenweise ist das Nierenparenchym etwas gekerbt, insgesamt jedoch normal dick.

Die Reaktion der Nieren auf diffuse Infiltrationen und Entzündungen ist uniform, sie geht einher mit einer Demarkierung der Pyramiden, die im akuten Stadium unscharf gegen das Pyelon abgegrenzt sind. In diesem Fall ist es bereits zu einer leichten Verschmälerung des Rindenanteils des Nierenparenchyms gekommen. Der Befund wurde histologisch bestätigt. Die Parenchymverschmälerung ist inzwischen progredient.

486. **Reaktion der Nieren bei akuter Pankreatitis:** Auch hier ist eine Demarkierung der Pyramiden von den Columnae renales als Reaktion der Nieren auf den toxisch entzündlichen Prozeß bei Pankreatitis 2. Grades aufzufassen. Der Befund war rückläufig nachdem die Pankreatitis ausheilte.

487. **Plasmozytomniere:** Wiederum ist die Reaktion auf die generalisierte Erkrankung uniform: die Pyramiden sind kugelig abgesetzt in dem angeschwollenen, reflexvermehrten Parenchym, das gegen das Pyelon nahezu nicht mehr abgrenzbar ist. Das Pyelon ist deutlich verschmälert.

488. **Kompensatorische Vergrößerung der rechten Niere bei pyelonephritischer Schrumpfniere links:** Die Niere ist insgesamt 12 cm groß, das Parenchym 1,5–2 cm dick. Am oberen Nierenpol ist eine periphere Einsenkung als Ausdruck einer pyelonephritischen Narbe erkennbar. Die Nierenkapsel ist gut erhalten, das Kapselfettgewebe trennt die Leber von der Niere. Die gut demarkierten Pyramiden weisen auf eine gesteigerte Funktion der Nieren hin. Die Abgrenzung der Pyramiden gegen die periphere Rinde und die Columnae renales ist im unteren Nierendrittel gut erkennbar.

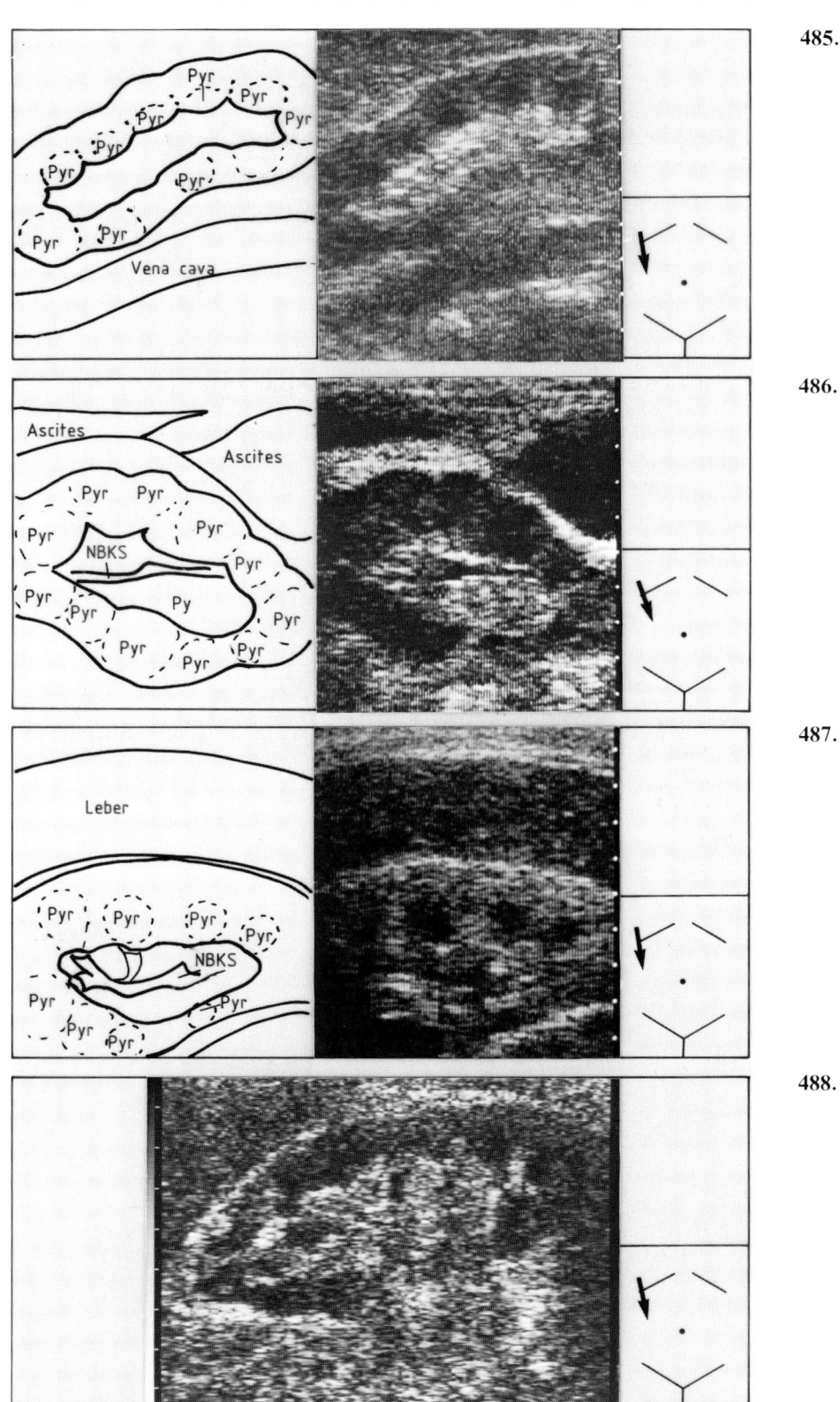

485.

486.

487.

488.

489. **Akute Pyelonephritis mit leichter Dilatation des NBKS:** In dieser schräg angeschnittenen Niere erkennt man bei normaler Parenchymdicke und gut demarkierten Pyramiden die etwas dilatierten, an die Pyramiden herantretenden Nierenkelche, die sich im Nierenbecken sammeln. Die leichte Erweiterung des NBKS ist häufig bei Pyelonephritiden anzutreffen, kombiniert mit Anschwellung und Reflexverminderung des Nierenparenchyms.

490. **Pyelonephritis mit atonischer Dilatation des NBKS:** Hier ist das NBKS etwas stärker dilatiert, die Parenchym-Pyelon-Grenze verwaschen, das Parenchym verdickt, das Pyelon ist nahezu ausgefüllt von den erweiterten Kelchen. Das Nierenbecken selbst ist ebenfalls dilatiert. Die typischen Kriterien einer Pyelonephritis sind gegeben, eine Abflußbehinderung muß bei Ektasien dieses Schweregrades noch nicht vorliegen.

491. **Chronisch-rezidivierende Pyelonephritis mit entzündlicher Abszedierung und Nekrosen:** Die unförmig angeschwollene Niere ist in ihren Details nicht mehr differenzierbar. Es findet sich ein insgesamt eher reflexkräftiges Gebilde mit einzelnen reflexlosen, den Abszedierungen entsprechenden Arealen.

492. **Abszedierende Pyelonephritis:** Derselbe Patient wie in Abb. 491 nach antibiotischer Therapie. Der Befund ist nur unwesentlich gebessert. Zwar erkennt man nun wieder ein verwaschen demarkiertes Parenchym. Das Pyelon ist verbreitert und gefüllt mit reflexarmen z.T. kokardenartigen, z.T. völlig reflexlosen Arealen, die Abszedierungen oder eiterhaltigen Kelchanteilen entsprechen.

Im Fall einer eitrigen Pyelonephritis sind die zunächst reflexlosen flüssigkeitshaltigen Kelche mit Eiter oder nekrotischem Material gefüllt und werden dann reflexkräftig. Reflexkräftiges Material anderer Genese (Harnsäure, -kristalle oder Blutkoagel) ist sonographisch von Eiter nicht zu unterscheiden; eine tuberkulöse abszedierende Nephritis bietet das gleiche Bild.

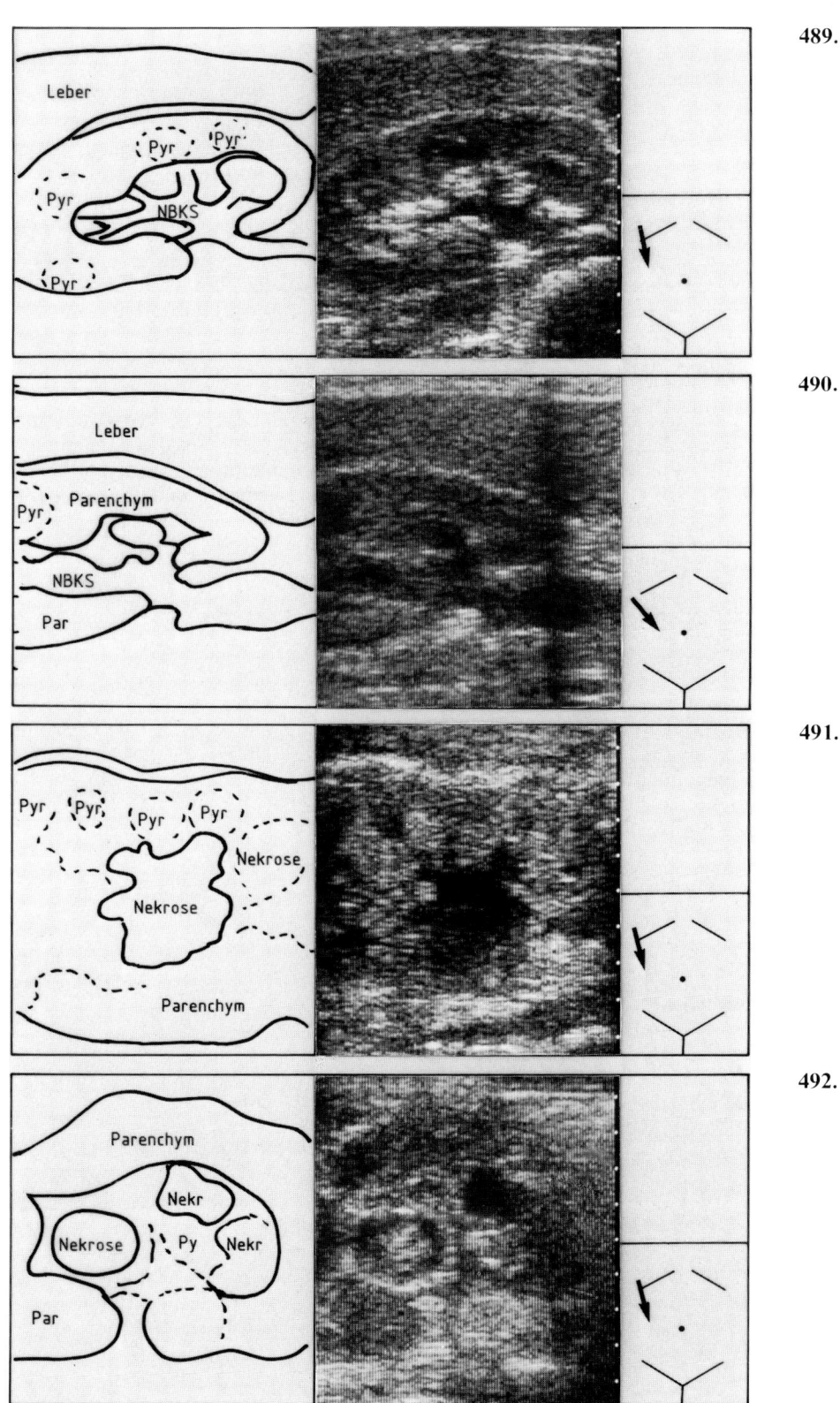

489.

490.

491.

492.

493. **Akute Glomerulonephritis im Verlauf**

493a. Aufnahme des Patienten mit den Zeichen einer akuten Glomerulonephritis (Fieber, Hypertonie, Hämaturie, Proteinurie). Das sonographische Bild ergibt eine vergrößerte, verquollene Niere von kugeliger Gestalt mit gespannter Kapsel, kräftigem Binnenreflexmuster, das die gesamte Niere ausfüllt, wobei die Parenchymanteile derart verbreitert sind, daß das Pyelon nicht mehr abgrenzbar ist. Einzelne Pyramidenreste sind angedeutet dargestellt. Die Nieren waren zu diesem Zeitpunkt eingeschränkt funktionsfähig. Der Befund wurde histologisch bestätigt.

493b. Acht Tage nach dem ersten Bild. Die Zeichen eines Nierenversagens sind rückläufig, die gewohnte sonographische Anatomie ist wieder erkennbar: das noch immer 3 cm dicke Parenchym ist wieder deutlich vom Pyelon differenzierbar.

494. **Amyloidniere bei Plasmozytom im Verlauf**

494a. Aufnahme der Patientin mit hochgradig eingeschränkter Nierenfunktion (Kreatinin 7,4 mg/dl). Die vergrößerten Nieren sind nur schwer von der Umgebung abgrenzbar. Sie sind reflexkräftig, einzelne Anteile der Nierenanatomie sind noch zu erkennen (Pyramiden). Das Parenchym-Pyelon-Verhältnis ist zugunsten des Parenchyms verschoben, das verquollen und reflexkräftig geworden ist.

494b. Nach 14tägiger Therapie ist die Niere etwas kleiner, nach wie vor jedoch ist es nicht zu einer Reorganisation der Nierenanatomie gekommen. Man erkennt eben Anteile des NBKS. Trotz klinischer Besserung nach mehrmaliger Plasmapherese war der sonographische Befund nahezu unverändert.

495. **Diffuse Infiltration der Niere bei Morbus Hodgkin Stadium IV:** Das Bild zeigt wiederum eine relativ einförmige Veränderung der Nieren: das Parenchym ist verquollen, reflexarm, die Demarkierung der Pyramiden nicht nachweisbar, das Pyelon vergleichsweise verschmälert. Ein Bild, wie es auch im Fall jeder akuten Nierenschädigung anderer Ursache auftreten kann.

496. **Metastase eines Kolonkarzinoms in die linke Niere:** Ein Nierenbuckel im mittleren Anteil der linken Niere ist von dem restlichen Nierenparenchym durch leicht vermehrtes Reflexmuster abgesetzt.
Metastasen der Nieren sind selten, jedoch vermutlich häufiger als sie sonographisch nachweisbar sind, da ihre Größe und ihr Reflexverhalten selten zu einer eindeutigen Abgrenzung ausreichen. Die Unterscheidung einer Metastase von einem primären Nierenkarzinom ist sonographisch nicht möglich.

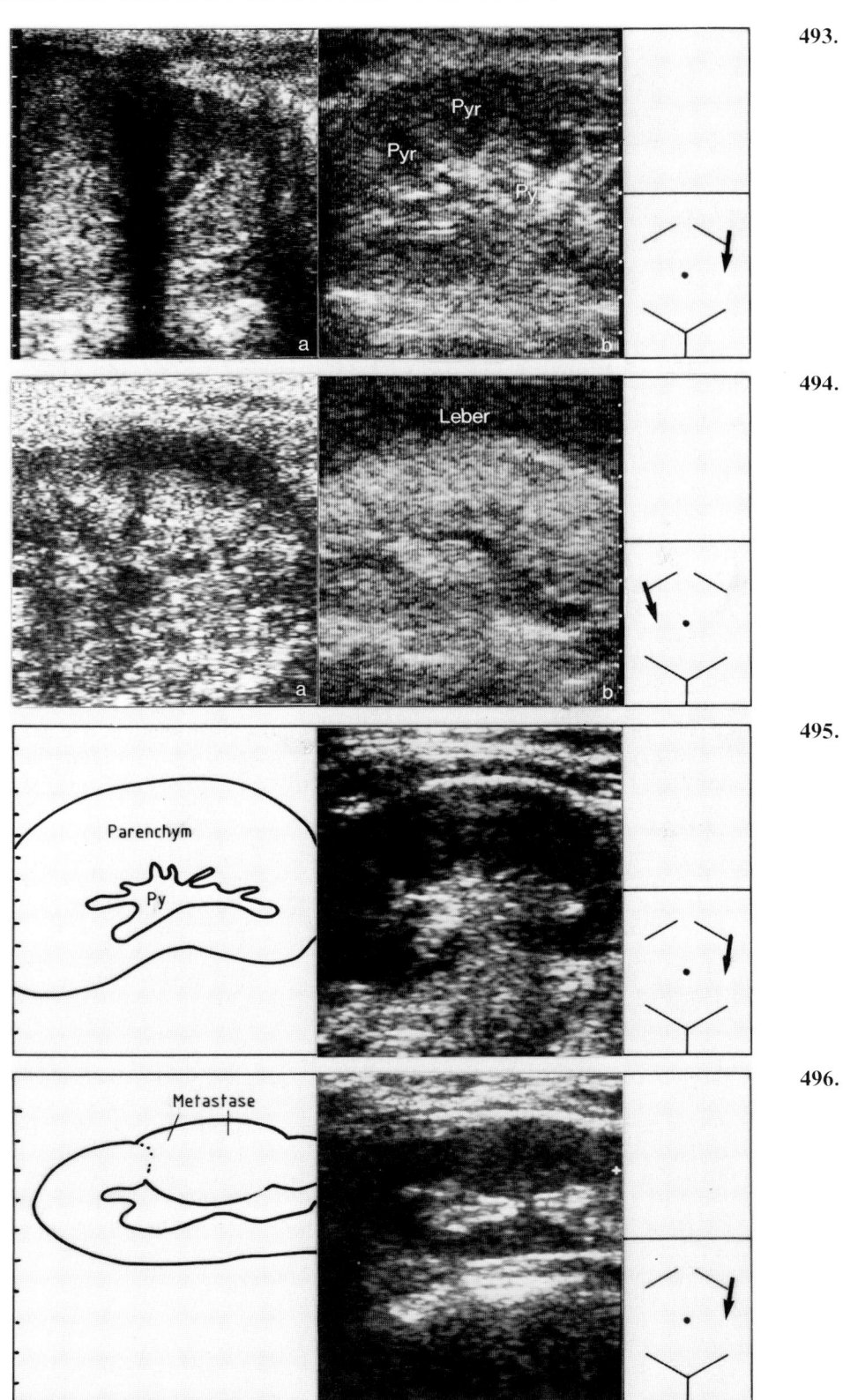

493.

494.

495.

496.

497. **Steinniere:** Sonographisch sind reflexkräftige kugelige Areale entlang des Nierenparenchyms zu erkennen mit typischem Schallschatten. Ob es sich hierbei um Nierenparenchymverkalkungen oder wie hier um eine Ausmauerung der Nieren mit Steinen handelt, ist sonographisch zunächst nicht zu entscheiden. Wenn es gelingt Parenchym und Kelchsystem eindeutig zu differenzieren, kann man die exakte Lage der reflektierenden Prozesse ermitteln und als Stein oder Verkalkung differenzieren. Dabei liegen Parenchymverkalkungen weiter peripher als die Steine in den Calices. Ist es jedoch bereits zu einer Nierenparenchymverschmälerung gekommen, ist dieses Unterscheidungskriterum unsicher.

498. **Nephrolithiasis im oberen Kelchdrittel mit Aufstau der peripheren Kelchanteile:** Hier ist eine breite Verkalkung mit reflexkräftiger Platte und Schallschatten erkennbar. Peripher dieses Areals, das einem oder mehreren nebeneinanderliegenden Steinen entspricht, sieht man einen gestauten Kelch, der bis an die zugehörige Pyramide heranreicht. Hinter der breiten Schallschattenwand verschwinden Details des restlichen Nierenpyelons.

499. **Mehrere Nierensteine im Bereich des Pyelons links mit isoliertem Aufstau:** Die Niere weist im Querschnitt eine zentrale Parenchymbrücke auf. Die lateral ventral dieser Brücke liegenden Nierenanteile sind unauffällig. Dorsomedial der Brücke sind mehrere reflexkräftige Areale mit Schallschatten zu erkennen. Diese Veränderungen liegen nahe beieinander, sie sind scharf begrenzt und entsprechen Steinen im Nierenbeckenkelchsystem. Die oft ohnehin schwierig von zentral liegenden Tumoren unterscheidbaren Parenchymbrücken werden durch die unmittelbare Nachbarschaft der Steine noch schwieriger zu deuten und können von verkalkten Tumoren nicht eindeutig differenziert werden.

500. **Doppelniere mit Nephrolithiasis im unteren Anteil der Niere:** Auch diese Niere wird durch eine zentrale Parenchymbrücke zweigeteilt. Der obere Anteil ist unauffällig, der untere Anteil zeigt einerseits eine reflexkräftige Formation von 1 cm Durchmesser mit Schallschatten innerhalb eines Calix, andererseits eine deutliche Erweiterung des NBKS. Ein zweiter Stein hatte zu einer isolierten Stauung dieses Nierenkelches geführt. Der Stein lag vor der Vereinigung der beiden Kelchsysteme, weshalb der kraniale Nierenanteil nicht gestaut war. Nicht jede sonographische Doppelung des Pyelons durch eine Parenchymbrücke entspricht einer Doppelniere. Erst wenn ein Kelchsystem isoliert erweitert ist, kann man diese Aussage sonographisch mit Sicherheit treffen.

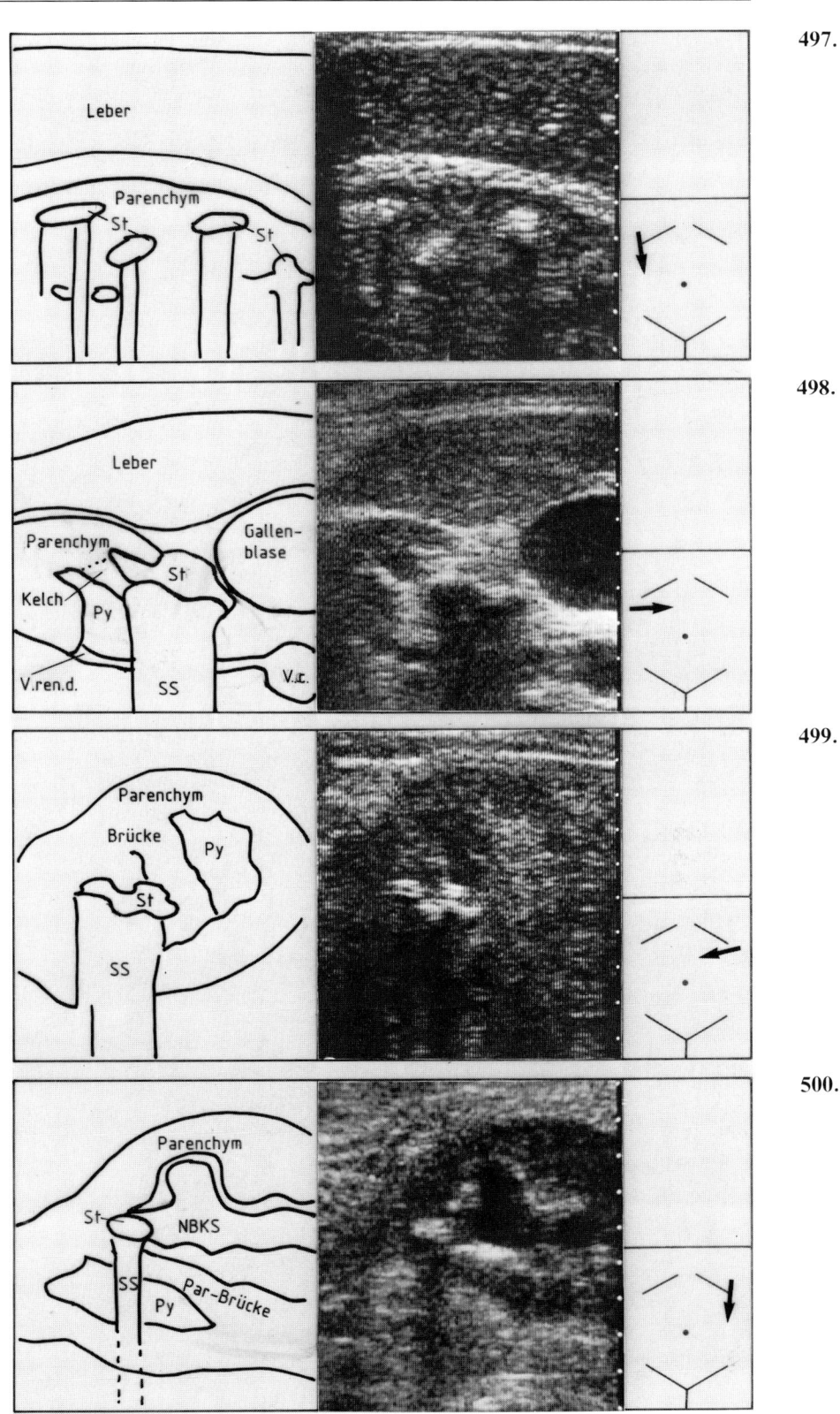

497.

498.

499.

500.

501. **Nephrolithiasis:** Bei normaler Nierengröße, Lage, Form, Parenchymdicke ist eine reflexkräftige, knapp 0,5 cm große Formation im mittleren Nierendrittel erkennbar mit dorsalem Schallschatten. Der zugehörige Nierenkelch ist nicht sicher abgrenzbar, der Stein liegt peripher im Kelchsystem.

502. **Nephrolithiasis:** Die Niere ist normal groß, die Konturen glatt, das Parenchym normal dick, etwas unscharf gegen das Pyelon abgesetzt. Im Bereich einer prominent hervortretenden Pyramide ist eine reflexkräftige Formation mit Schallschatten erkennbar. Auch die angrenzenden Pyelonanteile sind etwas schummrig gegen das Parenchym abgegrenzt. Es liegt eine Nephrolithiasis ohne Aufstau, aber mit Pyelonephritis vor.

503. **Periphere Verkalkung der Niere mit narbigen Veränderungen:** Die Niere ist insgesamt etwas verkleinert, das Parenchym wechselnd dick. Im Bereich der reflexkräftigen Areale mit Schallschatten jedoch normal dick, wobei die Verkalkungen zentral im Parenchym liegen. Somit ist eine Nephrolithiasis weniger wahrscheinlich als multiple Verkalkungen des Nierenparenchyms.

504. **Kleiner Nierenstein:** Dieser Patient hatte mehrfach Abgänge kleiner Nierenkonkremente hinter sich. Zur Untersuchung führte wiederum eine Kolik. Ein Aufstau bestand zum Zeitpunkt der Untersuchung nicht mehr. Als einzige Auffälligkeit fand sich dieser kleine Stein an der Parenchym-Pyelon-Grenze.

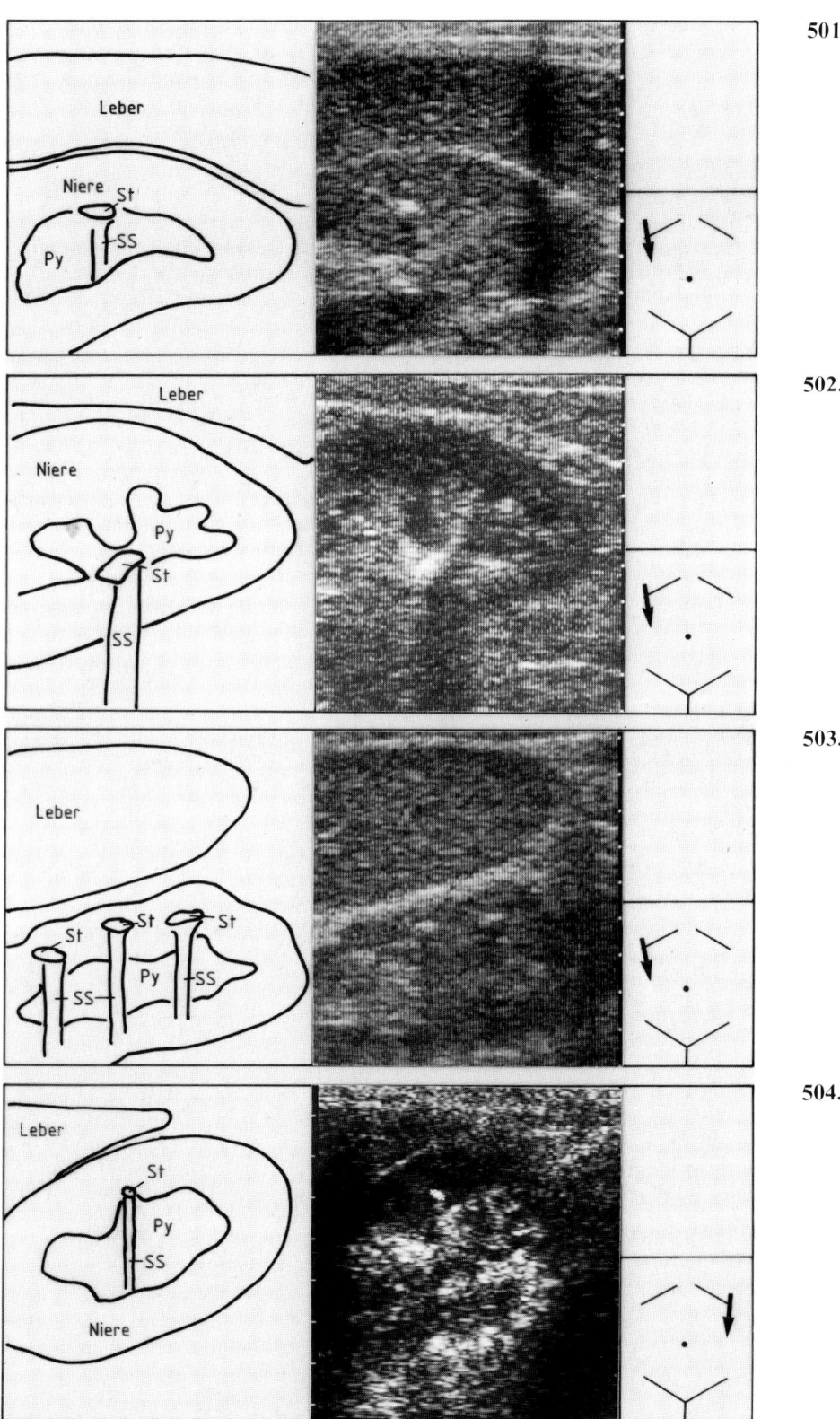

501.

502.

503.

504.

505a. **Altersnieren:** Die Nierengröße von 10 cm ist erhalten, die Parenchymdicke auf 1 cm verschmälert, der Parenchymverlauf geschlängelt, unregelmäßig, das Verhältnis von Parenchym zum Pyelon auf etwa 1:1 zugunsten des Pyelon verändert. Dieser Befund ist typisch für die sog. Altersatrophie der Nieren. Während in der Altersgruppe der 20- bis 39jährigen das Parenchym-Pyelon-Verhältnis (Summe der ventralen und dorsalen Parenchymdicke: Pyelondicke) 1,8:1 beträgt, und in der Gruppe der 40- bis 59jährigen 1,7:1, ist es in der Altersgruppe der 60- bis 90jährigen mit 1,1:1 deutlich reduziert. Die Länge der Niere ist dabei nicht zwangsläufig verändert.

505b. **Chronische Pyelonephritis mit Verkleinerung der rechten Niere:** Die gesamte Niere mißt lediglich 9 cm. Das Parenchym ist gleichmäßig, aber mit 1 cm für eine 50jährige Patientin zu schmal. Das Pyelon ist vergleichsweise verbreitert, die Parenchym-Pyelon-Relation verschoben. Rezidivierende Pyelonephritiden hatten zu einer gleichmäßigen Verschmälerung des Nierenparenchyms geführt.

506. **Pyelonephritische Schrumpfniere:** Diese Niere ist eben noch erkennbar. Sie ist 7 cm lang, das Parenchym max. 0,5 cm dick und unscharf gegen das ebenfalls verschmälerte Pyelon abgegrenzt. Die Nierenkontur ist eben noch erhalten, die Nierenkapsel erkennbar.
Die Genese einer Nierenschrumpfung ist oft nur zu vermuten: ist sie beidseitig, muß eine generalisierte Nierenerkrankung angenommen werden, bei einseitiger Nierenschrumpfung ist primär an eine pyelonephritische oder vaskuläre, embolische Genese zu denken.
Grundsätzlich sind eine Verschmälerung des Parenchyms unter 1 cm oder eine Verkleinerung des Parenchym-Pyelon-Verhältnisses unter 1,5:1 pathologisch.

507. **Pyelonephritische Narben der Niere bei Nephrolithiasis:** Ein zarter Steinreflex mit dem typischen Schallschatten liegt am oberen Nierenpol. In seiner Umgebung ist das Nierenparenchym tief eingezogen, durchbrochen, die restliche Niere ebenfalls leicht verkleinert, das Parenchym mit 1 cm verschmälert. Bei chronisch-rezidivierenden Pyelonephritiden kommt es zu einer gleichmäßigen Verkleinerung der Nieren und Verschmälerung des Parenchyms. Tiefe, narbige Einziehungen können den Prozeß beschleunigen.

508. **Schrumpfniere bei Nephrolithiasis:** Diese Niere ist noch 6,5 cm groß. Sie trägt mehrere Steinreflexe mit Schallschatten. Auch hier ist die Genese nur aufgrund der Anamnese, der Klinik und des Vergleichs zur Gegenseite (ebenfalls geschrumpft oder kompensatorisch vergrößert) möglich. Die negative Korrelation zwischen Kreatinin einerseits und Nierengröße bzw. Parenchymdicke andererseits ist nach eigenen Untersuchungen signifikant.

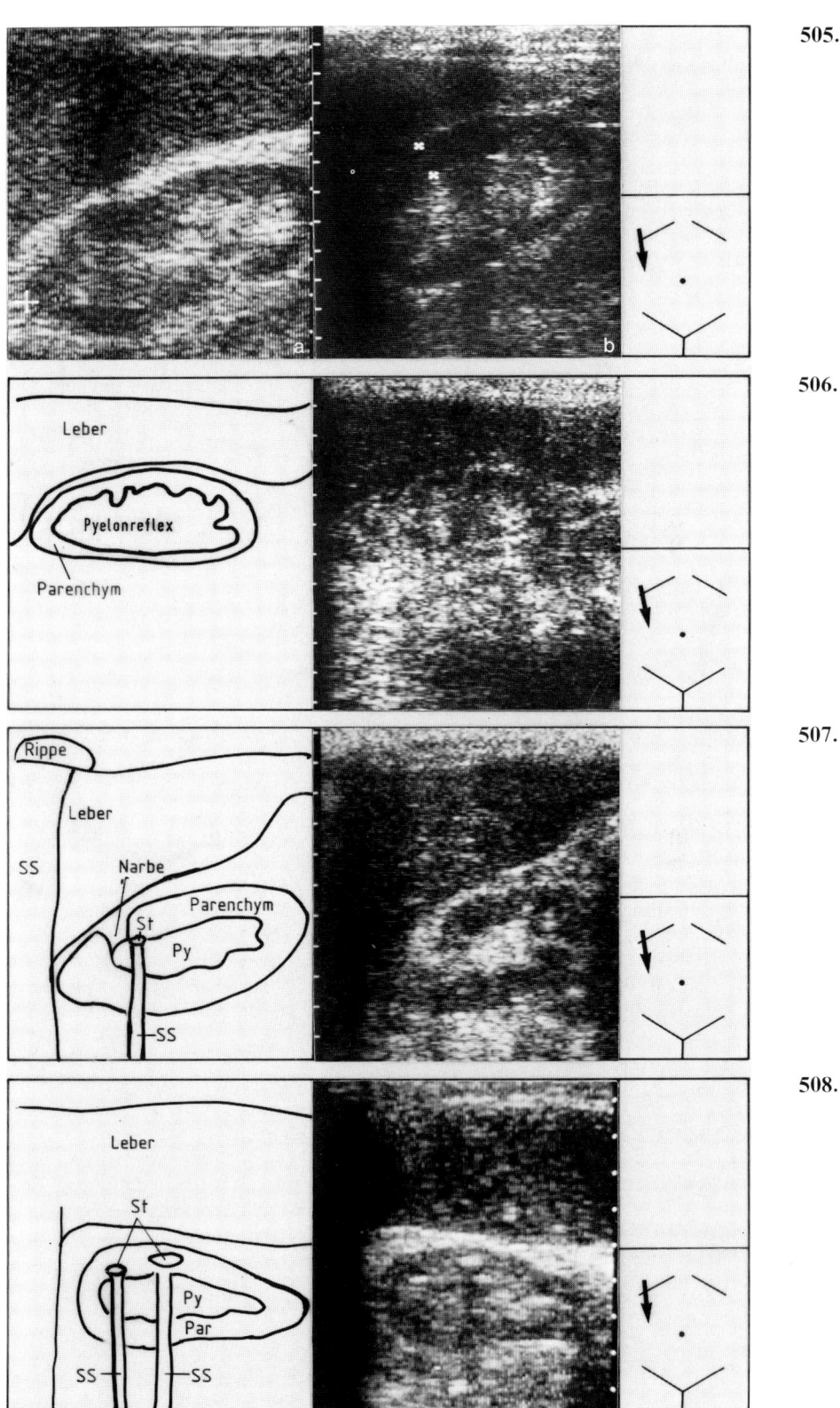

505.

506.

Leber

Pyelonreflex

Parenchym

507.

Rippe

Leber

SS

Narbe

St

Parenchym

Py

SS

508.

Leber

St

Py

Par

SS   SS

509. **Parapelvine Zyste rechts:** Abgesetzt vom Nierenparenchym erkennt man eine knapp 2 cm große, kugelige, scharf begrenzte reflexlose Formation mit dorsaler Schallverstärkung zentral im Nierenpyelon. Es sind damit die typischen Kriterien der Nierenzyste vorhanden.

Eine differentialdiagnostisch zu erwägende Harnstauniere läßt sich durch Drehung des Applikators mit Darstellung des erweiterten Ureterabgangs im Fall des Harnstaus oder durch den sog. Trinkversuch ausschließen: eine hydronephrotische Erweiterung nimmt unter der Ausscheidung zu, wohingegen die Zyste unverändert bleibt.

510. **Parapelvine Zyste rechts im Querschnitt:** Derselbe Patient wie in Abb. 509. Hier wird nun der zystische Charakter der Raumforderung eindeutig klar: die Zyste ist glattbegrenzt, reflexlos, mit dorsaler Schallverstärkung versehen und streng auf die medialen Anteile des Pyelons begrenzt. Anteile des Nierenbeckenkelchsystems sind nicht erweitert.

Nierenzysten sind ab 0,5–1 cm Größe differenzierbar. Werden sie zufällig entdeckt, wird man sich in dieser Größenordnung auf die Kontrolle des Befundes in zunächst 2monatigen, später größeren Abständen beschränken und erst weiter diagnostisch tätig werden, wenn ein Größenwachstum eintritt.

511. **Große Nierenzyste am oberen rechten Nierenpol:** Wieder sind die typischen Zystenkriterien gegeben. Die Zyste hat das Nierenparenchym ausgewalzt und ausgedünnt. Das Parenchym ist noch als zarter Randsaum zu erkennen, die Differenzierung von einer Leberzyste gelingt durch den Nachweis der reflexkräftigen Fettkapsel die zwischen Nieren und Lebergewebe eingeschoben ist. Typisch für diese kongenitale Nierenzyste ist die glatte Begrenzung der Zyste gegen das ausgewalzte Nierenparenchym. Trotzdem wird man ein flächenhaft wachsendes Zystenwandkarzinom nicht ausschließen können; eine Feinnadelbiopsie mit zytologischer Untersuchung des Zysteninhalts und Zystangiographie ist notwendig.

Die weitere diagnostische Klärung der Zysten ist obligat, wenn Beschwerden bestehen und wenn Zweifel an der Benignität des Prozesses existieren, wenn also die Wand unregelmäßig ist, die Kontur unebenmäßig, der Inhalt reflexhaltig oder ein schnelles Größenwachstum besteht.

512. **Kleine Nierenzysten im Querschnitt:** Das Vorhandensein mehrerer kleiner Zysten erleichtert die Diagnose, es handelt sich um eine multizystische Niere. Eine Abgrenzung von einer Harnstauniere ist leicht möglich, wenn, wie in diesem Fall, die zystischen Prozesse ausreichend weit auseinander liegen, um nicht mit einem gestauten NBKS verwechselt zu werden. Die Nierenzysten passen sich der Umgebung an und sind etwas unregelmäßig begrenzt. Die Kapsel jedoch nicht verdickt. Auch die differentialdiagnostische Unterscheidung der sehr gut dargestellten Nierenvene von Anteilen des Kelchsystems kann durch einen Trinkversuch erfolgen.

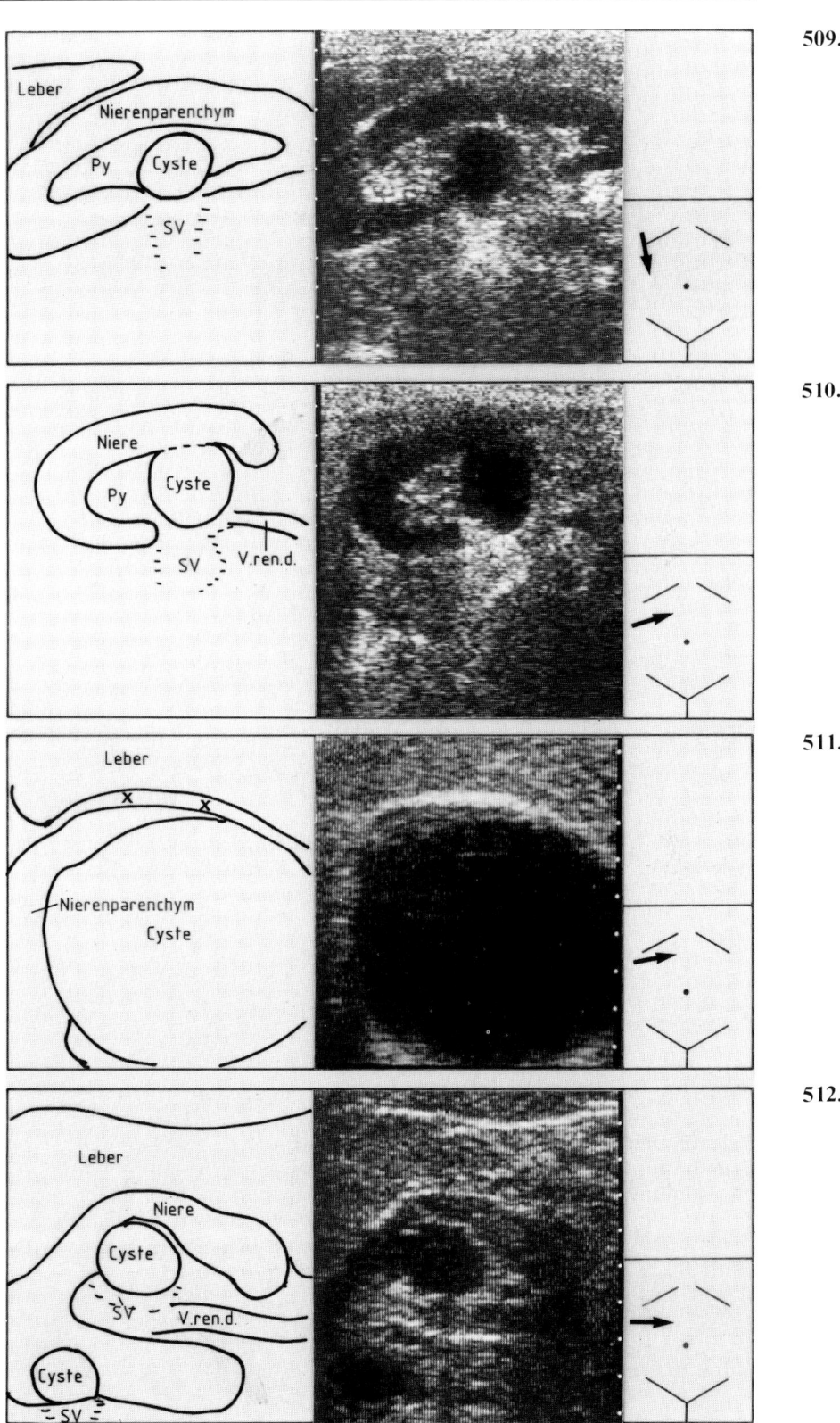

509.

510.

511.

512.

513. **Kleine Nierenzysten:** Verstreut im Parenchym liegende, reflexlose Gebilde mit zarter dorsaler Schallverstärkung können ab einer Größe von 0,5–1 cm nachgewiesen werden, wie dieses Bild zeigt. Differentialdiagnostisch schwer abzugrenzen können im Einzelfall demarkierte Pyramiden sein, jedoch ist die völlige Reflexlosigkeit und die wahllos verstreute Lage im Parenchym typisch für die Zyste. Die Pyramiden sind dagegen regelmäßig an der Parenchym-Pyelon-Grenze aufgereiht, ragen zapfenförmig in das Pyelon und sind nicht reflexfrei. Bei der geringen Größe dieser Zysten wird man keine weitere Diagnostik beginnen und in kurzfristigen Abständen (6–8 Wochen, dann länger) sonographisch kontrollieren.

514. **Septierte Nierenzysten am oberen rechten Nierenpol:** Diese nach außen glatt begrenzte, reflexlose Formation weist im Inneren eine kräftig durchgezogene und mehrere zarte, eben angedeutete Septen auf. Ist, wie in diesem Fall, nur ein Teil der Nieren betroffen, handelt es sich hierbei um multiple dicht an dicht gepackte Nierenzysten und keine Sackniere. Eine Echinokokkuszyste der Niere ist nicht mit Sicherheit auszuschließen. Sie ist jedoch in dieser Region selten (wir haben unter 50 000 Untersuchungen bisher noch keine erlebt), muß aber vor einer Feinnadelbiopsie zumindest bei Patienten aus echinokokkusendemischen Regionen serologisch ausgeschlossen werden. Danach sollte bei dieser atypischen Zyste eine Feinnadelbiopsie durchgeführt werden.

515. **Kleine Nierenzyste am oberen Pol links:** Kugelige, mit zarter dorsaler Schallverstärkung versehene, jedoch nicht völlig reflexfreie Zyste, die das Nierenparenchym gering überragt. Bei derart kleinen Prozessen kann die Unterscheidung von einem Nierentumor schwierig sein. Die Echos in sehr kleinen Zysten können Artefakten entsprechen oder einer Einblutung. Nach Möglichkeit sollten derartige unsichere Prozesse biopsiert werden, um einen kleinen Nierentumor auszuschließen. Ist das nicht möglich, wird die Dichte computertomographisch bestimmt.

516a,b. **Große Nierenzyste vor und nach Biopsie mit Luftfüllung:** Auch diese Nierenzyste am oberen Nierenpol links hatte zu einer Auswalzung des Nierenparenchyms geführt. Die Parenchymzone ist als Restwall von knapp 1 cm Dicke zu erkennen (a). Nach Feinnadelbiopsie (der Zysteninhalt war klar, zytologisch unauffällig) wurden Luft und Angiografin instilliert und die Zystenwand im Doppelkontrast röntgenologisch beurteilt. (b) Die Luftinsufflation verändert die Zyste: es entsteht ein unscharf begrenzter Reflex mit dorsalem Schallschatten. Die dorsal der Luft liegenden Anteile der Zyste sind sonographisch jetzt nicht mehr beurteilbar.
Die therapeutische Punktion der Zysten ist von zweifelhaftem Erfolg, 50% der Zysten laufen wieder nach. Bestehen Beschwerden oder Komplikationen durch die Zysten (Hämaturie, gehäufte Infektionen), beschränken wir unsere therapeutischen Versuche auf zwei Punktionen; läuft die Zyste dann wieder nach, wird sie operativ entfernt.

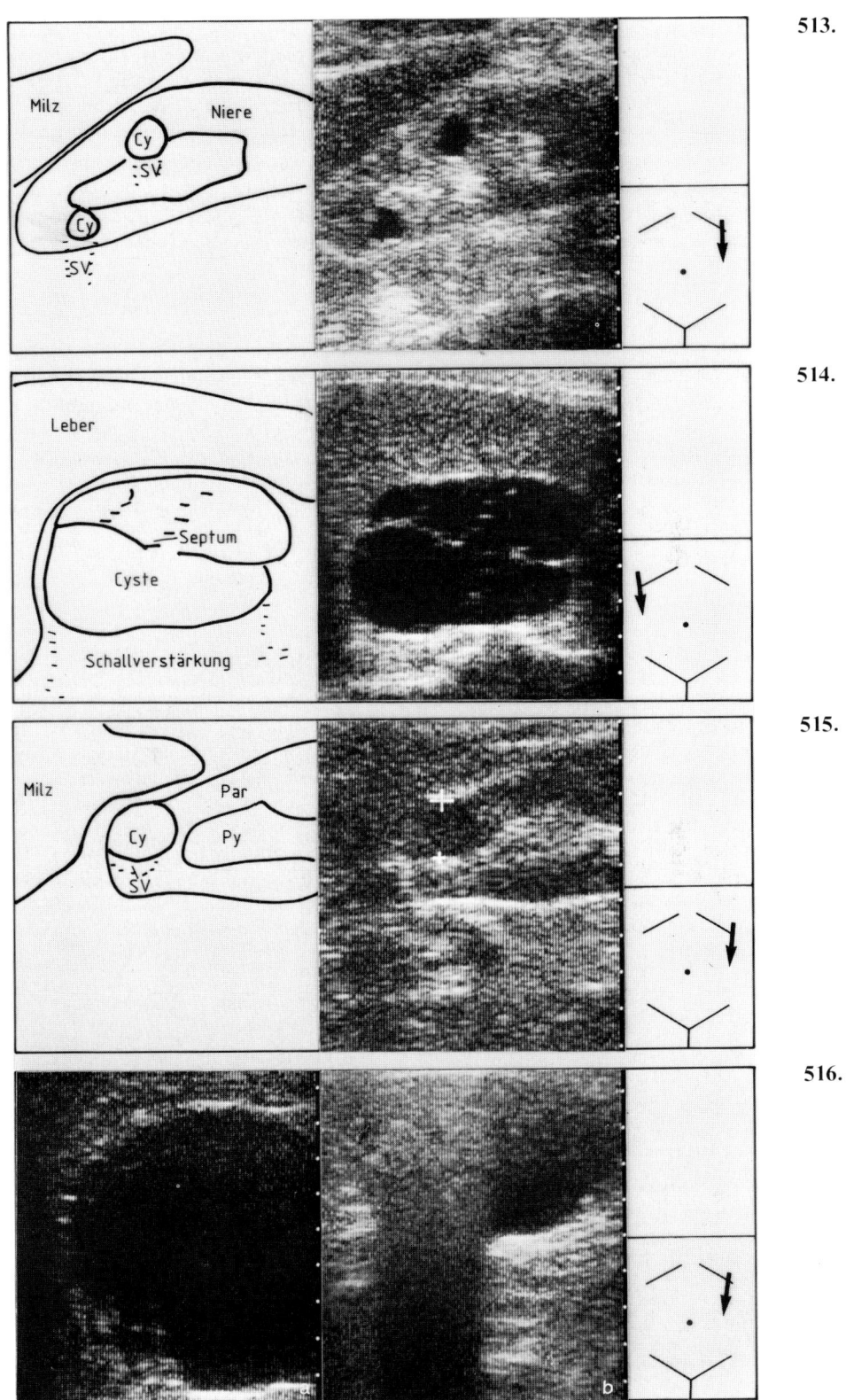

513.

514.

515.

516.

517. **Inzipiente Zystennieren vom adulten Typ:** In diesem Schnitt in der Nierenlängsachse rechts erkennt man multiple reflexlose, verschieden große Areale mit dorsaler Schallverstärkung, die scharf vom umgebenden Gewebe abgesetzt sind. In der Umgebung der am weitesten ventral gelegenen Zyste meint man noch weitere zarte, zystische Areale zu erkennen. Die Zystennieren vom adulten Typ sind sonographisch etwa ab dem 19.–22. Lebensjahr zu erkennen, wenn die Zystengröße zu einer Differenzierung ausreicht. Bei erblicher Belastung sind Verlaufsuntersuchungen in jährlichen Abständen ab diesem Alter indiziert.

518. **Beginnende Zystennieren vom adulten Typ:** Das Nierenparenchym ist noch erhalten, die Nierengröße normal. An der Parenchym-Pyelon-Grenze aufgereiht, finden sich multiple, verschieden große, reflexlose Areale mit zarter dorsaler Schallverstärkung, die scharf begrenzt und kugelig erscheinen. Die differentialdiagnostische Abgrenzung zu prominenten Pyramiden gelingt aufgrund der Reflexlosigkeit, der dorsalen Schallverstärkung und der unterschiedlichen Größe sowie des Vorhandenseins zystischer Veränderungen auch im Pyelon.

519. **Fortgeschrittene zystische Umwandlung der Niere bei Zystennieren vom adulten Typ:** Multiple, ineinander verschachtelte, reflexlose Areale mit dorsaler Schallverstärkung, die sich gegenseitig bedrängen, behindern und imprimieren bei insgesamt vergrößerter und polyzyklisch begrenzter Niere (bis zu 20 cm Länge), dies sind die typischen Zeichen des Vollbildes einer Zystenniere, die in 80% der Fälle beidseitig vorkommt. Das intaktgebliebene Nierenparenchym ist schwer abgrenzbar, eben noch erkennbar, es kann auch scheinbar völlig aufgehoben sein ohne daß aus dem sonographischen Bild ein Rückschluß auf die Funktion der Niere gezogen werden kann. In 20–50% der Fälle (nach eigenen Erfahrungen in 38%) liegen gleichzeitig zystische Veränderungen der Leber vor.

520. **Ausgeprägte zystische Veränderungen bei Zystennieren vom adulten Typ:** Hier sind nur große Zysten nebeneinander gepackt. Die Niere war monströs auf 18 cm vergrößert, einzelne bis zu 6 cm große Zysten wechseln sich ab mit kleineren zystischen Elementen. Insgesamt resultiert ein Bild, das kaum noch Parenchym übrig läßt. Liegt ein solches Bild einseitig vor, kann die differentialdiagnostische Unterscheidung zur hydronephrotischen Sackniere mit verbliebenen Nierenparenchymresten Schwierigkeiten machen. Daneben gibt es natürlich auch die Kombination von Zystennieren und hydronephrotischer Stauung. Besteht dieser Verdacht, ist die Indikation für ein i. v. Pyelogramm bei Zystennieren gegeben. Nierensteine bei Zystennieren sind sonographisch zu differenzieren, wohingegen Karzinome innerhalb des riesigen zystischen Gebildes schwer auffindbar sein können. Diese Tumoren sind jedoch selten. (Bisher 25 Fälle in der Literatur.)

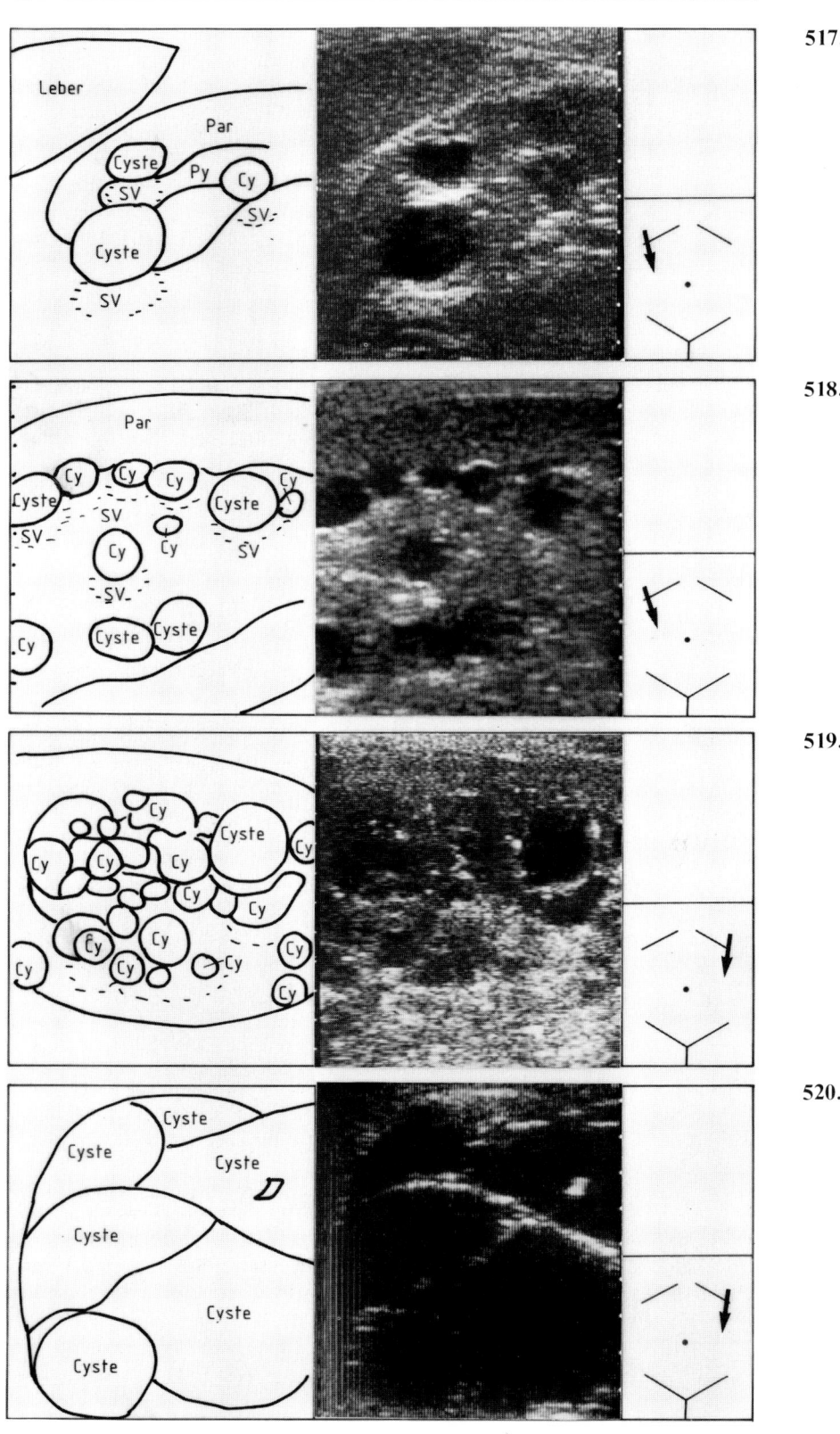

517.

518.

519.

520.

521. **Leichte Stauungsniere mit Nephrolithiasis:** Das NBKS ist als max. 3 cm weites, reflexloses, zusammenhängendes Gebilde erkennbar, wobei die flüssigkeitsgefüllten Calices bis an die Papillen heran verfolgbar sind. Daneben besteht eine reflexkräftige Formation im Bereich der ventral abgebildeten Pyramide mit Schallschatten.

Sonographisch besteht differentialdiagnostisch die Möglichkeit einer Verkalkung der Pyramide oder eines Nierenkelchsteines, wie in diesem Fall. Ein zweiter Stein hatte zum Aufstau des Nierenbeckenkelchsystems geführt. Eine Schädigung des Nierenparenchyms ist noch nicht eingetreten. Allerdings besteht eine deutliche Verschmälerung des Parenchyms im Bereich des abgebildeten Steins als Ausdruck einer chronisch entzündlichen Reaktion auf die Nephrolithiasis mit pyelonephritischer Narbe.

522. **Aufstau des NBKS bis in die Peripherie:** Auch hier liegt eine Erweiterung sowohl des Nierenbeckens als auch der Kelche vor, wobei die Kelche schon deutlich verplumpt sind, was auf eine längerbestehende Stauung hindeutet. Das Nierenparenchym ist nicht verschmälert.

Von einer eindeutigen Stauung spricht man ab einer Erweiterung des Nierenbeckens auf 3 cm und mehr. Ein Befund darunter ist kontrollbedürftig. Er könnte auch durch eine Atonie des NBKS bei Pyelonephritis, bei Megakalikose, in der Gravidität oder bei Rehydratation nach Exsikkose entstanden sein.

523. **Nierenbeckenstauung rechts:** Auch hier erkennt man eine zusammenhängende Erweiterung von Nierenbecken und Kelchsystem bis hin zu den Pyramiden. Das Parenchym ist nicht verändert. Besteht die Stauung erst kurze Zeit, kann das Becken isoliert erweitert sein, die Erweiterung der Kelche ist jeweils ein Beweis für eine bereits länger bestehende Stauung.

524. **Stauung des NBKS und des Ureters:** In diesem, dem Ureterverlauf folgenden Längsschnitt erkennt man, daß außer dem Nierenbecken auch der Ureter deutlich erweitert ist. Die Stauung reicht bis in die Niere hinein, das Nierenparenchym ist noch nicht verschmälert.

Der normalweite Ureter ist sonographisch nicht darstellbar, er ist luftüberlagert. Im Fall der Obstruktion gelingt es gelegentlich, den Ureter in seinem Verlauf bis zur Harnblase zu verfolgen. Die unmittelbar postrenalen Anteile können meistens, die retrovesikalen Anteile nur bei maximal gefüllter Harnblase dargestellt werden. Das dazwischenliegende Stück ist meist – gerade bei akuter Obstruktion – hinter geblähten Darmschlingen verborgen.

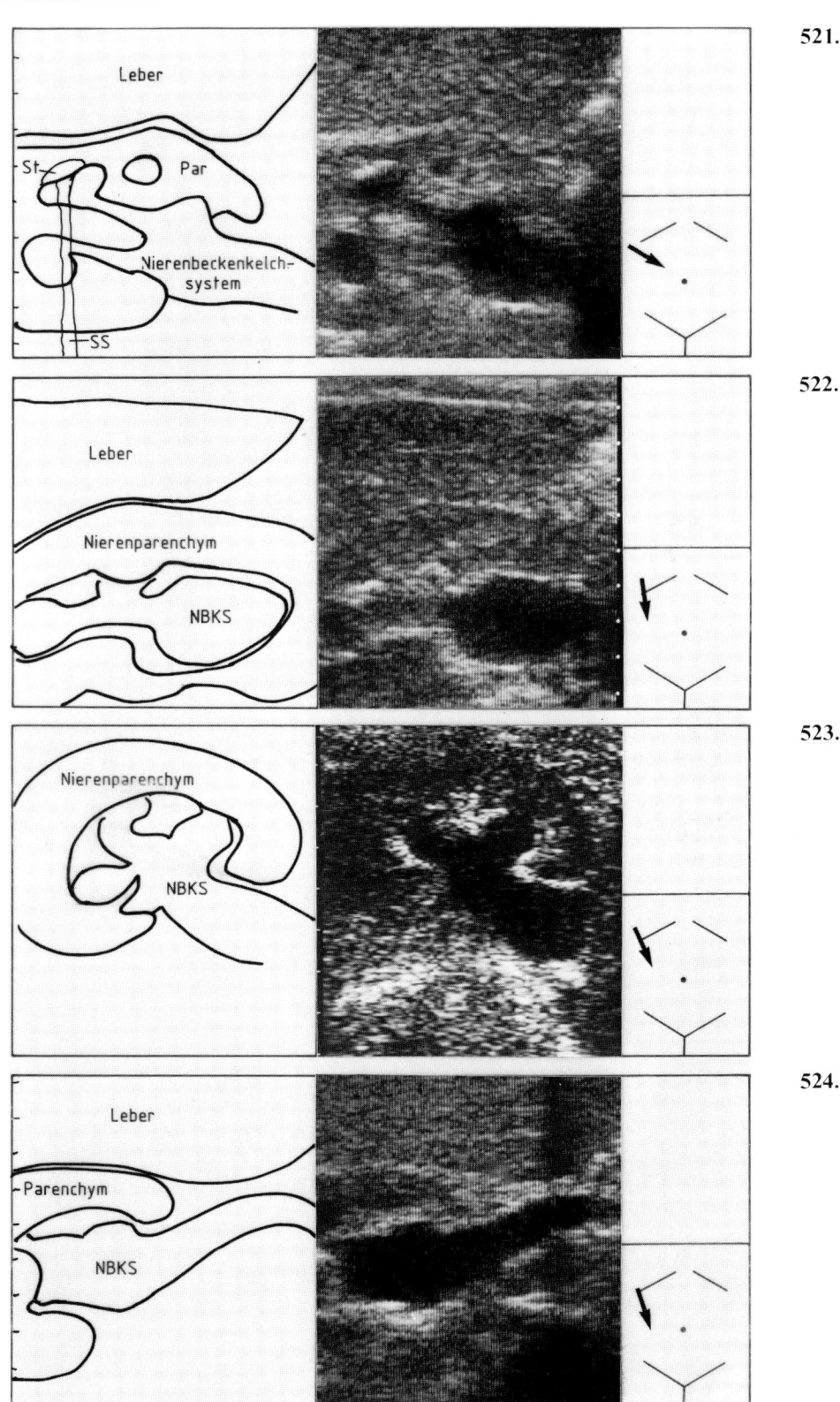

521.

522.

523.

524.

525. **Harnstauniere mit beginnender Kelcherweiterung:** An das Nierenparenchym anschließend, liegen reflexlose Areale, die nur über filiforme Brücken im Zusammenhang mit dem deutlich erweiterten zentralen NBKS stehen. Bei erst kurzfristig bestehender Stauung ist nur das Nierenbecken erweitert, dann treten die Calices gestaut hervor und erst später erweitert sich der Hals und verplumpen die Calices. Dadurch lassen sich Rückschlüsse auf die Dauer der bestehenden Obstruktion ziehen.

526. **Infizierte Hydronephrose:** Innerhalb des erheblich dilatierten, plump erweiterten NBKS erkennt man basale reflexkräftige Anteile im Bereich des Nierenbeckens, die bei Umlagerung des Patienten aufzuschütteln waren.

In diesem Fall war durch eine antegrade ultraschallgezielte Pyelostomie nicht nur die Lokalisation der Obstruktion zu bestimmen (Ureterstein), sondern auch eine gezielte Entnahme des Urins zur bakteriologischen Untersuchung möglich. Reflexkräftige Veränderungen am Boden des Nierenbeckens können durch Gries, Detritus, Blut, aber auch durch Tumoren verursacht sein. Eine Umlagerung des Patienten und ein Aufschütteln des Materials evtl. durch Tapotement ist deshalb auf jeden Fall notwendig.

527. **Fortgeschrittene Harnstauniere mit hydronephrotischer Umwandlung der rechten Niere:** Das Nierenparenchym ist hier auf einen 0,5 cm breiten Randsaum verschmälert, das NBKS auf 4 cm erweitert ohne Binnengliederung.

Bei lange bestehender Stauungsniere kommt es zur zystenartigen Aufweiterung der Calices, schließlich zur Rarefizierung der Calixwände und des Parenchyms mit Aufhebung der sonographischen Nierenanatomie.

528. **Fortgeschrittene Hydronephrose im Querschnitt:** In diesem Querschnitt ist die Rarefizierung von Parenchym und Pyelon durch den chronisch bestehenden Stauungsprozeß des Nierenbeckenkelchsystems erkennbar. Innerhalb der reflexkräftigen Nierenkapsel ist eine 8 mm breite Parenchymzone und ein wenige Millimeter breites Pyelon übriggeblieben. Die Dicke des Nierenparenchyms läßt eine erhaltene Restfunktion der Niere annehmen.

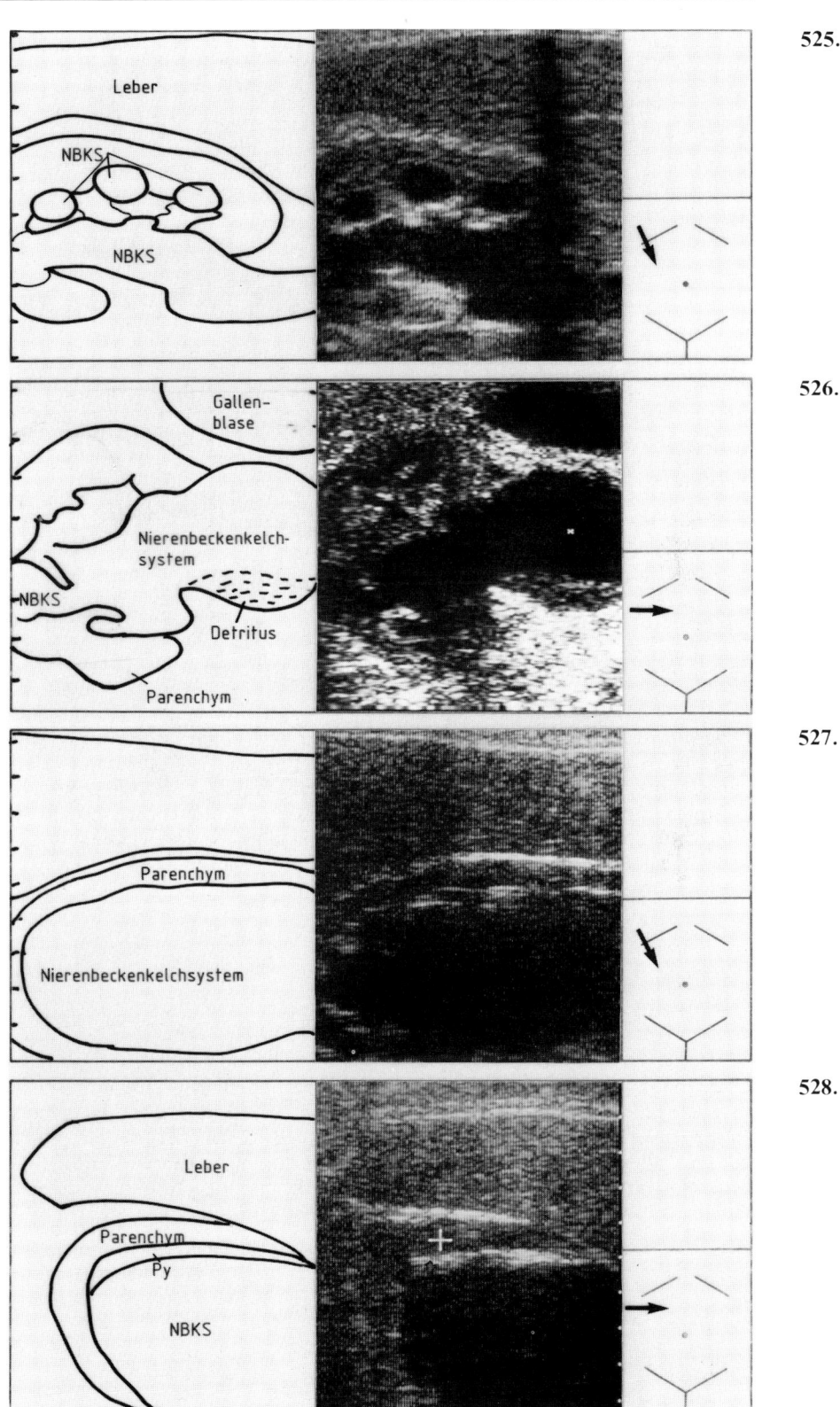

529. **Hydronephrotische Sackniere rechts:** Man erkennt ein scharf begrenztes reflexloses Gebilde, in das noch einzelne reflexkräftige Septen einstrahlen. Die Kapsel ist umgeben von einem kräftig reflektierenden Mantel von wenigen Millimetern Dicke, der ebenfalls rarefizierten Nierenfettkapsel entsprechend. Durch den chronischen Stauungszustand ist das Nierenparenchym vollständig atrophisch, sonographisch nicht mehr nachweisbar. Die Niere ist funktionslos. Präoperativ kann durch eine antegrade Pyelostomie Urin zur bakteriologischen Untersuchung gewonnen werden und gleichzeitig kann eine antegrade Pyelographie die Lokalisation der Obstruktion klären.

530. **Hydronephrotische Sackniere rechts mit völliger Rarefizierung des Nierenparenchyms und Verlust der Nierenstruktur:** Dieses reflexlose Gebilde ist nur noch durch seine Lage und durch den Nachweis einer zarten Nierenkapsel als Niere zu erkennen. Eine Septe erinnert an das aufgebrauchte Parenchym.

531. **Pyonephrose mit einliegendem Ureterkatheter:** Die Niere ist unförmig angeschwollen, Parenchym und Pyelon sind nicht mehr differenzierbar. Der gesamte Binnenraum ist in ein ungeordentes scheckiges Nebeneinander von reflexkräftigen und weniger reflexkräftigen Arealen umgewandelt. Am Boden dieses Gebildes sieht man den Ureterkatheter mit zentralem Lumen. Das mächtig gestaute Nierenbeckenkelchsystem ist mit Eiter und Detritus gefüllt.

532. **Die Pyonephrose mit Ureterkatheter:** Derselbe Patient wie in Abb. 531.
Die Abbildung stellt die Situation etwas weiter kaudal dar: das Nierenbecken ist eben noch erkennbar. Man kann den entzündlich geschwollenen und gestauten Ureter mit dem einliegenden Ureterkatheter langstreckig nach kaudal verfolgen. Das Krankheitsbild war bei einem jugendlichen Diabetiker im Anschluß an eine neurogene Blasenlähmung mit rezidivierenden Zystopyelonephritiden entstanden.

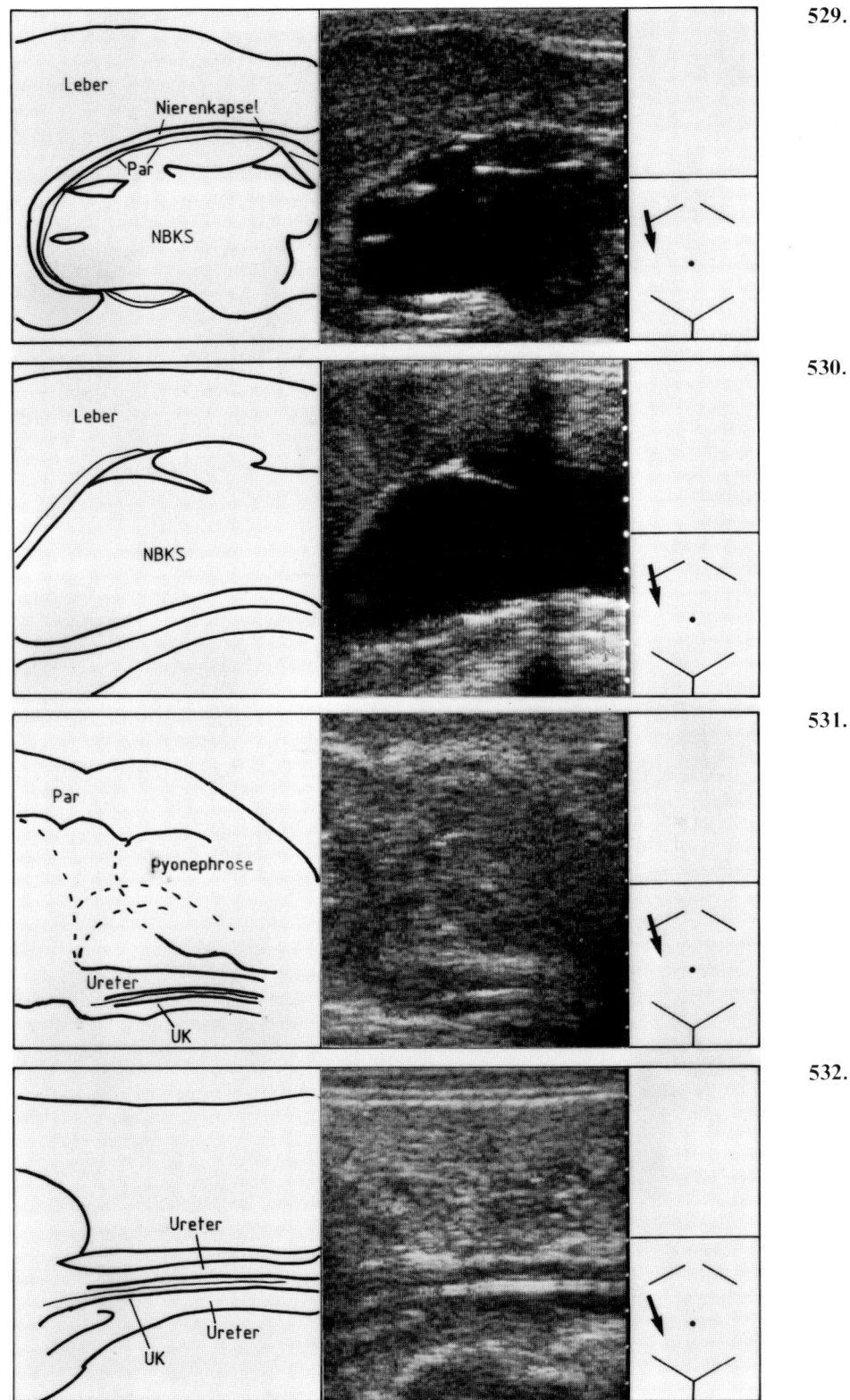

529.

530.

531.

532.

533. **Verkalkte tuberkulöse Kaverne um ein kugeliges reflexloses Gebilde:** Zentral im Pyelon links sind kräftige Reflexe mit dorsalem Schallschatten zu erkennen. Die Niere ist ansonsten erhalten, das Parenchym normal dick.

Je ausgedehnter eine Verkalkung innerhalb der Niere ist, um so schwieriger gelingt es, den Rest der Niere hinter dem Schallschatten darzustellen.

Es handelte sich hier um eine tuberkulöse Kaverne mit Randverkalkung. Differentialdiagnostisch ist an jede andere Form der Nierenverkalkung zu denken, zumeist an eine posttraumatische Narbe, eine Echinokokkuszyste oder an einen verkalkten Tumor. Tuberkulöse Kavernen innerhalb der Niere sind von parapelvinen Zysten nur dann zu unterscheiden, wenn ein eindeutiger Kontakt zum NBKS herzustellen ist. Die zusätzliche Verkalkung ist ein weiterer artdiagnostischer Hinweis.

534. **Benigne Zyste am oberen Nierenpol links:** Diese nicht ganz kugelige, reflexlose Zyste mit dorsaler Schallverstärkung und glatter Wand hat zu einer Rarefizierung des Nierenparenchyms am oberen Pol geführt, wobei die angrenzenden Pyelonabschnitte umschrieben reflexvermindert erscheinen. Ein Zystenwandkarzinom am Boden der Nierenzyste ist damit nicht auszuschließen. Eine ultraschallgezielte Feinnadelbiopsie ist indiziert. Sonographisch völlig unauffällige Zysten, besonders wenn sie unter 3 cm groß sind, sollten zunächst in kurzfristigen Abständen (8 Wochen) und dann längerfristig kontrolliert werden, wohingegen jede atypische Zyste einer Feinnadelbiopsie unterzogen werden sollte.

535. **Zystenwandkarzinom der rechten Niere:** Am unteren Nierenpol rechts fanden wir bei diesem adipösen Patienten eine kugelige, reflexfrei wirkende Zyste. Bei der Feinnadelbiopsie wurde schmierig grünliches Material gewonnen. Die operative Intervention war daraufhin indiziert. Es wurde ein, von der Zystenwand ausgehendes, knapp 1 cm großes Zystenwandkarzinom gefunden.

Wie die beiden letzten Abbildungen zeigen, ist im Gegensatz zu der Meinung anderer Autoren die Sonographie nicht sicher genug in der Lage, kleine zystenwandnahe Karzinome auszuschließen.

Eine Feinnadelbiopsie von Nierenzysten sollte deshalb nach Möglichkeit dann durchgeführt werden, wenn: 1. Tumorverdacht besteht, 2. eine atypische Zyste vorliegt (unregelmäßige Wand, Binnenreflexe, verdickte Kapsel), 3. Beschwerden bestehen. Nach eigenen Erfahrungen ist in 0,5% aller Zysten und 4% aller auffälligen Zysten mit der Existenz eines Karzinoms in der unmittelbaren Zystennähe zu rechnen.

536. **Pseudozystisch nekrotisch zerfallender Nierentumor:** Auch hier liegt eine atypische Zyste vor: umgeben von einer kräftigen tumorösen Kapsel ist eine unregelmäßig begrenzte, reflexlose zystische Formation zu erkennen, die jedoch einzelne Reflexe im Innern birgt. In diesem Fall wird die Differentialdiagnose zur kongenitalen Zyste leicht zu stellen sein. Es handelte sich um ein zentral zerfallendes Hypernephrom. Bei der Punktion wurde sanguinolentes trübes Material gewonnen. Die zytologische Untersuchung solchen Materials muß nicht positiv sein, da die Zellen erheblich alteriert sein können. Erst bei der Punktion aus dem Zystenrand, also dem eigentlichen Tumor, gelingt der zytologische Tumornachweis. Eine operative Intervention ist im Fall eines trüben Zysteninhalts unbedingt notwendig.

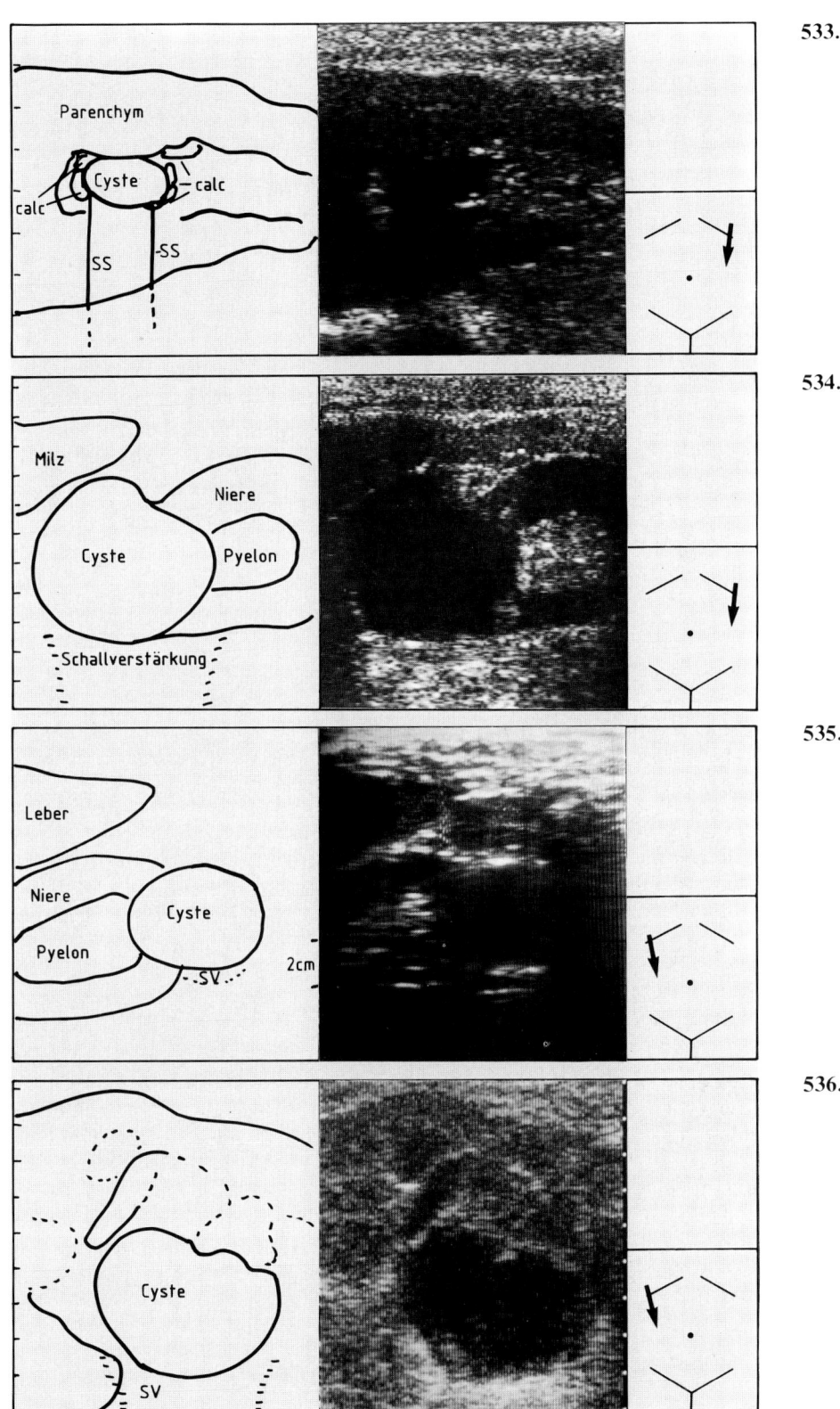

533.

534.

535.

536.

537. **Kleiner reflexkräftiger Nierentumor:** Ein kugeliges, 2 cm großes Gebilde ragt in das Pyelon ein. Es ist deutlich abgesetzt vom Parenchym und reflexkräftiger als dieses. Nierentumoren sind überwiegend reflexarm (nach WEILL in 60% der Fälle). Zur Zeit mehren sich in der Literatur die Angaben über das Vorkommen von reflexkräftigen Tumoren. Nach eigener Erfahrung ist es so, daß kleine Tumoren besser differenziert werden können, wenn sie reflexkräftig sind. Andererseits werden die Tumoren aufgrund der zunehmenden Sonographiefrequenz frühzeitiger, d. h. kleiner und reflexkräftiger erkannt (2% aller Nierentumoren sind reflexkräftig).

538. **Gemischt-reflektierender Tumor der Niere mit beginnender nekrotischer Umwandlung:** Der im Vergleich zum umgebenden Nierenparenchym eher reflexkräftige Tumor, der das Parenchym überragt, ist sonographisch leicht zu erkennen. An seinem unteren Pol liegt eine reflexärmere Formation, die sonographisch nicht eindeutig reflexlos ist; 4–5% aller Nierentumoren fallen durch gemischte Reflexmuster auf.

539. **Reflexarmer Tumor der linken Niere:** Der etwas klobige, vom Nierenparenchym nur aufgrund zarter Trennlinien abgrenzbare Tumor weist ein Reflexmuster auf, das nahezu identisch zum angrenzenden Nierenparenchym ist. Die klobige prominente Beschaffenheit des Tumors, der die Außenkontur der Nieren überragt, macht die Diagnose wahrscheinlich. Eine differentialdiagnostische Unterscheidung zwischen benignen und malignen Tumoren der Nieren ist nicht möglich, obwohl benigne Tumoren häufiger reflexkräftig zu sein scheinen. Schwierig ist auch die differentialdiagnostische Unterscheidung dieser reflexarmen Tumoren von Zysten mit Einblutung.

540. **Großer gemischt-reflektierender Tumor der rechten Niere mit Impression des Pyelons:** Der scheckig gemusterte, prominente Tumor ist trotz Rippenschattenüberlagerung nicht zu übersehen. Diese gemischte Form des Reflexmusters mit vorwiegend reflexarmen Anteilen und einzelnen reflexreichen Knoten soll nach WEILL in 29% der Fälle vorkommen.

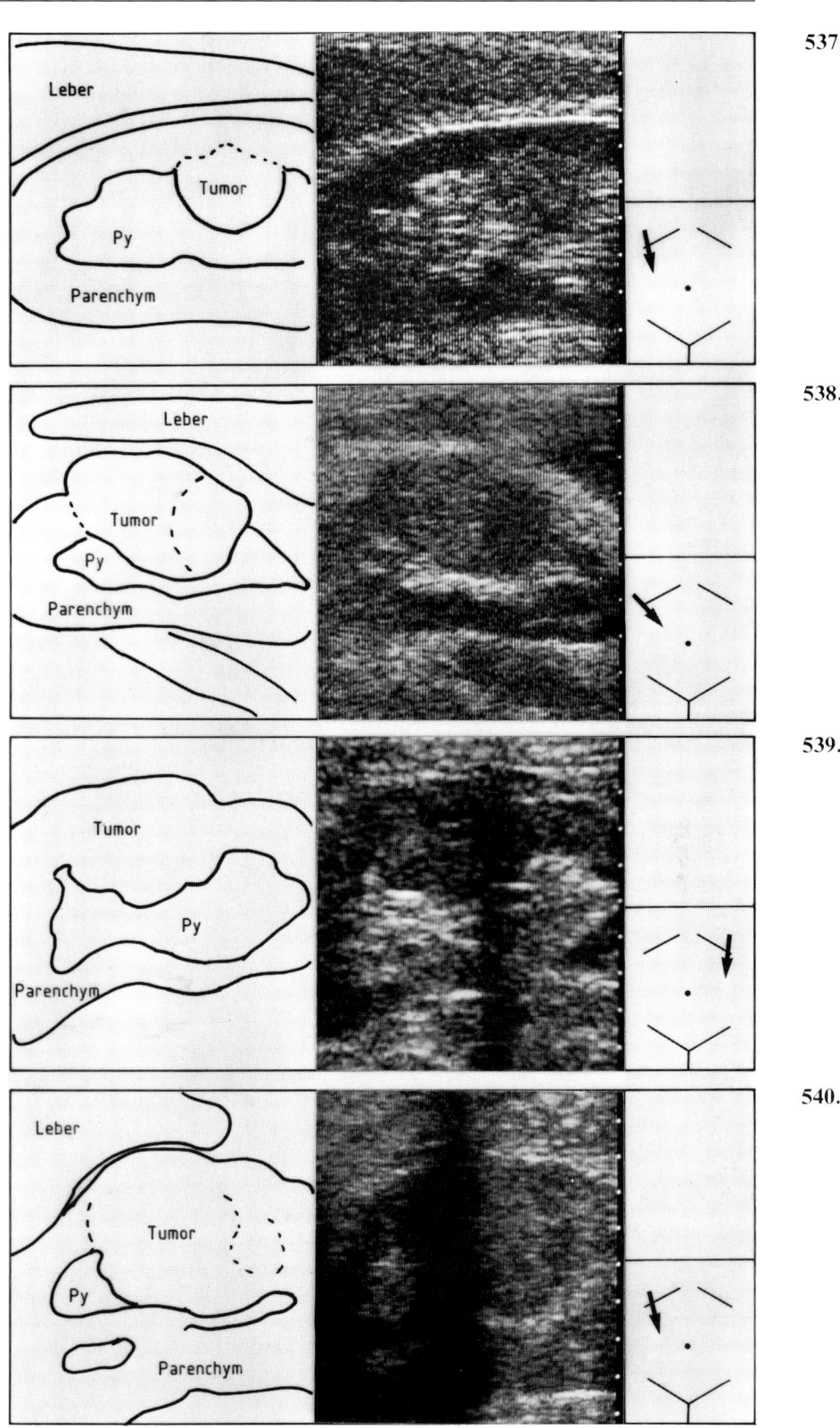

537.

538.

539.

540.

541. **Ausgedehnte tumoröse Umwandlung der linken Niere mit zentraler Nekrose und Verkalkung:** Der kugelige Tumor ist im Vergleich zum umgebenden Parenchym identisch im Reflexmuster, jedoch durch eine reflexarme zierliche Kapsel vom restlichen Nierengewebe getrennt. Die zentralen Anteile sind reflexlos. Operativ erwies sich dieser Anteil als nekrotisch zerfallender Tumor (Häufigkeit 4,5%). Daneben bestehen mehrere zarte Verkalkungen.

Die differentialdiagnostische Unterscheidung zwischen Zyste und Tumor gelingt sonographisch je nach Autor in 75–98% der Fälle. Auch die Angiographie läßt im Fall avaskulärer Tumoren in 5% der Fälle eine eindeutige Diagnose nicht zu. Unter Verwendung von Sonographie, Computertomogramm, ultraschallgezielter Feinnadelbiopsie und Angiographie gelingt es jedoch in 97% der Fälle präoperativ Nierentumoren und Zysten eindeutig zu differenzieren.

542. **Reflexarmer Nierentumor rechts medial:** Dieser reflexarme Tumor ist von der Niere nur durch eine zarte Trennlinie abgesetzt. Die V. cava ist durch den tumorösen, nach medial einragenden Prozeß komprimiert, der Verlauf der Nierengefäße verlagert und nicht mehr verfolgbar. Eine sonographische Unterscheidung der Tumoren nach histologischen Kriterien ist nicht möglich. Sarkome und Wilms-Tumoren sollen reflexarm sein, jedoch gibt es auch hier Berichte über reflexkräftige Erscheinungsformen. Hypernephrome treten in 5% der Fälle beidseitig auf.

543. **Ausgedehnter Nierentumor:** Diese röntgenologisch stumme Niere stellte sich sonographisch als vollständig von einem großen Nierentumor ausgefüllt dar. Die Nierenkapsel ist noch erhalten und umgibt den Tumor, der somit noch nicht in das Retroperitoneum oder das freie Abdomen eingebrochen ist. Intraoperativ wurde ein hypernephroides Karzinom gefunden.

544. **Tumor und Zyste in derselben Niere:** In diesem Längsschnitt durch die linke Niere stellt sich ein reflexarmer Tumor mit einer zentralen reflexlosen kugeligen Formation innerhalb des Tumors dar, allerdings umgeben von Tumorgewebe. Kommen Tumor und Zyste nebeneinanderliegend in derselben Niere vor, kann sonographisch nicht entschieden werden, ob der Tumor aus der Zystenwand entsprang, die Zyste durch Tumorkompression entstand oder ob ein zufälliges Zusammentreffen von Zyste und Tumor vorliegt. Die Häufigkeit des gemeinsamen Vorkommens von Zyste und Tumor liegt etwas über der Frequenz des Vorkommens von Zyste und Tumor alleine. EMMET fand 10 Zysten bei 579 tumorös veränderten Nieren und 10 Tumoren bei 428 Patienten mit Nierenzysten. Wir selbst haben bei 22 000 Nierenuntersuchungen 759 Nierenzysten und 4mal bei diesen einen zystenwandnahen Tumor gefunden (0,5%).

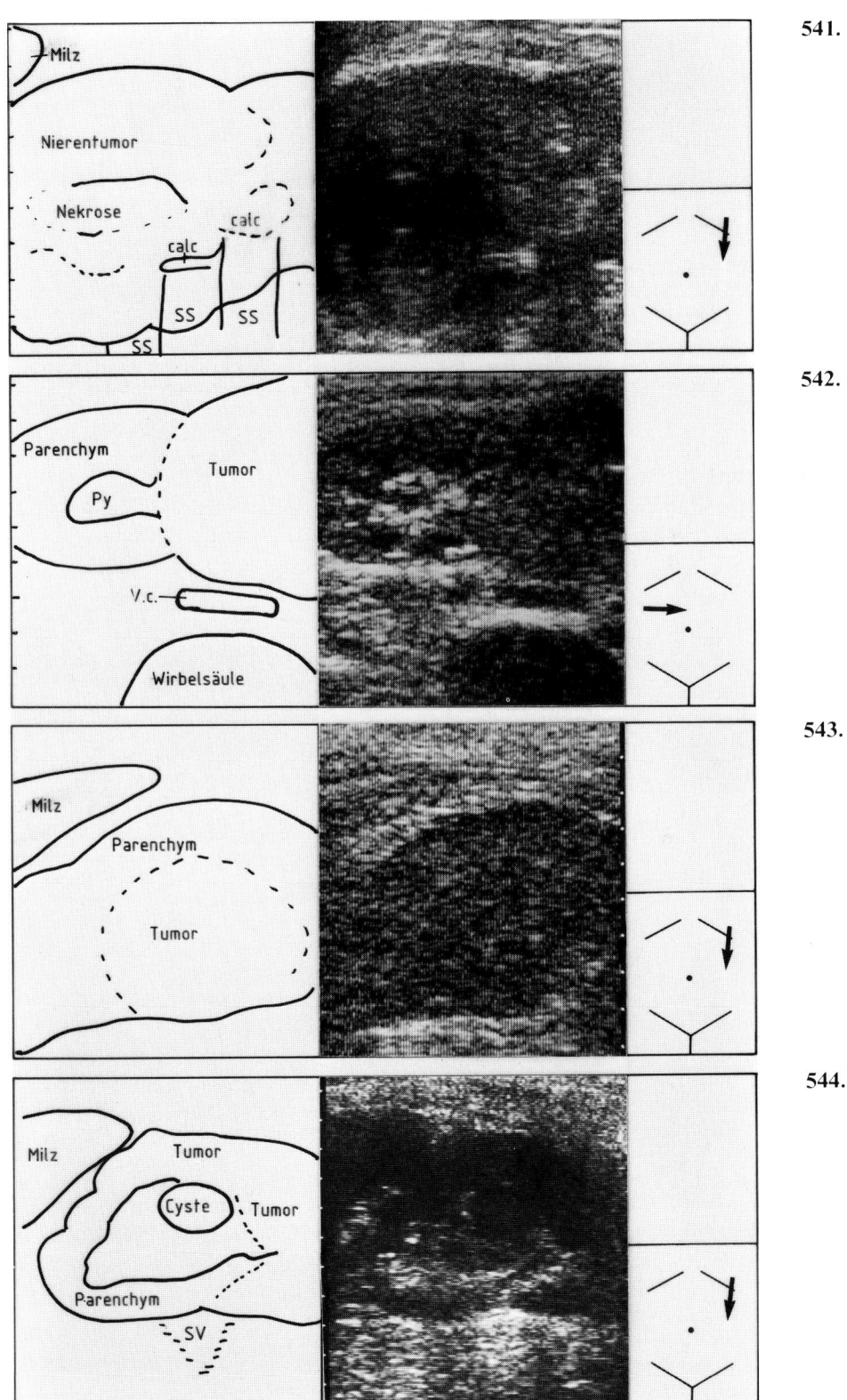

541.

542.

543.

544.

545. **Schallabsorbierender Nierentumor rechts:** Es liegt ein ovaler, die Nierenkontur nicht überragender, aber in das Pyelon eindringender glatt begrenzter Tumor vor, dessen Binnenreflexmuster sich von dem des angrenzenden Nierenparenchyms nicht auffällig unterscheidet. Daneben erkennt man aber, ohne daß ein stärker reflektierendes Areal sichtbar wird, plötzlich einen Schallschatten im Tumor entstehen. Dieses Phänomen der Schallabsorption innerhalb des Tumorgewebes ist von anderen Tumoren (z. B. Mamma) bekannt, kommt jedoch auch im Fall von Nierentumoren vor. Verkalkungen waren sonographisch nicht erkennbar.

546. **Nierentumor mit Verkalkung:** Dieser im Vergleich zu dem vorangegangenen Tumor ähnlich aussehende kugelige Prozeß der linken Niere weist nun eine reflexkräftige Verkalkung mit dorsalem Schallschatten auf. Daneben liegt etwas weiter ventral eine kleinere, ebenfalls schattengebende Verkalkung. Röntgenologisch war aufgrund der Übersichtsaufnahme ein Nierenstein vermutet worden. Sonographisch fand sich der verkalkte Tumor während im Ausscheidungsurogramm eine Impression des NBKS und ein davon abgesetzter kalkdichter Schatten erkennbar waren.

547. **Nierenbeckenkarzinom:** Man sieht eine kugelige reflexarme Formation im Bereich des Nierenbeckens am Übergang zum Kelchsystem. Dieser Tumor wurde zunächst übersehen und erst im 2. Untersuchungsgang entdeckt, nachdem er bereits im i. v. Pyelogramm nachgewiesen worden war. Besser darstellbar sind die Tumoren, wenn sie bereits zu einem Harnstau geführt haben. Die Sonographie ist jedoch nicht die Methode der Wahl zum Nachweis eines Nierenbeckenkarzinoms. Die Tumoren werden erst später, d. h. wenn sie über 2 cm groß sind, erkannt.

548. **Lipomatose der Niere (Vakatfettwucherung):** Im Pyelonbereich, besonders von Altersnieren findet man häufig unzusammenhängende reflexarme Gebilde, die nahezu zystisch wirken, jedoch auch von reflexarmen Tumoren nicht sicher zu unterscheiden sind. Bei diesen Veränderungen handelt es sich um Ansammlungen von Fett im Bereich des Pyelons (Vakatfett), meist kombiniert mit einer Altersatrophie des Nierenparenchyms. Bei Tumorverdacht oder wenn die Diagnose nicht ganz sicher ist, sollte eine Computertomographie den Fettgehalt dieser Veränderungen bestätigen.

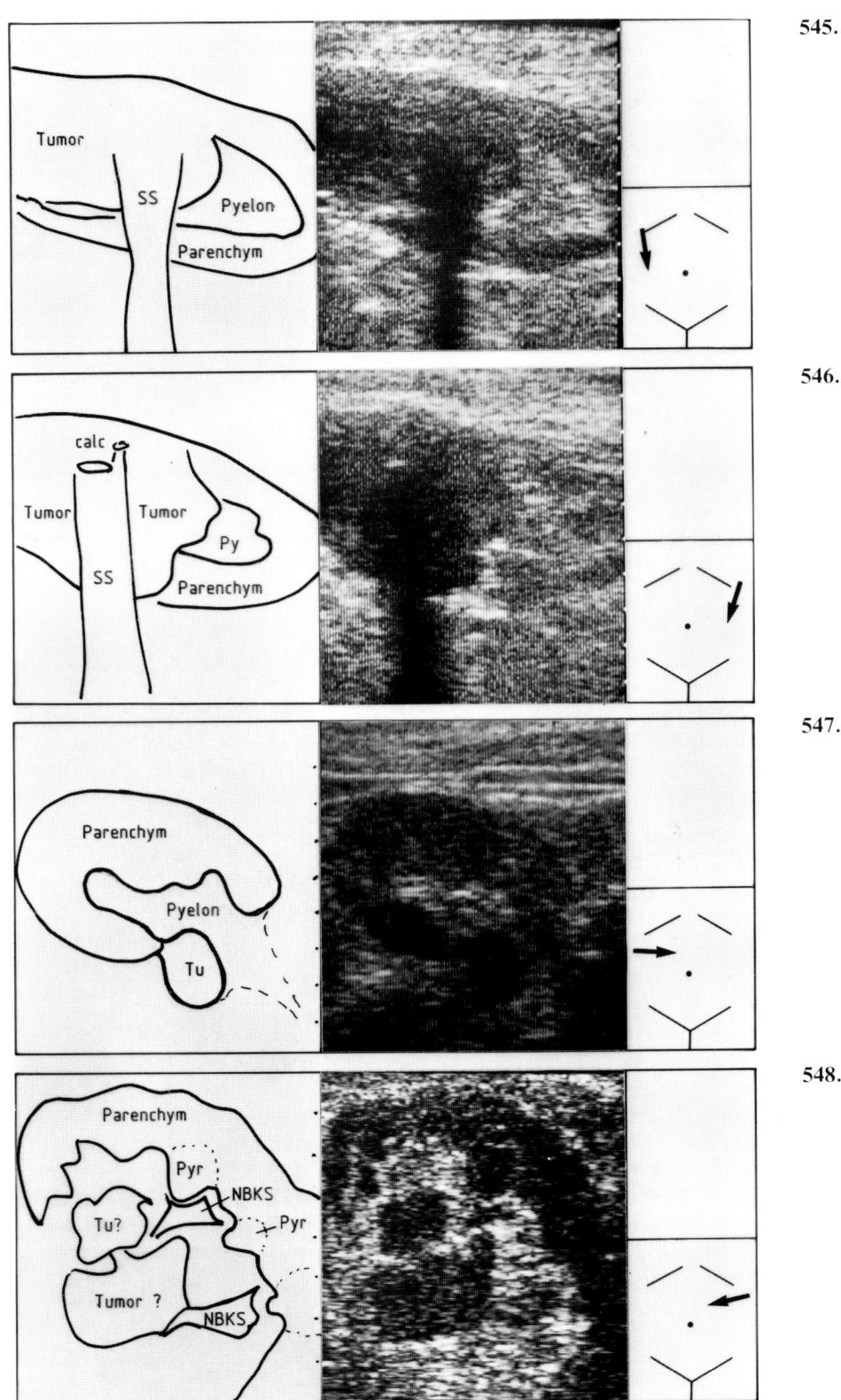

545.

546.

547.

548.

Transplantatnieren

Indikationen: Verlaufsbeurteilung der Transplantatniere in Größe und Form. Erfassung und Überwachung von akuten und chronischen Abstoßungszuständen sowie parainfektiösen Reaktionen. Erfassung und Beurteilung von Komplikationen wie Lymphozelen, Hämatomen, Nierenzysten und Steinen, Abszessen und Infarkten. Ultraschallgezielte Punktion.

Aussagekraft: Charakteristisches Aussehen der normalen Transplantatnieren, große Übereinstimmung zwischen sonographischem Befund und klinischen Daten. Typische Veränderungen der Nieren bei akuter und chronischer Abstoßung.

Grenzen: Minimalbefunde nicht oder verzögert erfaßbar. Form- und Größenveränderungen nur in Kenntnis des Primärbefundes (Staging). Fünf bis sechs Tage nach der Transplantation ist eine Erstuntersuchung als Grundlage jeder weiteren Verlaufsbeobachtung notwendig.

Größe: Die normale Erwachsenenniere hypertrophiert nach der Transplantation im Durchschnitt auf 12,5 cm Größe. Die Parenchymdicke verändert sich entsprechend der gesteigerten Funktion auf 2,5–3 cm, die Gesamtdicke auf bis zu 7 cm. Pyramiden, Columnae renales und periphere Nierenrinde sind meist gut voneinander unterscheidbar. Im Pyelon sind Gefäße und Kelchanteile differenzierbar.

Untersuchungstechnik: Aufgrund der hautnahen Lage der Transplantatniere im rechten Unterbauch können 3,5- und 5-MHz-Schallköpfe verwendet werden, wodurch eine subtile Untersuchung der Feinanatomie der Nieren möglich wird. Die Niere wird in Längs- und Querschnitten untersucht.

Besondere Hinweise und Tips: Die ohnehin gute Differenzierbarkeit zwischen Nierenrinde und Pyramiden ist durch die Verwendung von 5- und 7-MHz-Schallköpfen im Bereich der ventralen Nierenhälfte noch zu verbessern.

549. **Normale Transplantatniere ohne Abstoßungskriterien:** Die Transplantatnieren sind im Vergleich zu normalen Nieren deutlich vergrößert, das Parenchym 2,5–3 cm dick. Die Rinde, die Columnae renales und die Pyramiden sind gut voneinander unterscheidbar. Das Pyelon ist im Vergleich zur normalen Niere eher etwas schmaler. Innerhalb des Pyelons liegende Gefäßanteile sind häufig gut abbildbar und bis zu den Pyramiden bzw. den Aufzweigungen in die Vv. bzw. Aa. arcuatae verfolgbar.

550. **Normale Transplantatniere:** Hier erkennt man besonders deutlich die einzelnen anatomischen Nierenparenchymanteile: peripher die 0,5–0,8 cm breite Nierenrinde, zentral deutlich voneinander unterscheidbar die Columnae renales und die Pyramiden. Im Anschluß an die Pyramiden sind die Calices gut erkennbar. Das NBKS der Transplantatnieren ist leicht flüssigkeitsgefüllt dargestellt, was einerseits auf die erhöhte Funktion der Einzelniere, andererseits auf die gestörte Innervation des NBKS zurückzuführen ist.

551. **Sogenannte alte Transplantatniere:** Diese seit 8 Jahren liegende Niere ist etwas plump. Sie weist Narben nach vorausgegangenen Entzündungen auf. Die Rindenzone ist deutlich verschmälert, die demarkierten plumpen Pyramiden reichen bis zur Peripherie, das gesamte Parenchym ist etwas verdickt und reflexvermehrt.

552. **Akute Pyelonephritis bei einer Transplantatniere:** Unter immunsupressiver Therapie und bei gestörten Abflußverhältnissen kommt es leicht zur Infektion der blasennahe gelegenen Niere. Die parainfektiöse Reaktion der Niere ist gekennzeichnet durch eine akute Anschwellung des Organs, wobei das Parenchym-Pyelon-Verhältnis insgesamt erhalten bleibt.

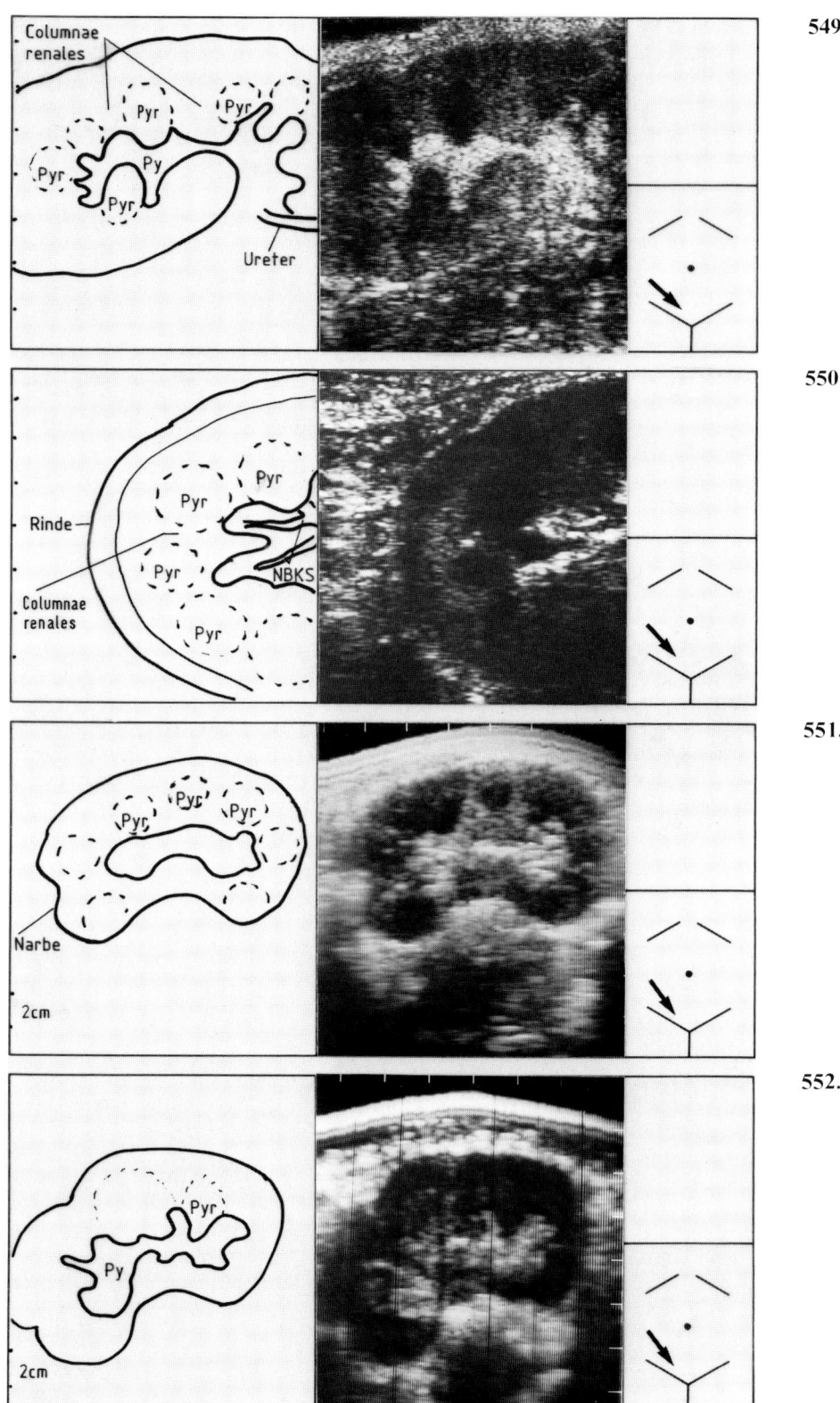

549.

550.

551.

552.

553. **Infarkt:** Die 13 cm lange Niere weist eine Parenchymdicke von 2 cm auf. Der kranio-dorsale Anteil des Nierenparenchyms ist bis zu 4 cm angeschwollen und umschrieben reflexvermehrt. Die Abgrenzung dieses Bezirks gegen das Pyelon, aber auch gegen die Umgebung der Niere ist unscharf.

Der ischämische Infarkt hat zu einer ödematösen Anschwellung des betroffenen Nierenareals geführt.

554. **Niereninfarkt im Querschnitt:** Dieselbe Niere wie in Abb. 553. Die betroffenen Abschnitte zeigen auch im Querschnitt eine unscharfe Demarkierung, eine Anschwellung, sowie eine Reflexvermehrung im Sinne eines, durch die Ischämie verursachten, Ödems.

555. **Alter Niereninfarkt:** Bei dieser, seit mehreren Jahren transplantierten Niere, die eine zentrale Parenchymbrücke aufweist, ist die kranioventrale Parenchymregion deutlich auf 1 cm und weniger verdünnt. Die Konturen des veränderten Parenchymabschnitts sind unregelmäßig sowohl gegen zentral als auch peripher. Einzelne Kerben fallen auf. Die Vernarbung des Nierenparenchyms ist in der Folge eines länger zurückliegenden Infarkts entstanden.

556. **Narbig veränderte Transplantatniere im Querschnitt mit Verkalkungen:** Diese Niere weist im ventralen mittleren Anteil eine höckrige Kontur des Nierenparenchyms mit narbigen Einziehungen und reflexkräftigen Arealen mit Schallschatten auf.

Im Laufe rezidivierender, entzündlicher Veränderungen ist es zu Narben gekommen, die teilweise verkalkt sind. Natürlich läßt sich aufgrund einer sonographischen Untersuchung allein nicht entscheiden, wodurch die narbigen Veränderungen entstanden sind. (Entzündungen, Abstoßungsreaktionen, Infarkte).

Die kontinuierliche Verlaufsbeobachtung der Transplantatnieren unter Berücksichtigung der klinischen und laborchemischen Daten hat sich auch in diesen Fällen bewährt.

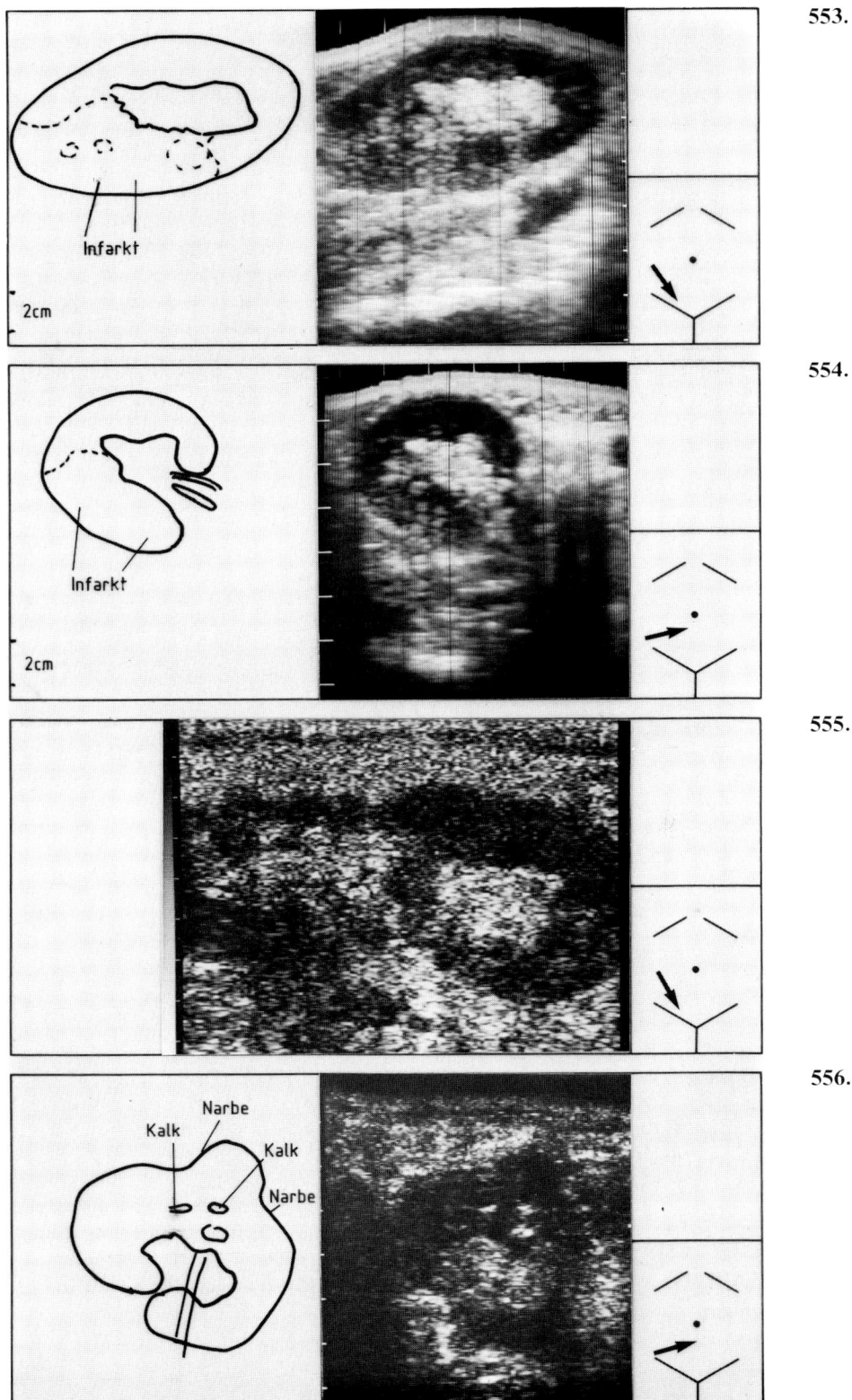

553.

554.

555.

556.

557. **Nephrolithiasis einer Transplantatniere:** Bei dieser Patientin traten 2 Jahre nach der Transplantation plötzlich Zeichen eines Nierenversagens auf. Die Sonographie enthüllte eine Harnstauniere sowie eine reflexkräftige Formation im Bereich des Ureterabgangs mit Schallschatten. Die Diagnose einer Nephrolithiasis wurde gestellt, über eine transkutane ultraschallgezielte Nephrostomie wurde bis zur Wiederherstellung der normalen Nierenfunktion ein Entlastungskatheter eingelegt. Gleichzeitig konnte eine antegrade Pyelographie durchgeführt werden, die den Stein röntgenologisch bestätigte. Durch Alkalisierung des Urins wurde die Steingröße reduziert, der Abfluß ist heute wieder frei. Wird eine Dilatation des NBKS festgestellt, sind neben der hier gezeigten Lithiasis eine postoperative Stenosierung durch Verwachsungen oder eine Kompression des Ureters durch extrarenale Raumforderungen als häufigste Ursachen zu finden.

558. **Transplantatniere mit Nierenzyste:** Auch in der Transplantatniere sind Zysten ab 0,5 cm Größe sonographisch differenzierbar. Diese kugelige, reflexlose Formation in der ventralen Parenchymzone ist sonographisch leicht nachweisbar. Die Darstellung der Nierenzyste erfordert einen paramedianen leicht tangentialen Längsschnitt der Niere. Die so angeschnittenen Parenchymanteile wirken scheinbar verdickt. Die Pyramiden sind gut differenzierbar. Die peripheren, z. T. quergetroffenen Parenchymanteile sind gut abgrenzbar. Während einer mehrere Jahre dauernden Überwachung haben sich Niere und Nierenzyste nicht in Größe und Form verändert.

559. **Chronische Abstoßung einer Transplantatniere im Intervall:** Die Niere ist mit 12 cm noch normal groß. Die Konturen sind leicht gewellt. Die Pyramiden wirken etwas gequetscht, verplumpt, sie sind noch abgrenzbar. Auch das Parenchym, das insgesamt verdickt wirkt, ist noch scharf vom Pyelon abgesetzt. Die Niere hat mehrere Abstoßungsreaktionen überstanden, die Funktion ist z. Z. normal.

560. **Chronisch-rezidivierende Abstoßung einer Transplantatniere:** Diese Niere hat ebenfalls mehrere Abstoßungsreaktionen überstanden. Dabei ist die Abstoßungsreaktion nicht völlig zur Ruhe gekommen. Das Nierenparenchym ist lediglich noch 1,5 cm dick, die gesamte Niere mit 11 cm grenzwertig groß, die Parenchym-Pyelon-Grenze ist unscharf, die Pyramiden sind verplumpt und unscharf abgesetzt.

Als sonographische Kriterien der chronisch rezidivierenden Abstoßung gelten: intermittierende Größenzunahme mit langsamer Größenminderung der Nieren, Unschärfe der Parenchym-Pyelon-Grenze, Verplumpung der Pyramiden, Verschiebung der Parenchym-Pyelon-Relation gegen 2,3:1 (normal 2:1, akute Abstoßung = 2,6:1).

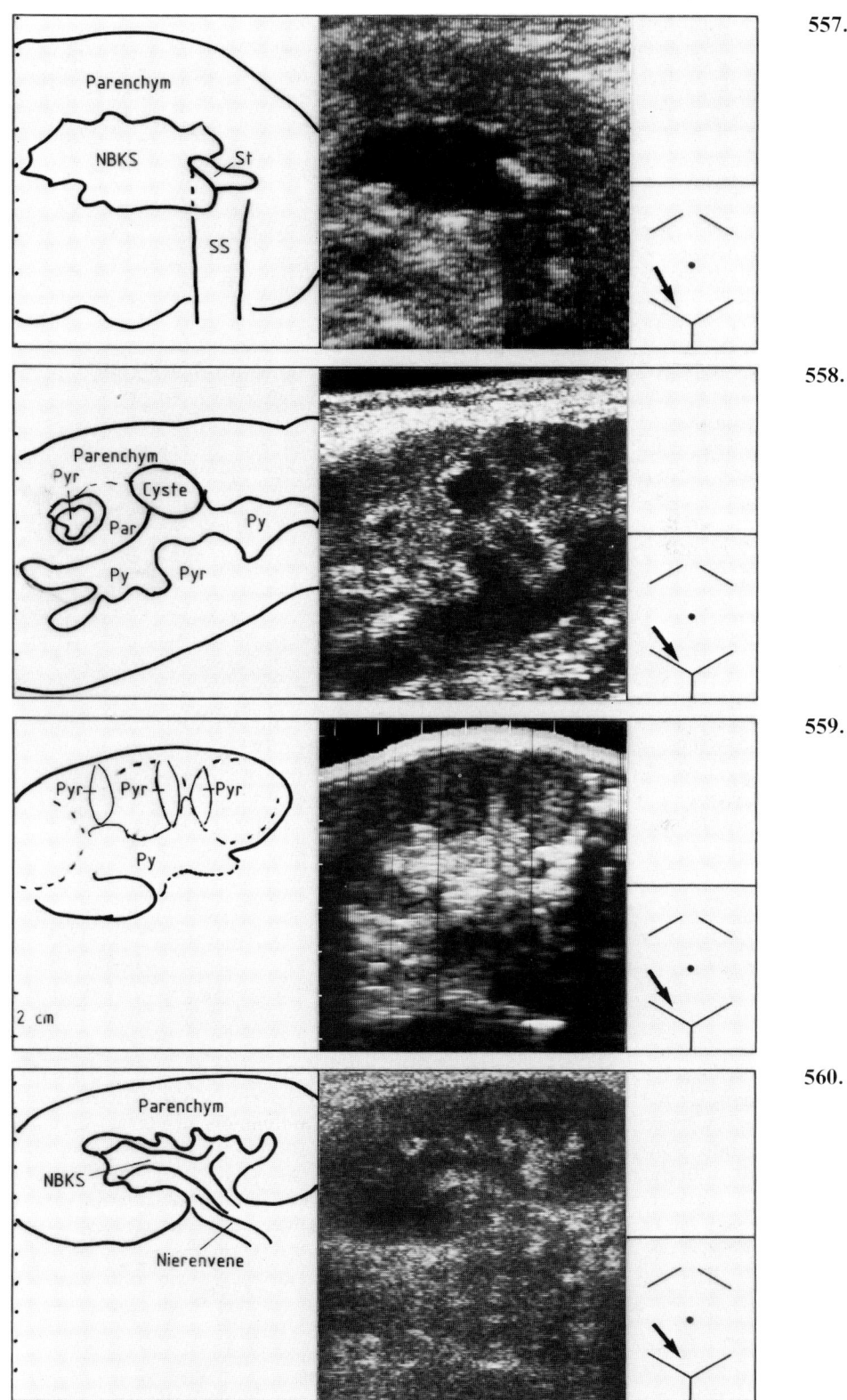

557.

558.

559.

560.

561. **Akute Abstoßung einer älteren Transplantatniere:** Die Niere ist wenig geschwollen (+7%), aber verdickt und verplumpt, das Parenchym reflexarm, das Pyelon nahezu verschwunden. Die Parenchym-Pyelon-Grenze ist nicht eindeutig abgrenzbar, die Konturen sind verwaschen. Ebenfalls verbreitert und verquollen ist die Markzone zu erkennen. Zusätzlich ist häufig eine wellige Außenkontur der Niere zu beobachten.

562. **Akute Abstoßung im Querschnitt:** Dieselbe Niere wie in Abb. 561. Auch hier ist die Deformierung der angeschwollenen, plumpen Niere zu sehen, die eine reflexarme Verbreiterung des Parenchyms zuungunsten des Pyelons aufweist. Dieses ist eben noch als reflexkräftiger, halbmondförmiger Strich erkennbar. Die akute Abstoßung ist durch eine Anschwellung der gesamten Niere charakterisiert, wobei eine Größenzunahme um 20% keine Seltenheit darstellt. Das Parenchym ist reflexarm, Kortex und Pyramiden sind voneinander aber deutlich getrennt. Gelegentlich kommt es zu einer Reflexvermehrung des Nierenparenchyms.

563. **Zwei Transplantatnieren eines einjährigen Spenders mit akuter Abstoßungsreaktion:** Wegen der geringen Größe der Spendernieren waren dem Empfänger 2 Nieren transplantiert worden. Nach kurzzeitiger guter Funktion trat eine Abstoßungsreaktion auf. Beide Nieren sind angeschwollen, das Parenchym ist verquollen, die Nierenbinnenstruktur verwaschen, das Pyelon kaum noch nachweisbar, das NBKS flüssigkeitsgefüllt.

564. **Intervall nach Abstoßungsreaktion der Niere:** Derselbe Patient wie in Abb. 563. Während wiederholter Abstoßungsreaktionen, die jeweils wieder unter Kontrolle zu bringen waren, ist es zur völligen Schrumpfung der einen Kinderniere gekommen, während die zweite ihre Funktion weiterhin ausübt. Allerdings ist sie von rezidivierenden Abstoßungen gezeichnet: nach wie vor ist die Niere verquollen, das Pyelon etwas verschmälert, jedoch im Vergleich zu der Voraufnahme deutlich erkennbar. Das Parenchym ist verdickt und aufgrund der chronischen Abstoßungsreaktion reflexvermehrt.

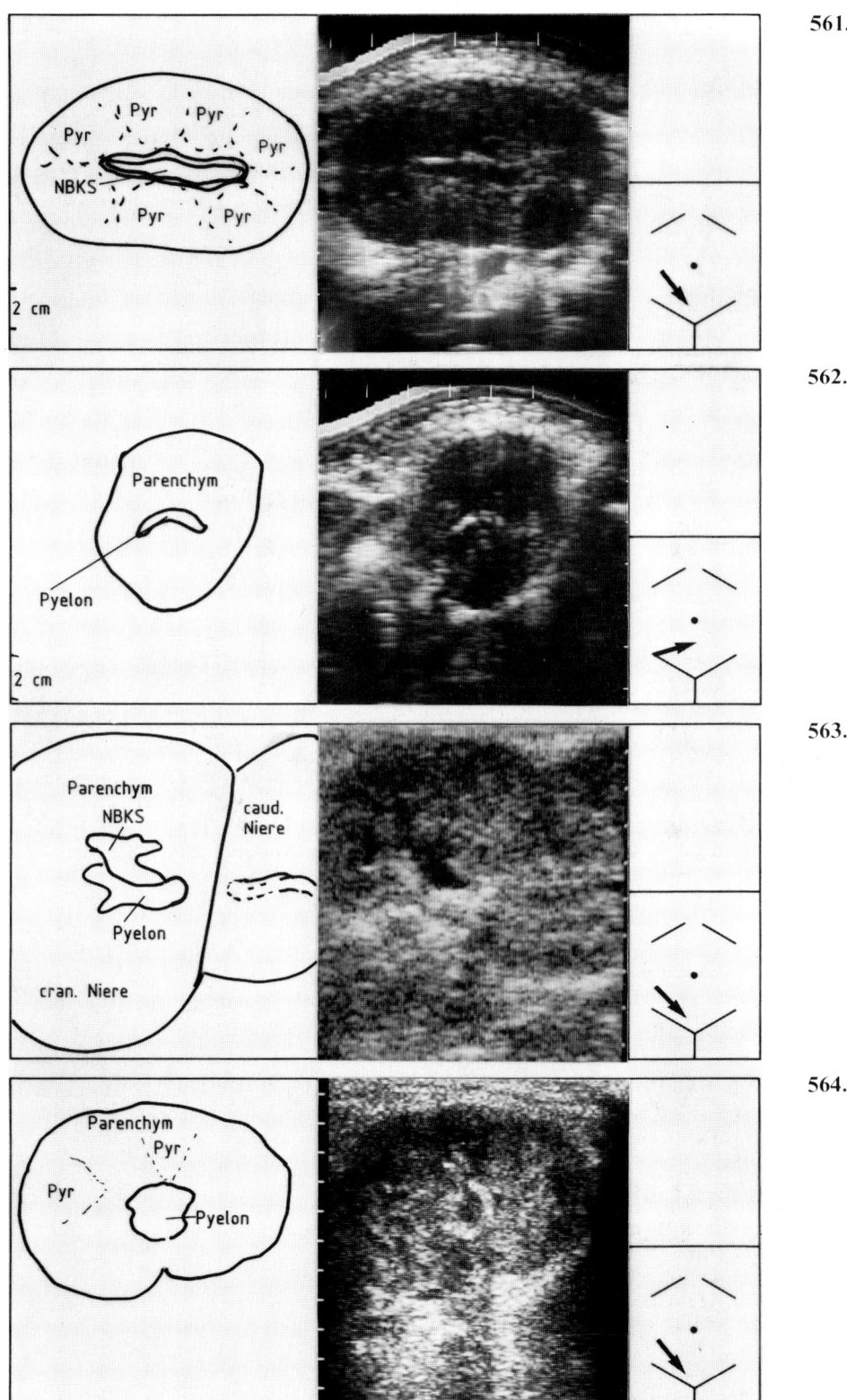

561.

562.

563.

564.

Literatur

1. Barnett E, Morley P (1971) Ultrasound in the investigation of space occupying lesions of the urinary tract. Br J Radiol 44: 733–742
2. Bartels H, Albrecht K-F (1976) Ultraschalldiagnostik in der Urologie. Dtsch Aerztebl 39: 2427–2434
3. Bartrum RJ, Smith EH, D'Orsi CJ, Nicholas MD, Tilney L, Dantono J (1976) Evaluation of renal transplants with ultrasound. Radiology 118: 405–410
4. Bittard M, Weill F, Kraehenbühl JR, Gallinet D, Colas JM, Pages C (1973) Bilan d'un cyste séreux du rein peut-on arriver à une certitude diagnostique en substituant la tomoéchographie à l'artériographie? J Urol Nephrol 79: 688–692
5. Benz UF, Schulze K, Meudt R (1976) Die Sonographie in der Diagnostik von Nierenerkrankungen. Radiologe 16: 320–327
6. Benz UF, Meudt RO (1978) Treffsicherheit und Fehldiagnosen bei der Ultraschalldiagnostik von Nierenerkrankungen. Nieren Hochdruckkrankh 4: 144–150
7. Bernstein J (1973) The classification of renal cysts. Nephron 11: 91–100
8. Boutros GA, Athey PA (1978) Ultrasonic demonstration of the xanthogranulomatous pyelonephritis. J clin Ultrasound 6: 427–428
9. Brannan W, Miller W, Crisler M (1962) Coexistence of renal neoplasms and renal cysts. South Med J 55: 749–752
10. Brown RAP (1951) Polycystic disease of the kidneys and intracranial aneurysms. The etiology and interrelationship of these conditions. Review of recent literature and report of seven cases in which both conditions coexisted. J R Med Chir Soc 32: 333–348
11. Bunnemann U, Pilgrim R (1978) Sonographische Verlaufsbeobachtungen bei akutem Nierenversagen und nach Nierentransplantation. Nieren Hochdruckkrankh 4: 151–154
12. Clayman RV, Williams RD, Fraley EE (1979) Current concepts in cancer: the persuit of the renal mass. N Engl J Med 300: 72–74
13. Cunningham JJ, Cunningham MA (1976) Characterization of renal stone models with gray scale echography. Urology 7: 315–318
14. Davidts HH, Kauten H, Albrecht KF (1973) Ultraschalldiagnostik bei Nierenerkrankungen. Urologe A12: 283–291
15. Dettmar H (1976) Die Solitärzyste der Niere. Therapiewoche 26: 2177–2182
16. Duval JM, Fontaine P, Campion JP, Cartier F, Launois B (1975) Echotomography survey in human kidney transplantation. Ultrasonics Proc Muenich, pp 222–227
17. Edell S, Zegel H (1978) Ultrasonic evaluation of renal calculi. AJR 130: 261–263
18. Emmett JL, Levine SR, Woolner LB (1963) Co-existance of renal cyst and tumor: incidence in 1007 cases. Br J Radiol 35: 403–409
19. Felson B, Moskowitz M (1969) Renal pseudotumors: the regenerated nodule and other lumps, bumps, and dromedary humps. AJR 107: 720–729
20. Fiegler W, Friedrich M, Sörensen E (1975) Der Wert der Sonographie in der Diagnostik renaler raumfordernder Prozesse. Fortschr Roentgenstr 122: 99–103
21. Gibson TE (1954) Interrelationship of renal cyst and tumors: report of three cases. J Urol 71: 241–252
22. Goldberg BB, Ostrum BJ, Isard HJ (1968) Nephrosonography: ultrasound differentiation of renal masses. Radiology 90: 1113–1118
23. Goldman SM, Minkin SD, Naraval DC, Diamond AB, Pion SJ, Meringoff BN, Sidh SM, Sanders RC, Cohen SP (1977) Renal carbuncle: the use of ultrasound in its diagnosis and treatment. J Urol 118: 525–528
24. Grabstald H (1954) Catherization of renal cyst for diagnostic and therapeutic purpose. J Urol 71: 28–31
25. Green WM (1978) Renal ultrasound. In: de Vlieger M (ed) Handbook of clinical ultrasound. John Wiley & Sons, New York Chichester, pp 345–351
26. Gregory A, Behan M (1981) Lymphoma of the kidneys: unusual ultrasound appearance due to infiltration of the renal sinus. J Clin Ultrasound 9: 343–345
27. Hennemann HH (1947) Zur Morphologie der Cystenniere. Virchows Arch 314: 277–286
28. Hepler AB (1930) Solitary cysts of the kidney. Surg Gynecol Obstet 50: 668–687
29. Hünig R (1973) Die Ultraschalldiagnostik von raumfordernden Prozessen der Nierenregion. Acta Urol Belg 4: 1–25
30. Hünig R, Kisner J (1973) Ultrasonic diagnosis of Wilms' tumors. AJR 117: 119–127

31. Igawa KI, Miyagishi T (1972) The use of scintillation and ultrasonic scanning to disclose polycystic kidneys and liver. J Urol 108: 685–688
32. Isdale JM, Thomson PD, Katz S (1973) Infantile polycystic desease of the kidneys. S Afr Med J 47: 1892–1896
33. Jenss H, Schulze K, Kott KJ (1980) Hufeisenniere – ist sonographisch die Diagnose möglich? Fortschr Roentgenstr 133: 71–74
34. Keller E, Keller W, Weiss H, Schollmeyer P (1982) Die Wertigkeit sonographischer Abstoßungskriterien bei frisch nierentransplantierten Patienten. In Kratochwil A, Reinold E (Hrsg) Ultraschalldiagnostik 82. Thieme, Stuttgart
35. Keller W, Keller E, Meissner J, Strauch M (1982) Durchschnittliche Nierentransplantatgrößen und Volumina bei normaler und eingeschränkter Nierenfunktion. In: Kratochwil A, Reinold E (Hrsg) Ultraschalldiagnostik 82. Thieme, Stuttgart
36. Lang EK (1971) Coexistence of cyst and tumor in the same kidney. Radiology 101: 7–16
37. Lawson TL, McClennan BL, Shirkhoda A (1978) Adult polycystic kidney disease: ultrasonographic and computed tomographic appearance. J Clin Ultrasound 6: 297–302
38. Lee TG, Henderson SC, Freeny PC, Raskin MM, Benson EP, Pearse HD (1978) Ultrasound findings of renal angiomyolipoma. J Clin Ultrasound 6: 150–155
39. Leopold GR (1970) Renal transplant size measured by reflected ultrasound. Radiology 95: 687–689
40. Lipshultz LI, Wein AJ, Arger PH, Barker CF, Perloff LJ, Murphy JJ (1976) Post-transplantation lymphcyst: use of ultrasound as adjunct diagnosis. Urology 8: 624–628
41. Lundin PM, Olow I (1961) Polycystic kidneys in newborns, infants and children. Acta Paediatr 50: 185–200
42. Lustermans FAT (1976) Ultrasonography in renal disease. Neth J Med 19: 85–98
43. Maxwell DR, Asher WM (1974) Ultrasound localization of the kidneys for closed renal biopsy. J Clin Ultrasound 2: 279–280
44. Meissner J, Weiss H, Keller W (1981) Korrelation zwischen Parenchymdicke, Nieren-Längsdurchmesser und Körperoberfläche in verschiedenen Altersgruppen bei nierengesunden Erwachsenen. In: Rettenmaier G, Loch E-G, Hausmann U, Trier HG (Hrsg) Ultraschalldiagnostik in der Medizin. Thieme, Stuttgart New York
45. Meissner J, Keller W, Weiss H, Strauch M (1982) Abstoßung oder unspezifische Reaktion? Sonographische Differentialdiagnose der parainfektiösen Funktionseinschränkung der Transplantatniere. In: Kratochwil A, Reinold E (Hrsg) Ultraschalldiagnostik. Thieme, Stuttgart New York
46. Morin ME, Baker DA (1979) The influence of hydration and bladder distension on the sonographic diagnosis of hydronephrosis. J Clin Ultrasound 7: 192–194
47. Morley P, Barnett E, Bell PRF, Briggs JK, Calman KC, Hamilton DNH, Paton AM (1975) Ultrasound in the diagnosis of fluid collections following renal transplantation. Clin Radiol 26: 199–207
48. Nesbit R, Damon AG, Blake D, Ekstrand K, James PM (1976) Lymphocele following renal transplantation: value of ultrasonography in diagnosis and follow-up studies. South Med J 69: 303–304
49. Oppenheimer GD (1934) Polycystic disease of the kidney. Ann Surg 100: 1136–1158
50. Pitts WR, Kazam E, Gershowitz M, Muecke EC (1975) A review of 100 renal and perinephric sonograms with anatomic diagnoses. J Urol 114: 21–26
51. Ponhold W, Czimbirek H, Fürst K, Kopsa H, Nowotny CH, Pils P, Schmidt P, Zazgornik J (1978) Der Stellenwert des Ultraschallverfahrens bei Nierentransplantationen. In: Kratochwil A, Reinold E (Hrsg) Ultraschalldiagnostik. Thieme, Stuttgart, S 180–182
52. Rall JF (1949) Congenital polycystic disease of the kidney review of the literature and data on 207 cases. Am J Med Sci 218: 399–407
53. Ramdohr H, Hackelöer B-J, Braun B (1976) Ultraschalldiagnostik bei der polyzystischen Nierenerkrankung vom Erwachsenentyp. Ergebnisse einer Familienuntersuchung. Nieren Hochdruckkrankh 6: 223–230
54. Rasmussen SN, Haase L, Kjeldsen H, Hancke S (1978) Determination of renal volume by ultrasound scanning. J Clin Ultrasound 6: 160–164
55. Rebmann W, Seitz KH (1978) Eindeutige sonographische Unterscheidung von Hydronephrose und zystisch veränderten Nieren. In: Kratochwil A, Reinold E (Hrsg) Ultraschalldiagnostik. Thieme, Stuttgart, S 175–176
56. Roberts PF (1973) Bilateral renal carcinoma associated with polycystic kidneys. Br Med J 3: 273–274

57. Rosenfield AT, Kenneth JW, Crade M, De Graaf CS (1978) Anatomy and pathology of the kidney by gray scale ultrasound. Radiology 128: 737–744
58. Sanders RD, Jeck DL (1976) B-scan ultrasound in the evaluation of renal failure. Radiology 119: 199–202
59. Scheible W, Ellenbogen PH, Leopold GR, Siao NT (1978) Lipomatous tumors of the kidney and adrenal: apparent echographic specifity. Radiolgy 129: 153–156
60. Schlegel JU, Diggdon P, Cuellar J (1961) The use of ultrasound for localizing renal calculi. J Urol 86: 367–369
61. Schmoller H-J, Menzel C (1978) Das sonographische Erscheinungsbild der physiologischen Veränderungen am Nierenhohlsystem in der Gravidität. In: Kratochwil A, Reinold E (Hrsg) Ultraschalldiagnostik. Thieme, Stuttgart, S 177–179
62. Schulz W, Zimmermann A (1978) Ultraschall und Auflichtmikroskopie als Methoden zur Verbesserung der Trefferquote bei Nierenblindbiopsie. Nieren Hochdruckkrankh 4: 155–160
63. Seitz KH, Rettenmaier G (1977) Sonographische Nierendiagnostik. Diagnostik 10: 707–711
64. Sherwood T (1975) Renal masses and ultrasound. Br Med J 4: 682–683
65. Smith EH, Bennet AH (1975) The usefulness of ultrasound in the evaluation of renal masses in adults. J Urol 113: 525–529
66. Stafford SJ, Jenkins JM, Staab EV, Boyce I, Fried FA (1981) Ultrasonic detection of renal calculi: accuracy tested in an in vitro porcine kidney model. J Clin Ultrasound 9: 359–363
67. Sukov RJ, Whitcomb MJ (1981) Rapid oral hydration: a cause of pelvic fluid collections at sonography. J Clin Ultrasound 9: 115–118
68. Taylor KJW, V Kraus (1975) Gray-scale ultrasound imaging: assessment of acute hydronephrosis. Br J Urol 47: 593–597
69. Trackler RT, Resnick ML, Leopold GR (1978) Pelvic horseshoe kidney ultrasound findings and case report. J Clin Ultrasound 6: 51–52
70. Weiss A, Weiss H, Georgi M, Geiger G (1980) Leisymptom: Oesophagusvarizenblutung bei einem Jugendlichen. Kongenitale Leberfibrose und polyzystische Nierendegeneration. Med Klin 75: 370–374
71. Weiss H, Ludwig G, Weiss A, Keller W, Rethel R, Sommer W, Büsing HJ (in Vorbereitung) Die Häufigkeit des Nierenzystenwand-Carcinoms. Ultraschall
72. Weiss RM, Becker JA, Davidson AJ, Lytton B (1969) Angiographic appearance of renal papillary tubular adenocarcinomas. J Urol 102: 661–664
73. Weiss H, Weiss A, Sommer W, Rethel R (1980) Der Wert der ultraschallgezielten Feinnadel-Biopsie für die Diagnostik umschriebener Nieren-Prozesse. In: Hinselmann M, Anliker M, Meudt R (Hrsg) Ultraschalldiagnostik in der Medizin. Thieme, Stuttgart New York
74. Wendth AJ, Luther P, Garlick WB (1974) Renal carcinoma: a 5-year retrospective oberlook. J Urol 111: 456–459
75. Whitmore ER (1936) Hypernephroid tumors of the kidney. South Med J 29: 1051–1062
76. Wimmer B (1978) Ultraschalldiagnostik bei röntgenologisch stummer Niere. Nieren Hochdruckkrankh 4: 139–143

Nebennieren

Indikationen: Nachweis umschriebener oder gleichmäßiger Vergrößerungen der Nebennieren.

Differenzierung umschriebener Nebennierenveränderungen (Zysten, Tumoren, Verkalkungen) Zuordnung unklarer Raumforderungen im rechten und linken Oberbauch.

Screening-Untersuchung bei klinischer Nebennierensymptomatik.

Aussagekraft: Normale Nebennieren sind schwer abgrenzbar. Der Nachweis einer gleichmäßigen oder umschriebenen Größenzunahme ist mit den üblichen Schallköpfen (2,6 und 3,5 MHz) ab einer Prozeßgröße von 1 cm möglich.

Grenzen: Normale Nebennieren sind nach eigenen Erfahrungen nur unsicher darstellbar. Bei subtiler Untersuchungstechnik in angeblich 50–85% der Fälle (SAMPLE).

Eine sonographische Unterscheidung zwischen Adenom und Karzinom ist nicht möglich.

Normalgröße: Die Nebennieren sind 3–5 cm lang, 2–3 cm breit, bis 1 cm dick, sie sitzen kappenartig dem oberen Nierenpol auf, häufig etwas nach ventral oder medial verrutscht.

Untersuchungstechnik: In leichter Links- und Rechtsseitenlage des Patienten, interkostal oder von ventral, längs und quer zur Nierenlängsachse, wobei die Nebennieren kranial und leicht medial des oberen Nierenpols zu erwarten sind.

Tips und besondere Hinweise: Häufig gelingt es, die linke Nebenniere translienal darzustellen. Die Darstellung der rechten Nebenniere wird durch die Leber hindurch ermöglicht.

In Einzelfällen gelingt die Darstellung von dorsal. Wird der Nebennierenprozeß an der vermuteten Stelle nicht gefunden, kann er ventral oder medial der Niere, rechts mit Verdrängung der V. cava, links in der Nähe des Pankreasschwanzes oder zwischen Nierenvorderseite und Milz liegen.

Extraadrenale chromaffine Tumoren sind im Verlauf des Grenzstranges (Zuckerkandl-Organe) gelegen.

565. **Normale Nebennieren rechts:** In der überwiegenden Mehrzahl der Fälle ist die normalgroße Nebenniere sonographisch mit den üblichen Schallköpfen (2,5–3,5 MHz) nicht oder nur unsicher abgrenzbar.

In diesem Fall erkennt man oberhalb des rechten Nierenpols die typische haubenartige, 0,4 cm dicke, reflexarme Nebenniere. Geringe Impedanzunterschiede zwischen Nebenniere und perirenalem Fettgewebe machen eine Abgrenzung meistens schwer. Die Meinung von SAMPLE, daß Nebennieren in 85% der Fälle mit 3,5-MHz-Schallköpfen abbildbar seien, können wir aus eigenen Erfahrungen nicht teilen. Die Computertomographie ist der Sonographie in der Abbildung der normalen Nebenniere überlegen.

566. **Nebennierenverkalkung bei Zustand nach Nebennierentuberkulose:** Am oberen Nierenpol erkennt man hier eine Reihe von scholligen, reflexkräftigen Arealen mit dorsalen Schallschatten. Diese kalkigen Veränderungen, die eindeutig in den Bereich der Nebenniere zu lokalisieren sind, waren klinisch nicht von einer Nebennniereninsuffizienz begleitet, die Nebenniere der Gegenseite war nicht auffällig. Im Fall von entzündlichen oder tumorösen Veränderungen der Nebenniere ist ein sonographischer Nachweis mit 93%iger Sicherheit durchführbar.

567a. **Nebennierenzyste rechts:** Kugelige, deutlich vom oberen Nierenpol durch eine Kapsel abgesetzte, reflexlose Formation mit dorsaler Schallverstärkung. Die Nebennierenzysten werden meist zufällig entdeckt. Eine klinische Symptomatik besteht bei einseitigem Prozeß nicht. In diesem Fall wurde der Befund phlebographisch bestätigt. Eine hormonelle Aktivität des Prozesses bestand nicht.

567b. **Verkalkte Nebennierenzyste links:** Man erkennt die kräftige Kapsel mit Ausbildung eines zarten Schallschattens und zentraler Reflexlosigkeit der Zyste.

Nebennierenzysten sind von Nierenzysten dadurch zu unterscheiden, daß sie durch eine kräftige Kapsel demarkiert und deutlich von der Niere abgesetzt sind.

Bei diesem türkischen Patienten war der Befund zufällig entdeckt worden, eine Symptomatik bestand nicht. Phlebographisch fehlte die Vaskularisierung des Prozesses, die Echinokokkusdiagnostik war negativ.

568a,b. **Zentral erweichtes Phäochromozytom der rechten Nebenniere:** Reflexlose, von einer kräftigen Kapsel umgebene Raumforderung im Bereich des oberen Nierenpols, die die Niere nach kaudal verdrängt hat und bis an die V. cava heran reicht.

Operativ war der Prozeß von einer glatten Kapsel umgeben, er ließ sich gut ausschälen, zeigte keine Invasion in die angrenzenden Gefäße und war histologisch benigne.

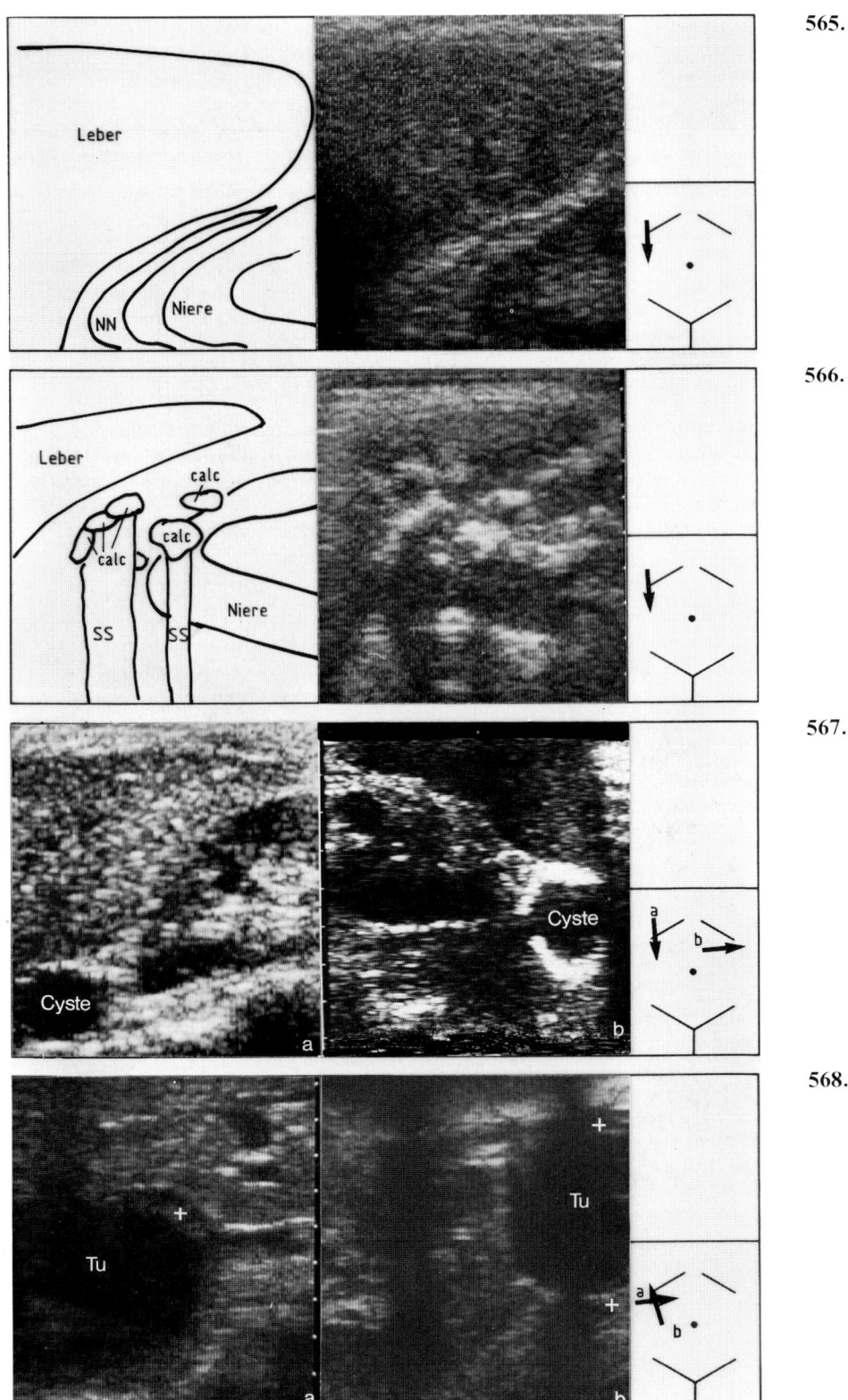

565.

566.

567.

568.

569a. **Nebennierenmetastase bei Bronchialkarzinom:** In typischer Nebennierenposition erkennt man eine 2 × 3 cm große, reflexkräftige Formation kranial des oberen Nierenpols, dorsal der Leber. Sowohl die Lage als auch die Gestalt der Metastase ist typisch.

Bei 33% der Patienten mit Bronchialkarzinomen ist mit der Existenz einer Nebennierenmetastase ein- oder beidseitig zu rechnen.

569b. **Nebennierentumor links:** Diese 3 × 1,5 cm große, tumoröse Veränderung hat sich ventral des oberen Nierenpols dorsal der Milz eingeschoben.

Die Nebennierentumoren müssen nicht in Verlängerung der Nierenachse kranial oder medial des oberen Nierenpols angetroffen werden. Besonders auf der linken Seite ist die hier dargestellte Position nicht untypisch. Gerade bei sehr großen Tumoren weicht die Niere in der Gerota-Loge nach kaudal aus, wobei die Nebenniere leicht vor die Niere rutschen kann. In diesem Fall lag ein malignes Phäochromozytom vor.

570. **Abgrenzung anderer Raumforderungen im Nebennierenbereich:**

570a. **Scheinbare Nebennierenvergrößerung durch eine gekerbte Milz.** Der obere Nierenpol ist umgeben von reflexkräftigem solidem Gewebe, in das er zapfenförmig einragt. Ein sicherer Kontakt zu der ventral davon liegenden Milz ist nicht herzustellen, da der Schatten des Sinus phrenicocostalis die kranialen Anteile des Prozesses und der Milz abschneidet. Dies konnte erst durch Computertomographie geschehen.

570b. **In die Nebennierenregion eingewachsenes Pankreasschwanzkarzinom:** In der typischen Position der Nebenniere bzw. des oberen Nierenpols ist hier ein knolliger Tumor aufzufinden, der noch dazu auf diese Stelle begrenzt war, allerdings in den Pankreasschwanz einwuchs. Sonographisch wurde die Diagnose eines Nebennierentumors gestellt. Die Sektion enthüllte ein Pankreasschwanzkarzinom das in die Nebennierenregion eingewachsen war und die Nebenniere verdrängt hatte.

571. **Großes asymptomatisches Nebennierenmarkkarzinom links**

571a. Kranial der nach kaudal verdrängten Niere und dorsal der Milz liegt ein kugeliger, von einer Kapsel umgebener, eher reflexkräftiger Tumor von 9 cm Länge.

571b. Die Niere ist etwas eingedellt, jedoch glatt abgesetzt von dem tumorösen Gebilde, so daß die Diagnose eines Nebennierentumors leicht fällt.

Operativ handelte es sich um ein vom Nebennierenmark ausgehendes, von einer kräftigen Kapsel umgebenes Karzinom, das diese Kapsel an keiner Stelle durchbrochen hatte. Der Nachweis von Nebennierentumoren gelingt sonographisch in 88–100% der Fälle. Der Ausschluß einer Nebennierenvergrößerung in 79–97% der Fälle.

Das sehr kleine Conn-Adenom ist gewöhnlich sonographisch nicht nachweisbar. Zu seiner Abgrenzung ist die Nebennierenphlebographie (Treffsicherheit 80–95%) die Methode der Wahl.

572. **Hyperplasie des Zuckerkandl-Organs:** Kaudal der Leber, ventral der V. cava liegt ein 4 × 2 cm großer Tumor. Diese Patientin, die seit Jahren unter krisenhafter Hypertonie litt, war untersucht worden, nachdem erhöhte Katecholaminwerte gefunden worden waren. Bei der Erstuntersuchung fiel dieser Tumor auf, der sich bei Kontrolle, sowie durch Angiographie und Phlebographie bestätigte. Operativ fand man eine benigne Hyperplasie eines Zuckerkandl-Organs. Die Patientin ist seither beschwerdefrei. Dieser seltene Befund ist mit dem Gerät VIDOSON 635 ST erhoben worden. Man sieht, auch damit war eine sonographische Diagnostik möglich, auch wenn die Bilder heutigen Ansprüchen nicht mehr voll genügen.

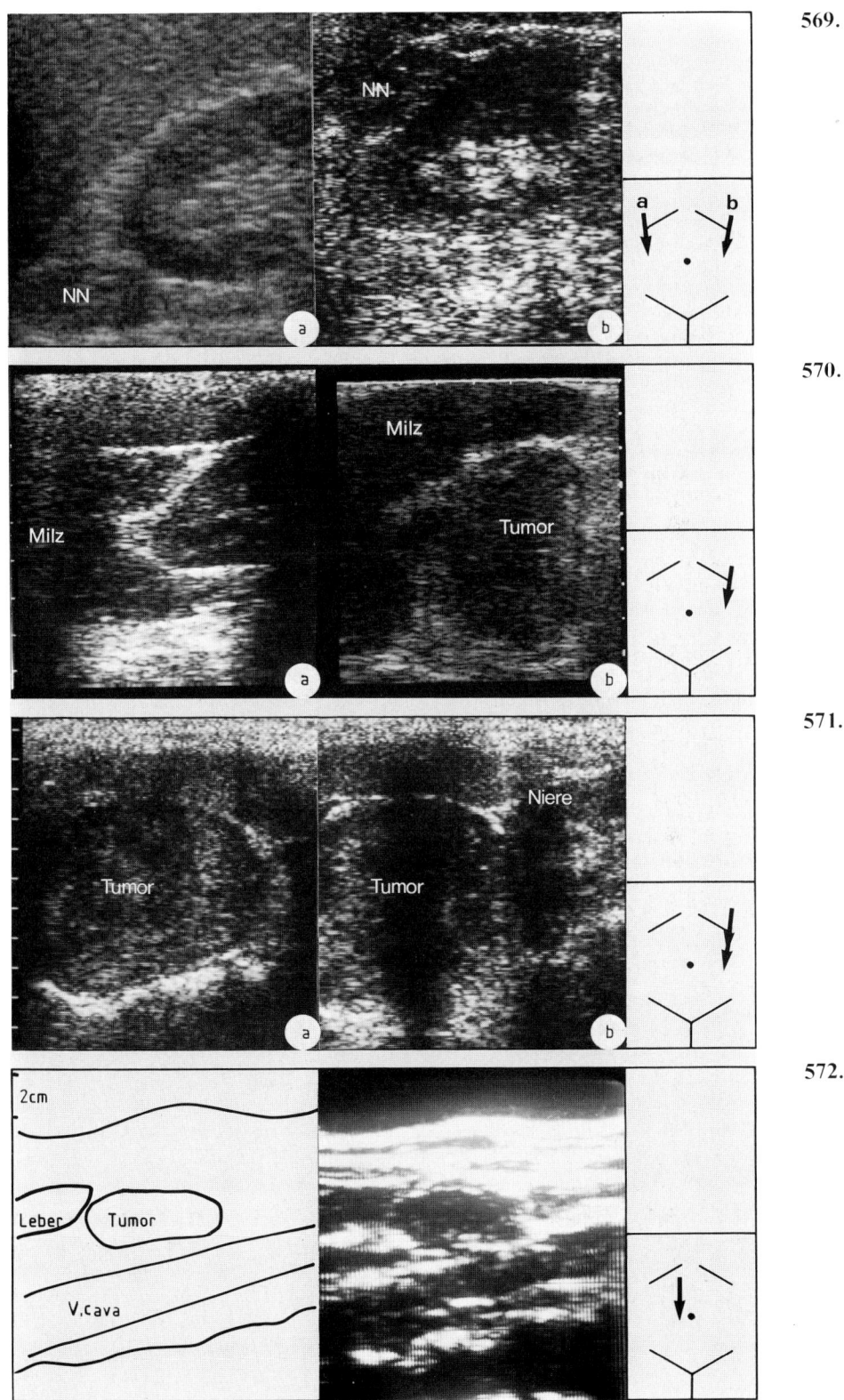

569.

570.

571.

572.

Literatur

1. Behan M, Martin EC, Muecke EC, Kazam E (1977) Myelolipoma of the adrenal: two cases with ultrasound and CT findings. AJR 129: 993–996
2. Bernardino ME, Libshitz HJ, B Green, Goldstein HM (1978) Ultrasonic demonstration of inferior v. cavae involvement with right adrenal gland masses. J Clin Ultrasound 6: 167–168
3. Birnholz JC (1973) Ultrasound imaging of adrenal mass lesions. Radiology 109: 163–168
4. Braun B, Cordes U, Günther R, Kümmerle F (1980) Lokalisation des Phäochromozytoms durch Ultraschalltomographie – Vergleich mit anderen Untersuchungsverfahren. Verh Dtsch Ges Inn Med 14: 30–35
5. Castro L, Schutte H, Richardson C, Fernandez RRD, Newman HR (1975) Adrenal cyst. Urology 5: 574–577
6. Crade M, Taylor KJW, Rosenfield AT (1978) Discovery of an adrenal tumor by ultrasound: case report. J Clin Ultrasound 6: 191–192
7. Davidson JK, Morley P, Hurley GD, Holford NGH (1975) Adrenal venography and ultrasound in the investigation of the adrenal gland: an analysis of 58 cases. Br J Radiol 48: 435–450
8. Forsythe JR, Gosink BB, Leopold GR (1977) Ultrasound in the evaluation of adrenal metastases. J Clin Ultrasound 5: 31–34
9. Ghorashi B, Holmes JH (1976) Gray scale sonographic appearance of an adrenal mass: a case report. J Clin Ultrasound 4: 121–123
10. Gosink BB (1978) Adrenal gland. In: de Vlieger M (ed) Handbook of clinical ultrasound. John Wiley & Sons, New York Chichester, pp 321–325
11. Kehlet H, Blichert-Toft M, Hancke S, Pederson JF, Kristensen JK, Efsen F, Dige-Petersen H, Fogh JF, Lockwood K, Hasner E (1976) Comparative study of ultrasound, 131 J-19 iodocholesterol scintigraphy, and aortography in localising adrenal lesions. Br Med J 2: 665–667
12. Lutz H, Ehler R (1978) Ultraschalldiagnostik endokriner Tumoren. In: Kratochwil A, Reinold E (Hrsg) Ultraschalldiagnostik, Thieme, Stuttgart, S 275–277
13. Marchal G, Baert AL (1976) Echography of suprarenal masses. Radiologe 16: 337–341
14. Sample WF (1978) Adrenal ultrasonography. Radiology 127: 461–466
15. Scherer K, Erbe W (1975) Malignes Phäochromozytom im Zuckerkandlschen Organ. Fortschr Roentgenstr 123: 85–88
16. Scherer K, Mischke W (1978) Wertigkeit der Ultraschalluntersuchung bei Tumoren und Hyperplasie der Nebenniere. Fortschr Roentgenstr 128: 609–615
17. Weiss H, Kempmann G, Mennicken C (1979) Sonographischer Nachweis der Hyperplasie des Zuckerkandlschen Organs. Inn Med 6: 73–76
18. Wilson JM, Woodhead DM, Smith RB (1974) Adrenal cysts, diagnosis and management. Urology 4: 248–253
19. Yeh HC, Mitty HA, Rose J, Wolf BS, Gabrilove JC (1978) Ultrasonography of adrenal masses, usual features. Radiology 127: 467–474

Harnblase

Indikationen: Exakte Größenbestimmung des Harnblasendurchmessers und des Harnblasenvolumens zur Errechnung des Restharns.
Erkennung und Differenzierung umschriebener Veränderungen der Harnblasenwand und des Blasenlumens.
Verdacht auf tumoröse Veränderungen der Harnblase oder Mitbeteiligung der Harnblase bei Tumoren des kleinen Beckens.
Unklare Hämaturie.
Funktionsuntersuchungen der Harnblase während der Miktion zur Beurteilung der Kontraktibilität.
Suprapubische, ultraschallgezielte Punktion.

Aussagekraft: Die gefüllte Harnblase ist immer darstellbar.
Das Volumen ist nach der Formel $V = \dfrac{(L \times T \times B) - 3,14}{2,17}$ ausreichend exakt zu bestimmen.
In das Lumen vorspringende Tumoren sind ab 0,3–0,5 cm Größe zu erfassen.

Grenzen: Die leere Harnblase ist nicht zu beurteilen. Die dorsale äußere Harnblasenbegrenzung ist nicht immer klar abzugrenzen, das Ausmaß einer Schleimhautinfiltration schwer bestimmbar. Eine arttypische Unterscheidung von Harnblasentumoren ist nicht möglich. Die Unterscheidung von muskulärer Hypertrophie und entzündlicher Schleimhautverdickung kann Schwierigkeiten bereiten.

Untersuchungstaktik: Längs- und Querschnitte mit leicht kaudal gewendetem Schallkopf in Rückenlage oder Kopftieflage des Patienten. Die gesamte Ausdehnung der Blase läßt sich nur im Querschnitt erkennen, mit Sektorscannern auch im Längsschnitt.

Tips: Zur differentialdiagnostischen Unterscheidung zwischen Wandverdickung und Blutkoageln am Blasenboden wird der Patient in Seitenlage oder Knie-Ellenbogen-Lage untersucht.

573. **Normale Harnblase im Längsschnitt:** Die Harnblase ist weitgehend gefüllt. Kranial der Symphyse, die durch den typischen Schallschatten markiert ist, verläuft die dorsale Harnblasenbegrenzung konvexbogig. Die Harnblase ist im Längsschnitt kugelig, oval oder schüsselförmig. Die eingezeichnete Markierung gibt die Längsachse an, die zur Bestimmung der Volumenformel benutzt wird. Die dorsale Harnblasenwand ist in ihrer Dicke durch den Abstand zum Uterus gut meßbar. Dorsal der Harnblase der Uterus einer Nullipara.

574. **Harnblase im Querschnitt:** Die Blase ist gefüllt. Sie erscheint kugelig bis quaderförmig mit leicht abgeflachter Lateralkontur.

Aus dem Durchmesser lassen sich Blasenvolumen und Restharn berechnen:

$$V = \frac{(L \times T \times B) - 3{,}14}{2{,}17} \text{ (Lutz) oder } V = L \times B \times T \times 0{,}523 \text{ (Weitzel)}$$

575a,b. **Harnblasenverweilkatheter mit wassergefülltem Ballon:** In Abb. 575a erkennt man den kugeligen, flüssigkeitsgefüllten Ballon um den Katheter, der aus der leicht prominenten Prostata heraus in die Harnblase einragt. Wird der Ballon mit Luft gefüllt, ist er nur als stark reflektierendes glattbegrenztes reflexkräftiges Gebilde mit Schallschatten zu erkennen. In Abb. 575b dieselbe Situation im Querschnitt: zentral der Katheter in dem flüssigkeitsgefüllten Ballon. Differentialdiagnostische Schwierigkeiten können entstehen, wenn die externen Anteile des Katheters abgerissen sind und Katheterreste in der Harnblase umhertreiben.

576a. **Normale Samenbläschen:** Die normalen Samenbläschen (s. Pfeile) sind hinter der Harnblase ventral kranial der Prostata als zarte, schnurrbartartige, horizontal verlaufende, bogenförmige, reflexarme Gebilde erkennbar. Durch die dorsale Schallverstärkung der Harnblase ist die Schallintensität in diesem Bereich künstlich etwas zu hoch.

576b. **Harnblasenpapillom** ($\rightarrow$): Am Boden der gutgefüllten Harnblase erkennt man eine zarte, in das Lumen einragende, zipfelige Formation, die reflexkräftig ist, aber keinen Schallschatten wirft. Bei Umlagerung, im Stehen oder in Knie-Ellenbogen-Lage bleibt dieser Prozeß an unveränderter Stelle. Tumoren der Harnblase sind zwar in der Regel reflexarm. Durch die Wasservorlaufstrecke der gefüllten Harnblase werden Reflexunterschiede artifiziell verwischt, dorsale Harnblasenwand und Papillom erscheinen dadurch reflexkräftig.

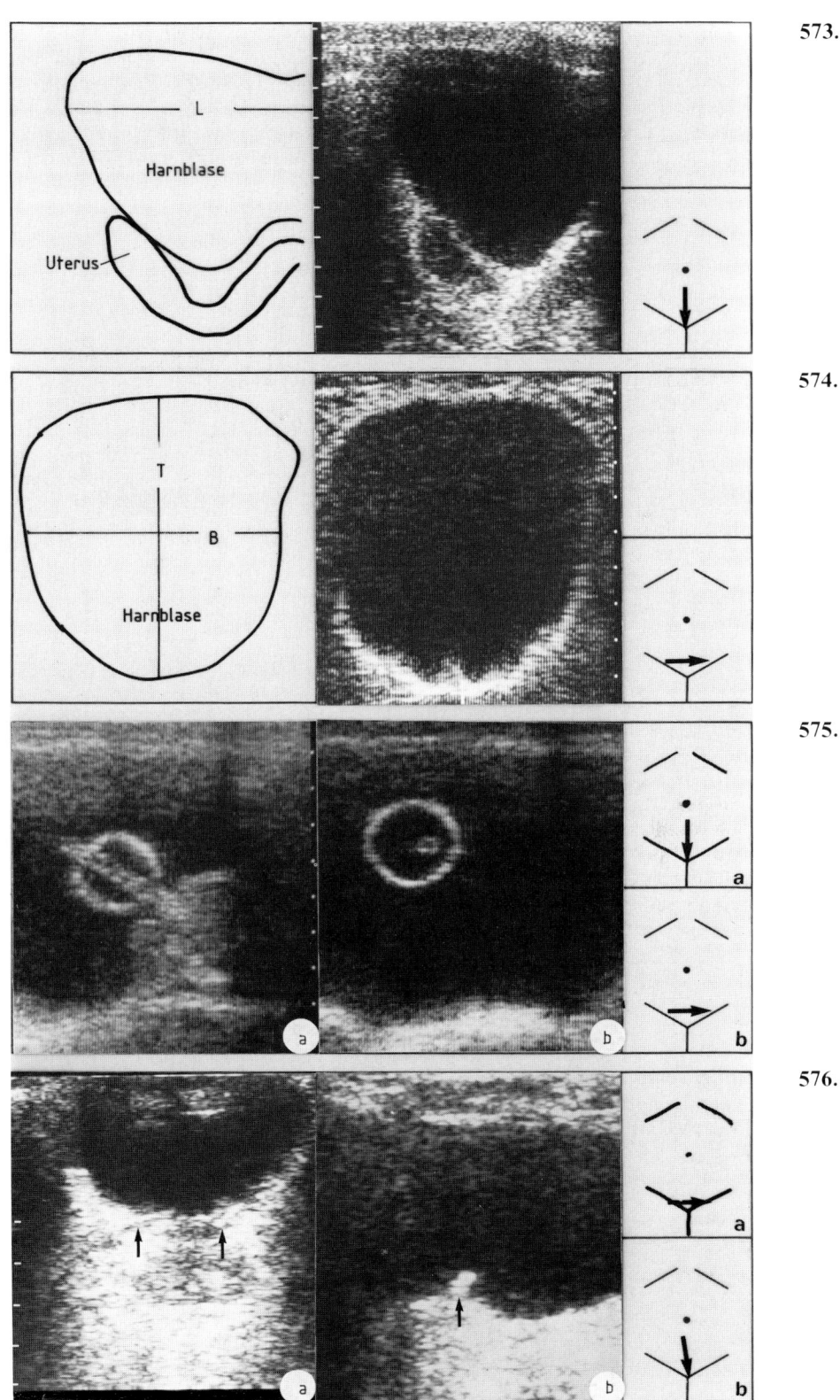

573.

574.

575.

576.

577. **Papillomatose der Harnblase:** An der gut abgrenzbaren, relativ dicken Dorsalwand der gefüllten Harnblase erkennt man multiple, zarte, z.T. breitflächig, z.T. gestielt aufsitzende, reflexkräftige Veränderungen. Die gestielten Anteile treiben bei Lageänderung etwas in der Harnblase umher, ohne daß sie ihren Standort verlassen. Differentialdiagnostisch sind Harnblasentumoren dadurch zu sichern. Eine Unterscheidung zwischen maligne und benigne ist natürlich auch hier sonographisch nicht möglich.

578. **Blasenbodenkarzinom mit Invasion in die Umgebung:** Am Boden der prallgefüllten Harnblase ragt eine reflexkräftige Formation in das Blasenlumen ein, die aus einer auf über 3 cm verdickten Harnblasenwand hervorgeht. Gegen dorsal ist der Prozeß nicht sicher abgrenzbar, jedoch scheint er in die Umgebung zu infiltrieren. Der operative Befund bestätigte diesen Eindruck. Es handelte sich um ein invasiv wachsendes Harnblasenkarzinom. Die Unterscheidung zwischen Harnblasenkarzinom und in die Harnblase einwachsendem Karzinom aus der Umgebung des kleinen Beckens ist sonographisch häufig nicht möglich.

579. **Infiltration der ventralen Harnblasenwand bei Morbus Hodgkin:** Während die dorsalen Anteile der Harnblase reflexlos sind, die Blasenwand dort glatt begrenzt ist, erkennt man eine 2 cm dicke, ventrale Wand, die etwas unebenmäßig gegen das flüssigkeitshaltige Lumen abgesetzt ist. Bei der Erstuntersuchung dachten wir zunächst, daß es sich bei diesem Prozeß um einen Artefakt im Sinne von Reverberationen oder Streuechos handelte, jedoch war der Befund bei mehreren Untersuchungen mit wechselnd gefüllter Harnblase reproduzierbar, die Harnblasenwand kontrahierte sich nicht vollständig, auch in anderen Körperhaltungen war der Befund nachweisbar. Eine ultraschallgezielte Feinnadelbiopsie bestätigte den sonographischen Befund.

580a,b. **Schleimhautinfiltration der Harnblase bei Non-Hodgkin-Lymphom niedriger Malignität – Verlaufsuntersuchung:** Die Aufnahmen sind im Abstand von einem Jahr angefertigt. Man erkennt auf dem linken Bild einen kugeligen, reflexkräftigen, 2 cm großen Tumor, der an einem filiformen Stiel an der Blasenwand hängt und in das Lumen einragt. Ein Jahr später (Abb. 580b) sind weitere tumoröse Veränderungen der ventralen Blasenwand zu erkennen.

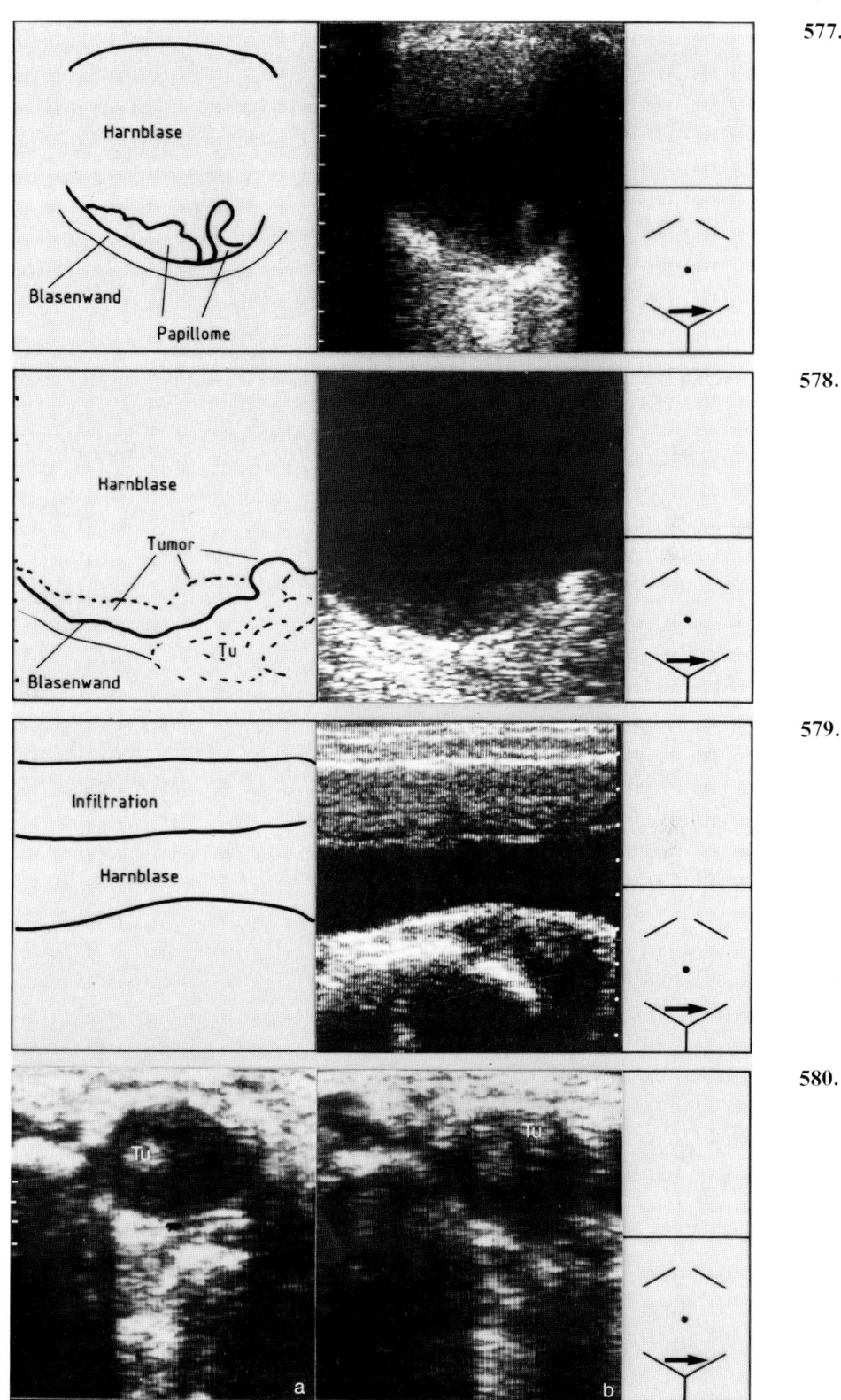

577.

578.

579.

580.

581. **Hämorrhagische Zystitis mit Blasentamponade bei Morbus Waldenström unter Endoxantherapie:** Dieses Sektorscannerbild zeigt eine kugelige Harnblase mit multiplen, reflexkräftigen Arealen, die lagestabil der Harnblasenwand anhaften. Bei der Patientin war es unter Endoxan-Therapie zu einer schmerzhaften Hämaturie gekommen. Zystoskopisch fand sich eine hämorrhagische Zystitis mit Blasentamponade. Eine Unterscheidung der hämorrhagischen Zystitis von einer Balkenblase ist dadurch möglich, daß die Wandverdickung bei der Balkenblase gleichmäßig die ganze Blasenwand erfaßt.

582. **Harnblase nach Rivanol-Instillation und Embolisation der A. iliaecae internae nach unstillbarer Blasenblutung:** Dieselbe Patientin wie in Abb. 581. Jetzt erkennt man eine kräftig verdickte Harnblasenwand mit zottenartig in das Lumen einspringenden reflexkräftigen wandständigen Veränderungen und einer Schicht reflexkräftigen Materials am Blasenboden.

Nach wie vor bestand bei dieser Patientin eine Hämaturie, die Blasenschleimhaut ging z. T. in Fetzen ab, es war der Versuch einer Unterbindung der zuführenden Arterien durch Embolisation und einer Blutstillung durch Rivanol-Instillation gemacht worden. Beide Maßnahmen hatten jedoch – wie man sieht – nur kurzzeitig Erfolg.

583a,b. **Intermittierende Blasentamponade mit Aufstau beider Ureteren:** Dieselbe Patientin wie in den Vorabbildungen. Die nekrotisierende Zystitis führte zu einer Abflußbehinderung und zum Aufstau beider Ureteren in beide NBKS. Man erkennt beidseits den kräftig gestauten Ureter, das erweiterte NBKS; das Nierenparenchym ist noch normal dick, die Obstruktion besteht somit erst kurzfristig.

In jedem Fall einer pathologischen Blasenveränderung wird man natürlich die sonographische Untersuchung der Ureteren und Nieren anschließen.

584. **Endoxan-Blase:** Die kugelige, mäßig gefüllte Harnblase ist zentral reflexfrei. Die Harnblasenwand verdickt und z. T. zottig, unregelmäßig begrenzt. Der Patient war wegen eines Non-Hodgkin-Lymphoms längere Zeit mit Endoxan innerhalb einer Kombinationschemotherapie behandelt worden. Die Sonographie erlaubt nicht nur die exakte Bestimmung der Harnblasenwanddicke und die Überprüfung der Kontraktibilität der sich entleerenden Harnblase, sie ermöglicht auch eine lückenlose Verlaufsbeobachtung umschriebener oder gleichmäßiger Blasenwandveränderungen unter Therapie.

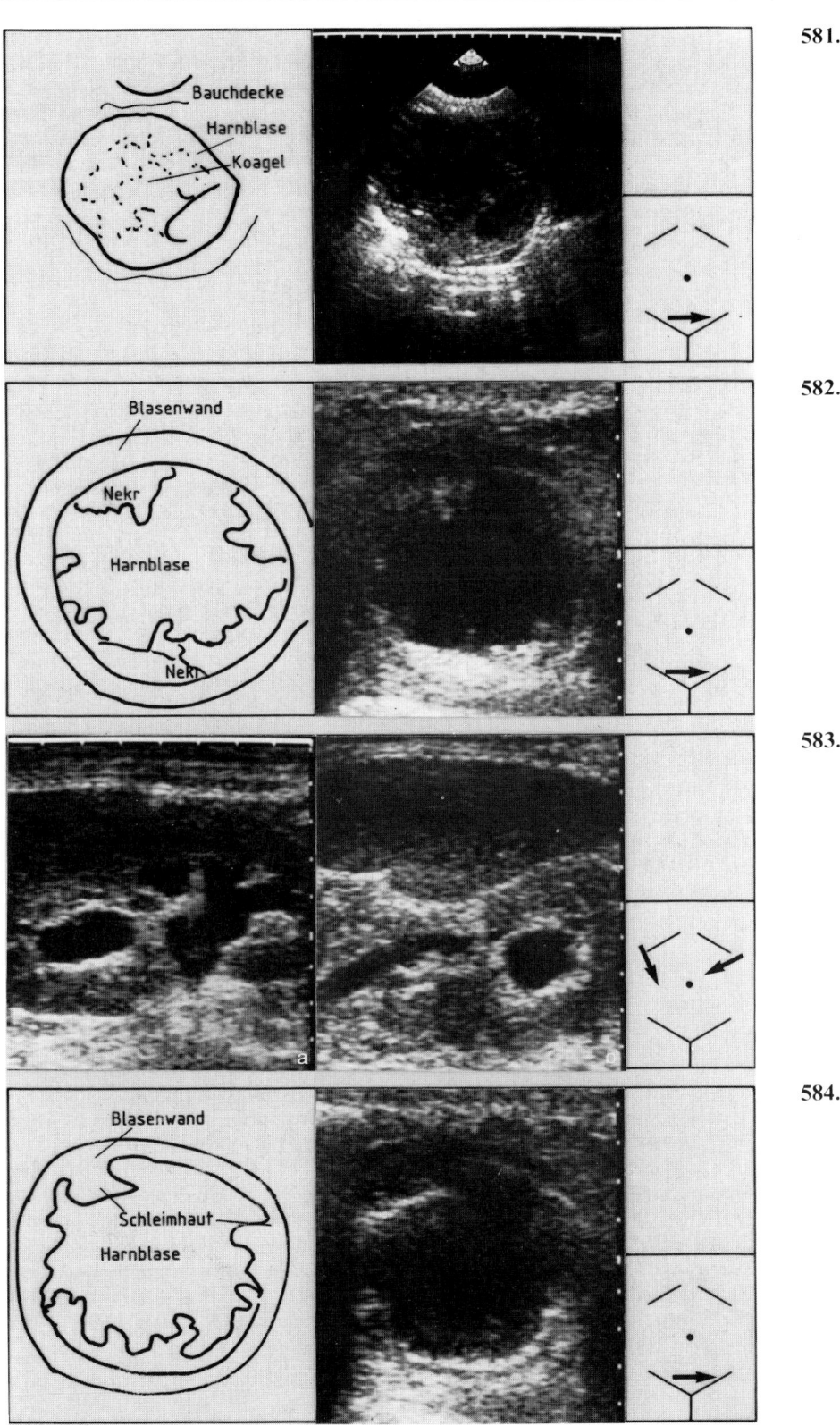

581.

582.

583.

584.

585. **Harnblasenstein:** Im Längsschnitt durch die mäßig gefüllte Harnblase erkennt man eine reflexkräftige ventral gelegene, 0,5 cm große Formation mit Schallschatten. Dieser Prozeß war lagemobil und stellte sich erst in dieser nach ventral gekippten Linksseitenlage der Patientin an der Ventralkontur der Harnblase eindeutig mit einem Schallschatten dar. Sehr kleine Steine können, liegen sie an der Hinterwand der Harnblase, der Beobachtung entgehen, wenn sie sehr weit kaudal liegen und hinter dem Schatten des Schambeins verschwinden. Hier bewährt sich die Untersuchung in Seiten- oder gar in Knie-Ellenbogen-Lage.

586. **Blasendivertikel:** Oberhalb der muskelkräftigen Harnblase stellt sich eine zweite, reflexlose unregelmäßig begrenzte Formation dar. Nach einigem Suchen wurde eine 0,7 cm weite Divertikelöffnung als Verbindung zur Harnblase nachgewiesen. Diese Suche wird durch die Benutzung eines Real-time-Scanners vereinfacht. Die Diagnose eines Divertikels läßt sich durch Kontrolle nach Miktion vervollständigen. Kommt es nicht zur vollständigen Divertikelentleerung, kann die ultraschallgezielte Feinnadelbiopsie des Divertikelurins die Diagnose sichern. Differentialdiagnostisch müssen Divertikel von zystischen Prozessen des kleinen Beckens abgegrenzt werden. Kleinere Divertikel können mit Megaureteren verwechselt werden. Meist gelingt es dort jedoch die nierenbeckennahen Abschnitte des erweiterten Ureters darzustellen und so die Differentialdiagnose zu entscheiden.

587. **In die Blase invasiv-wachsende Lymphknotenmetastasen eines Prostatakarzinoms:** Im Vergleich zu dem vorangegangenen Bild erscheinen zunächst die Unterschiede gering: ein reflexarmer, nahezu reflexloser Prozeß liegt in der unmittelbaren Umgebung der Harnblase und ist über eine Brücke von 2 cm Durchmesser mit der Harnblase verbunden. Zunächst wurde deshalb auch die Fehldiagnose eines Harnblasendivertikels gestellt. Nach Miktion war der Prozeß jedoch völlig größenkonstant, die Feinnadelbiopsie bestätigte den Tumor.

588. **Ausgedehntes Karzinom der Harnblase:** Die ovale Harnblase ist unregelmäßig begrenzt. Reflexkräftige, bis 3 cm breite Tumorzapfen, die sich z. T. zentral begegnen, wachsen tief in das Lumen ein. Dorsal ist die Harnblasenwand durchbrochen, der Tumor wächst in die retrovesikalen Anteile des kleinen Beckens ein. Es handelte sich hier um einen ausgedehnten Blasentumor mit Invasion der Umgebung, der das Harnblasenlumen weitgehend ausfüllte, die Kontraktibilität der Harnblase war eingeschränkt, es bestand eine schmerzlose Hämaturie.

Zur Erfassung einer Invasion eines Blasenkarzinoms in die Umgebung muß die Harnblasenkontur sorgfältig abgesucht werden. Der Tiefenausgleich muß dazu reduziert werden. Der Durchbruch des Harnblasentumors in das kleine Becken wird jedoch sonographisch trotzdem oft nicht erfaßt.

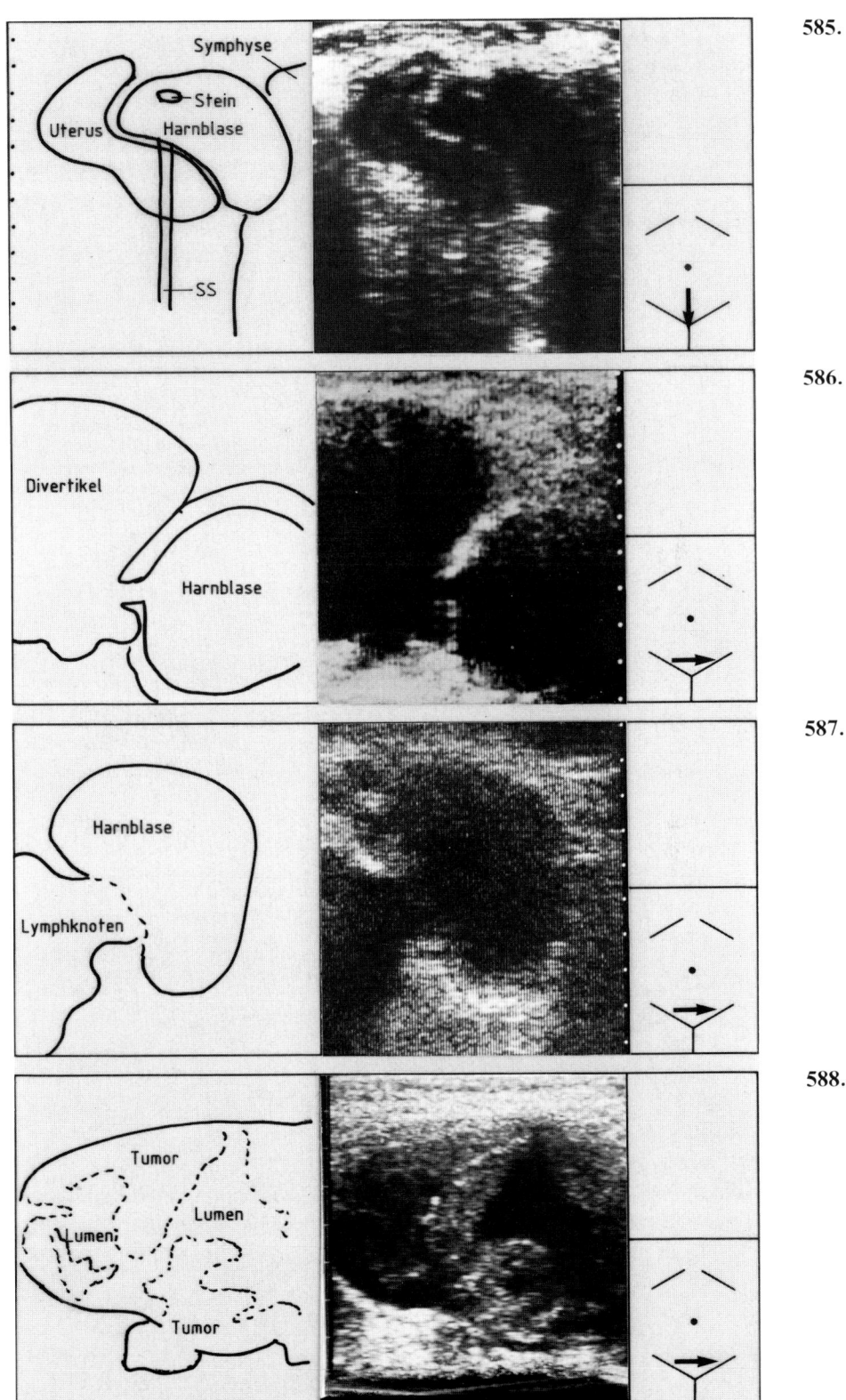

585.

586.

587.

588.

Prostata

Indikationen: Exakte Größenbestimmung der Prostata.
Erfassung umschriebener und gleichmäßiger Veränderungen der Prostata, insbesondere im Bereich des endovesikalen Anteils. Erfassung von Unregelmäßigkeiten des Reflexmusters als Grundlage einer histologischen Klärung. Erfassung von Komplikationen des Prostataadenoms (Resturin, Harnstaunieren), Verlaufsbeurteilung nach Operation und konservativer Therapie.
Klärung der Dysurie.
Im Rahmen des Abdominal-Screenings.

Aussagekraft: Die Treffsicherheit der Methode beträgt (Literaturangaben) 90% im Fall des Prostataadenoms, 77% im Fall des Karzinoms und 66% im Fall der akuten Prostatitis.

Grenzen: Es existieren keine eindeutigen sonographischen Karzinomkriterien. Eine chronische Prostatitis ist von einem Prostatakarzinom nicht zu unterscheiden. Besonders schwer zu deuten sind postoperative Rezidive. Das ungeordnete, zerklüftet nachwachsende Gewebe eines Prostataadenoms ist von einem Karzinom nicht zu unterscheiden.
Eine bessere Auflösung und damit bessere Aussage ist von transrektal oder transurethral einzuführenden hochfrequenten Sonden zu erwarten.

Normalgröße: Nach LOCH und WATANABE beträgt der Längsdurchmesser 1,5–4 cm, der Querdurchmesser 3,0–6,6 cm, der a.-p. Durchmesser 2,1–3,4 cm. Von anderen Autoren werden a.-p. Durchmesser von über 2 cm bereits als Hypertrophie angegeben.

Untersuchungsgang: Der Patient wird in Rückenlage untersucht. Im Stehen ist die Untersuchung erschwert. Die Prostata wird in Längs- und Querschnitten mit nach kaudal gewendetem Applikator dargestellt. Falls möglich, sollte eine Untersuchung mit einem Sektorscanner zur vollständigen Erfassung der retropubischen Anteile angeschlossen werden.

Wichtige Hinweise und Tips: Die Untersuchung ist nur sinnvoll, wenn die Harnblase des Patienten gefüllt ist.

589. **Normale Prostata im Querschnitt:** Hinter der teilweise entleerten Harnblase erkennt man ein kugeliges, von einer reflexkräftigen Kapsel umgebenes, insgesamt 3,5 cm großes Gebilde, mit gleichmäßigem Binnenreflexmuster, somit eine Prostata im oberen Größengrenzbereich. Auch die Kapsel ist grenzwertig dick.

Die normale Prostata ist von gleichmäßigem reflexarmem Muster. Sie kann so klein sein, daß sie kaum hinter der gefüllten Harnblase darstellbar ist.

590a,b. **Normale Prostata in Längs- und Querschnitt:** In Abb. 590a erkennt man hinter der mäßig gefüllten Harnblase die normaldicke Prostata, die die dorsal gelegene Harnröhre umgibt.

In Abb. 590b ist die Harnblase etwas stärker gefüllt, die Prostata als kugeliges Gebilde mit einer Dicke von knapp 3 cm erkennbar.

591. **Sogenannte Prostatahypertrophie:** Die deutlich vergrößerte, reflexarme, von einer gleichmäßigen reflexkräftigen Kapsel umgebene Prostata liegt hinter der nahezu entleerten Harnblase. Am Boden ist wiederum der Reflex der Harnröhre zu erkennen. In diesem Fall ist das gesamte Organ gleichmäßig vergrößert.

592. **Chronische Prostatitis und Prostatahypertrophie:** Die Prostata ist vergrößert und etwas unregelmäßig begrenzt. Das Binnenreflexmuster fällt auf durch unregelmäßig angeordnete kräftige Reflexe innerhalb eines insgesamt vermehrten Binnenreflexmusters. Die differentialdiagnostische Unterscheidung dieser chronisch vernarbten Prostatitis von einem Prostatakarzinom ist sonographisch nicht möglich.

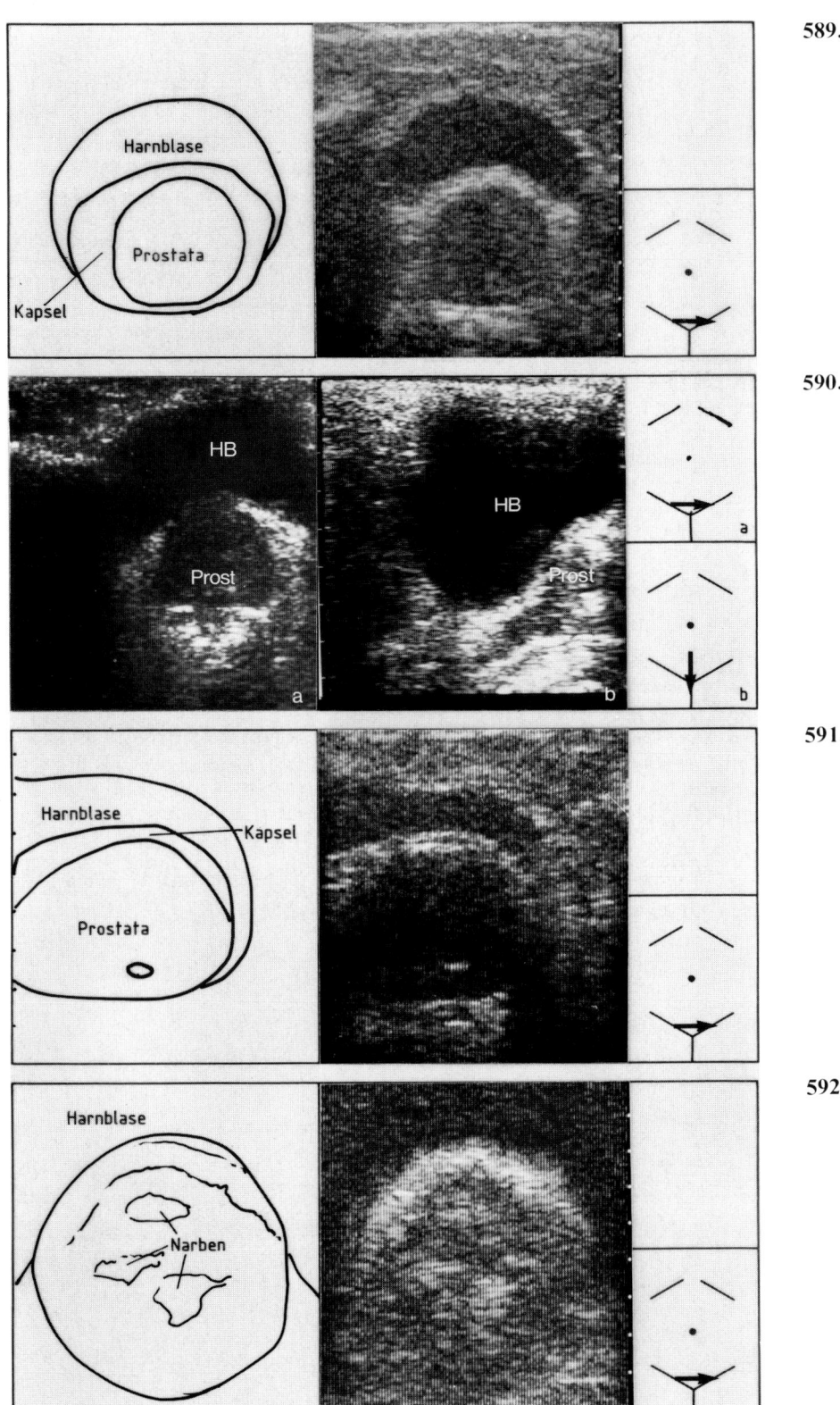

589.

590.

591.

592.

593. **Chronische Prostatitis mit Verkalkungen:** Die Prostata ist asymmetrisch. Der Mittellappen setzt sich geringfügig gegen das restliche Gewebe ab. Es sind kräftig aufleuchtende Reflexe zu erkennen, mit Schallschatten. Diese unregelmäßig zerrissen wirkende Prostatastruktur findet man in gleicher Weise bei einem Prostatakarzinom.

594. **Sogenannte Prostatahypertrophie:** Innerhalb der nahezu entleerten Harnblase, die aufgrund der Luftüberlagerungsartefakte reflexhaltig wirkt, erkennt man eine glatt begrenzte, auf 6 cm vergrößerte, reflexvermehrte, gleichmäßig strukturierte Prostata eines Prostataadenoms.

595a,b. **Grenzwertig große Prostata mit prominent wachsendem Mittellappen:** In Abb. 595a erkennt man eine leichte Kerbe im Bereich der Mittellinie, dem prominenten Mittellappen entsprechend, der in die Harnblase, geringfügig von der restlichen Prostata abgesetzt, einragt.

In Abb. 595b der gleiche Fall, Untersuchung im Querschnitt: hier sieht man eine glatt begrenzte, etwas scheckig gemusterte, auch normal große Prostata, dorsal wiederum die Harnröhre mit einer etwas kräftigeren Formation um die Harnröhre herum, die dem etwas abgesetzten Mittellappen entspricht.

596a,b. **Mittellappenhypertrophie**

596a. Längsschnitt durch die Harnblase: rechts das Promontorium. Der Mittellappen ist kugelig, 3 cm groß und durch eine tiefe Schnürfurche vom restlichen Organ abgesetzt. Er ragt polypös in das Blasenlumen ein.

596b. Im Querschnitt erkennt man, daß dieser Mittellappen deutlich vom restlichen Prostatagewebe abgesetzt ist, er wirkt knollig, prominent in die Blase einragend, aufgrund dieses Querschnittes ist er von einem Blasentumor nicht zu unterscheiden. Bei diesem Patienten bestanden erhebliche dysurische Beschwerden.

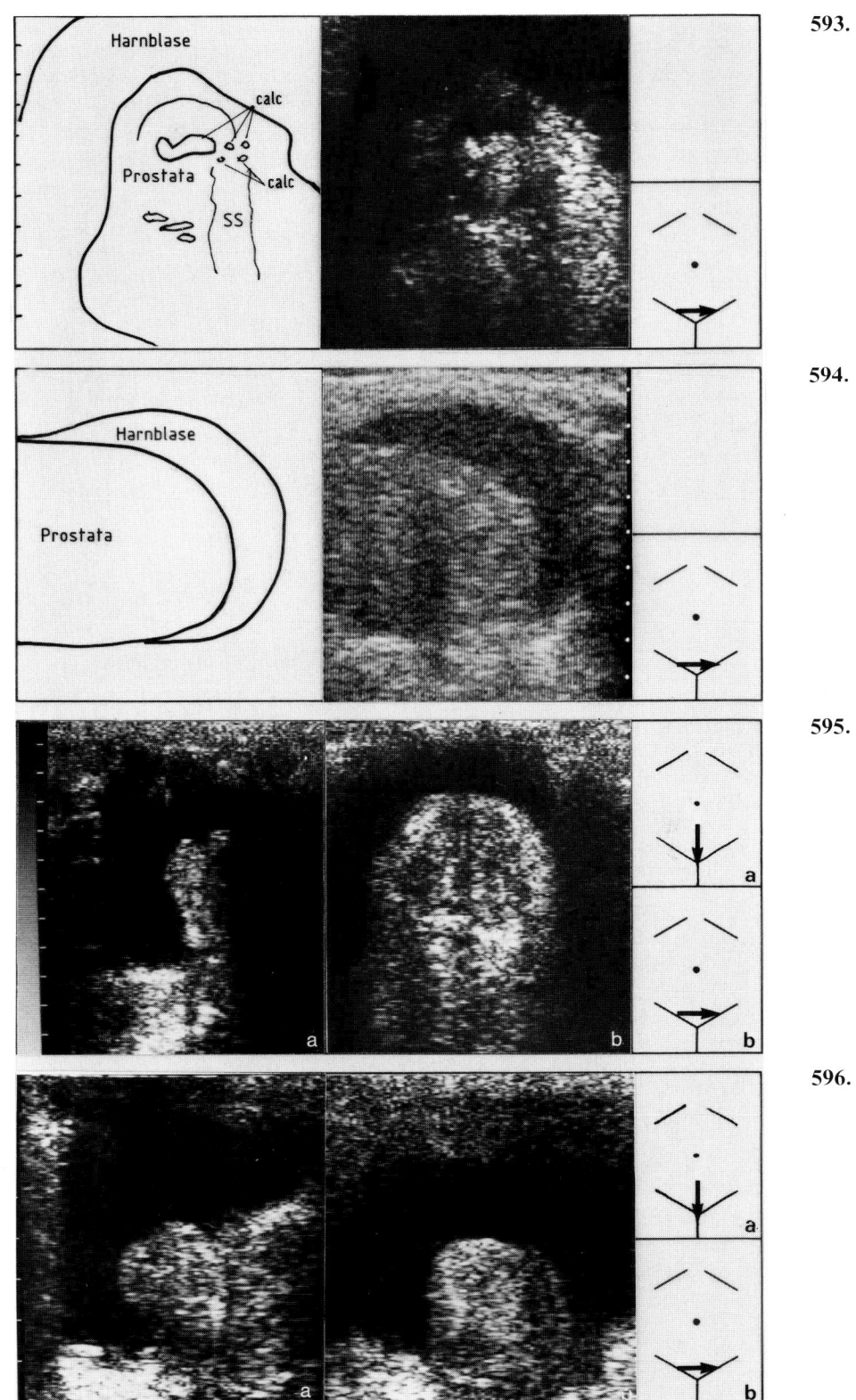

593.

594.

595.

596.

597. **Prostatakarzinom:** Hinter der gutgefüllten Harnblase liegt eine unregelmäßig begrenzte, mit scheckigem Reflexmuster ausgestattete Prostata, die im ventralen Anteil eine etwas über 1 cm große, zystische Formation trägt mit zarter dorsaler Schallverstärkung. Es handelte sich hier histologisch um ein Prostatakarzinom. Eine chronische Prostatitis mit Prostatazyste ist sonographisch differentialdiagnostisch dagegen nicht zu unterscheiden.

598. **Invasiv-wachsendes Prostatakarzinom:** Hier erkennt man ein kaudal nicht mehr abgrenzbares reflexkräftiges, scheckig gemustertes Prostatagewebe, aus dem tentakelartig polypöse Anteile in die Harnblase vorragen. Bei derart ausgedehntem Wachstum läßt sich die Vermutungsdiagnose eines Prostatakarzinoms auch sonographisch stellen.

599a. **Koagel der Harnblase:** Am Boden der gutgefüllten Harnblase sind reflexkräftige Formationen nachweisbar. Bei dem Patienten war eine Nierenbiopsie durchgeführt worden, in deren Folge es nicht nur zu einem ausgedehnten perirenalen Hämatom (Abb. 479a), sondern auch zu einer Hämaturie mit Koagelbildung in der Harnblase kam. Durch Umlagerung konnten die reflexkräftigen Formationen am Boden der Harnblase bewegt werden, die differentialdiagnostische Unterscheidung von einem Blasenbodentumor war dadurch möglich.

599b. **Zustand nach Prostataresektion mit Nachblutung und Blasentamponade:** Die kugelige Harnblase ist gefüllt mit reflexkräftigem Material und einem helleuchtenden Schallschatten. Bei diesem Patienten war eine Prostataresektion erfolgt, anschließend trat eine massive Hämaturie auf. Die Sonographie enthüllt, daß die Blase prallgefüllt ist mit Koageln, die kräftige Reflektion (×) entspricht Luft, die über den liegenden Katheter eingedrungen war.

600. **Zustand nach Resektion eines Prostatakarzinoms mit Rezidiv:** Das Karzinom wurde nur teilweise entfernt. Hinter der mäßig gefüllten Harnblase erkennt man die Rezidivprostata, die unregelmäßig begrenzt und strukturiert, asymetrisch in die Harnblase einragt. Der sonographische Befund ist in seiner Dignität nicht eindeutig, die Unterscheidung von einem Adenomrezidiv nicht möglich.

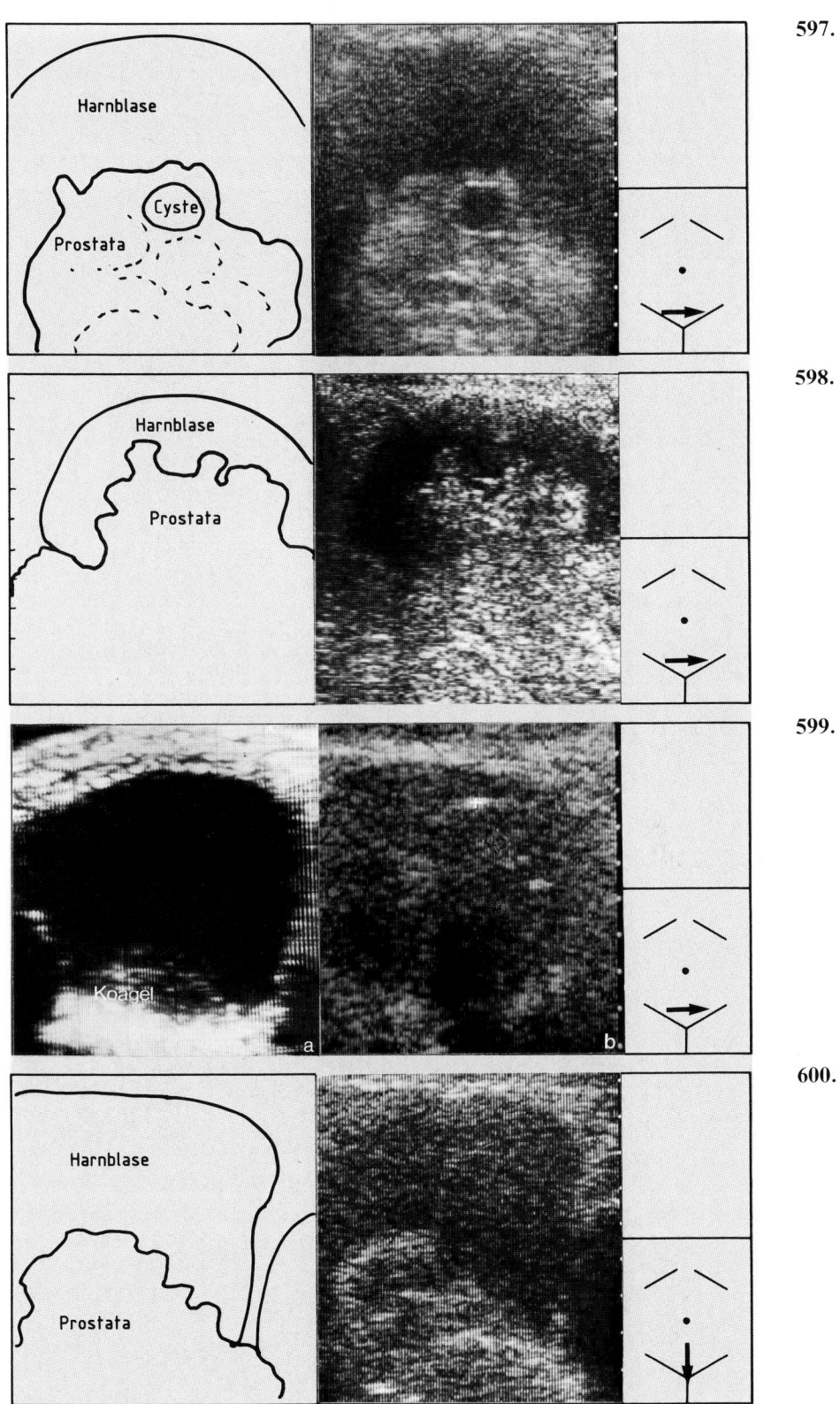

597.

598.

599.

600.

Hoden und Skrotum

Indikationen: Größenbestimmung des Hodens bei Entzündungen und Tumoren. Nachweis umschriebener Veränderungen des Hodens und des Nebenhodens. Verdacht auf Hydro- oder Varikozele. Nachweis chronischer und narbiger Veränderungen an Hoden und Nebenhoden.

Aussagekraft: Mit hochfrequenten Scannern (5–7,5 MHz) werden Tumoren ab 0,5 cm Größe erfaßt. Der Nachweis von Flüssigkeit im Skrotum gelingt einfach.

Grenzen: Eine differentialdiagnostische Klärung zwischen entzündlich veränderten und tumorös infiltrierten Hoden gelingt nicht immer. Eine histologische Differenzierung der Hodentumoren ist sonographisch nicht möglich.

Untersuchungsablauf: Die Hoden werden zweckmäßigerweise mit 5- oder 7,5-MHz-Schallköpfen untersucht, denen eine Wasservorlaufstrecke zur besseren Ankopplung vorgeschaltet ist.

Die Untersuchung der Hoden erfolgt im Längs- und Querschnitt von dorsal in Rükkenlage des Patienten, wobei der Hoden auf dem Wasserkissen des Applikators liegt und von der freien Hand des Untersuchers gehalten wird. Die Untersuchung kann auch in Bauchlage des Patienten von dorsal erfolgen.

Normalmaße: Die Hoden sind jeweils 2 × 2,5 × 2 cm groß, oval, mit glatter Kapsel umgeben. Sie weisen ein dichtes, gleichmäßiges Reflexmuster auf.

601. **Normaler linker Hoden im Längsschnitt von ventral:** Der Hoden ist einschließlich des darunterliegenden Nebenhodens knapp 5,5 cm lang, glatt begrenzt, 2 cm dick und mit gleichmäßigem Binnenreflexmuster angefüllt. Der Hoden wirkt unauffällig. Die Hodenform und -größe ist geringen Variationen unterworfen. Enganliegend umgibt eine 0,1–0,2 cm dicke Kapsel den Hoden.

602a. **Normaler Hoden im Längsschnitt:** Der Hoden stellt sich als glatt begrenzte, ovale bis kugelige Formation mit gleichmäßigem kräftigem Binnenreflexmuster dar. Dorsal des Hodens, kranial anschließend der knapp 0,4 cm große, sehr kräftig reflektierende Nebenhoden. Die enganliegende Hodenkapsel ist 1 mm dick und glatt begrenzt.

602b. **Varikozele** (*): Im Bereich des Nebenhodens stellt sich hier eine 0,5 cm große, reflexlose, kugelige Formation dar, die in diesem Fall als Zufallsbefund entdeckt wurde.

603a,b. **Nebenhodenverkalkungen und Verkleinerungen des Hodens bei Zustand nach Nebenhodentuberkulose links:** Im Vergleich zu dem normal großen ovalen Hoden rechts (b) war links (a) ein etwas verkleinerter, jedoch reflexkräftiger Hoden zu erkennen; der Nebenhoden ist vom Hoden abgesetzt, äußerst reflexkräftig, in den kaudalen Anteilen verkalkt, der Schallschatten ist deutlich zu erkennen.

Vor über 10 Jahren war bei diesem Patienten eine Nebenhodentuberkulose abgelaufen.

604a,b. **Hydrozelen**

604a. Der normal große Hoden ist von einer reflexlosen Lamelle von 0,5–1 cm Dicke zirkulär umgeben. Der Nebenhoden, am Unterrand des Hodens ist reflexkräftig abgesetzt. Durch Palpation läßt sich der Hoden in der Flüssigkeit bewegen.

604b. Hier erkennt man einen runden reflexkräftigen Prozeß, in dem der Hoden nicht zur Darstellung gelangt. Dieser mächtig angeschwollene Skrotalsack imponierte klinisch als Tumor. Sonographisch fand sich ein eigentümlich reflexkräftiger Inhalt, wobei der Hoden verkleinert war. Operativ stellte sich eine Hydrocele testis mit gallertigem Inhalt heraus.

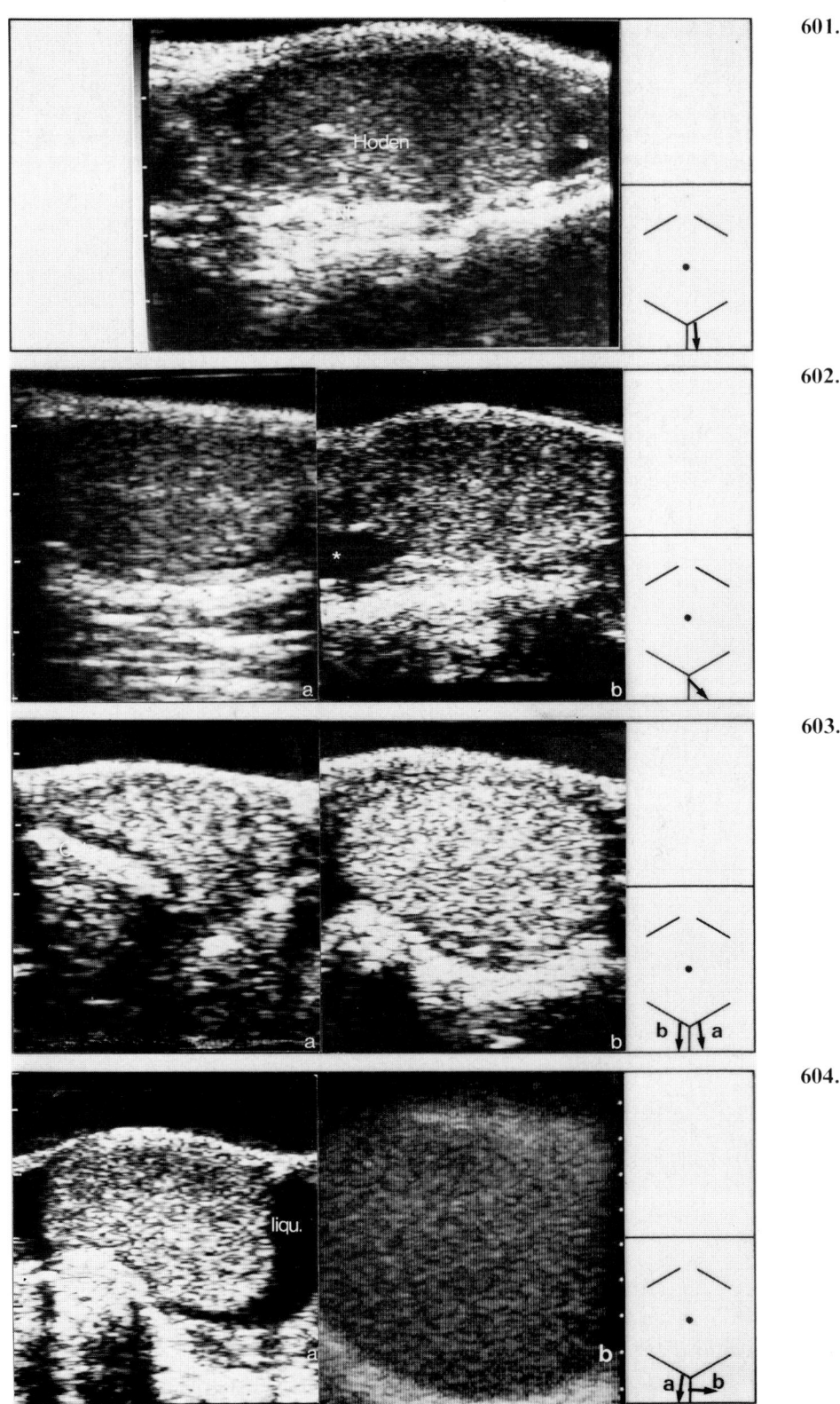

601.

602.

603.

604.

Literatur

1. Cunningham JJ (1981) Echographic findings in Sertoli celltumor of the testis. J Clin Ultrasound 9: 341–342
2. Ferguson RS (1930) New York: prostatic neoplasms their diagnosis by needle puncture and aspiration. Am J Surg 9: 507–511
3. Friedrich M, Clausen C, Felix R (1980) Neues Ultraschallverfahren in der Diagnostik von Hodenerkrankungen. Dtsch Med Wochenschr 18: 630–632
4. Holmes JH (1978) Urinary bladder. In: de Vlieger M (ed) Handbook of clinical ultrasound. John Wiley & Sons, New York Chichester, pp 353–358
5. De Klerk DP, Nime F (1975) Adenomatoid tumors (mesothelioma) of testicular and paratesticular tissue. Urology 6: 635–636
6. McLaughlin JS, Morley P, Deane RF, Barnett E, Graham AG, Kyle KF (1975) Ultrasound in the staging of bladder tumors. Br J Urol 47: 51–56
7. Loch E-G, Wessels G, Gaca A, Schoch E (1978) Klinische Ergebnisse von Ultraschalluntersuchungen der Prostata mit Datengeräten zur Erkennung von Tumorerkrankungen. In: Kratochwil A, Reinold E (Hrsg) Ultraschalldiagnostik. Thieme, Stuttgart, S 191–193
8. Schüller J, Walther V, Staehler G, Schmiedt E, Bauer HW (1980) Intravesikale Ultraschalltomographie zur Bestimmung der Infiltrationstiefe von Blasentumoren. MMW 41: 1431–1433
9. Watanabe H (1978) Prostata. In: de Vlieger M (ed) Handbook of clinical ultrasound. John Wiley & Sons, New York Chichester, pp 359–366
10. Watanabe H (1980) A survey of 3000 examinations by transrectal ultrasonotomography. Prostate 1: 271–278

Gynäkologie und Geburtshilfe

Indikationen: Die Sonographie des inneren weiblichen Genitales gehört grundsätzlich in die Hand des in der Sonographie erfahrenen Gynäkologen oder Geburtshelfers. Trotzdem sollte ein abdomineller Ultraschallstatus nicht ohne die Untersuchung der Organe des kleinen Beckens beendet werden. Der hohe Screening-Wert der Methode sollte unter allen Umständen ausgenutzt werden. Auffällige Befunde werden gynäkologisch weiterverfolgt.

Über die Screening-Untersuchung hinaus ergeben sich folgende Indikationen:
Tumorsuche bei bekannten Filiae oder klinischer Tumorkonstellation.
Tumoren im kleinen Becken (Tastbefund, klinischer Verdacht, Schmerzen, Blutung).
Verlaufsuntersuchung bei bekannten Tumoren des kleinen Beckens.
Erkennung von Mißbildungen des Uterus und der Adnexen.
Erkennung und Verlaufsbeurteilung einer Gravidität.
Nachweis, Überwachung, Lagekontrolle und Erfassung von Mißbildungen des Feten, Amniozentese.
Kontrolle der Lage des Intrauterinpessars, besonders bei Schmerzen, Blutungen, fehlendem Faden und Verdacht auf Gravidität.

Aussagekraft: Veränderungen des Uterus sind ab 1–1,5 cm Größe nachweisbar, dasselbe gilt für Veränderungen der Adnexen. Ab der 5. Woche ist eine Gravidität zu erkennen. Das regelrechte Wachstum des Feten kann anhand von biometrischen Normwerten kontrolliert werden.

Normalwerte: Der normale Uterus mißt $7 \times 6 \times 5$ cm (Nullipara) bis $10 \times 7 \times 7$ cm (Multipara). Das Cavum uteri ist 5 cm lang und max. 2–3 cm breit. Die normalen Ovarien sind bis 2,5 cm dick, der sprungreife Follikel bis 2 cm. Die normalen Tuben sind meist nicht nachweisbar.

Grenzen: Bei starker Luftüberlagerung, Adipositas, Verwachsungen im Unterbauch und vor allem entleerter Harnblase ist die Diagnostik unsicher bis unmöglich. Eine übervolle Harnblase verlagert die Organe des kleinen Beckens und erschwert die Diagnostik ebenfalls. Die Differenzierung umschriebener solider Prozesse des Uterus und der Adnexen in maligne und benigne ist nicht möglich.

Technik: Die Untersuchung erfolgt in Rückenlage der Patientin, die Harnblase sollte soweit gefüllt sein, daß der Uterus im Längsschnitt einen Winkel von über 90° zur Vagina bildet. Die Untersuchung erfolgt in Längs- und Querschnitten, wobei sich hier besonders Sektorscanner zur Darstellung der retropubischen Anteile eignen, jedoch gelingt im Querschnitt auch mit Linearscannern die Darstellung der kaudalen Anteile des Uterus und der Scheide durch Abwinkelung des Applikators um ca. 20–30°.

605. **Uterus einer Multipara intramenstruell:** Im Längsschnitt stellt sich ein etwas plumpes Organ dar, dessen Ausdehnung mit 8 × 6 × 5 cm im oberen Normbereich liegt. Die Abknickung des Uterus wird von dem Cavum uteri mitgemacht, das eine Länge von etwa 5 cm und eine max. Weite von etwa 0,5 cm erreicht. Während des Zyklus sind erhebliche Größenunterschiede des Uterus feststellbar.

Die gleichzeitige Oberbauch- und Unterbauchuntersuchung derselben Patientin während eines Untersuchungsganges wird dadurch erschwert, daß die Patientinnen nüchtern zur Oberbauchuntersuchung kommen sollen, also auch nichts trinken dürfen, dadurch ist die Harnblase leer, die Untersuchung des Unterbauchs nur eingeschränkt möglich. Bei Verdacht auf eine Raumforderung im kleinen Becken empfiehlt sich eine Kontrolluntersuchung mit voller Blase.

606. **Adnexitis rechts:** Hinter der gut gefüllten Harnblase ist der normal große, gleichmäßig geformte Uterus zu erkennen. Während die linke Tube unauffällig den Bildrand verläßt, ist die rechte Adnexe deutlich verdickt. Der Befund war auch palpatorisch nachweisbar.

607. **Normales inneres Genitale eines 12jährigen Mädchens:** Hinter der gefüllten Harnblase erkennt man Einzelheiten dieses kleinen, 2 cm dicken Uterus mit Portio und Scheide. Auch zur vollständigen abdominellen Untersuchung bei Kindern gehört eine Darstellung des inneren Genitales zum Ausschluß von Mißbildungen.

608a. **Regelrechte Lage eines Intrauterinpessars (IUP) bei entleerter Harnblase:** Obwohl die Harnblase entleert ist, die kranialen Anteile des nach ventral umgeknickten Uterus nicht mehr sicher beurteilt werden können, ist der reflexkräftige IUP im Cavum uteri an regelrechter Stelle erkennbar.
Die sonographische IUP-Überprüfung bedarf keiner besonderen Vorbereitung.

608b. **Dislozierter IUP:** Im Längsschnitt durch den Uterus erkennt man einen reflexkräftigen, 3 cm langen Prozeß im Bereich der Zervix. Der IUP liegt somit nicht regelrecht.
Die Sonographie ist die Methode der Wahl zur Kontrolle der exakten Lage des IUP. Dabei sollte der Abstand des oberen Endes des IUP vom Fundus ebenso groß sein wie der des unteren Endes von der Zervix. Verhältnisse von 2 : 1 und mehr gelten als pathologisch. Im Querschnitt sollte der IUP zentral im Cavum uteri zu finden sein. Eine organgrenzennahe Lokalisation spricht für eine drohende Perforation. Ist der Pessar gar nicht nachweisbar, kann er verlorengegangen oder in die Bauchhöhle perforiert sein.

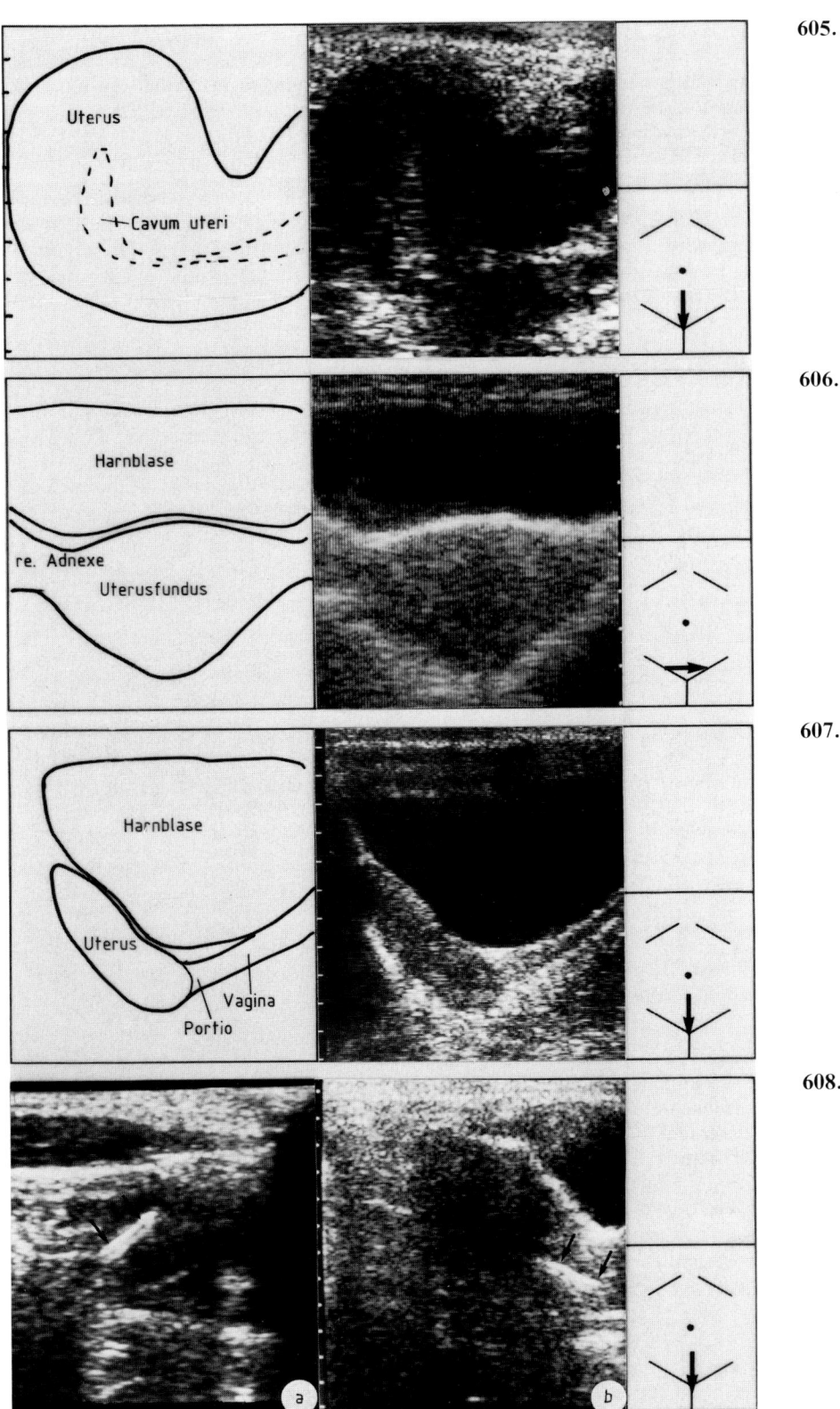

605.

606.

607.

608.

609a. **Intakte Gravidität in der 7. Schwangerschaftswoche:** Innerhalb der 2,5 × 3 cm großen Fruchtblase erkennt man eine reflexkräftige, wandständige Formation, die der Fruchtanlage entspricht. Im Real-Time-Bild konnte man in diesem Fall bereits Herzbewegungen deutlich erkennen. Ab der 5. Woche post menstruationem ist der Nachweis einer Gravidität möglich. Lage und Größe der Fruchtanlage, Menge des Fruchtwassers und Dicke der Plazenta können kontrolliert werden.

609b. **Kindlicher Schädel mit Messung des biparietalen Durchmessers bei intakter Gravidität in der 22. Schwangerschaftswoche:** Der kugelige, leicht ovale Schädel läßt Schädelkalotte und Mittelecho erkennen. Natürlich ist es nicht Aufgabe des Internisten, derartige Untersuchungen durchzuführen. Jede Abdominaluntersuchung wäre jedoch unvollständig, würde nicht auch eine Inspektion des Unterbauchs erfolgen. Mancher Unterbauchtumor wurde auf diese Weise als Gravidität geklärt.

610. **Gravidität in der 12. Schwangerschaftswoche:** Im Längsschnitt durch den Uterus erkennt man den Feten in sitzender Haltung im Profil. Er hat sich wie in einem Lehnstuhl gegen die Uteruswand geneigt. Dorsal die Plazenta. Sämtliche Organe des Kindes sind gut abgebildet und auszumessen.

Für den sonographisch tätigen Internisten, der meistens mit dem Nachweis von pathologischen Befunden beschäftigt ist, stellt die Betrachtung einer intakten Gravidität eine erfreuliche Abwechslung dar. Die Schwangerschaftsüberwachung sollte er trotzdem dem Frauenarzt überlassen.

611. **Geschlechtsbestimmung eines Kindes im 8. Schwangerschaftsmonat:** Dieser Querschnitt durch das Gesäß in Höhe der Trochanteren zeigt den im freien Fruchtwasser pendelnden Hoden als sicheren Nachweis des männlichen Geschlechts des Kindes. Da die Labien häufig recht sukkulent sein können, ist im früheren Schwangerschaftsalter die Geschlechtsbestimmung oft schwierig.

612. **Zustand nach Entbindung, Koagel im Uterus:** Die Überwachung nach der Entbindung kann schon eher zu den Aufgaben des sonographisch tätigen Internisten zählen. Diese Untersuchung wurde auf der Intensivstation gemacht, wo diese Frau, die wegen einer Eklampsie frühzeitig entbunden werden mußte, wegen septischer Temperaturen weiterbehandelt wurde. Der Uterus war gefüllt mit reflexkräftigem Material, das aus Koageln bestand.

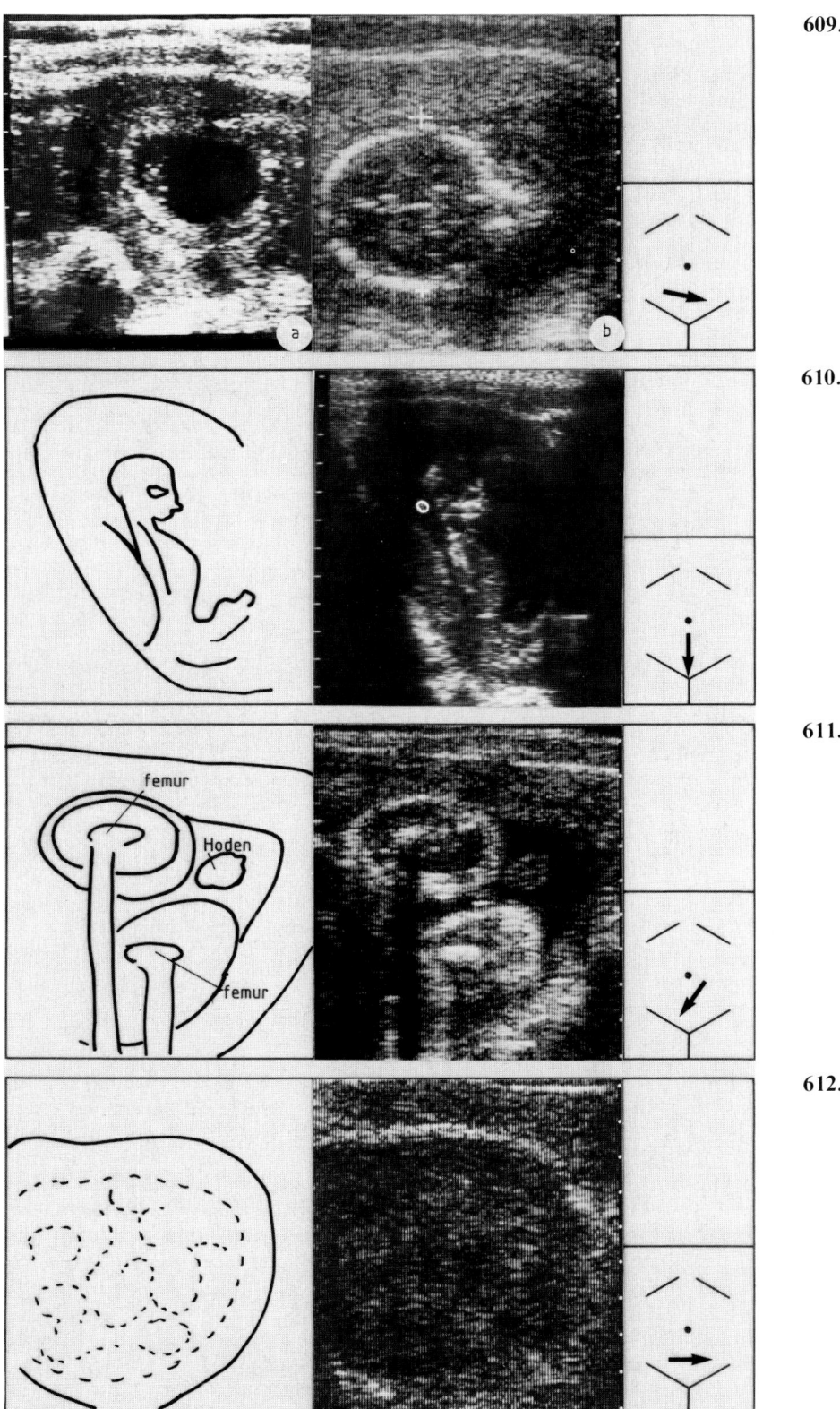

609.

610.

611.

612.

613. **Physiologische Anteflexio des Uterus bei entleerter Harnblase:** Die tabakspfeifenartige Abknickung von 90° bis über 90° des Uterus nach ventral ist bei entleerter Harnblase typisch. Trotzdem sind im allgemeinen alle Uterusabschnitte darstellbar. Lediglich die kranialen Anteile des Fundus liegen hinter Luft verborgen. Kleine Veränderungen in diesem Bereich können deshalb der Beobachtung entgehen. Eine vollständige Untersuchung des inneren Genitales ist nur bei voller Harnblase gewährleistet.

614. **Kleines Myom des Uterus:** Hinter der gut gefüllten Harnblase erkennt man im Längsschnitt den gesamten, jetzt gestreckt liegenden Uterus mit einer reflexkräftigen Formation im dorsalen Fundus. Myome des Uterus können sowohl reflexreicher als auch reflexärmer als die umgebende Uterusmuskulatur sein. Eine Differenzierung von malignen Tumoren ist nicht möglich.

615. **Verkalktes Uterusmyom:** Der Uterus ist vergrößert und läßt ventrale Verkalkungen mit dorsalem Schallschatten erkennen. Der Rest des Uterus ist hinter diesem Schallschatten verborgen und nicht beurteilbar. Obwohl es sich in diesen Fällen meist um verkalkte Myome handelt, ist ein verkalkendes Malignom auch hier nicht sicher auszuschließen.

616a,b. **Uterus myomatosus mit Impression der Harnblase im Längs- und Querschnitt:** Sowohl im Längs- als auch im Querschnitt ist dieser knollige, weitgehend reflexkräftige, unregelmäßig begrenzte Uterus erkennbar, der die Harnblase von dorsal imprimiert. Die Harnblasenwand ist dabei glatt begrenzt. Zur Unterscheidung von einem Blasenbodenkarzinom ist die Untersuchung vor und nach Miktion empfehlenswert. Die normale Harnblase zieht sich über dem unveränderten Uterus zusammen, eine infiltrierte Harnblase kann sich nur unvollständig kontrahieren.

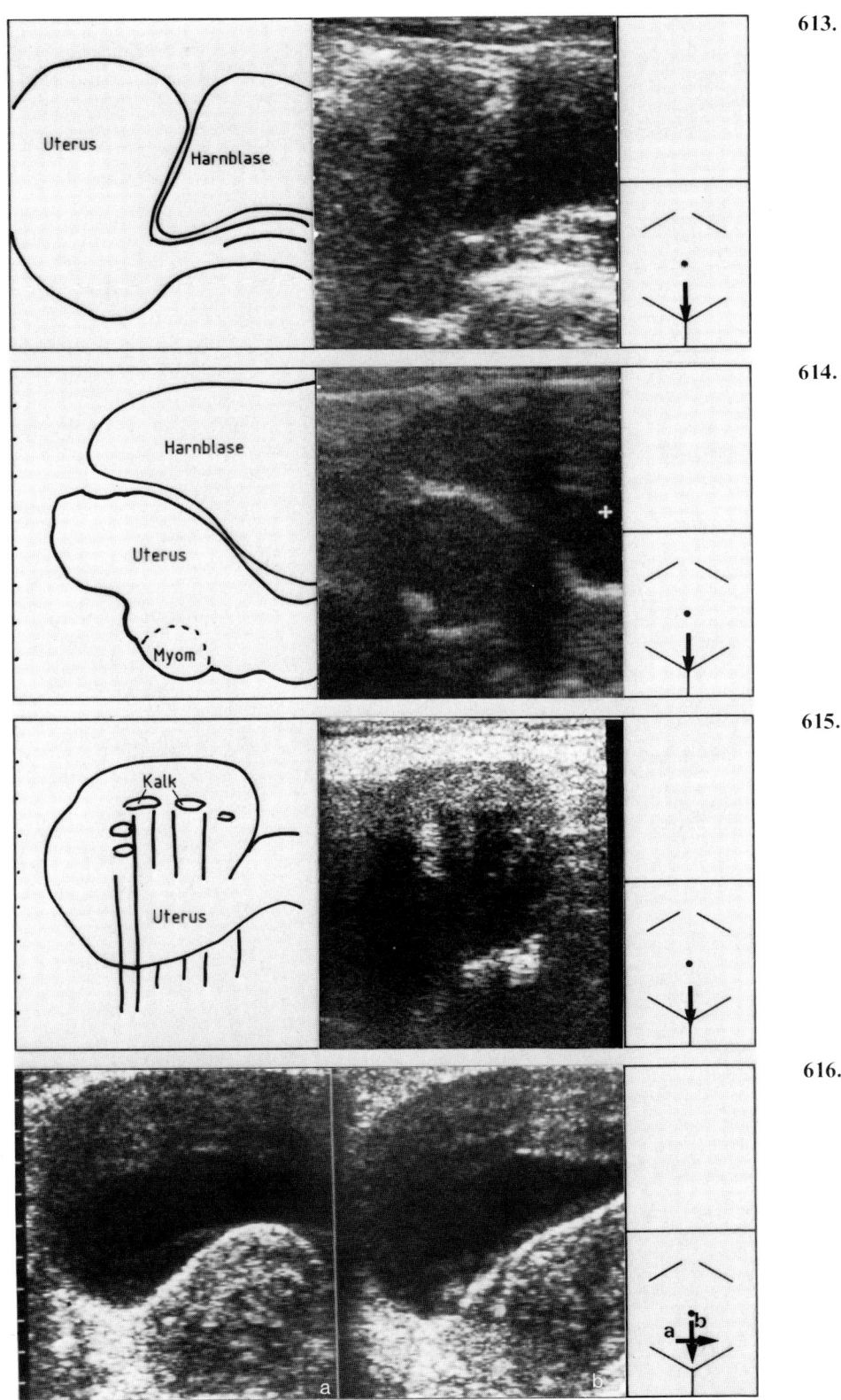

613.

614.

615.

616.

617. **Uteruskarzinom:** Die Ventralkontur des Uterus ist noch glatt, das Cavum jedoch ausgefüllt von reflexkräftigen Massen, die die Dorsalkontur erreicht haben und in diese vorbeulen. Wie man an diesem Bild sieht, ist die differentialdiagnostische Unterscheidung zwischen Myomen und malignen Tumoren in diesem Größenstadium schwierig bis unmöglich.

618. **Uteruskarzinom:** Die Wachstumsform des Karzinoms ist vielfältig. Hier ist der gesamte Uterus ausgefüllt von Tumormassen. Nur die Vergrößerung des gesamten Uterus und die fehlende Abgrenzbarkeit des Cavums weisen bei einem gleichmäßig wachsenden Prozeß auf die Existenz eines Tumors hin.

619. **Kollum-Karzinom:** Der vom Kollum ausgehende Tumor hat zu einer Infiltration des gesamten Uterus cavum geführt. Die Tumoren können reflexkräftig oder reflexarm sein, insbesondere dann, wenn eine Einblutung oder eine Abbruchsblutung mit Retention des Blutes im Cavum uteri vorliegt.

620. **Rezidiv eines Kollumkarzinoms:** Im Querschnitt ist dorsal der Harnblase eine kugelige reflexkräftige Formation zu erkennen, die dem Tumorrezidiv entspricht. Bei gefüllter Harnblase ist auch eine postoperative Verlaufsbeobachtung sonographisch möglich. Dabei ist eine möglichst frühzeitige postoperative Erstuntersuchung und Dokumentation empfehlenswert als Grundlage weiterer Kontrolluntersuchungen.

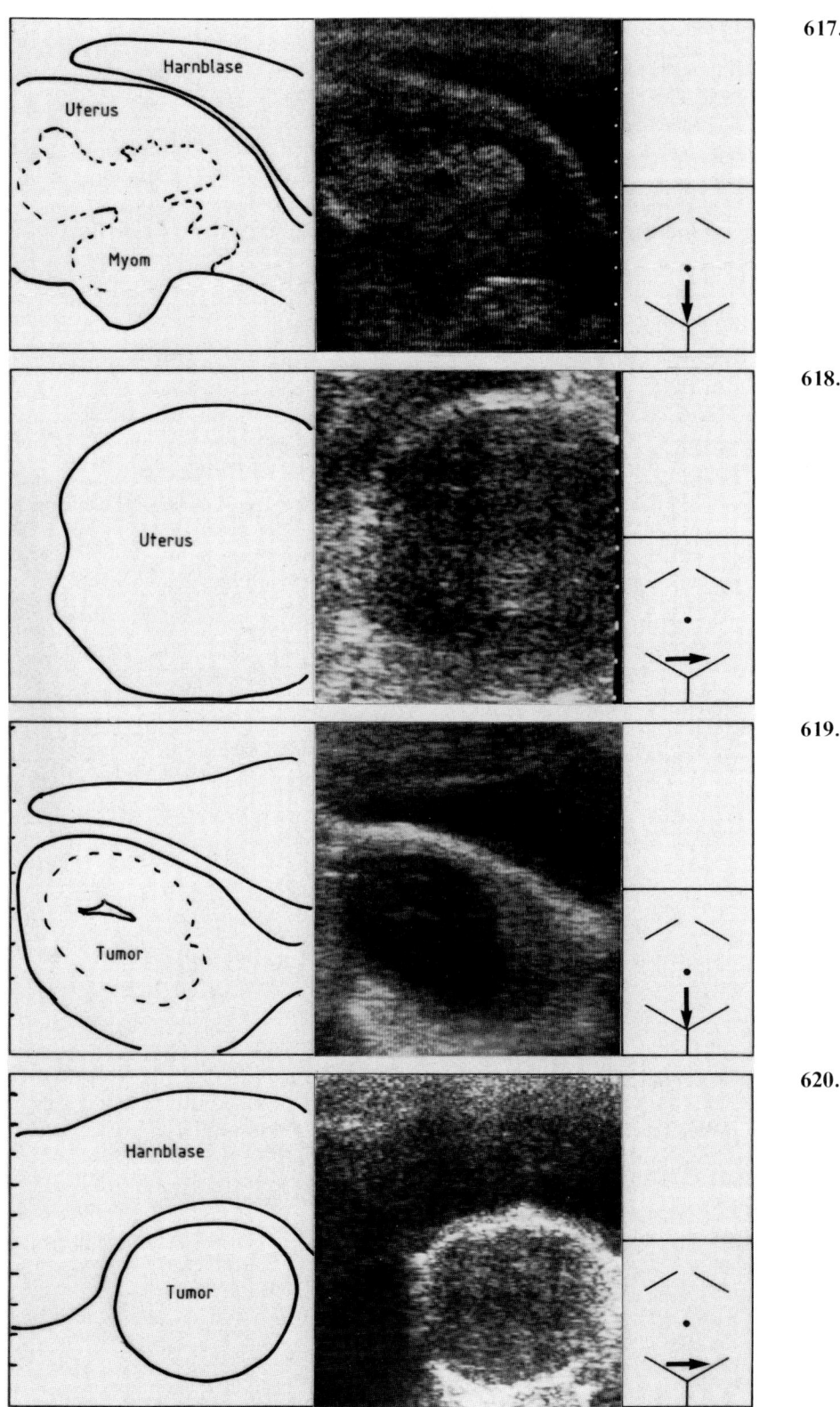

617.

618.

619.

620.

621. **Ausgedehntes malignes Ovarialzystom**

621a. Hinter den ausgedehnten zystischen Veränderungen, die z.T. septiert sind, erkennt man den soliden, ebenfalls von zystischen Arealen durchsetzten Tumor an der Hinterwand des zystischen Konglomerats.

621b. Im Querschnitt ragen die teils zystischen, teils soliden Anteile in die riesenhaften Zystome ein.
Eine unregelmäßige Begrenzung der Zystenwand und solide Anteile mit grobscheckigem Binnenreflexmuster weisen auf den malignen Charakter derartiger Zystome hin.

622. **Ovarialzysten**

622a. Eindeutige Zyste im Bereich der linken Adnexe mit allen Qualitäten eines zystischen Prozesses. Für einen reifen Follikel ist der Prozeß zu groß (über 2,5 cm). Ovarialzysten dieser Größe sind auch ohne Vorbereitung der Patientin erkennbar.

622b. Bei einer anderen Patientin ist dieser reflexhaltige kugelige Prozeß mit nur geringer dorsaler Schallverstärkung gefunden worden. Pseudomuzinöse Zysten oder Zysten mit Einblutung sind nicht mehr reflexfrei. Sie erscheinen mehr oder weniger reflexkräftig. Die Unterscheidung von einem soliden Tumor fällt dann schwer.

623. **Kleine Ovarialzyste:** In diesem Größenbereich ist die Unterscheidung von einem großen, sprungbereiten Follikel schon schwieriger. Auf jeden Fall sollte zumindest ein Zyklus abgewartet werden, bevor die Diagnose einer Ovarialzyste gestellt wird. Unter hormoneller Stimulation sind meist mehrere Follikel zu erkennen, die einen Durchmesser von bis zu 2,5 cm erreichen können.

624. **Ausgedehntes benignes Zystom des linken Ovars:** Dieses große zystische, durch Septen unterteilte Gebilde war histologisch benigne. Sonographisch kann nicht mehr als die Größe, Lage und evtl. noch die Herkunft dieser septierten zystischen Prozesse bestimmt werden. Eine Aussage über die Malignität des Prozesses ist nie sicher zu treffen.

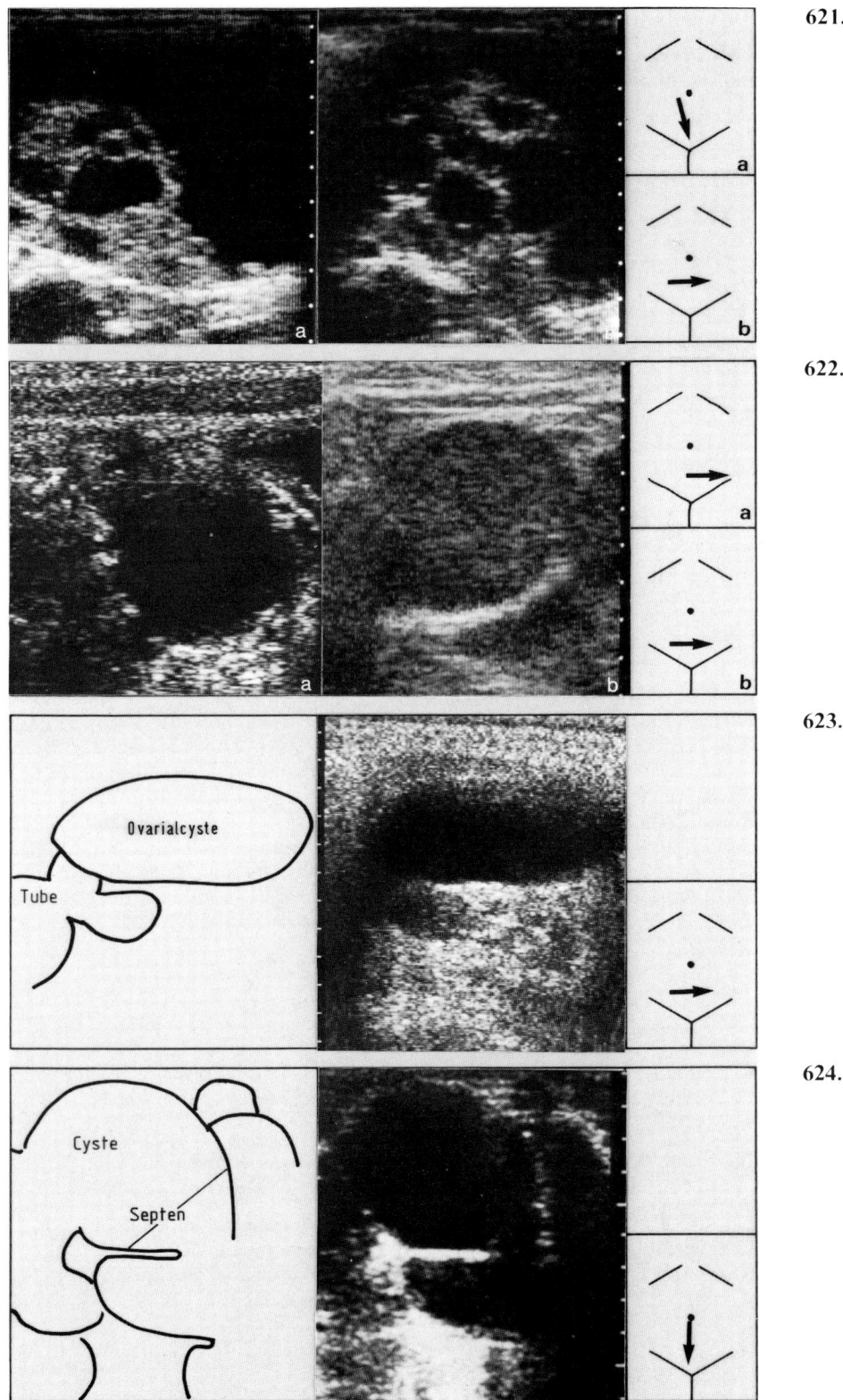

621.

622.

623.

624.

625. Abszeß im Unterbauch bei Zustand nach Sectio caesarea

652a. Im Längsschnitt erkennt man, daß die Darmschlingen umgeben werden von reflexlosem Material, das durch die Peristaltik und die Einfingerpalpation verformbar ist.

625b. Im Querschnitt sieht man oberhalb der Harnblase ausgedehntes reflexloses Material. Durch eine ultraschallgezielte Feinnadelbiopsie wurde Eiter gewonnen.

626. **Zustand nach Hysterektomie:** Die postoperative Situation gibt immer wieder Rätsel auf. Dieser klobige Portiostumpf hinter der nahezu entleerten Harnblase war sonographisch schwer zu deuten. Häufig ist den Patientinnen selbst nicht ganz klar, welche Art von gynäkologischer Operation eigentlich durchgeführt wurde, wodurch die sonographische Nachbeurteilung weiter erschwert wird.

627. **Extrauteringravidität mit Blutansammlung im Douglas-Raum:** Im Querschnitt erkennt man Ansammlungen flüssigen Materials um den Uterus herum und dorsal der Uteruswand zwischen Uterus und Sigma. Diese Patientin war während einer Schwangerschaft wegen heftigster abdomineller Beschwerden zur Aufnahme gekommen. Die Blutansammlungen in der freien Bauchhöhle ließ uns die Verdachtsdiagnose einer Extrauteringravidität stellen, die sich operativ bestätigte. Die Kombination aus bekannter Gravidität mit Flüssigkeitsansammlung in der Bauchhöhle oder im Douglas-Raum und dem Fehlen der Fruchtblase im Cavum uteri erlauben die sonographische Diagnose einer Extrauteringravidität.

628. **Extrauteringravidität mit massiver intraabdomineller Blutung:** In diesem Fall war die Gravidität nicht bekannt. Anlaß zur Untersuchung waren heftigste Schmerzen im Unterbauch.

628a. Im gesamten Bauchraum erkennt man Flüssigkeitsansammlungen sowohl im Oberbauch zwischen Leber und Niere (sog. Morrison-Nische), als auch weiter kaudal.

628b. Die unförmige dorsale Anschwellung des Uterus, der umgeben ist von Blut, ließ an eine Perforation des Uterus bei kurz vorausgegangener Kürettage denken. Der operative Befund ergab jedoch eine Extrauteringravidität mit Blutansammlung in der Umgebung des Uterus und im gesamten Bauchraum.

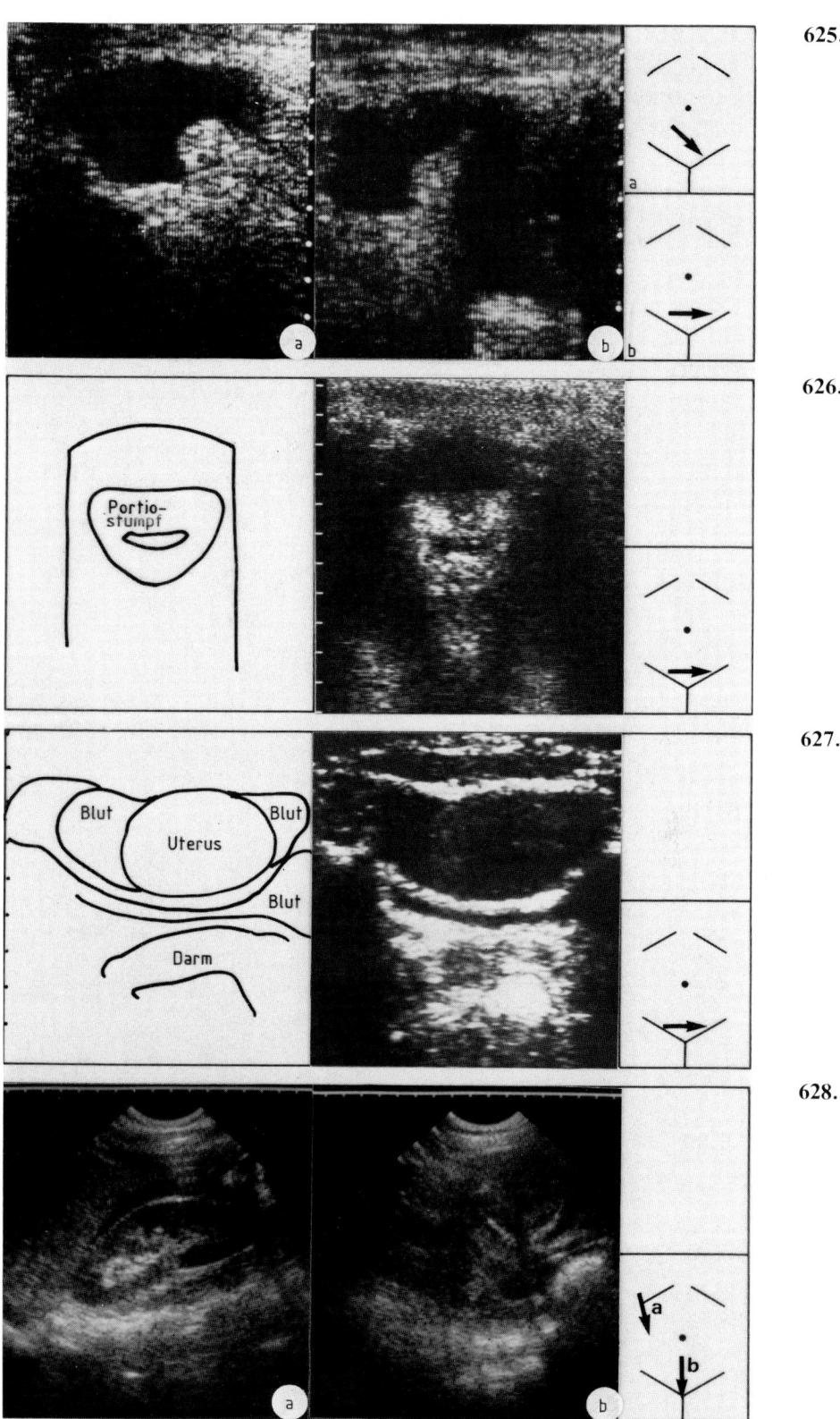

625.

626.

627.

628.

Literatur

1. Kratochwil A (1978) Obstetrics – gynecology. In: de Vlieger M (ed) Handbook of clinical ultrasound. J Wiley & Sons, New York Chichester, pp 109–249
2. Sukov RJ, Whitcomb MJ (1981) Rapid oral hydration: a cause of pelvic fluid collections at sonography. J Clin Ultrasound 9: 115–118
3. Rees D van, Bernstine RL, Crawford W (1981) Involution of the postpartum uterus: an ultrasonic study. J Clin Ultrasound 9: 55–57

Mamma

Indikationen: Differenzierung und exakte Größenbestimmung palpabler oder mammographisch nachgewiesener, umschriebener Veränderungen der Mamma (solide – zystisch).
Begrenzung der Mammadiagnostik durch den Nachweis zystischer Veränderungen.
Ultraschallgezielte Punktion.
Verlaufsbeobachtung benigner oder zytologisch nicht eindeutiger Veränderungen.

Aussagekraft: Mit 5- und 7-MHz-Schallköpfen gelingt die sichere Erkennung von Zysten und ihre Differenzierung von soliden Tumoren ab einer Größe von 0,3–0,5 cm, ab 1 cm Durchmesser in 98% der Fälle. In dieser Größenordnung werden solide Prozesse mit 70- bis 97%iger Sicherheit nachgewiesen.
Die Dignität eines umschriebenen soliden Prozesses der Mamma kann nur im Fall der Existenz eindeutiger Tumorkriterien bestimmt werden.

Grenzen: Eine histologische Differenzierung umschriebener solider Mammaveränderungen ist nicht möglich. Die Region unmittelbar hinter der Mamille ist durch Schallverlust eingeschränkt beurteilbar. Screening-Untersuchungen sind bisher noch zeitaufwendig.

Untersuchungsablauf: Die Patientin wird in leichter Links- oder Rechtsseitenlage untersucht. Um die erhobenen Befunde reproduzierbar darstellen zu können, wird die Patientin so gelagert, daß die zu untersuchende Mamma auf der Thoraxhälfte so aufliegt, daß die Mamille das geometrische Zentrum der Mamma bildet. Die Patientin nimmt dazu den Arm der untersuchten Seite nach oben, die Hand hinter den Kopf.
   Zur Dokumentation ist die Quadrantenangabe sowie die exakte Applikatorstellung unerläßlich.

Tips und besondere Hinweise: Die Untersuchung der Mamma mit Compound-Scannern ist zeitaufwendig und als Routinemethode nicht empfehlenswert. Es bietet sich hier die Real-time-Diagnostik mit 5- bis 7-MHz-Schallköpfen und vorgeschalteter Wasservorlaufstrecke an. Die Feinnadelbiopsie erfolgt dann, nach Markierung des Punktionsortes mit einem Punktionsschallkopf. Ein Wasservorlauf ist dazu nicht mehr nötig.

629. **Fettreiche normale Mamma:** Die voluminöse Brust ist gekennzeichnet durch das Vorhandensein fischzugartig angeordneter, durch Septen voneinander getrennter Fettgewebsverbände, die das gesamte Bild beherrschen. Hinter der Mamille und um den kleinen Drüsenkörper reihen sich diese Fettgewebsverbände unregelmäßig auf.

630. **Kleiner Drüsenkörper bei normalentwickelter Brust:** Hinter der Mamille und der zarten Kutis erkennt man ein unregelmäßig angeordnetes Areal reflexkräftiger und weniger reflexkräftiger Anteile, die dem Drüsenkörper entsprechen, eingebettet in wenig Fettgewebe. Der M. pectoralis begrenzt dorsal die Brust. Die Mamille ist auch bei Untersuchung mit einer Wasservorlaufstrecke etwas komprimiert und wird nicht so prominent abgebildet, wie dies im Fall der Untersuchung der hängenden Brust im Wasserbad geschieht (Octoson).

631. **Mastopathia fibrosa mit solitärem Fibrom:** Hinter der etwas prominenten Mamille entsteht in typischer Weise eine Schattenzone, die die Beurteilung der unmittelbaren Retromamillärregion erschwert. Rechts im Bild ein glattbegrenztes Fibroadenom. Diese bilden sich als rundliche bis ovale reflexarme, etwas inhomogen gemusterte Gebilde mit kräftigem Randwall ab. Eine dorsale Schallverstärkung, wie sie bei Zysten zu erwarten ist, fehlt.

632. **Mammazyste:** Umgeben von Fettgewebe erkennt man den typischen Befund einer Zyste, die kugelig, glattbegrenzt, reflexlos ist und eine dorsale Schallverstärkung aufweist. Ausgehend von den lateralen Konturen der Zyste sieht man die typischen echofreien Schattenstreifen. Diese entstehen durch Reflektion und Streuung des Schalls an der tangential getroffenen Lateralwand der Zyste und werden je nach Autor Abtropfphänomen, lateral shadow sign oder Tadpole-Zeichen genannt. Sie treten bei allen glattwandigen reflexlosen oder reflexarmen Prozessen auf.

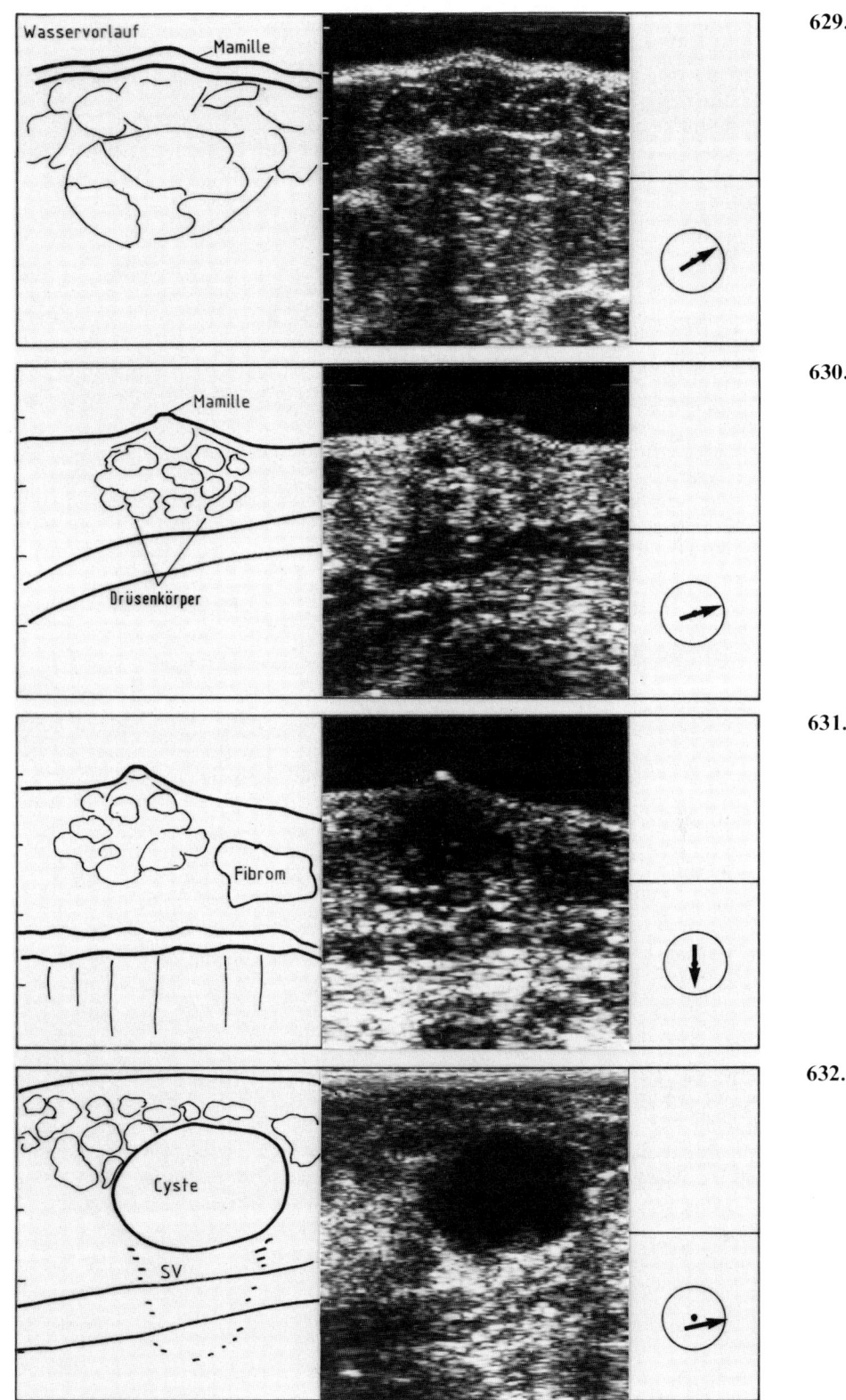

629.

630.

631.

632.

633. **Mastopathia chronica cystica fibrosa:** Der relativ kleine Drüsenkörper ist umgeben von ungeordneten, reflexarmen Bezirken, die bis zum M. pectoralis reichen. Einzelne Areale sind zentral reflexlos. Bei Punktion läßt sich flüssiges Material gewinnen. Sehr kleine zystische Areale sind von Fibromknoten aber auch von kleinen malignen Tumoren nicht sicher zu unterscheiden.

Die dorsale Schallverstärkung und das Abtropfphänomen können bei sehr kleinen Zysten fehlen.

634. **Typisches Bild eines Mammakarzinoms:** Der Tumor ist unregelmäßig begrenzt, scheckig gemustert und weist in den dorsalen Anteilen einen zunehmenden Schallverlust auf, der in einen breiten Schallschatten übergeht. Dieses typische Zeichen, besonders eines szirrhösen Mammakarzinoms, entsteht durch Absorption des Schalls im tumorös veränderten Gewebe.

Die sonographischen Charakteristika des Mammakarzinoms sind: unregelmäßige Begrenzung, scheckiges reflexarmes oder reflexreiches Muster (Tannenbaum- oder Besenreißerphänomen), Schallauslöschzeichen (akustischer Mittelschatten), Hautverdickung.

635. **Mammakarzinom:** In diesem Fall ist hinter dem flach ausgebreiteten Drüsenkörper in der Tiefe der Mamma ein kugeliges, reflexarmes Gebilde erkennbar, das keine wesentliche Schallabsorption aufweist. Diese stammt vielmehr von weiter ventral liegenden Anteilen der nicht karzinomatös veränderten Brustdrüse. Die zytologische Untersuchung des Tumors ergab ein Mammakarzinom. Die Größe des Prozesses sprach auch sonographisch für das Vorliegen eines Karzinoms, wenngleich die glatte Begrenzung und die fehlende Absorption die typischen Kriterien des Karzinoms vermissen ließen.

Nach HACKELÖER sind vor allem szirrhös wachsende Karzinome mit den typischen Kriterien des Karzinoms ausgestattet, während alle anderen Tumoren sonographisch untypische Bilder liefern können.

636. **Reflexkräftiges Mammakarzinom:** Hinter Wasservorlaufstrecke, zarter Mamille und leicht verdickter Kutis erkennt man eine reflexarme scheckige, streckenweise reflexkräftige Veränderung, die in einen reflexkräftigen Prozeß übergeht. Dieser wiederum verdrängt das Drüsengewebe. Wie man hier sieht, kann die Schallabsorption völlig fehlen. Umschriebene, nicht eindeutig zystische Veränderungen der Mamma sind somit immer suspekt auf das Vorliegen eines Karzinoms.

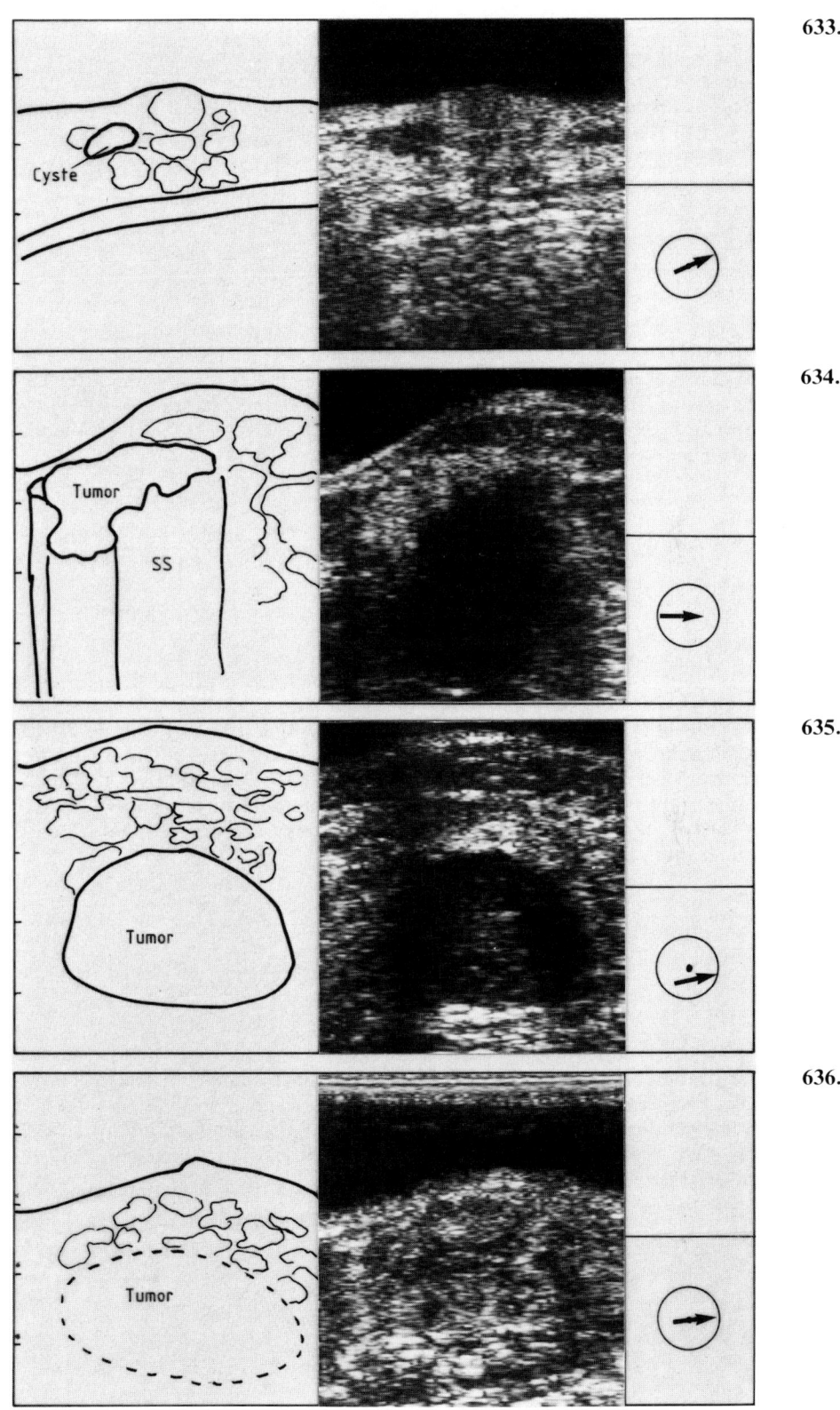

633.

634.

635.

636.

637. **Mammakarzinom:** Der Tumor ist hier polyzyklisch begrenzt, teils reflexarm, teils scheckig gemustert. Eine Schallabsorption besteht nur in den Anteilen links im Bild. Die weiter medial gelegenen Tumoranteile sind nur aufgrund ihrer unregelmäßigen Begrenzung als tumorös zu erkennen. Der M. pectoralis ist nicht infiltriert.

638. **Mammakarzinom:** Hinter der Wasservorlaufstrecke sieht man die wandverdickte, durch das Karzinom eingezogene Peau d'orange mit direkt dahinterliegendem Tumor, der unregelmäßig begrenzt, reflexarm, mit zentralreflexkräftiger Lamelle und umschriebener Schallabsorption zu erkennen ist.

639. **Rezidivtumor der rechten Mamma:** Bei Zustand nach Mastektomie erkennt man hier eine breite, reflexarme Tumorplatte, die in den medialen Anteilen nahezu reflexlos erscheint. Der Tumor war als derbe Platte palpabel, auffällig ist, daß hier eine ausgeprägte dorsale Schallverstärkung vorliegt. Dabei lagen histologisch Einschmelzungen nicht vor. Gerade für undifferenzierte Mammakarzinome sind derartige Erscheinungsbilder typisch.

640. **Infiltration der Mamma durch ein Non-Hodgkin-Lymphom:** Dieser tumoröse Prozeß ist vom Fettgewebe der Mamma umgeben, er hat zu einer Vorwölbung der Brust an dieser Stelle geführt und war gut palpabel. Sonographisch ist der Tumor auffällig reflexkräftig, die umgebenden Gewebsschichten werden verdrängt. Von der basalen Muskulatur ist der Prozeß abgegrenzt.

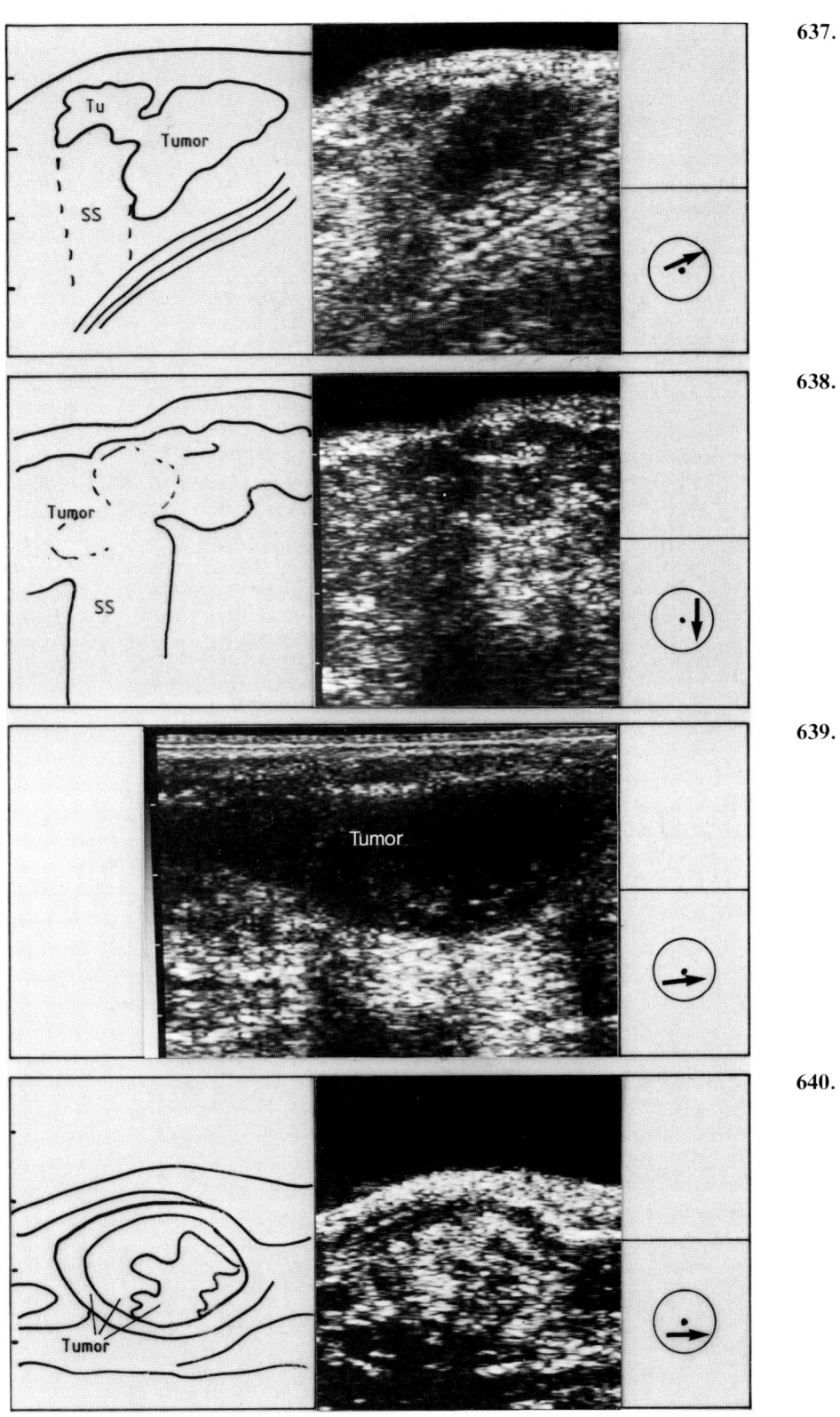

637.

638.

639.

640.

Literatur

1. Baum G (1980) Advances in ultrasound mammography: remote focus arc scanning. Ultrasound Med Biol 6: 11–17
2. Blau JS, Mandell J (1979) „Real-time" ultrasonic evaluation of the breast. Conn Med 43: 625–627
3. Cole-Beuglet C, Kurtz AB, Rubin CS, Goldberg BB (1980) Ultrasound mammography. Radiol Clin North Am 18: 133–143
4. Cole GW, Handler SJ, Burnett K (1981) The ultrasonic evaluation of skin thickness in scleredema. J Clin Ultrasound 9: 501–503
5. Cooke CG, Grant EG, Cigtay OS (1981) Ultrasound demonstration of giant malignant breast cyst undetected by xeromammography. J Clin Ultrasound 9: 461–462
6. Damascelli B, Musumeci R, Orefice S (1970) Sonar information about breast tumors. Radiology 96: 583–586
7. Griffiths K (1978) Ultrasound examination of the breast. Med Ultrasound 2: 13–19
8. Hackelöer B-J, Hüneke B, Duda V, Eulenburg R, Lauth G, Bucholz R (1981) Sonographische Differentialdiagnose der Mammakarzinome. Ultraschall 2: 129–134
9. Hackelöer BJ, Lauth G, Duda V, Hüneke B, Buchholz B (1980) Neue Möglichkeiten der Ultraschall-Mammographie. Geburtshilfe Frauenheilkd 40: 301–312
10. Jellins J, Kobayashi T (1978) Imaging of the breast. In: de Vlieger M (ed) Handbook of clinical ultrasound. John Wiley, New York Chichester, pp 379–385
11. Kaick G von, Naser V (1980) Untersuchung hautnaher Organe und Gefäße in hochauflösender Echtzeitdarstellung. In: Hinselmann M, Anliker M, Meudt R (Hrsg) Ultraschalldiagnostik in der Medizin. Thieme, Stuttgart, S 223–224
12. Lapayowker MS, Revesz F (1980) Thermography and ultrasound in detection and diagnosis of breast cancer. Cancer 46: 933–938
13. Lowery GS, Ekstrand K (1981) Ultrasonic appearance of chest wall seromas in mastectomy patients. J Clin Ultrasound 9: 260–261
14. O-Mally BP, Qizilbash AH (1977) Mesenchymal chondrosarcoma of the rectus sheath, case report with US-findings. J Clin Ultrasound 5: 348–349

Haut und Extremitäten

Indikationen: Dickenmessung einzelner Hautschichten (endemische Untersuchungen, Sklerodermiediagnostik).
Exakte Bestimmung der Zugehörigkeit und Tiefenausdehnung palpabler Prozesse der Haut oder der Subkutis.
Erkennung und Differenzierung flüssigkeitshaltiger Anteile insbesondere bei Hämatomen, Seromen, Abszessen oder Hauttumoren mit zentralem Zerfall.
Erfassung einer tumorösen Knocheninfiltration.
Verlaufsuntersuchungen raumfordernder Hautprozesse unter Therapie, ultraschallgezielte Feinnadelbiopsie.
Differenzierung von Gelenkschwellungen (flüssig oder solide). Gezielte Gelenksergußpunktion.

Aussagekraft: Der Wert der Methode liegt in der Möglichkeit der exakten Tiefenausmessung eines hautnahen oder intrakutanen Prozesses.

Grenzen: Eine sinnvolle Beurteilung ist nur mit hochfrequenten Scannern mit oder ohne Wasservorlaufstrecke möglich. Applikatoren mit niedriger Frequenz sind zur Beurteilung der Haut nicht geeignet, da ihre Fokussierung im Nahfeld zu schlecht ist um eine ausreichend gute Auflösung zu ermöglichen.

641. **Normale Haut des Rückens:** Unter der Wasservorlaufstrecke ist scharf begrenzt die Haut, darunter das subkutane Fettgewebe zu erkennen, das bis zum M. erector trunci reicht, der aus einzelnen Muskeln zusammengesetzt ist. Die Muskelschicht reicht bis zu den Rippen und deren Schallschatten, die sich mit dem der Lungen zu einer breiten Schattenwand vereinigen.

Die Dicke der einzelnen Haut- und Muskelschichten ist entsprechend dem Ernährungs- oder Trainingszustand natürlich unterschiedlich.

642. **Großes Hämatom des Rückens:** Bei derselben Patientin, deren linke Rückenseite in Abb. 641 dargestellt ist, war auf der Gegenseite dieses große Hämatom zu finden, das vom Nacken bis in die Rückenmuskulatur hinabreichte.

Wiederum erkennt man hinter der Wasservorlaufstrecke die Kutis, dann die Muskulatur, die durch die Blutdurchtränkung reflexverarmt ist, wobei die Fiederung der Muskulatur erhalten ist, jedoch verquollen erscheint. Die unmittelbar den Rippen aufliegenden Muskulaturanteile sind dann wieder frei von Hämatomen; durch die dorsale Schallverstärkung werden diese Anteile relativ zu hell abgebildet.

Die Patientin litt unter Verspannungen der Halsmuskulatur, das Hämatom war im Anschluß an eine sog. Paravertebralquaddelung im Bereich der Halsmuskulatur entstanden und hatte sich innerhalb der Muskulatur nach kaudal abgesenkt.

643. **Großes Hämatom der rechten Supraklavikulargrube nach frustraner V.-jugularis-interna-Punktion:** Hinter Haut und Platysma erkennt man eine massive, teilweise reflexfreie, teilweise reflexarme, in Nischen und Hohlräumen einlaufende Formation, die die gesamte Supraklavikulargrube ausfüllt und diese prominent vorwölbt. Dieser Prozeß war natürlich auch zu tasten, jedoch konnte sonographisch die Tiefenausdehnung und damit das Volumen des Prozesses exakt bestimmt werden.

644. **Hämatom der rechten Brustseite nach Explantation einer Schrittmacherbatterie:** Die Pektoralisloge hatte sich nach Schrittmacherimplantation infiziert, so daß der Schrittmacher explantiert werden mußte. In die Tasche hatte es postoperativ eingeblutet. Man sieht den reflexarmen Prozeß, in dem einzelne kräftige Reflexe umhertreiben, die Koageln entsprechen.

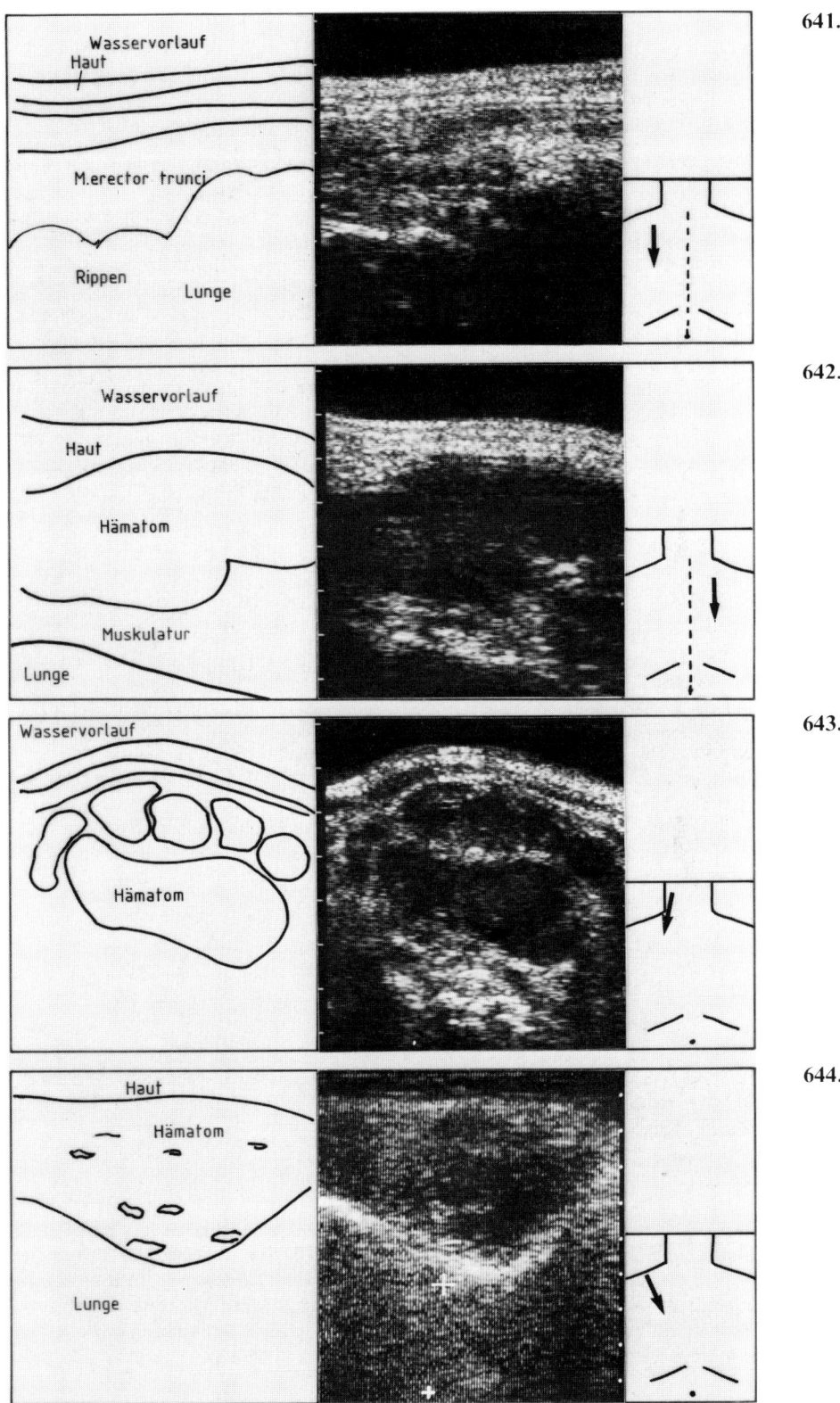

641.

642.

643.

644.

645a. **Serom der Bauchdecke bei Zustand nach Laparotomie:** Direkt unter der Kutis liegt eine reflexlose Lamelle, die sich durch Feinnadelbiopsie als Serom klären ließ. Ein frisches Hämatom, eine Abszedierung oder eine Flüssigkeitsansammlung anderer Art bieten sonographisch das gleiche Bild. Bei dem Patienten war wegen einer Mesenterialvenenthrombose (Abb. 426b) eine Laparotomie durchgeführt worden.

645b. **Ausgedehnte, langstreckig verfolgbare subkutane Blutung der Bauchdecke bei Leberzirrhose und hepatogener Gerinnungsstörung:** Hinter der Wasservorlaufstrecke liegt eine gleichmäßig verdickte, reflexkräftige Hautschicht, die einer längerbestehenden subkutanen Blutung entspricht. Dorsal davon das noch reflexkräftigere epiperitoneale Fettgewebe, das durch das Peritoneum scharf von der Bauchhöhle getrennt ist. Bei dieser Patientin mit langjähriger Leberzirrhose war final im Rahmen einer Leberinsuffizienz plötzlich ein Hb-Abfall aufgetreten, der durch diese spontane ausgedehnte intrakutane Blutung erklärt werden konnte.

646. **Einseitige Gynäkomastie bei einem 12jährigen Jungen:** Die Brustdrüse ist als reflexarme Prominenz dem M. pectoralis major aufgesetzt, der Hautüberzug glatt und nur durch die Mamille leicht prominent. Das Gebilde war gegen den M. pectoralis verschieblich. Operativ erwies es sich als Gynäkomastie ohne Malignität.

647. **Bauchdeckenmetastase bei Sigmakarzinom:** Die fettreiche Bauchdecke ist eher reflexarm. Dahinter erkennt man innerhalb eines reflexkräftigen Areals eine reflexarme Veränderung, die der eigentlichen Metastase entspricht. Die fettreiche Umgebung der Metastase ist durch das perifokale Ödem zusätzlich reflexvermehrt. Sonographisch nachweisbare Hautinfiltrate maligner Prozesse treten meist erst im Spätstadium der Erkrankung auf und sind dann auch palpabel. Sonographisch kann die Tiefenausdehnung erfaßt werden.

648. **Pancoast-Tumor mit Infiltration und Entkalkung der 3. Rippe paravertebral rechts:** Medial des Schulterblattes, lateral der Wirbelsäule, war bei diesem Patienten eine tumoröse Vorbuckelung entstanden.

Sonographisch war ein 6×4 cm großer reflexarmer Prozeß nachweisbar, der um die dritte Rippe herum lag, wobei diese Rippe auffällig kugelig und ohne Schallschatten zur Darstellung kam.

Im Vergleich dazu wirken die 2. und die 4. Rippe in typischerweise reflexkräftig mit dorsalem Schallschatten. Die Rippe war durch die tumoröse Infiltration entkalkt, dadurch wurde sie in ihrem gesamten etwas aufgetriebenem Umfang erkennbar. Durch Röntgenschichtaufnahmen und Computertomographie konnte der Prozeß als ein von den kranialen dorsalen Lungenabschnitten rechts ausgehender Pancoast-Tumor bestätigt werden.

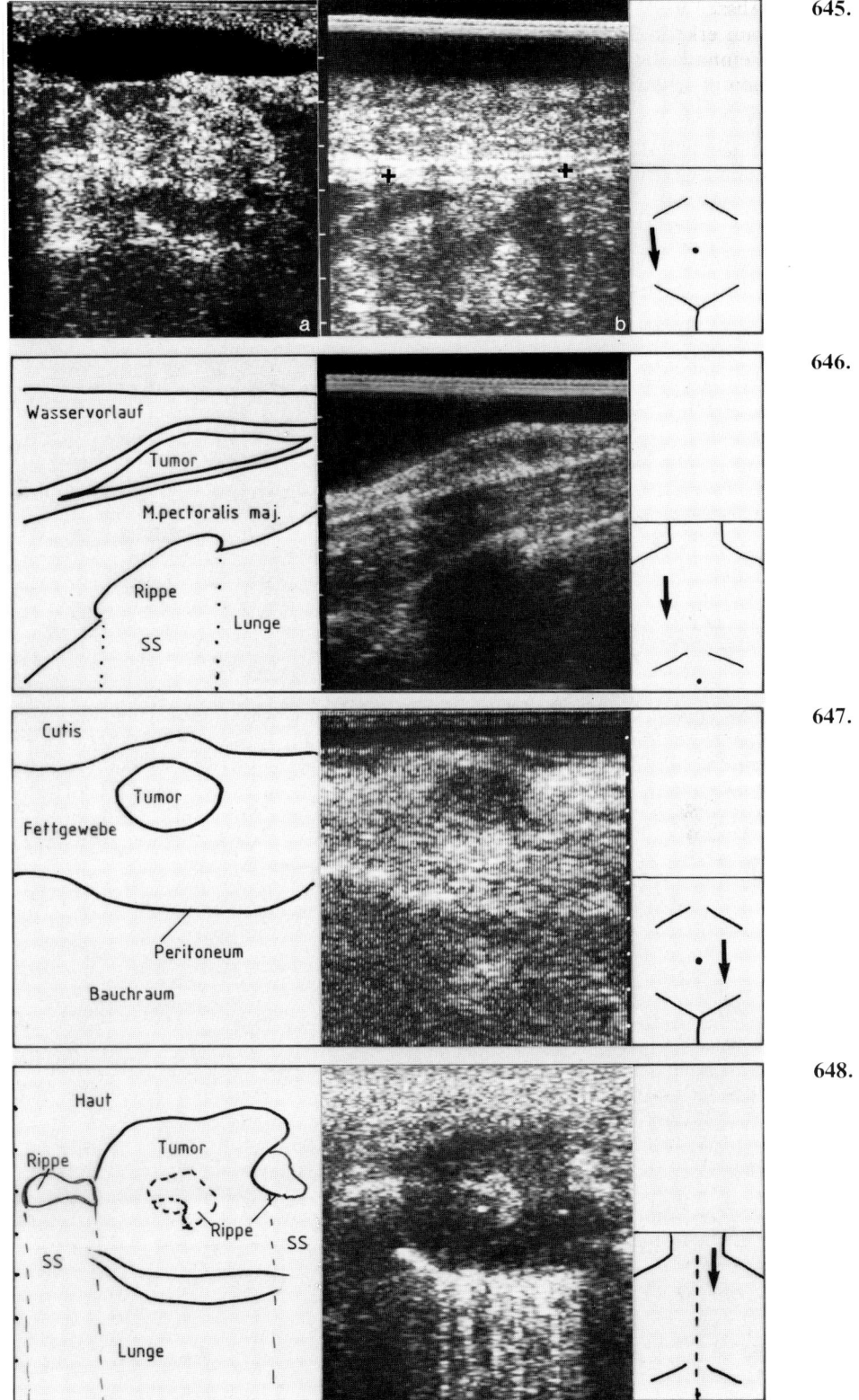

645.

646.

Wasservorlauf

Tumor

M.pectoralis maj.

Rippe

Lunge

SS

647.

Cutis

Tumor

Fettgewebe

Peritoneum

Bauchraum

648.

Haut

Rippe

Tumor

Rippe

SS

SS

Lunge

649a. **Abszeß des rechten Oberschenkels im Längsschnitt:** Ventral und leicht lateral des Femur erkennt man eine reflexlose, glatt begrenzte Veränderung von 2 cm Durchmesser. Feinnadeldioptisch wurde Eiter gewonnen; es handelte sich um einen Patienten mit akuter Leukose.

649b. **Derselbe Abszeß im Querschnitt:** Medial des Femurs, der durch einen kräftigen Reflex mit Schallschatten dokumentiert ist, liegt wiederum eine reflexlose, diesmal quergeschnittene rundliche Formation, die dem vorbeschriebenen Abszeß entspricht.

650. **Lymphknoten bei metastasierendem Pankreasschwanzkarzinom im Bereich der rechten Ellenbeuge:** Etwas oberhalb des Ellenbogengelenks erkennt man in diesem Querschnitt ventral des Humerus insgesamt drei reflexarme kugelige Formationen, bei denen es sich um Lymphknoten eines Pankreasschwanzkarzinoms handelte (s. Abb. 569b). Die lateralen Anteile des distalen Humerus werden durch den Tumor arrodiert (s. Pfeile). Im Bereich der Extremitäten eignet sich die Methode sowohl zur Differenzierung zwischen solide und liquide, als auch zur exakten Tiefenausmessung der palpablen Prozesse.

651. **Ausgedehntes Lymphom des rechten Oberarms bei Morbus Hodgkin:** Ein Tumor am rechten Oberarm wurde klinisch zunächst als Lipom gedeutet, es konnte sonographisch als solider reflexarmer Tumor erkannt werden. Die exakte Ausdehnung des Lymphknotens war auch hier bestimmbar. Die histologische Aufarbeitung ergab eine Lymphogranulomatose vom nodulär-sklerosierenden Typ.

652. **Kniegelenkserguß bei Morbus Reiter:** Insbesondere bei minimalen und fraglichen Gelenkergüssen bewährt sich die Sonographie, die zwischen Weichteilschwellungen, Ergüssen und Zysten (Baker-Zysten) zu unterscheiden vermag. Bei geringfügigen Ergüssen wird der optimale Punktionsort sonographisch bestimmt oder die Punktion mit dem durchbohrten Schallkopf gezielt durchgeführt. Oberhalb der Patella ist in diesem Fall den distalen Trochanter umgebend die Kniegelenksergußlamelle sonographisch leicht zu erkennen.

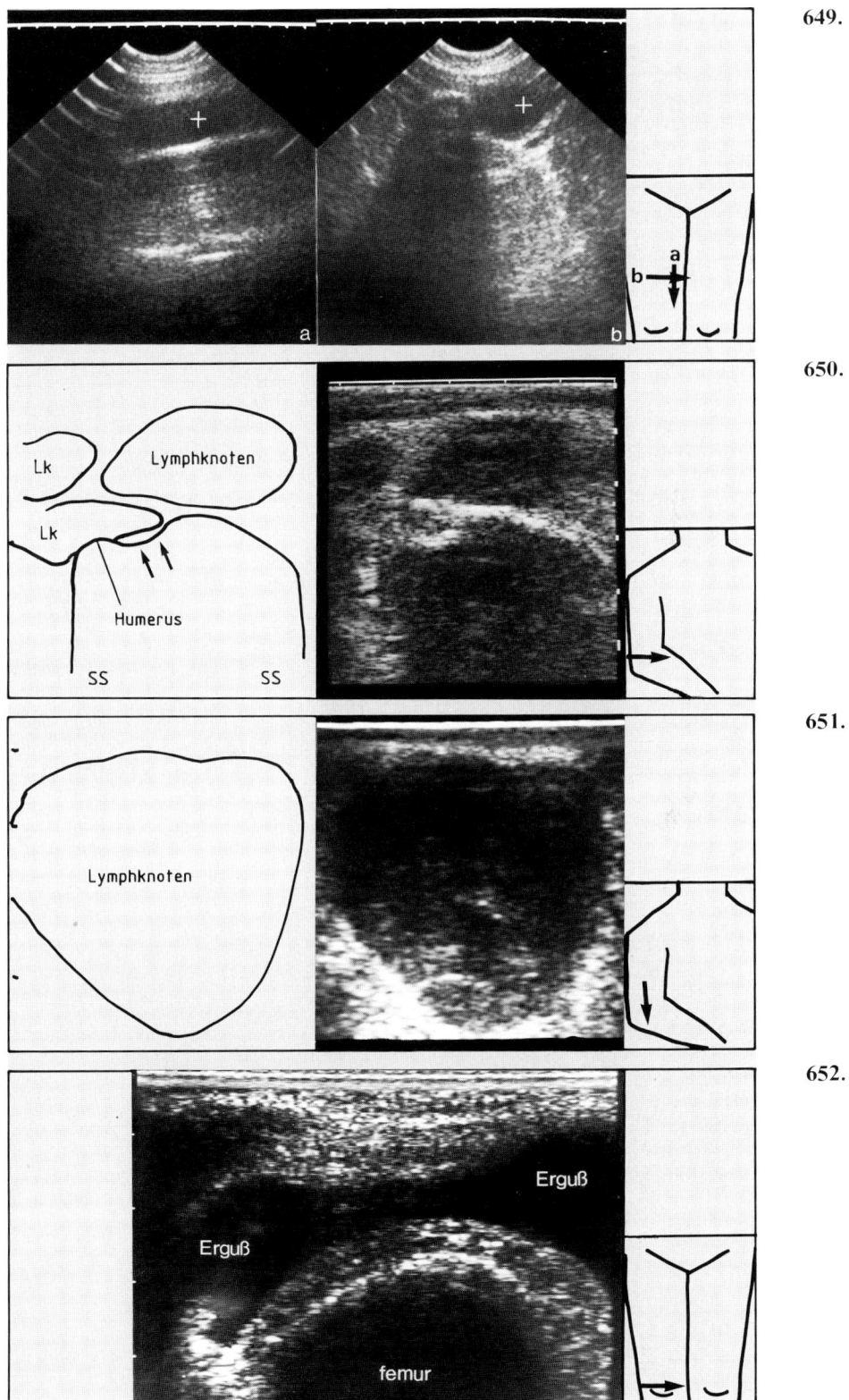

649.

650.

651.

652.

Literatur

1. Cole GW, Handler SJ, Burnett K (1981) The ultrasonic evaluation of skin thickness in scleredema. J Clin Ultrasound 9: 501–503
2. Lenkey JL, Skolnick ML, Slasky BS, Campbell WL (1981) Evaluation of the lower extremities. J Clin Ultrasound 9: 413–416
3. Lowery GS, Ekstrand K (1981) Ultrasonic appearance of chest wall seromas in mastectomy patients. J Clin Ultrasound 9: 260–261
4. de Vlieger M (1978) Head and orthopedics. In: Handbook of clinical ultrasound. John Wiley & Sons, New York Chichester, pp 919–953
5. Wendell BA, Athey PA (1981) Ultrasonic appearance of metallic foreign bodies in parenchymal organs. J Clin Ultrasound 9: 133–135

Register